実践編

理学療法・作業療法のための

BiNI Approach

運動の成り立ちから導く，治療をシンプルにする法則性

編集 BiNI Approach Center
舟波真一
Shinichi Funami

文光堂

●編　集

舟波　真一	株式会社バイニーアプローチセンター代表取締役，理学療法士

●執　筆 (執筆順)

舟波　真一	株式会社バイニーアプローチセンター代表取締役，理学療法士
勝山　友紀	飯山赤十字病院リハビリテーション科，作業療法士
山岸　茂則	株式会社 Physical Wave Resonance 代表取締役，理学療法士
荒井　康祐	長野赤十字病院リハビリテーション科，理学療法士
宮本　大介	飯山赤十字病院リハビリテーション科，理学療法士
浜谷美那子	メディカルコート八戸西病院リハビリテーション部，理学療法士
西村　　晃	飯山赤十字病院リハビリテーション科，理学療法士
古川　雅一	弥刀中央病院リハビリテーション科，理学療法士
岡　　師明	緑成会病院リハビリテーション部主任，理学療法士
唐木　大輔	長野中央病院リハビリテーション科，理学療法士
佐藤　純也	総合南東北病院リハビリテーション科，理学療法士
佐用　寛文	水戸メディカルカレッジ理学療法学科，理学療法士
千ヶ﨑直樹	なめがた地域総合病院リハビリテーション部，理学療法士
竹田　大介	なめがた地域総合病院リハビリテーション部，理学療法士
藤田　義隆	なめがた地域総合病院リハビリテーション部リハビリテーション技師部長，理学療法士
太田　浩貴	栗原市立栗原中央病院リハビリテーション科，理学療法士
秋田谷　昂	八戸平和病院リハビリテーション科，理学療法士
中ノ瀬　剛	海老名総合病院リハビリテーション科，理学療法士
小松原直矢	北星病院リハビリテーション科主任，理学療法士
成田　崇矢	健康科学大学健康科学部理学療法学科教授，理学療法士
田中　佳紀	みらいケア訪問看護リハビリステーション，理学療法士
石橋　光平	みどりの家診療所リハビリテーション科，理学療法士
小峯　大樹	滝川脳神経外科病院リハビリテーション科，理学療法士
小峯　春香	滝川脳神経外科病院リハビリテーション科，理学療法士
植竹　駿一	西部総合病院リハビリテーション部，理学療法士
有路　光暁	上杉訪問看護ステーション，理学療法士
関塚　修久	長野赤十字病院リハビリテーション科主任，理学療法士
水口　慶高	株式会社インパクトトレーディング
井出　　徹	井出デンタルクリニック院長，歯科医師
佐藤　　努	福島医療生協わたり病院リハビリテーション科，理学療法士

序

　この世界は，シンプルである．

　それは二律相反する存在によって構成されているが故だ．プラスがあって，マイナスがある．いたって明快．そうであるのに，その中身を勝手に複雑怪奇にしているのが自分自身なのかもしれない．

　我々は，前著「運動の成り立ちとは何か」において，運動を「生命の動的な秩序」と定義し，統合的運動生成概念を提唱した．これは，運動における狭義の制御系理論とは対極に存在している自己組織化理論を根幹とする運動の本質である．乳児の発達においてみられる，寝返り・四つ這い・歩行などの人の根源的な運動は，教えられてきたものではなく，遺伝子と環境との動的調和であり，自己組織的に獲得される．人に限らず，すべての動物は，その運動を教えられてきてはいない．いわゆる教師なし学習と言えるが，これまでのリハビリテーションでは，歩行をフェーズに区切って分析し，その姿勢を獲得するための制御系理論に基づく教師あり学習を優位に進めてきた．我々セラピストが制御する側，クライアントが制御される側といった構図である．勿論，そういったアプローチも時として必要であり，否定するつもりは毛頭ないが，相反する自己組織的な運動生成理論に基づく治療が選択肢として対極に用意されていなければ，世界の動的秩序は保てない．

　本書は，この統合的自己組織化理論を実際の臨床に汎化させる法則性を提案している．その共通言語は「物理学」である．すべての人は，とてつもないエネルギーをもつ．宇宙に存在する4つの力，生体エネルギー，世界で最も美しい公式である$E=mc^2$まで，臨床家が何気なく治療に応用している事実をロジックに解説している．簡単な臨床推論から導けるようになっているため，若いセラピストであっても効果的な治療が可能であり，今までの自分を信じることが出来る理由がここにはある．多くの図を用いて具体的に評価から治療まで詳細にBiNI Approachを解説しているが，それは，治療をシンプルにしようとする我々の挑戦である．実際のクライアントに対してはどのように考え，展開していけばいいのかを疾患別に記載している．目的に合わせて，どの項からも読みやすいような構成になっているため，必要な時に，必要な部分だけを気軽に使って頂ければ幸いである．すべては，あの本と同じように，このページを開いてくれたあなたに委ねられる．

　本書を刊行するにあたりご協力頂いた，山岸茂則氏，水口慶高氏，筆者の皆様，BiNI COMPLEX JAPANのフィールドを共有している仲間たち，クライアントの皆様，そしてこの地球のすべての人に感謝申し上げる．

　最後に，このストレンジな私の振舞いにも，はじまりの海のごとく常に一緒のリズムで共鳴してくれる妻・里枝と3人の息子達に，尊敬と感謝と愛を込めて，はじめたい．

　人は誰しもが，今を超える力，「可能性」というエネルギーである．

2015年5月

舟波 真一

目 次

第1章 統合的運動生成概念に基づく BiNI Approach ……………（舟波真一）…… 1
1. 統合的運動生成概念とは …… 1
2. BiNI Theory（バイニー理論）…… 1

第2章 BiNI Approach の原理 …… 4
1. BiNI Approach の原理 ……………（舟波真一）…… 4
2. 作業療法からみた BiNI の原理 ……………（勝山友紀）…… 6
   1) 肘の痛みの原因が股関節にあった！ …… 6
   2) 作業療法の形〜身体障害領域〜 …… 7
   3) BiNI の原理に基づく作業活動 …… 8
   4) BiNI Approach を作業活動に落とし込む利点 …… 11
   5) 人間は作業を希求する存在である …… 11

第3章 宇宙に存在する「力」の話 ……………（舟波真一）…… 12
1. 重力 …… 13
2. 弱い力 …… 17
3. 強い力 …… 17
4. 電磁気力 …… 17

第4章 治療に応用される「生体エネルギー」 ……………（山岸茂則）…… 20
1. エネルギーとは？ …… 20
2. エネルギーの種類 …… 20
3. 位置エネルギーと運動エネルギー …… 22
4. 生体のエネルギーを治療に用いる …… 23

第5章 結合組織を変化させるには？ ……………（荒井康祐）…… 27
1. 結合組織とは？ …… 27
2. 不動に伴う細胞外マトリックスの変化 …… 29
3. 結合組織を変化させるためには？ …… 29

第6章 BiNI Approach Analyze 編 …… 31
1. Flicker Analyze ……………（宮本大介）…… 31
   1) フリッカー・アナライズ …… 31
   2) 現象を理解する …… 32
   3) フリッカー・アナライズの実際の方法 …… 33

2．衝撃緩衝・ポテンシャルエネルギー………………………………（山岸茂則）……36
　　　1）床反力を利用して動ける体か？ ……………………………………………………36
　　　2）衝撃緩衝系を用いたポテンシャルエネルギーの評価の実際 ……………………37
　3．組織の硬度・剛性・弾性……………………………………………（山岸茂則）……40
　　　1）組織の性質に関する用語整理 ………………………………………………………40
　　　2）触れて評価する ………………………………………………………………………41

第7章　BiNI Approach Technique 編　45

　1．テクニックの基本（感覚入力）……………………………………（浜谷美那子）……45
　　　1）人体の物性に基づくタッチ …………………………………………………………45
　　　2）熱を伝えるタッチ ……………………………………………………………………48
　　　3）固有振動数を共鳴させるタッチ ……………………………………………………49
　2．治療者とクライアントにおける「引き込み現象」とは？ ………（浜谷美那子）……50
　　　1）非線形振動：固有のリズムをもつ人体 ……………………………………………50
　　　2）引き込み現象と共鳴の効果 …………………………………………………………51
　　　3）身体接触における治療者―クライアント間の引き込み現象 ……………………51
　　　4）COP Oscillation における治療者―クライアント間の引き込み現象 …………52
　3．Compreduction Technique ……………………………………………………………53
　　A．上部頸椎 …………………………………………………………（西村　晃）……53
　　　1）なぜ上部頸椎に介入するのか？ ……………………………………………………53
　　　2）触診による配列の評価 ………………………………………………………………53
　　　3）治療手技 ………………………………………………………………………………55
　　B．肩関節 ……………………………………………………………（古川雅一）……58
　　　1）肩関節における前面部の解剖と内圧調整機構 ……………………………………58
　　　2）アプローチの目的および手順 ………………………………………………………59
　　　3）肩甲上腕関節におけるコンプリダクション・テクニック，アプローチの実際 ……59
　　C．胸郭 ………………………………………………………………（岡　師明）……62
　　　1）胸郭は『塊』か？ ……………………………………………………………………62
　　　2）胸郭という構造体 ……………………………………………………………………63
　　　3）評価の実際 ……………………………………………………………………………65
　　　4）実際のアプローチ ……………………………………………………………………67
　　D．仙腸関節 …………………………………………………………（唐木大輔）……69
　　　1）受動的な仙腸関節 ……………………………………………………………………69
　　　2）仙腸関節の評価 ………………………………………………………………………70
　　　3）仙腸関節の治療 ………………………………………………………………………73
　　E．足部 ………………………………………………………………（佐藤純也）……75
　　　1）足部の重要性 …………………………………………………………………………75
　　　2）用語の統一 ……………………………………………………………………………75
　　　3）症例紹介 ………………………………………………………………………………76
　　　4）足部コンプリダクション・テクニック ……………………………………………78

4. COP Oscillation
A. 背臥位 （佐用寛文） 81
1）重力と床反力が作り出す動き 81
2）Oscillation Technique とは 81
3）Oscillation Technique を用いた治療（背臥位） 83
B. 座位 （千ヶ﨑直樹） 86
1）初期設定 86
2）方法 86
C. 立位（前後・左右） （竹田大介） 90
1）前後方向の COP オシレーション 90
2）左右方向（前方から）の COP オシレーション 90
3）左右方向（後方から）の COP オシレーション 92
4）立ち上がりでの COP オシレーション 93
5. Pressure Technique （山岸茂則） 94
1）Pressure Technique（プレッシャー・テクニック）の開発 94
2）基本的な方法と注意事項 95
6. Inertia Technique （舟波真一） 98
1）Inertia Technique（イナーシャ・テクニック）の意義 98
2）基本的な方法と注意事項 99

第8章　疾患別 BiNI Approach 103
1. 脊椎疾患（頸髄・胸髄疾患） （佐藤純也） 103
1）圧迫性脊髄症術後の痛みに対するアプローチ 103
2）圧迫性脊髄症後のリハビリテーションの実際（症例紹介） 106
2. 肩関節周囲炎 （藤田義隆） 110
1）夜間痛を呈した症例 110
2）左肩外旋制限を呈した症例 113
3. 腱板断裂 （太田浩貴） 118
1）腱板断裂の形態，症状，治療法 118
2）肩関節へのアプローチ 118
3）関節鏡視下腱板修復術後のリハビリテーションの進めかた 122
4. 変形性膝関節症 （秋田谷昂） 125
1）変形しているから痛い？ 125
2）変形性膝関節症に特徴的な動作方略とアライメント 126
3）治療戦略 127
4）膝関節に対する BiNI Approach 128
5. 大腿骨近位部骨折に対する BiNI Approach （唐木大輔） 131
1）急性期の痛み・防御性収縮に対して
　―受容器や関節適合性を考慮したアプローチ― 131
2）筋力低下に対して
　―固定部位，シナジーパターン，荷重痛を考慮したアプローチ― 133

- 3）歩行時の感覚入力による筋活動の促通 137
- 6．人工関節 ...... （中ノ瀬剛）...... 138
  - 1）人工股関節全置換術（Total Hip Arthroplasty：THA）を施行した後はどうなるの？ 138
  - 2）THA後のBiNI Approach治療介入 141
  - 3）治療効果の検証 141
- 7．腰痛症 ...... （小松原直矢・成田崇矢）...... 142
  - 1）問診 143
  - 2）身体的評価 144
  - 3）症例 147
- 8．COPD ...... （田中佳紀）...... 149
  - 1）運動性と腹腔内圧 149
  - 2）交感神経節 151
  - 3）アプローチ 152
  - 4）症例 154
- 9．足部疾患（胼胝・鶏眼）...... （岡 師明）...... 155
  - 1）胼胝・鶏眼 155
  - 2）足部に生じるずり応力 155
  - 3）胼胝・鶏眼に対するBiNI Approachの実際 158
- 10．小児疾患 ...... （石橋光平）...... 163
  - 1）小児の適応について 163
  - 2）身体的な特徴 163
  - 3）BiNI Approachの有用性 164
  - 4）アプローチの実際 165
  - 5）アプローチの手順 165
- 11．スポーツ障害 ...... （千ヶ﨑直樹）...... 167
  - 1）有痛性分裂膝蓋骨 168
  - 2）症例紹介 168
  - 3）身体機能評価 168
  - 4）歩行評価 168
  - 5）スクワット評価 169
  - 6）アプローチの実際 169
  - 7）最終評価 173
- 12．脳卒中急性期 ...... （小峯大樹・小峯春香）...... 175
  - 1）症例紹介 175
  - 2）アプローチの実際 175
- 13．脳卒中回復期 ...... （植竹駿一）...... 182
  - 1）回復期におけるBiNI Approachの効果 182
  - 2）脳卒中の問題点と治療 182
  - 3）回復期脳卒中におけるアプローチの実際 183

14. 訪問リハビリテーション① ……………………………（有路光暁）…… 188
- 1）基礎情報 …………………………………………………………………… 189
- 2）リハ開始時評価 …………………………………………………………… 190
- 3）アプローチ ………………………………………………………………… 191

15. 訪問リハビリテーション② ……………………………（古川雅一）…… 193
- 1）介護保険における訪問リハビリテーションの定義と必要な考えかた …… 193
- 2）クライアントを通してBiNI Approachを基にホームエクササイズを考える … 194

16. 嚥下障害 ………………………………………………………（関塚修久）…… 199
- 1）摂食・嚥下障害を考える前に―多要因の関与― ……………………… 199
- 2）嚥下運動の各フェイズにおける神経経路と解剖・運動学から考える治療 …… 199
- 3）嚥下障害に対する徒手的介入の考えかた ……………………………… 205

17. 精神科領域 …………………………………………………（浜谷美那子）…… 205
- 1）心理生成 …………………………………………………………………… 205
- 2）認知症に対するBiNI Approach：認知症における周辺症状に改善が得られた症例 …… 207
- 3）統合失調症に対するBiNI Approach：心気状態，依存性に改善が得られた症例 …… 208
- 4）BiNI Approachの精神科疾患に対する有効性：その科学的検証 …… 208

第9章　BiNI Approach 応用編 ……………………………………………… 212

1. 超音波 …………………………………………………………（山岸茂則）…… 212
- 1）物理療法以外の治療は存在しない！ …………………………………… 212
- 2）超音波の原理と特徴 ……………………………………………………… 212
- 3）BiNI Approachへの適応 ………………………………………………… 213
- 4）治療の具体例 ……………………………………………………………… 214

2. BiNI Sound System …………………………………………（有路光暁）…… 216
- 1）音楽の好き嫌いで運動は変わるのか？ ………………………………… 216
- 2）並進バランステストと「音楽」 …………………………………………… 217
- 3）音のエネルギーは人体と引き込み合うのか？ ………………………… 218
- 4）臨床応用に向けて ………………………………………………………… 219

3. 視覚眼球テクニック …………………………………………（植竹駿一）…… 220
- 1）視覚眼球テクニックの前に押さえておきたい解剖 …………………… 220
- 2）眼球運動システム ………………………………………………………… 220
- 3）視覚眼球運動の法則性 …………………………………………………… 224
- 4）眼球テクニックにおける評価と治療 …………………………………… 225

4. 運動生成と足部の関係 ………………………………………（水口慶高）…… 227
- 1）足部主要関節の構造とその役割 ………………………………………… 227
- 2）転がる足と転がらない足＝過剰回内のリスク ………………………… 233
- 3）過剰回内からの脱却のための歩行誘導 ………………………………… 236

5. 動作における感覚入力の基礎 ·· 237
A. 寝返り ··（田中佳紀）······ 237
1) 評価・治療のポイント（球関節と肩甲胸郭関節） ······················ 238
2) 動作誘導：螺旋性の法則と COP オシレーション ························ 239
3) 誘導のポイント ·· 242
B. 起き上がり ··（太田浩貴）······ 243
1) 起き上がりの力学的課題 ·· 243
2) 軽症例 ·· 244
3) 中等度〜軽度の重症例 ·· 246
C. 立ち上がり ··（岡　師明）······ 249
1) 立ち上がるということ ·· 249
2) 立ち上がりに対する BiNI Approach ······································· 253
D. 歩行 ··（秋田谷昂）······ 256
1) 歩行における感覚入力 ·· 256
2) 歩行の 1 歩目の誘導 ·· 256
3) 歩行動作中の感覚入力 ·· 258
6. 歯科と身体構造の関係について ··································（井出　徹）······ 260
1) 口腔ケア ·· 260
2) 口腔リハビリ ·· 261
3) 歯科的な諸治療 ··· 262

第 10 章　U 字型歩行器の臨床的意義　　　　　　　　　　（佐藤　努）······ 264
1. U 字型歩行器とは？ ·· 264
2. U 字型歩行器を用いた治療の実践方法 ·· 265
1) 歩行リズムの生成 ··· 266
2) 床反力を伝える ·· 266
3) 慣性力をつくり出す ·· 268
3. U 字型歩行器の臨床的効果について ·· 268
1) 症例紹介 ··· 268
2) U 字型歩行器介入における継時的な変化 ································ 268

第 11 章　BiNI Approach の効果検証　　　　　　　　　　　（佐用寛文）······ 272
1. Oscillation Technique の治療効果 ·· 272
2. Oscillation Technique によりなぜパフォーマンスは変化したのか？ ········· 273
1) FFD の変化について ·· 273
2) ジャンプ動作の変化について ·· 274
3. Oscillation Technique の有用性と可能性 ··· 275

第 12 章　BiNI Approach 今後の展望　　　　　　　　　　（舟波真一）······ 277

索　引 ·· 279

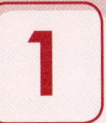 統合的運動生成概念に基づく BiNI Approach

舟波真一

1. 統合的運動生成概念とは

　かくも美しく洗練された人の動きの本質は,「生きている」という生命の営みそのものである.およそ60兆個の細胞と,細胞外マトリックスによって構成されている人において,その運動の成り立ちとは何か,という生命からの難解な問いかけに,もしかしたら明快な答えはみつからないのかもしれない.それでも,人に携わる専門家として,生命のシステムの法則性を導き,治療に汎化しようとする努力を怠ってはならない.そのなかで我々は,『静的といわれる姿勢も運動であり,神経・筋・結合組織などの身体構成要素の振舞いが時空間的な環境という文脈の中で自己組織化された,「生きている」という生命の動的な秩序である』と運動を定義するに至った.

　地球上で一様に与えられている力学的法則に立脚し,身体運動学そのものを自己組織的に生成される運動として捉え,バイオメカニクスの観点から観察・解説できる身体運動に対して,神経科学・発生学・非線形力学・運動器連結を含む構造・人の左右特異性・感覚入力位置特異性などの観点と関連性を持たせながら統合的に解明したものを,「統合的運動生成概念」とした(⇒ CHECK！).

　概念とは,物事の総括的・概括的な意味である.ある事柄に対して共通事項を包括し,抽象・普遍化して捉えた意味内容で,思考活動の基盤となる基本的な形態として認知過程の中で捉えられるものである.ゆえに,具現化するためには,それに照らし合わせた方法論が必要となる.それが,この統合的運動生成概念に基づいて創発された,関節や疾患に関わらずシンプルでありながら的確な変化を引き起こす,BiNI Approach (Biomechanics and Neuroscience Integrative Approach：バイニーアプローチ)である.ここでは,その基本理論である,BiNI Theory (Biomechanics and Neuroscience Integrative Theory：バイニー理論)を解説する.

2. BiNI Theory (バイニー理論)

　BiNI Theoryでは,運動を凝り固まった既成概念ではなく,違った角度から捉えなおすため,グローバル・エントレインメントという複雑系アプローチを採用している.脳神経系,身体,環境がそれぞれ複雑なダイナミクスをもち,それらの間の相互作用から環境の変動に安定で柔軟な運動がいわば自己組織的に生成されるという非線形力学における理論である(⇒ CHECK！).1方向だけの制御理論ではなく,制御する側,される側を規定しない.また,

第1章

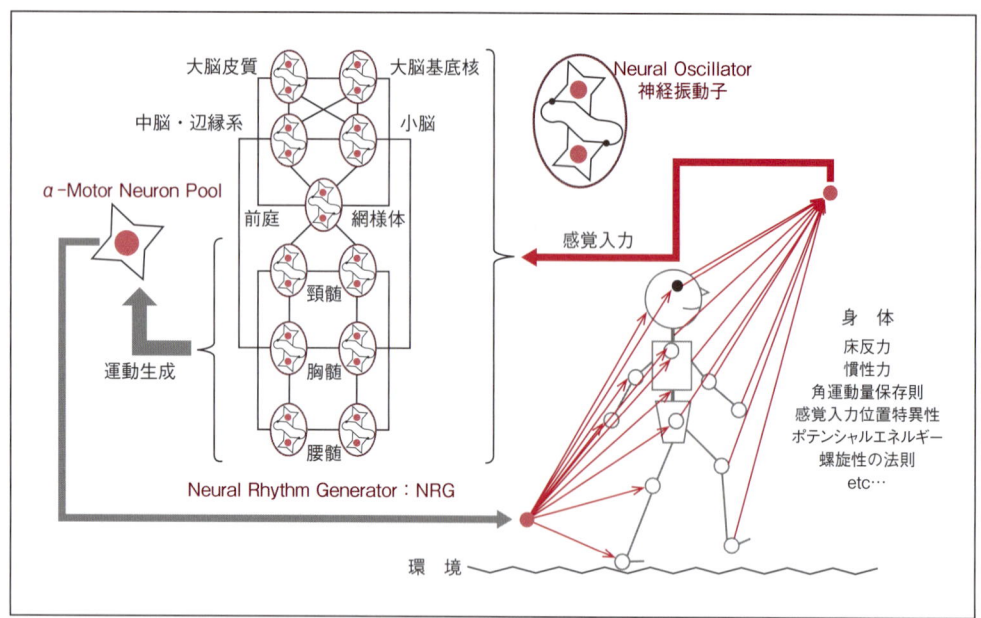

図1　BiNI Theory＝Integrative Organization（インテグレイティブ・オーガナイゼーション）（バイニー理論＝統合的自己組織化）

　内部モデルに基づくフィードフォワード制御理論が先行する考え方でもなく，それらは，フィードバック・システムと双方向的に存在すると考える．双方向性，Duplex system（デュープレックス・システム）である．我々は，身体構造の変化こそ感覚であり，中枢神経系の変化であると考えている．つまり，身体運動に関するバイオメカニクスこそ感覚であると結論づけた．この統合的運動生成概念に基づいて考察したBiNI Theoryを，Integrative Organization（インテグレイティブ・オーガナイゼーション：統合的自己組織化）として提唱する（図1）．

　生きていることこそ運動であり，我々はそこに留まることをしない．COGとCOPは完全に一致することなく動的に運動は紡がれる．そのCOPを身体内部で生成しているのが筋収縮である．意識しようがしまいが，最終的にα運動ニューロンが発火して筋線維が収縮を起こさなければ運動は成立しない．全身の400個の筋肉は，意識せずとも一時も休むことなく収縮形態を変化させ固有の振動モードを有している．生命の誕生から動的であり続けるためには，常にα運動ニューロンへ電気信号を送り続けなければならない．それはもはや意志で制御することなど不可能である．常時，α運動ニューロンに電気信号を送り続けている神経システムこそ，Neural Rhythm Generator（ニューラルリズムジェネレーター：NRG）といわれる神経振動子（Neural Oscillator）同士の結合系である．神経振動子は性質が同様の数個のニューロン同士の結合系であり，自己組織的運動生成の最小単位といえる．神経振動子は，さまざまな活動電位，いわゆる周波数を引き込んで1つの解にする性質をもつ．これらは中枢神経系の至るところに存在すると考えられる．皮質はもちろんのこと，基底核や中脳などの皮質下，脳幹，脊髄レベルに存在している．この神経振動子同士が並列に組織し結合することによってNRGを形成し，感覚受容器によって電気信号に変換された環境や身体

の情報を周波数として引き込み，干渉・同期し共鳴することで1つの解として全身のα運動ニューロンに伝達するのである．生活のほとんどにおいて運動を意識する瞬間はなく，むしろ無意識的に，オートマティックに遂行される．環境の不確定要素にも対応して運動を生成できる人のシステムが統合的自己組織化という運動生成理論である．

　この統合的自己組織化において脳と身体と環境は並列である．そして，それぞれがもつダイナミクスの共通項がリズムという波で表される周波数，振動モードということになる．生命はリズムに満ち溢れている．環境もリズムであり，日差し，雨，風，雪，道路，海すべてリズムをもつ．脳もリズムであり，脳波などでも表される．人間はサーカディアン・リズムという24時間リズムの中で生きているし，時計遺伝子も発見されている．身体だって当然リズムである．おのおのの固有筋にも振動モードが存在し，呼吸，鼓動もリズムを刻む．そして，身体運動に関するすべてのバイオメカニクスで表される力，床反力・慣性力・角運動量保存則・ポテンシャルエネルギーや衝撃緩衝システム，組織の性質や我々が法則性として蓄えている感覚入力位置特異性や螺旋性の法則など，身体構造から立ち上がる五感や第六感などを含めたすべての感覚は電気信号に変換され，NRGという神経振動子同士の結合系に引き込まれ統合されて400個の筋が振舞う運動として生成されるのである．我々が症例の運動を制御しようなどとはおこがましいにも程がある．運動は症例自身が自己組織化して生成するのだ．我々臨床家はその自己組織化を促す感覚を提供する専門家として存在する．神が与えたこの生命のシステムこそ，運動の本質であり，真理といえるのではなかろうか．

> **CHECK!** 舟波真一，山岸茂則　編：運動の成り立ちとは何か，2014，文光堂

2 BiNI Approach の原理

1. BiNI Approach の原理　　　　　　　　　　　　　　　　　　　　　　　舟波真一

　原理とは，事物・事象が依拠する根本法則である．法則性とは絶対的なものではなく，その科学的証明がなされていないものも多いが，母数が増えることによって普遍的な価値になる．「万有引力の法則」も，そのメカニズムは今でも完全に解明されてはいないが，誰もが疑わないロジックである．BiNI Approach も，人における運動生成の法則性を臨床的に探究し，治療をシンプルにするための挑戦といえる．本章では，多くの場合に共通して適用される基本的な決まりを概説する（⇒ CHECK！）．この原理は，疾患に関係なく運動生成に問題が生じているすべてのクライアントに適応するものである．

　①治療は感覚入力を用いて，より協調的な運動発現を促し，さらに良好な運動感覚を中枢神経（脊髄レベルも含む）に入力することに主眼をおく．

　そもそも運動が上手く行えていないクライアントに対して意識的に運動を求めても，その上手く行えていない運動が表出されるだけであり効率が悪い．我々は感覚を操る専門家である．運動を変えたければ感覚を変える必要がある．ゆえに，感覚入力によって目的とする運動発現を促す．運動は結果である．

　②感覚入力は，神経振動子結合系（NRG）を介して運動生成に変化をもたらす．

　意識・無意識に限らず，感覚は NRG としての側面をもつ中枢神経系に必ず取り込まれる．その感覚に応じて NRG の振舞いに変化がもたらされ，自己組織的な運動が生成される．

　③アライメントや組織の性質の変化も感覚情報を変化させるため重要である．硬度が高い結合組織の性質が改善すると治療効果の持続性を高める．

　結合組織には知覚性の自由神経終末が豊富である．つまり，アライメントや結合組織の硬度の変化は，メカノレセプターによって電位に変換され中枢神経系に伝達される．組織の硬度が減少すると治療終了後もその変化した構造体から運動感覚が入力され続けるため，治療の持続性はより高くなる．

　④感覚入力を時間的空間的に変化させることで，運動出力系に加重を加える．さらにおそらくは液性機構を介して組織の性質を変化させることができる．

　環境などからの外力は機械的受容器によって電位変換される．その感覚入力に空間的な広がりをもたせたり，刺激時間を長くしたりすることで結果として腹内側系に加重が加わる．良好な感覚入力によって組織の硬度が減少し弾性の回復をみるが，その理由を腹内側系に限らず，内分泌系（ホルモン系）の関与にも求めている．

⑤1箇所の感覚入力により，他部位の組織の弾性や柔軟性が向上することも多い．この他部位の変化も良好な運動感覚入力になりうる．

　ある部位の硬度を減少させたことにより，別の硬度が高かった部位の柔軟性や弾性が引き出されることもよく経験する．どこであっても固定部位の運動性が改善するということは良好な反応に結びつく．

⑥侵害刺激でない良好な感覚入力は，腹内側系をアップレギュレーション（上昇調整）させる．よって，合理的かつ協調性のとれた運動生成が実現され，パフォーマンスが向上する．

　侵害刺激やエンドフィールに達するような運動感覚は，腹内側系のダウンレギュレーション（下降調整）をみるうえ，一時的に運動性は出現してもすぐに復元してしまう．しかし，そうではない良好な運動感覚は腹内側系が活性しAPAセッティングがなされるためパフォーマンスの向上をみる．

⑦協調的な運動生成を実現するために調整可能な外力（床反力・慣性力）を，治療のための感覚入力として参照する．

　協調的な運動が発現しているときの床反力と慣性力の生成は，バイオメカニクスにおいて理解されている．床反力は体性感覚として入力され，慣性力は視覚・迷路・体性感覚すべてから入力されうる．慣性力の入力とは加速度の入力に他ならない．

⑧暗黙知を重要視し，強力な随意運動や意識せざるを得ない「気づき」を提供させることに主眼を置かない．

　強い意識や随意運動を伴うと協調的な運動は成立しない．気づきには意識にのぼらない暗黙的なレベルのものも存在し，それをもっとも重要視する．

⑨良好な感覚入力を積み重ね，持続的に効果が発揮できるようデイリーメンテナンスしていくことで，運動学習に導く．これにはそのための環境も重要視する．

　良好な感覚入力が継続されるほど運動学習は促進される．治療時間以外，つまり日常生活や病棟生活において，良好な感覚入力がより継続されるにはどのようにすべきか，セラピストは考える必要がある．クライアントの日々の生活をも包含した治療的視点をデイリーメンテナンスとしてアプローチに取り入れている．非常に簡単で快適だが効果を実感できるものを日常生活における感覚入力として指導したり，靴や足底板，靴下などの環境を操作したりすることなどを実践している．

⑩人は左右特異的であり，それを応用した誘導および感覚入力を利用する．

　人体構造はそもそも左右非対称である．ゆえに，運動軸が正中にあるとは考えない．我々が人の運動生成から導いた螺旋性の法則に基づいた感覚入力を行う．螺旋軸とは，右の肩峰から左の坐骨もしくは踵骨によって形成される運動軸である．よって，寝返りも起き上がりも，左右では異なるパターンを示す．

⑪感覚入力や誘導は，人の構造に合致している必要がある．同時に，その構造からヒントを得ることができる．

　例えば端座位において，アクセスポイントである坐骨結節に床反力情報を入力しようと考えたら，大腿と骨盤の骨連鎖から股関節内転位より股関節外転位が好ましい．これは股関節の機能解剖からヒントを得たものである．

⑫人体にみられる法則性を探求し治療に応用する．

　人の運動に関しては，複雑系であるがゆえの不明な点があまりにも多い．もっと治療をシ

ンプルにしていく必要性があり，そのために我々は法則性を探求・蓄積して治療に応用しようとする挑戦を日々し続けている．したがって，年々発見する法則性は増えており，それに伴い治療の幅は広がりをみせている．以下にその一部を記載する．

（ア）人体には感覚入力位置特異性がある．
（イ）左右の脳には相反関係があり，特に左脳を過剰に使用することで腹内側系はダウンレギュレーションする．
（ウ）腹内側系のアップレギュレーションは四肢の筋活動や可動域を向上させるが，背外側系の過剰な活動はこれをダウンレギュレーションさせる．
（エ）腹内側系をダウンレギュレーションさせる感覚には以下のものがある．
二関節筋優位の活動，凝視，スタティックストレッチ，足底への柔らかい感覚入力，不快な感覚刺激，不快な記憶の早期，強い外固定，不安定場面での姿勢制御など．
（オ）系統発生学的に古い動物の運動パターン（S字状波動運動など）は良好な感覚入力となる．

> **CHECK!** 舟波真一，山岸茂則：第16章 運動の成り立ちとは，運動の成り立ちとは何か（舟波真一，山岸茂則 編），pp182-205，2014，文光堂

2. 作業療法からみたBiNIの原理　　　　　　　　　　　　　勝山友紀

1）肘の痛みの原因が股関節にあった！

筆者の臨床における考え方を大きく変えた出来事があった．それは，同僚から右野球肘の診断を受け，右肘内側痛を呈した高校球児に関して相談を受けたことである．クライアントはピッチャーであり，地区大会も近かった．

評価として行った並進バランステストでは，右側に比べ，左側において著しく抵抗に抗することができなかった．すなわち，人体構造と中枢神経系の協調性が低下し，運動が非効率である可能性が示唆された．このことから，右肘が本当の問題点ではないのでは？と考えたのである．

再度，歩行を観察したところ，左下肢の踵接地期に左腹部が沈み込み，上半身が左方向に大きく動揺する様子が確認された．このクライアントの左股関節には外旋制限があり，下肢においては踵接地からつま先離地まで左股関節の内転・内旋を呈していた（図1）．また，左下肢から伝わる床反力を上手く処理できず，次の右下肢の踵接地期までの間に運動の停滞を起こし，推進力が低下している状態であった．一方，右背部はあたかも1本の硬い線が肩甲骨まで続いているかのようであり，右肩甲骨を挙上させながらの歩行であった．

仮説として，投球時のコッキング期において，左下肢での外旋運動を上手く起こすことができず，その後に上半身に向けて連続して起こる回旋運動を効率よく上肢の運動へ伝達できない．そのため，肩および肘，手関節の過剰な力を用いてボールをマウンドからキャッチャーまで投げているということが推測された．地区大会が近いという状況であったため，練習も一生懸命であったに違いない．

また，今回のけが以前の左股関節の状態についてクライアントの母親に問うと，出生時に二分脊椎症の疑いがあったとのことである．この言葉が筆者に，投球と痛みの原因に関する

図1 歩行時の左下肢の様子
左踵接地期に左股関節の内転・内旋が観察された.

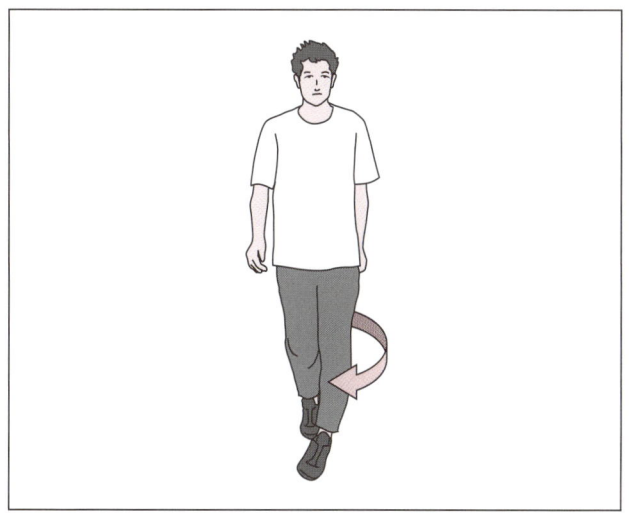

仮説がつながった！と思わせた瞬間であった.

　そこで我々作業療法士（OT）がとった治療戦略は理学療法士（PT）の介入依頼である．その後，クライアントは左股関節周囲の筋・筋膜の滑走の改善，股関節外旋制限の軽減を得て，投球フォームが中枢神経系において自己組織的に修正された．その結果，右肘の痛みも改善し野球が続けられた．

　野球の大会でピッチャーとしてボールを投げるという目標に向かって，我々OTが左股関節の外旋制限や背部体幹の過剰固定部位と可動性の低下，右肩甲帯から手指にかけての過剰な運動部位をみつけ運動の考察を行うことは，目標の達成に重要な事柄である．仮にこのとき，左股関節の外旋制限に気づけなかったとしたら，対象者の肘の痛みは改善できなかったことが容易に想定でき，結果として野球が続けられなくなる恐れもあった．

　このクライアントに対して行った評価・動作分析はBiNIの原理に基づいたものである．当院PTにこの事例について問うと，野球に関わるPTおよびアスレチックトレーナーにおいては上半身に起こる痛みは下半身に起因することが多いことが定説となっているようである．このことは，BiNIの原理に基づく評価・動作分析が定説を導いてくれることを物語っている．

2）作業療法の形〜身体障害領域〜

　作業療法の形はセラピストやクライアントによってさまざまである．多くのOTが「作業療法とは何だろうか」（⇒CHECK！①）と考えているのではないだろうか．筆者自身も作業活動に治療的意味合いを見出すことができず，クライアントの身体的・精神的変化も促せず，迷い，葛藤し，少しでもクライアントの身体機能を改善したいという思いから，身体的な変化を促すための技術習得を目指してきた．しかし，学んできた技術を用いて臨床に臨んでもクライアントの日常生活活動（ADL）や手段的ADL（IADL）が改善しない場合があることに気がついた．

> CHECK! ①鎌倉矩子：序章 私は作業療法士，作業療法の世界 第2版 作業療法を知りたい・考えたい人のために（鎌倉矩子，山根 寛，二木淑子 編），p1，2004，三輪書店

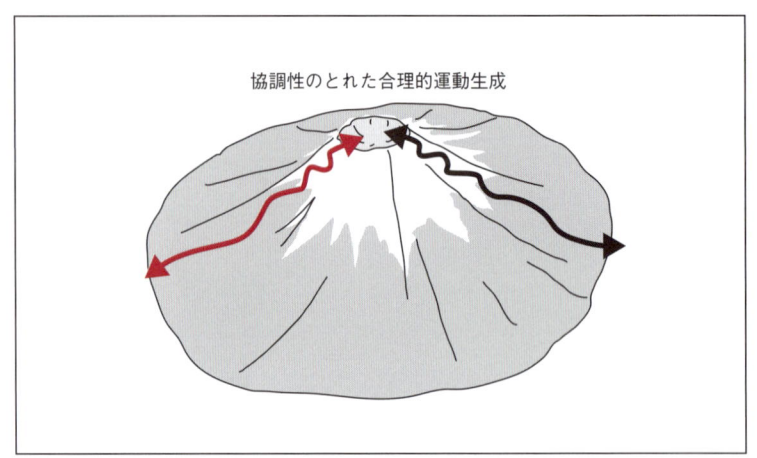

図2 山頂を目指して
BiNI Approachでは，登山のように山頂（協調性のとれた合理的運動生成）にたどり着けば，どのような登山道（方法）を使用しても良いとされている．

　また，身体構造の問題を細かく評価・治療しないまま，ADL訓練およびIADL訓練を闇雲に行ってしまう場合もあった．クライアントは問題のある身体構造のまま何とか動こうとして，背部伸筋群や股関節屈筋群を過剰に使用し適応的代償を強化学習して姿勢を保とうとしてしまう．この筋活動は運動の停滞を生み，筋・筋膜レベルでの痛みを誘発し，腹内側系のダウンレギュレーションを招く要因となる．これらの運動は非効率であり，エネルギーを過剰に要する．

　クライアントの中には不安や悲観といった負の感情を抱いている方も多く，本来ならばできるはずの動作を自らできないと決め付けてしまっている方がいるのも事実である．

　これらのことからOTとして自己組織的に生成された動作を日常生活の中で効率的に使用し，再度クライアントの能動的な作業による社会的復権を目指すことが必要であるのと同時に，能動性へのスイッチをクライアントとともに探しだすことが必要であると痛感した．

> CHECK! ②齋藤佑樹：序，作業で語る事例報告 作業療法レジュメの書き方・考え方，pp v-vii，2014，医学書院
> CHECK! ③デービス PM：片麻痺の選択的な体幹活動の消失により生じる問題，Right in the Middle（冨田昌夫 監訳），pp32-35，1991，シュプリンガー・フェアラーク東京

3）BiNIの原理に基づく作業活動

　BiNI Approachは身体構造を変化させ，自己組織的に運動生成を促す．それは作業療法の準備となる．BiNI Approachでは，どのような方法・側面からでも目標に向かっていけばよいと推奨されている．目標となる作業と作業を行う人に焦点を当て，深く介入すべきである．目標となる作業は協調性のとれた合理的な運動であることが望ましい（図2）．

　BiNIの原理に基づく作業活動を作業療法の準備として行うことは，クライアントの身体に存在する過剰固定部位や硬度の高い部位の特定と改善が期待され，可動部位の可動性向上を促せる．また，APAセッティングによる腹内側系のアップレギュレーションを促すことができる．その結果，円滑な運動を中枢神経系が自己組織的に生成し，運動効率を改善する

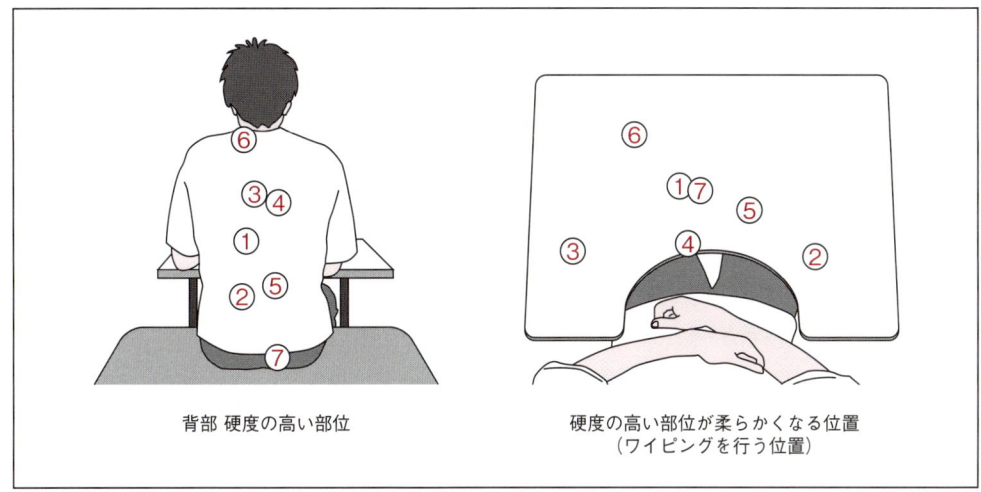

図3 硬度の高い部位とその部位が柔らかくなる位置の1例
同じ数字同士が対応している.

ことができる.つまり,BiNIの原理に基づく作業活動を行うことが身体構造の変化を導くための治療となりうるのであり,その結果,クライアントは楽に動けるようになるのである.

　ここで,BiNIの原理に基づく作業活動の例を紹介したい.これらは昔から行われてきた作業活動をBiNIの原理に当てはめた非常にシンプルな作業活動である.ここでは評価として,フリッカー・アナライズ,並進バランステスト,動作観察により過剰固定部位・運動の停滞箇所を探し出すことを前提とする.このようにBiNIの原理に基づく作業活動はクライアントの状態にあわせて簡単に考えだすことができ,BiNIの原理に基づいていればどのような作業活動が行われても良いのである.

　実際のADL・IADL訓練はこれら作業活動の後,腹内側系のアップレギュレーションが図られた状態で行われると良いのではないだろうか.

a．背部伸筋群の硬度軽減,APAセッティングのためのワイピング（図3）

　①セラピストは最も硬度の高い背部伸筋の部位をモニタリングし,その部位が柔らかくなる位置へタオルと上肢を誘導する.

　②その部位が柔らかくなっていることをモニタリングしながら,クライアントにその位置において小さな動きでのワイピングを行ってもらう.

　③筋の硬度を高めなくても,上肢での運動が可能であるという感覚を中枢神経系に入力し,ボディスキーマへの取り込みを促す.

　④多くの場合,一部位の硬度が軽減するとそれとは違う硬度の高い部位がみつかる.その場合は同様に,そこをモニタリングしながら,硬度が柔らかくなる感覚をワイピングを通して入力する.

　⑤胸郭部,頸部,腰部,股関節の硬度の高い部位の軽減を確認し,脊椎の分節的な動きを促す.

　⑥ワイピングする位置を確認しながら,上肢を動かす速さを調節する.ここで,座位における床反力や慣性力を操作しCOPとCOGの不一致を促し,APAセッティングを行う.

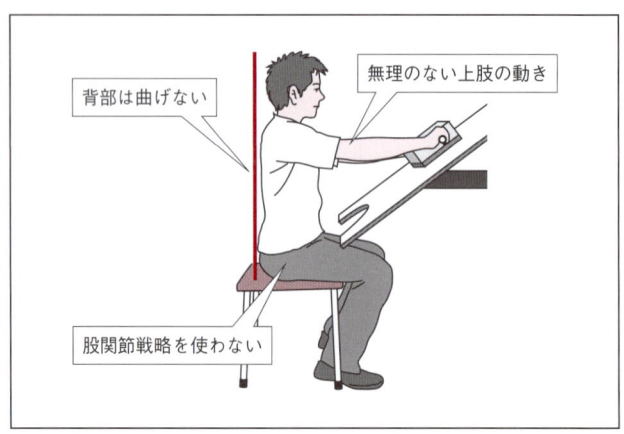

図4 CKCを利用したサンディング

⑦ワイピングした位置をクライアントと共有しておき，デイリーメンテナンスとしてクライアント自身に行ってもらうようにする．

⑧この間，背部筋群に対する意識づけは行わず，クライアントがスムーズかつリズミカルにワイピングできるよう調整する．

この活動はCOPオシレーションを行っていることにもなる．ワイピングは座位で前方に机とタオルがあれば可能である．セラピストはワイピングの方法をクライアント個人に合わせて提供する．環境のみの提示で方法をクライアントに任せたワイピングにはさまざまな運動の戦略が用いられるため，何に着目したワイピングなのかはクライアント個人で変わってしまう恐れがある．その場合には，並進バランステストの結果は外力に抗することができないといった反応を示すことが多い．

この作業活動は非常に簡単であり，運動強度も低く，クライアントにとっては直接的な意味合いをもたない作業活動であると思われる．しかし，並進バランステストを説明し，実施した結果が良好な反応を示す場合にはクライアントの快楽報酬に対しての感覚入力となり，このような作業活動もクライアントにとって意味をもつものとなる．

b．CKCを利用したAPAセッティングのためのサンディング（図4）

①クライアントに楽な座位をとってもらい，錘を少なめで提供する．

②体幹・頸部・股関節の屈曲および伸展運動が起こらないよう，肩・肘でのサンディング動作を促す．

③錘の重さが少なく，運動強度をあまり感じない程度での活動とし，ここでもリズミカルかつスムーズな動きを促すことで床反力，慣性力を操作し座位におけるCOPとCOGの不一致を促す．

④クライアントの動作にゆとりが生まれてきたら少しずつ錘を増やすことも良いが，上肢以外の代償的な動きが出現する場合や，上肢での無理な動きが出現する場合には腹内側系のダウンレギュレーションの要件を満たすため，行わないようにする．

⑤立位においても同様の方法である．立位時も足関節や股関節の姿勢調節が過度に起こらないような負荷や方法にて行う．

CKCを利用することで，ブリッジ側の筋活動を促すことができる．また，錘に対して上肢の活動が遂行される前に，先行して腹内側系のアップレギュレーションが起こることを踏

まえての活動である．斜面台の上方まで錘を持ち上げようとすると，身体では上肢の運動だけではなく，体幹・股関節での代償動作が優位に働く戦略になる．この場合，体幹・股関節の内部伸展モーメント増加が余儀なくされ，固定的に働いてしまう．このような活動後も並進バランステストの結果は，外力に抗することができないことが多い．

4）BiNI Approach を作業活動に落とし込む利点

作業活動において道具を使用する利点は，クライアントのデイリーメンテナンスをしやすいということがあげられる．道具と環境は運動の起源となりうる．簡単かつ良感覚が入力される課題と道具と環境を提示しておけば，クライアントには「以前よりも動きやすくなった」，「こんな風に道具を操作できた」などの視覚や体性感覚を初めとする良感覚のフィードバックが起こる．このことは快楽報酬となりデイリーメンテナンスの継続に必要となる．また，作業活動として行うことで，筋収縮の程度や関節運動などの感覚に対してクライアントは意識しにくい状態，すなわち暗黙知状態を作りやすくなる．実際の作業療法には楽しみ活動も含まれるが，この場合は訓練では暗黙知状態とし，その後に楽しみ活動を行えば良いと考える．

5）人間は作業を希求する存在である（⇒ CHECK！④）

作業遂行から得られる情動は，「私にはできない・片手では無理」といった悲観，「本当にできるのか」といった不安や期待，「できた」という達成感などさまざまな情動を生むことになる．この「できた」という達成感が「楽しい・嬉しい」という快楽報酬となり「やりたい」という動機づけが起こる．動機づけは行動の駆動力（⇒ CHECK！⑤）であり能動的な作業を生み出すためのスイッチなのである．

身体的な痛みや動きにくさも同様であり，それらが軽快することは運動が自己組織的に生成されることにつながり，かつ快楽報酬を生む．

これらの結果，クライアントの能動性が引き出され，作業が希求されるのである．また，学習は能動的に環境と接触することで得られる特徴をもつ（⇒ CHECK！⑥）．

BiNI の原理に基づく作業活動は，「からだ」と「こころ」に感覚入力をし，クライアントの効率的かつ能動的な運動を自己組織的に生成させ，目標となる作業を再獲得し，社会的復権を目指すための手段となりうる．

> **CHECK!** ④鎌倉矩子：作業療法実践の枠組み，作業療法の世界 第2版 作業療法を知りたい・考えたい人のために（鎌倉矩子，山根 寛，二木淑子 編），p123，2004，三輪書店
> **CHECK!** ⑤ベアーMF，コノーズBW，パラディーソMA：動機づけ，神経科学—脳の探求—（加藤宏司，後藤 薫，藤井 聡，他 監訳），p395，2009，西村書店
> **CHECK!** ⑥森岡 周：私は世界に触れる，リハビリテーションのための神経生物学入門，p114，2013，協同医書出版社

3 宇宙に存在する「力」の話

舟波真一

　運動を明確に理解するためには,「物が動く」ということの本質を考えなければならない. いや, 物が動く, なんてことは二の次の話しで, その「物」とはいったい何ぞや？ を考える必要がある.「物」とは, この宇宙に存在する物体のことであり, それを要素還元的にみれば物質といえる. 人間だって物質であり, 太陽や, 地球などの惑星, 人間, 自動車, 水, 空気に至るまで物質である. 我々は物質に囲まれて生活しているわけだが, その物質を細かく分解していくと, 原子に辿り着く. わたしが中学生だった頃, 理科の授業では, 物質とは分子化合物であり, 分子を分解していくと原子となり, 原子はそれ以上分解できない物である, と教わった. しかし, 現在ではその原子でさえ分解されていき, 素粒子というものにまで解明されているのである (図 1).

　人も含めた物質が存在するためには, それを構成している素粒子同志が結合していなければならないが, アロンアルファのような接着剤でくっついているわけではない. そこにはある「力」が働いているのである. その力が働いていなければ, 我々はバラバラになってしまう. この物質に働く「力」について理解しなければ, 人の運動の本質に辿り着けるはずもない.

　物理学の中でも, 素粒子などの微視的な分野を扱う学問を量子力学というが, 物質を構成する素粒子だけでなく,「力」に関しても素粒子で表現される. 我々がふだん, 目で見ることができない力も, 実は素粒子の相互作用だったわけである. 日常生活の中では, 重力や摩擦力, 遠心力や床反力など, たくさんの力と接している. 言葉だけでとらえると, 力はたく

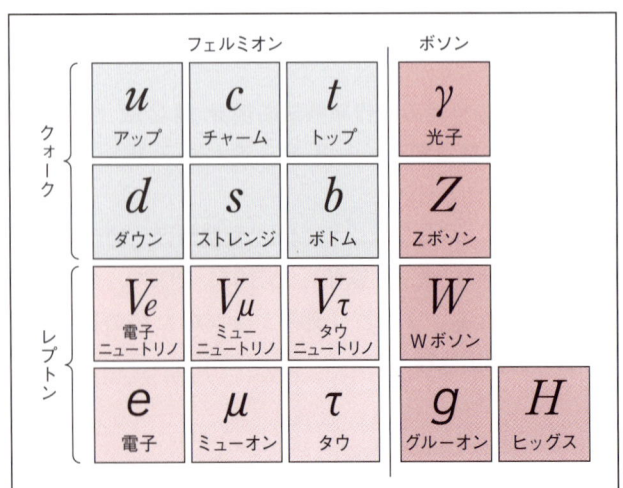

図1　標準理論で扱われている素粒子
物質の最小単位である素粒子は全部で17種類あり, 物質を形づくるクォークとレプトン, 力を伝えるボソン, そしてヒッグス粒子の3つに分類できる. これを標準理論という.

さんの種類があると思われがちだが，よく整理していくと，この宇宙に存在する力は，電磁気力，強い力，弱い力，重力の4種類しかない．そして，それぞれの力には，その力を伝える素粒子が存在するのである．我々，人間を構成している物も素粒子であれば，筋力などの力も素粒子がやりとりされている結果である．本章では物理学で表される4種類の「力」について理解していくことにする．

> **Reference　ヒッグス粒子**
>
> 2012年7月4日に発見され，翌年にはノーベル物理学賞を受賞したピーター・ヒッグス博士が最初に提唱した素粒子である．素粒子の標準理論では，すべての素粒子はもともと重さをもっていないことになっている．しかし，クォーク，電子，ニュートリノなど，ほとんどの素粒子は重さをもっている．この矛盾を解決するために提唱されたのがヒッグス機構である．ビッグバンからどんどん冷えてきた宇宙空間において，ヒッグス粒子も凍りつき，角砂糖くらいの空間に約10^{50}兆個も詰まった状態になっている．他の素粒子たちは，本来なら光速で自由に通り抜けたいところだが，宇宙空間にびっしり詰まっているヒッグス粒子に邪魔をされて，それにぶつかってしまうために，動きにくくなる．動きにくいということは，重さをもらってしまうということである．動かしにくさ＝重さ＝質量ということになり，ヒッグス粒子は素粒子に質量を与える神の粒子といわれたのである（⇒ CHECK！①）．
> 物の動かし難さから定義される質量のことを，特に，慣性質量と呼ぶ．対して，万有引力による重さの度合いとして定義されるのが重力質量である．

> **CHECK!** ①村山 斉：第6章 ヒッグス粒子の正体，宇宙になぜ我々が存在するのか―最新素粒子論入門，pp109-152，2013，講談社

1. 重力

　運動について考えるとき，必ずといっていいほど語られる力の1つが「重力」である．宇宙に存在する4つの「力」のうちの1つであるから，そこには，重力という「力」を伝える素粒子が存在する．「重力子：グラビトン」といわれる素粒子であるが，実はまだ発見されておらず，存在するであろうという仮定の中で話が進んでいる．重力は，地球に生活しているからあるのが当たり前で，地球にだけ存在する力と思われがちだが，そうではなく，質量をもつすべての物体の間に働く「力」である．

　ここで混同されがちな言葉が「引力」である．アイザック・ニュートン（1642〜1727）が，リンゴが木から落ちるのを見てひらめいたかどうかはさておき，物体に働く力を明確に定義したのは周知の事実である．物体の運動を変えるものはすべて「力」であり，力が何も働いていなければ物体の運動は変化せず，同じ速度でまっすぐに動く．静止している物体も，速度ゼロで同じく変化がないことを意味する．これがニュートン力学第1法則，「慣性の法則」である．例えば，野球のボールが飛んでいくのは，そこに力が加えられたからである．ニュートンのこの定義によって，物理学は「物体」とそこに働く「力」による現象を記述する学問として確立された．当然，物体が地面に落ちる現象も「力」の働きによって説明される．そこに力が作用していなければ，物体はそのまま浮かんで止まっていることになってしまう．地面に向かって落ちているのでなく，「動いている」とひらめいた発想の転換には驚かされるが，

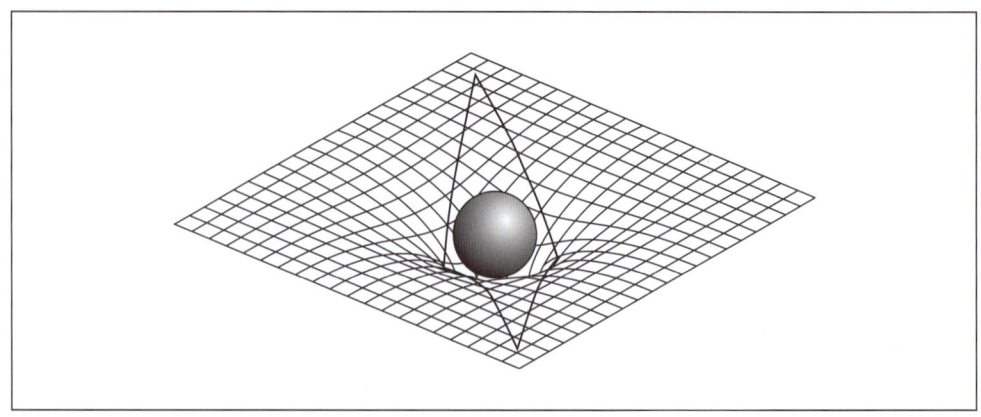

図2 宇宙における空間の歪み
平らな風呂敷のような宇宙の上の1点に，何か重たいものを置くと，へこんでしまって平面だった風呂敷に歪みが生じてしまう．その風呂敷に格子状の直線が入っていたとすると，歪んでしまった部分の線は曲線を描いたようにみえる．実際，風呂敷に描かれている格子模様は直線であって，重いものを乗せて歪んだかのようにみえる部分は，みかけ上の歪みである．つまり，そこに「力」が働いているようにみえるだけで，重力とは実は，空間の歪みから発生するのである．
「大栗博司：第三章 重力はなぜ生じるのか，重力とは何か，p117，2012，幻冬舎」より引用

　リンゴと地球が引きつけ合う力こそ「引力」なのである．そしてその引力が「万有」であることも発見した．つまり，すべての物体に存在する力だということである．地球だけでなく，太陽や月や火星もお互いに引力で引っ張り合っているし，人と地球，鉛筆と消しゴムも引っ張り合っている．しかし，さすがのニュートンもなぜその引力が生じるのかは解明できなかった．それについてはアルベルト・アインシュタイン（1879〜1955）の登場を待たなければならなかったが，物体に与えられた引っ張り合う力の正体こそ，「重力」という「重さに存在する力」だったのである．
　では，なぜ，重さには重力という力が存在するのだろうか．重力がなぜ発生するのかを導くためには，光の速さは不変であるという理論が必要になる．後述する電磁気力の概念を提唱したマクスウェル（1831〜1879）は，光の速さは秒速約3億メートルで一定となることを導き出した．ニュートン力学では，物体の速度が「足し算」で変わるとされていたため，ここには矛盾が生じてしまったが，それを解決したのが，アインシュタインの特殊相対論である（⇒ CHECK！②）．アインシュタインは，光速が一定である代わりに，時間や空間が変化すると提唱し，光速に近づけば近づくほど，時間の進み方が遅れたり空間が縮んだりすると考えた．それは，観測者によって，時間は相対的に変化するということである．
　この「特殊」相対論は，基本的に物体の等速直線運動を説明するためのものであるが，我々が住んでいるこの自然界には，宇宙に存在する4つの力に表されるさまざまな「力」が働いている．特に，引力は「万有」であり，すべての物体はその影響からは逃れられない．それによって運動がどう変わるかを「一般的」に説明した理論が，特殊相対論から10年後に発表された「一般相対論」である．特殊相対論によって，光速が一定であるならば時間と空間は変化するということが解明されたが，一般相対論では，物体の「質量」も，空間を歪め，時間を伸び縮みさせることを明らかにした．この空間と時間の歪みこそ，重力の正体である（図2）．しかし，重力に関しては，今だ解明されていない部分も多く，これからの研究が待

図3 物体は引っ張り合っている！

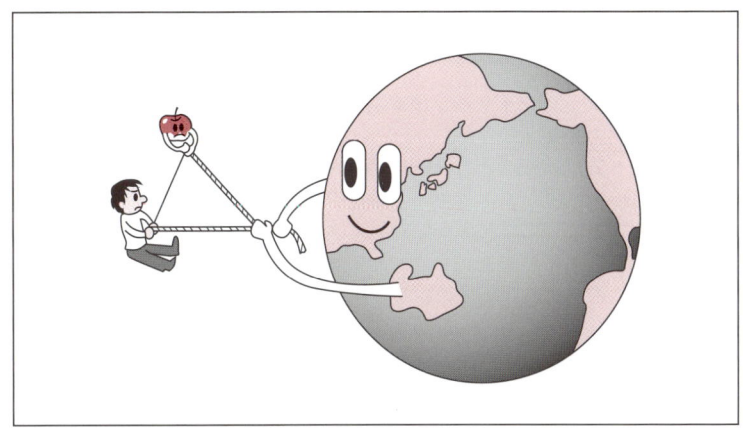

表1 4種類の力の性質と，それぞれの素粒子

4種類の力	素粒子	性　質
重　力	グラビトン	弱　物体の質量に働く力
弱い力	ウィークボソン	素粒子の組成を変化させる核力
電磁気力	光子（フォトン）	電気＝磁気＝光
強い力	グルーオン	強　陽子と中性子を結びつける核力

たれるところでもある（⇒ CHECK！③）．

　現在の理解では，重力とは，質量の大きさとその運動の加速度に比例する，空間と時間の性質の変化といえる（→ Reference）．そして，空間と時間の性質が変化することで，重力子（グラビトン）という素粒子のやりとりが物体間に生成されるということになる．我々の周りで1番質量が大きい物質は何かと考えれば，そう，地球である．人にも質量があるため，我々にも時空間を歪ませることが可能であり，物を引き付ける力，重力が存在する．しかし，圧倒的な質量の違いがあるため，我々は地球に引き寄せられている（図3）．そうなると，重力とは非常に強い力であると思い込んでしまうのは想像に難くない．実際に，宇宙ステーションから帰還した宇宙飛行士は，地球では立てない人も多く，重力の強さを物語っているかのようである．しかし，宇宙に存在する4種類の力の中で，実は，重力が最も弱い「力」なのである（表1）．なぜ弱いのか，詳しくは下記の電磁気力の項目で説明する．

📖 CHECK！ ②大栗博司：第二章 伸び縮みする時間と空間，重力とは何か，pp45-82，2012，幻冬舎

📖 CHECK！ ③大栗博司：第三章 重力はなぜ生じるのか，重力とは何か，pp85-124，2012，幻冬舎

> **Reference** 重力は質量ではなく，エネルギーに対して働く?!
>
> アインシュタインが導出した，物理学の世界で最も有名といわれる公式，「$E=mc^2$」から重力を考えてみたい．Eとはエネルギーのことであり，mは質量，cは光の速さである．この式が表すことは，光の速さ（1秒間に約3億メートル進む）は一定であるから定数として考えれば，エネルギーと質量は等価であり，同じものだということになる．ということは，重力は，エネルギーに対して働くものと解釈できる．物質を構成する素粒子のまわりにヒッグス粒子がまとわりついて動きにくくなっていると，全体としてエネルギーは増大するため，そのエネルギーに対して重力が働くことになる．エネルギーと質量は等価であるから，エネルギー，もしくは質量が大きくなれば，それに比例して重力も強く働くということになるのである．

では，重力という「力」を臨床的に，治療に応用するにはどう考えたらよいのであろうか．重さに存在する力であるため，質量をもつ我々セラピストは質量をもつクライアントに作用を及ぼすことができると，直感的に理解できる．力とはエネルギーだからである（第4章参照）．我々には重力という力があるため，我々の存在自体がエネルギーの塊であるといえる．クライアントに対して，何らかの変化を与えることができるエネルギーなのである．

また，物質同士が引き付け合い，接触した瞬間，そこにはある法則性が成り立つ．ニュートン力学第3法則，「作用・反作用の法則」である．これは，ある物体に対して仕事をする，つまり接触（作用）したとすると，同じだけ反力（反作用）を受けるということである．我々が地球（床）に引き付けられ，接触（作用）したとすると，床反力（反作用）という同じだけの力を受けることになる．重力という「力」が働いたために，我々は地球から反作用力という力も受けている．体重だけでなく，筋力などを使った作用力が大きければ大きいほど，床反力（反作用力）も大きくなり，同等の力が帰ってくるのである．ニューラルリズムジェネレーター（NRG）はこの床反力を感覚として受け取る（⇒ CHECK！④）．重力が存在するために，その重さに加速度が生じるときには力が発生することになる．この加速度によって生まれる見かけ上の力を慣性力という．慣性力や慣性力の一形態である遠心力は，急性期のクライアントにこそ最も必要だと考える．それは，動歩行時に必要な力であり，運動を効率よく行うためには必要不可欠な感覚だからである．これら，バイオメカニクスにおいて参照される力はすべて感覚として置き換えることができる．そう考えると，治療において，床反力や加速度はセラピストが調整できうる力であるため，感覚として応用できる．ゆえに重力という「力」も感覚として治療に応用できるわけである．また，重力は物体同士の中心に向かって垂直に働く．地球上では，人がどんな運動をしても，その形の質量中心が地球の中心に向かって働いている．いわゆる重心（Center of Gravity：COG）である．地球の中心に向う力の中心点のため，運動の状態によっては身体の外にその点は存在することになる．地球と引き付け合う重心は，人のバランスを考えるうえで重要である．重心に関しても，セラピストが調整可能であるため，重力を治療の中で応用でき，これもまたNRGは感覚として受け取る．そして出力変換され，運動が紡がれる．

臨床的に考える重力とは，「感覚」である．

CHECK! ④舟波真一，山岸茂則：第16章 運動の成り立ちとは，運動の成り立ちとは何か（舟波真一，山岸茂則 編），pp182-205，2014，文光堂

2. 弱い力

　宇宙に存在する力は4種類しかなくその1つが「弱い力」です，といわれても何のことやら全く理解できない．「弱い力」という力の名前なのだが，もっと何とかならなかったのかと頭を悩ませてしまう．物質を構成する原子を分解すると原子核と電子に分けられる．この原子核の中の素粒子に働く力の1つが「弱い力」なのである（表1）．4つの力の中で最も弱いとされる．弱い核力，弱い相互作用とも表現される．ゆえに，この弱い力が働く距離は原子核の中だけであり，非常に短い間でやりとりされるため，我々は感じることができない．原子核の中には，プラスの電荷をもつ陽子と，プラスマイナスで電荷ゼロの中性子が存在する．中性子は放っておくと，崩壊する性質をもつ．具体的には，中性子は電子とニュートリノを放出して，陽子となる．この崩壊時に出てくる電子を「ベータ線」と呼ぶので，これをベータ崩壊という．このとき，電子とニュートリノを放出するもとになっているのが「弱い力」である．中性子が弱い力を媒介するウィークボソンという粒子を手放すことで陽子に変化しており，放出されたウィークボソンが電子とニュートリノになっているのである（⇒ CHECK ⑤）．我々を構成する素粒子の話しであるから，人が存在するためには必要な力だが，臨床的に使うのは困難と考える．

> CHECK! ⑤村山 斉：第2章 素粒子の世界，宇宙になぜ我々が存在するのか—最新素粒子論入門，pp29-54，2013，講談社

3. 強い力

　弱い力と同様に，原子核内で働く力である．強い核力，強い相互作用とも表現される．強い力の理論を初めてつくったのが湯川秀樹（1907～1981）である．1949年に日本人で初めてノーベル物理学賞を受賞したことでも有名である．プラスの電荷をもつ陽子と電荷ゼロの中性子が，なぜバラバラにならず原子核を形成できるのかという疑問から，この強い力の理論が考え出された．電子の200倍くらいの重さをもつ中間子という粒子の存在を仮定したのである．その後発見された中間子は，クォークと反クォークによってつくられており，それら素粒子を結合させているのが「強い力」であることが解明された．強い力を生み出しているのはグルーオンという粒子である．強い力は後述する電磁気力の100倍ほどであり，4つの力の内で最も強いが原子核内で働く力であるため，やはり，臨床的に応用するのは困難である．

4. 電磁気力

　我々にもっともなじみ深い力であり，この力によって動けているといっても過言ではない．電磁気力とは電気力と磁気力を統一した言葉である．それぞれが発生している場所を電場と磁場というが，それらの時間的変化によって，ある「波」が生まれる．電場が磁場を誘起し，その磁場が変化して電場が生まれる…というように絡み合いながら1つの波をつくるのである．いわゆる「電磁波」である．電磁波は光と同じ速さで伝わる．つまり，光は電磁波の一種である．電磁波は，電波・赤外線・可視光線・紫外線・X線・ガンマ線に区別される．電

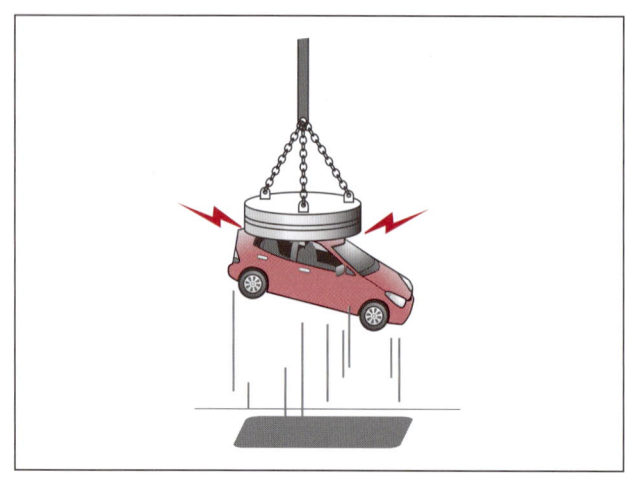

図4 電磁気力よりも重力は弱い！
リサイクル工場では，巨大電磁石が鉄くずと他の物を区別する．その鉄くずは，容易に重力に逆らって浮き上がる．重力とは，実は非常に弱いのである．

波の中にも長波・中波・短波・マイクロ波…などの区別もあり，可視光線も「赤」から「紫」まで波長によって色が変わる．

これら電気や磁気や電磁波の一種の光はすべて電磁気力であり，その力を伝える素粒子が「光子：フォトン」である．光子というのは，光が粒子になった姿であり，光は，波のように振舞うときと粒子のように振舞うときの，2つの性質を併せもっている．例えば，リサイクル工場で，巨大電磁石が鉄と他の物を区別するのに使われるが（図4），ミクロの世界でみれば，電磁石と鉄の間で光子をキャッチボールするようにやりとりすることで，電磁気力が発生しているのである．小さな磁石であっても，机の上においてあるゼムクリップくらいは，容易く引き寄せる．つまり，電磁気力は重力に比べるとはるかに強力な力なのである．4つの力のなかでその力の強さを比較すると，「強い力」を1とした場合，電磁気力は0.01，重力は何と10^{-40}となり，重力は非常に弱いことが理解できる．また，電磁気力は物体を引き寄せる「引力」をもっているが，磁石のN極とN極を近づけたときに反発する「斥力」という力も併せもつ．しかし，重力には「引力」しか存在しない．人の筋収縮も活動電位によるものであるから，電磁気力である．もし，重力の方が強かったら，地面に引き付けられたまま，ピクリとも動けないであろう．しかし，日常生活では，コップが落ちて割れるなど重力の存在は理解できても，その重力が我々のもつ電磁気力よりもずっと弱いなどとは実感できない．電磁気力には引力と斥力の両方があるため，プラスとマイナスの電荷がほぼ同じだけあり，中性になっているため打ち消し合ってしまうのである．それに対して重力は，引力だけなので非常に弱くてもすべて合わせれば大きな力になる．我々が地球から受ける力のほとんどが重力なのはそのためである．

そうはいっても，人がもつ電磁気力の方が重力よりはるかに強いのであれば，これを治療に応用すべきである．皮膚には微弱電流（マイクロカレント）が存在し，遠赤外線も発している．筋収縮や，いま考えていることも活動電位であれば，心臓の鼓動など，人の固有周波数は電磁波そのものである．これらすべての電磁気力をクライアントに汎化していく必要がある．人がもつ莫大なエネルギーを治療に応用できれば，それはとてつもない効果をもたらすことになる．

4つの力を統一する超大統一理論!?

物質を形成するクォークやレプトンといった素粒子は，まとめてフェルミオンと呼ばれている．対して，力を伝える素粒子をボソンと呼ぶ．光子やウィークボソン，グルーオンである．これにまだ発見されていない重力という力に存在するグラビトンという素粒子を加えて考えると，この宇宙に存在する物質も力もすべて素粒子でできているということになる．そうなると，この宇宙のはじまりはどうだったのか？という疑問に辿り着く．物理学者たちはこの宇宙を解明しようとひたすら努力してきたし，現在でも躍起になって研究している．それは，4つの力の統一であり，今現在発見されている素粒子の，さらに基となる素粒子の発見である．現在，その最有力の理論が「超弦理論：ちょうげんりろん，ちょうひもりろん」である．超弦理論は，理論的な矛盾を除去することには成功しているが，実験により検証することが困難であろうとみなされているため，物理学の定説となるまでには至っていない．

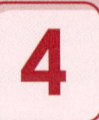 治療に応用される「生体エネルギー」

山岸茂則

1. エネルギーとは？

　エネルギーを簡潔に表現すると「何かしでかすことができる能力」であり，物理学的定義を用いると「仕事が可能な能力」である．物理学でいう仕事は「物体に加えた力の大きさ×それに伴う物体の変位」で表すことができ（図1），「何かしらの力を加えることによって物体に変化をもたせることができる能力」がエネルギーであるといえる．したがって，エネルギーの存在には必ず「力」が必要とされ，反対に力が作用した場合には，そこにエネルギーが存在するともいえる．

　どれだけ仕事をしたか，あるいはどれだけ仕事ができるかの量を仕事量といい，この仕事量はすなわちエネルギー量である．仕事量の国際単位はジュール（J）であり，1Jは1N（≒102g）の力がその方向に物体を1m動かすエネルギーに相当する．ジュール（J）はニュートン力学で語られる質量をもつ物体の巨視的観察から定義づけされたものの1つであると考えられるが，熱力学的側面や電磁気学的側面から捉えたときの単位にも換算可能である（表1）．いずれにしても何かしらの力が働きうる状態にない限り，エネルギーは存在しないことになる．

> **Reference　巨視的観察 vs 微視的観察**
>
> 「すべての物体は，外部からの力を加えられない限り，静止している物体は静止状態を続け，運動している物体は等速直線運動を続ける」という運動の第1法則が成り立つ座標系を慣性系といい，ニュートン力学は慣性系を扱っている．ニュートン力学では質量のある物体の巨視的観察における経験則から導かれたものである．これに対して，現時点での物質の最小単位である電子・クォークなどの素粒子の振舞いは微視的観察において理解される．これは量子力学で扱われる場であるが，素粒子は無秩序な振動をしているために慣性系で説明することができない．しかし素粒子であっても質量が存在する場合であれば，その素粒子が振動という移動をつづけているので，そこには微細ながらエネルギーが存在しているといえる．

2. エネルギーの種類

　エネルギーにはいくつかの種類が存在する（表2）．
　エネルギーには保存則がなりたち，「力学的，化学，電気，光などのエネルギーは，それぞれの形態に移り変わるが，エネルギーの総和は変化しない（保存される）」というものである．

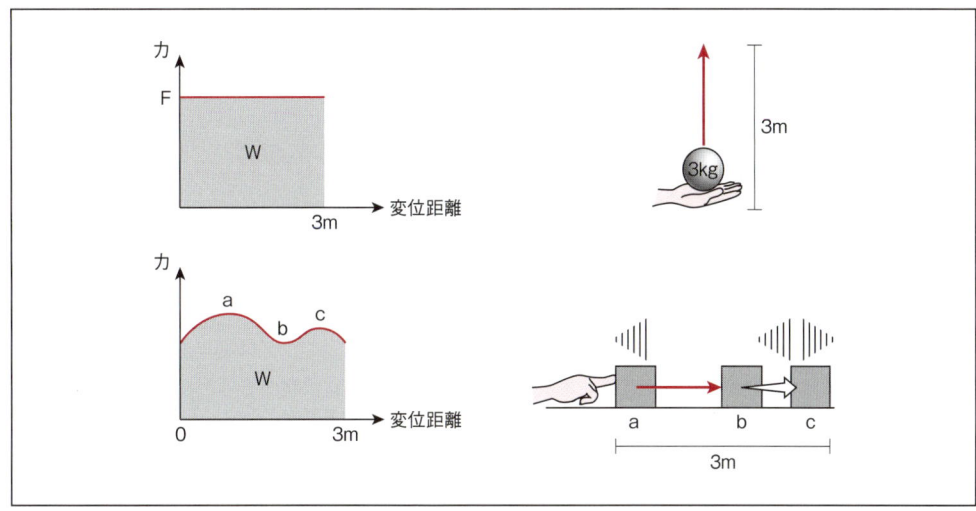

図1 仕事
上段：重力に逆らって一定速度で3kgのものを3m持ち上げたとする．このときに使った力（F）は質量3kgと重力加速度9.8（m/s²）の積で約30（N）となる．使った力と移動距離の積が仕事（W）なので，約900（J）の仕事をしたことになる．
下段：同じく3m動かすが加える力が一定でないときも，Wの面積部分が仕事となる．床に置いた重りを押して動かすとき，加速とともに利用する力が増える（a）が動き始めると勢いがでるため使う力が減る（b）．さらに加速させると使う力が増える（c）．

表1 観察する側面とエネルギー量の単位換算表

各単位	Jへの変換値	観察の側面
1J（ジュール）	1 J	重力エネルギー
1kcal（キロカロリー）	4184 J	熱エネルギー
1kw・h（キロワット時）	3600000 J	電力エネルギー
1eV（電子ボルト）	1.60217656535E-19 J	電子の加速エネルギー

表2 エネルギーの種類

電気エネルギー	電磁気力によるエネルギーの一形態
光エネルギー	電磁気力によるエネルギーの一形態
化学エネルギー	化学反応により放出または吸収されるエネルギー
音エネルギー	空気分子の振動エネルギー
原子核エネルギー	原子核を構成する陽子と中性子が結合するエネルギー
位置エネルギー	物体がある位置にあることで蓄えられる力学的エネルギー
運動エネルギー	物体の運動に伴う力学的エネルギー

エネルギー保存則は熱力学第1法則とも呼ばれる．例えば食物がもつエネルギーを化学反応によってATPという化学的エネルギーに変換し，そのエネルギーを一部電気エネルギーに変換することで神経活動を発生させ神経筋接合部に電気信号を届ける．筋は化学的エネルギーを利用して収縮を起こして身体の運動エネルギーを作り出し，物体を持ち上げてその物体の位置エネルギーを高める．その物体を離すと物体のもつ位置エネルギーは減少する代わりに，

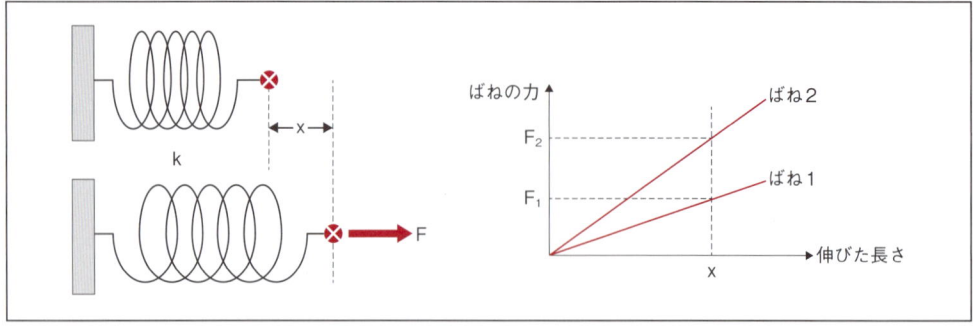

図2 ばね弾性のエネルギー
左図：ばね弾性の指標であるばね定数（k）と伸ばした距離（x）の積がそのときのばねの力（F）であり，これをフックの法則という．このときのばね弾性がもつ位置エネルギーは$1/2kx^2$で表すことができる．
右図：ばねをxまで伸ばしたときの力（F）をxで除した値がばね係数（k）であり，強い弾性をもつばねほど高い値となる．右図ではばね1に比べばね2の方がばね係数が高い．

落下速度はどんどん速くなり物体の運動エネルギーが増大する．エネルギーは別のエネルギーに変換されることはあっても，エネルギーの全体量は不変であり保存される．自然界のあらゆる振舞いはエネルギーの変換によってなされている．

3. 位置エネルギーと運動エネルギー

　位置エネルギー（ポテンシャルエネルギー）は「貯えられているエネルギー」のことであり，重力による位置エネルギーが有名である．これはm（質量）×g（重力加速度≒9.8 m/s^2）×h（物体の位置する高さ）で表される．その他にも，弾性力による位置エネルギーもある．例えば，ばねは引き伸ばしたり押し縮めたりすると元の長さに戻ろうとするが，ばねモデルの位置エネルギーは$1/2kx^2$で表すことができる．このとき，kはばね定数であり，ばねに負荷を加えたときの力を伸びた長さで割ったもの（N/mm）である．xは弾性をもつ物体が基準となる位置からどれだけずれた位置にあるかを表す（図2）．これに対して「動きに伴うエネルギー」を運動エネルギーといい，重力による落下運動時のエネルギーが代表的である．

エネルギーは「位置エネルギー」と「運動エネルギー」のみ

表2にあげたようなさまざまなエネルギーもすべて「位置エネルギー」と「運動エネルギー」のいずれかに属する．例えば電気エネルギーは電子軌道の「位置エネルギー」であり，この電子軌道が低い位置に変化したことによる電子の振動という「運動エネルギー」が光エネルギーを発生させる（図3）．化学エネルギーは有機物など分子構造がもつ「位置エネルギー」であり，これが化学反応によって分子構造が変化する，すなわち分子の位置が運動しエネルギーを放出しうる．音エネルギーは空気の振動という「運動エネルギー」である．原子核エネルギーは陽子と中性子結合した構造という「位置エネルギー」が核分裂や核融合によりその構造に変化する，すなわち大きな「運動エネルギー」に変換しうるものである．

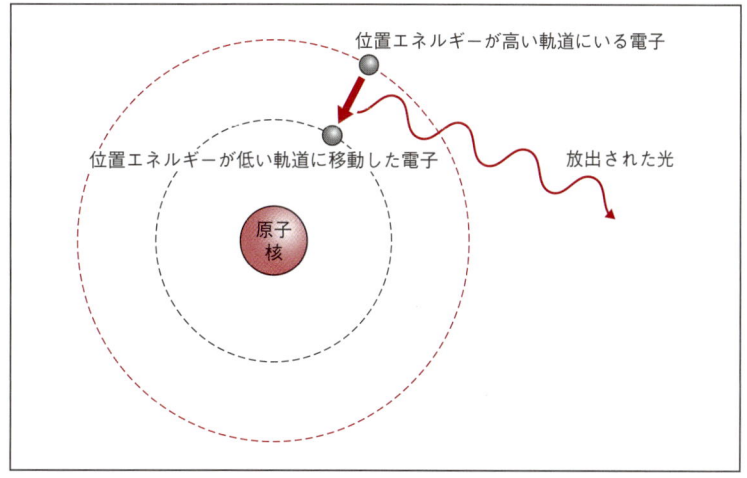

図3 光エネルギーの発生
電子の位置エネルギーが運動エネルギーに変換されることで光は生まれる．

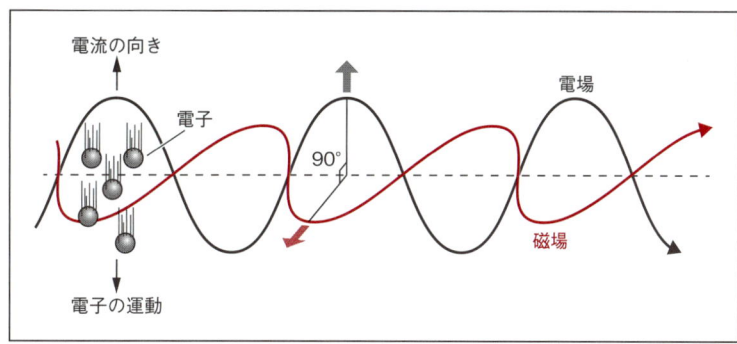

図4 光（＝電磁波）の波
電場と磁場の直交した波である．

4. 生体のエネルギーを治療に用いる

　我々セラピストは自身の身体を動かすことで，クライアントの身体に外力を入力することが可能である．「圧入力する」「関節を動かす」「寝返りを誘導する」など，普段から行っていることは我々の身体の質量が運動して達成されるので，力学的な「運動エネルギー」を利用しているのは明らかである．また我々は生まれてからこの世を去るまで振動を止めることができず，クライアントに触れたその瞬間，「振動」という運動エネルギーが作用している．

　他に我々生体がもつエネルギーは電磁波である．電磁波は電磁気力によるエネルギーであるが，電子の振動（交流電流などの変動する電流）により作り出され，周囲のさまざまな方向へと進むエネルギーの塊としての振舞いをもつ．電磁波は電場と磁場の振動が直交した波であり，電場が発生するとき必ず磁場も発生し，その逆もまたしかりである（図4）．

　電磁波は光と同義であり，波長によって一般名が異なるものの同じエネルギーに属するが，波の振幅が高いほど，波長が短い（周波数が高い）ほどエネルギーは高くなる（図5）．驚いたことに電磁波はわずかながら圧力をも発生させる（図6）．人体では赤外線のうち遠赤外線の波長をもつ光が発している（図7）．絶対零度を超えるすべての物体はその温度に応じた赤外線を出しており，当然人体も発していることになる．また神経活動があるゆえに生体電流として微弱電流が流れていることも周知の事実である．この微弱電流は神経叢など神経が密

第4章

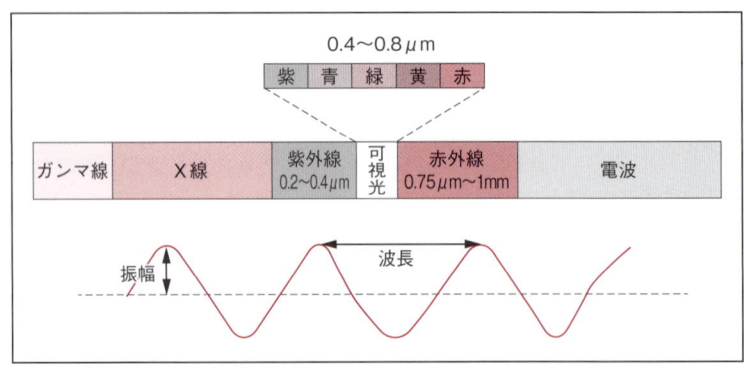

図5 電磁波の種類と波長

図中の電磁波中,波長だけの比較ではガンマ線が最も波長が短く高エネルギーである.これに対して電波は最もエネルギーが低い.
可視光以外は目に見えないが,すべて電磁波(=光)という波動である.

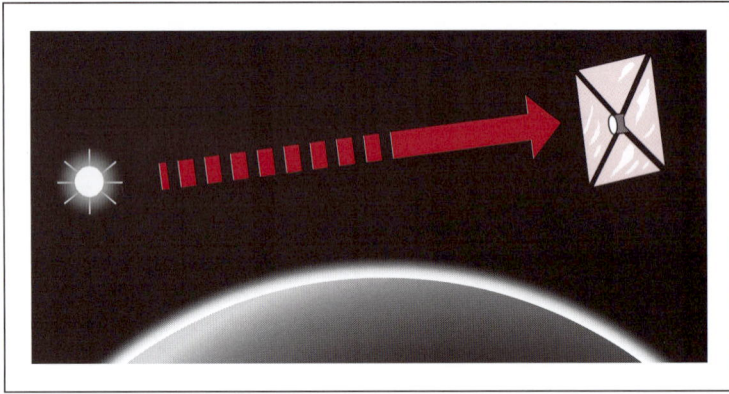

図6 光(電磁波)のエネルギーがもつ圧力

重力下では体感することはほぼないほどの弱い力であるが,重力の影響を受けづらい宇宙においては物体を動かすほどの力になる.

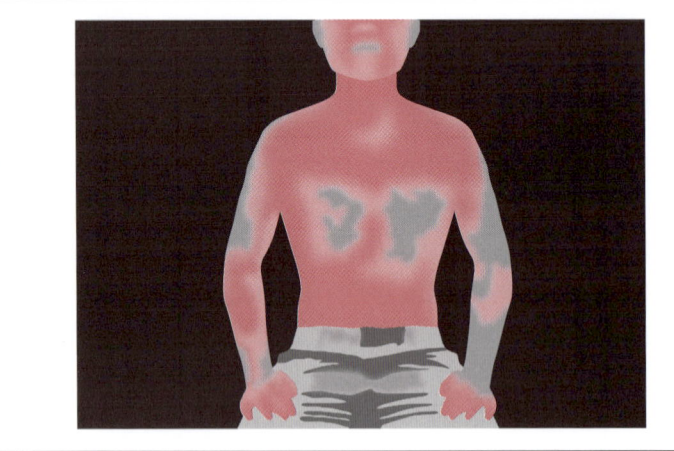

図7 赤外線サーモグラフィは人体の発する赤外線という光を感受する

「赤外線サーモグラフィ研究室:赤外線計測講義(応用編)その他 [internet], http://www.thermo-lab.com/application/other/ [accessed 2015-01-15],人体,株式会社アピステ」より許諾を得て転載

の体節でより高くなるのは容易に想像がつく(図8).微弱電流は知覚することができない程度のごくわずかな電流量であるが(表3),近年微弱電流の治療器も開発され,治癒促進や疼痛寛解などの効果が報告されている.

表3 電気機器と電流量

家庭の電気製品	1A 以上
低周波電流	10mA 前後
微弱電流治療器	0.1μ〜200μA

24

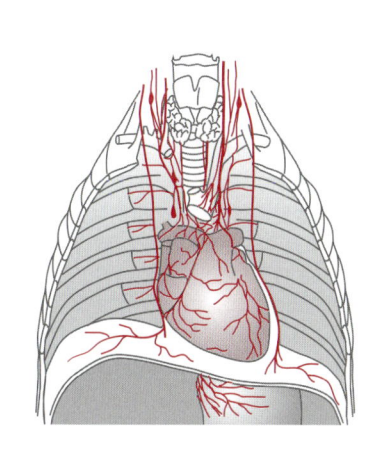

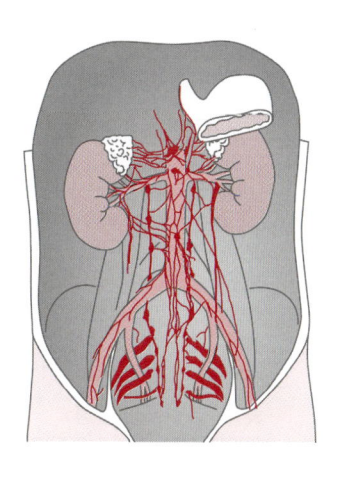

図8　胸腔や腹腔の神経節・神経叢

微弱電流である生体電流は我々が生きていくうえで非常に重要な役割をもっている．神経活動は脳から始まり全身で行われており運動と密着している．このほかにも細胞間の情報のやりとりにも生体電流も利用されている．

> **なるほど**
> **レーザー光という電磁波**
>
> 通常電磁波は発生と同時に周囲のあらゆる方向への進む波となるが，レーザー光は可視光の進行方向・波長・振幅が揃うように作り出されている．さらにこれらの波が同期されているので，意図した方向にエネルギーを集めることができる．可視光も色によって波長が異なり，赤・緑・青の順に波長が短くなる．現在，さまざまな色のレーザー光製品（レーザーポインターなど）が販売されている．

どのようなエネルギーであっても，それを利用すると使われる過程で熱が発生してしまう．これはエネルギーを利用する過程でどうしても摩擦という現象が発生してしまうことと関係している．結合組織における基質の粘性は熱により低下する．基質の粘性上昇は結合組織の硬度上昇と関係しており，硬度が高い組織に対して我々がもっている何らかのエネルギーを利用することによって，組織の硬度減少が期待できる．また BiNI Approach の技術にはクライアントと密着するものが多いが，これはそうしたほうが高い治療効果を期待できるという経験に基づいている．我々はこの根拠を，我々が発する電磁波に求めている．微弱電流は我々の神経活動によってもつくられるので，我々の情動やイメージによってその電位を変化させるであろうことは容易に想像がつく．

> **Reference　熱力学第2法則**
>
> エネルギーの移動の方向とエネルギーの質に関する法則で，エネルギーを利用することで質の悪いエネルギーである熱が産生されてしまうという経験則を説明できる．例えば，液体に対して電気エネルギーを作用させると熱のエネルギーに一方向に移動していく．電気エネルギーは冷水を暖めることはできるが，熱水自体からは電気エネルギーは生じない．

> **なるほど**
>
> ### 熱のもつ可能性
>
> 人が発する赤外線は遠赤外線の波長帯に属する（表4）．赤外線という光エネルギーは皮膚の0.2mm程度の深さまでで，人体の分子の固有振動数と共鳴し分子の運動エネルギーに変換され吸収される．その分子同士の摩擦により熱を発するが，それ以上深部には赤外線自体は届かない．0.2mmであれば種々のホルモン合成・分泌や受容器としての役割などを果たしている皮膚ケラチノサイトには光のエネルギーが届いていると思われる．皮膚ケラチノサイトの細胞内温度上昇に伴い細胞内カルシウム濃度の上昇が観察される（⇒ CHECK！①）ことや，細胞内カルシウム濃度の上昇によってオキシトシンが放出される（⇒ CHECK！②）という知見も存在する．また0.2mmより深部においても熱の伝導は起こり，その熱は血管を通り全身に回る．免疫や治癒などに関与しているヒートショックプロテインもまさに熱に反応して発現を増す．
>
> 表4　赤外線の種類
>
> | 帯域名 | 波長（μm） |
> |---|---|
> | 近赤外線（Near-infrared：NIR） | 0.75～1.4 |
> | 短波長赤外線（Short-wavelength infrared：SWIR） | 1.4～3 |
> | 中波長赤外線（Mid-wavelength infrared：MWIR） | 3～8 |
> | 長波長赤外線（Long-wavelength infrared：LWIR） | 8～15 |
> | 遠赤外線（Far infrared：FIR） | 15～1,000 |

CHECK! ①Tsutsumi M, Kumamoto J, Denda M：Intracellular calcium response to high temperature is similar in undifferentiated and differentiated cultured human keratinocytes. Exp Dermatol. 20(10)：839-840, 2011

CHECK! ②Denda S, Takei K, Kumamoto J, et al：Oxytocin is expressed in epidermal keratinocytes and released upon stimulation with adenosine 5'-[γ-thio]triphosphate in vitro. Exp Dermatol. 21(7)：535-537, 2012

　クライアントに与えるエネルギーは高ければ良いというものでなく，高いエネルギーが与えられすぎると，痛みや防御反応が引き起こされBiNI Approachの原理から逸脱してしまう．適切なエネルギーを適切な方向に加えるということが治療の効率性を高める．我々セラピストはトレーニングによって適切な程度の運動エネルギーを利用して，クライアントに対して「押す」「引く」「振動させる」などの運動感覚を入力し組織での熱産生を引き起こせる．また我々が発する赤外線も熱を伝える．さらに我々の情動やイメージを調節しながら微弱電流をクライアントに伝えることができる可能性がある．このように我々セラピストの身体は，非常に優れた高額な物理療法機器であるといえる．

5 結合組織を変化させるには？

荒井康祐

　BiNI Approach は，動作における「固定部位」と「過剰運動部位」を捉えて治療に結びつけている．固定部位とは，動作の中で動きが乏しい部位であり，筋膜系組織の硬度が高いために生じている構造的なものと，筋が過剰な収縮状態にある筋出力的なものに分けられる（⇒ CHECK！①）．固定部位があれば，それを代償するために別の部位に過剰運動部位が出現することは想像できるであろう（図1）．そのため，治療の第1選択として固定部位の改善ということが必要となってくる．固定部位を改善させるだけでも，過剰運動部位が改善されることは臨床上多く経験する．組織の硬度が高く構造的な問題が原因で，固定部位となっている場合には，結合組織の硬度の改善が非常に重要になる．

　ここでは，その治療対象となる結合組織をいかにして変化させるかについて述べていく．

> **CHECK！** ①舟波真一，山岸茂則：第16章 運動の成り立ちとは，運動の成り立ちとは何か（舟波真一，山岸茂則 編），pp182-205，2014，文光堂
> **CHECK！** ②山岸茂則：共通する観かたとコツ，臨床実践　動きのとらえかた（山岸茂則 編），pp20-30，2012，文光堂

1. 結合組織とは？

　結合組織を変化させるためには，まず，それがどのようなもので構成され，どのような性質を有しているのか，簡単に理解しておく必要がある．

　人体を構成する組織は大きく分けて4種類となる．上皮組織，筋組織，神経組織，そして結合組織である．

　結合組織とは，細胞や細胞外マトリックスなどを結合し，生体において構造を支持する役割があり，広義には，軟骨，骨，血液も含まれるが，狭義には疎性結合組織（浅筋膜など），密性結合組織（深筋膜・靱帯など），細網組織（臓器の支持組織），脂肪組織，からなる．

　結合組織の基本的な構成要素は，細胞（線維芽細胞，脂肪細胞など）と細胞外マトリックスから構成されている．結合組織の大部分を占める細胞外マトリックスは，複雑な網目構造となっており，線維と水分を多く含むゲル状の基質に分けられる．線維には，コラーゲン線維（図2，太い線維），エラスチン（図2，細い線維），細網線維が含まれる．コラーゲン線維は形状を担い（弾性は乏しいが，強靱である），エラスチンは組織に弾性を与え（1.5倍の長さまで伸びることが可能），結合組織の柔軟性を与えている．基質（図2，線維を覆っている白い部分）は，グリコサミノグリカン（glycosaminoglycan：GAG），プロテオグリカン，接

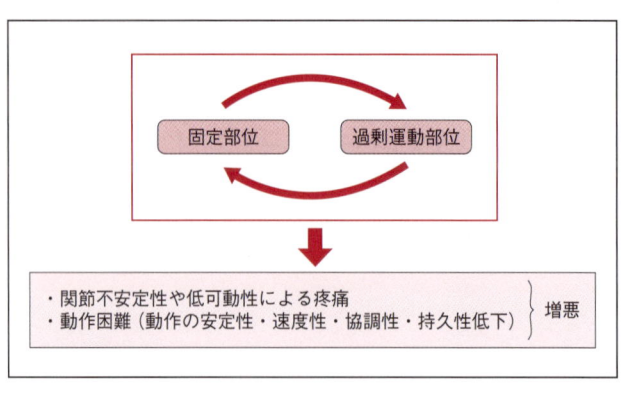

図1 過剰運動と固定部位の連鎖が生み出す障害
(⇒ CHECK！② p22 より引用)

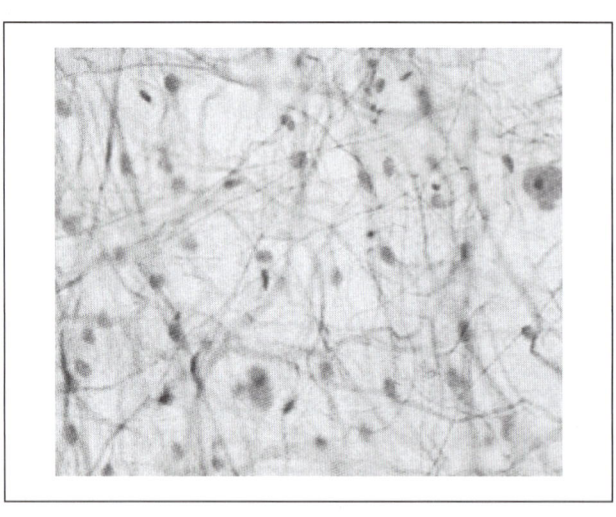

図2 疎性結合組織を光学顕微鏡でみた写真

細い線がエラスチン，太い線がコラーゲン，周囲の白い部分が基質である．
「Gartner LP, Hiatt JL：6 Connective Tissue, Color Textbook of Histology 2nd Ed., p111 Figure 6-2, 2001, WB Saunders, Philadelphia, PA」より引用

着性糖蛋白から構成される．プロテオグリカンとは，コア蛋白に結合蛋白質を介してGAG鎖を共有結合した複合体であり，コラーゲン線維網の間隙を満たしている．GAGには，ヒアルロン酸，コンドロイチン硫酸，ケラタン酸などがある．先にも述べたが，この基質には，水分が多く含まれているため，粘性があり，潤滑性に富んでいるという特性を理解しておくことが治療において重要となってくる．

> **CHECK!** ③Garther LP, Hiatt JL：第6章 結合組織，最新カラー組織学（石村和敬，井上貴央 監訳），pp95-111, 2003, 西村書店

なるほど 細胞外マトリックスの役割とは？

以前は，細胞外マトリックスには生物活性はなく，単なる物理的な支柱か足場のようなものだと考えられていた．しかし，現在では，接触している細胞の生存，発生，移動，増殖，形態，機能などを調節する能動的で複雑な役割を果たしていることが明らかになっている（⇒ CHECK！④）．

📖CHECK! ④Alberts B, Johnson A, et al：19章 細胞結合，細胞接着，細胞外マトリックス，細胞の分子生物学 第4版（中村桂子，松原謙一 監訳），pp1065-1125，2004，ニュートンプレス

2. 不動に伴う細胞外マトリックスの変化

4種類ある組織の中でなぜ結合組織に焦点をあてるのか？近年の研究において，関節可動域制限の原因は，筋組織ではなく，筋膜（結合組織）の変性による影響が大きいことが明らかになってきている．

図3は，ラットを不動にし，その後の線維の変化を示したものである．はじめは筋線維に対して縦走しているコラーゲン線維が，不動が進むにつれ，次第に走行が乱れ始め，密度が濃くなり，クロスブリッジを引き起こすようになる．このように組織は，不動の状態が長期間続くと変容を起こす．密度が濃くなるということは，その間隙を占める基質は窮屈になり柔軟性を失うということにつながる．

また，図4は同じように一定期間不動にしたときのGAGのヒアルロン酸の含有量の変化を示したグラフである．その結果，不動群ではヒアルロン酸の含有量が増加するとの報告がされている（⇒ CHECK！⑤）．ヒアルロン酸は，過度に増加すると粘性が高まり，線維の動きを阻害する原因になりうる．

📖CHECK! ⑤沖田 実，中野治郎：結合組織の構造・機能の研究と理学療法，理学療法，20(7)：719-725，2003，メディカルプレス

3. 結合組織を変化させるためには？

上記に述べてきたように，結合組織の柔軟性には，細胞外マトリックスにおける基質の粘性が非常に重要となる．正常な基質であれば，ゾル状のため，組織に柔軟性を与えることができる．そのため，硬度が増加した組織の粘性を低下させることができれば，結合組織の柔軟性の改善にもつながる．

粘性の特性には，「速度依存性」，「温度依存性」が存在し，一般的に速度が速ければ抵抗が増加し，遅ければ低下する．また，液体の粘性は温度の上昇に伴い低下し，温度の低下に伴い増加する（ただし，気体の粘性は温度の上昇に伴い上昇する）．

速度に応じて抵抗が変化するため，生体に触れる際には，速く，そして強く押してしまえば，組織からの抵抗が強くなってしまう．そのため，ゆっくり優しく触れる必要がある．

また，我々の体からは常に微弱な電流（マイクロカレント）や遠赤外線が放出されている．最近では，この微弱電流を使用した家電製品も多く登場している．スマートフォンは，その代表例である．この微弱電流，遠赤外線はいうまでもなく熱エネルギーを発生させる．近年，コンドロイチン硫酸やヒアルロニダーゼ（ヒアルロン酸を分解する酵素）が熱に反応するともいわれている．

そして，もう1つ，運動（振動）によっても，熱力学第2法則に基づき，熱が発生される（詳細は，第4章参照）．

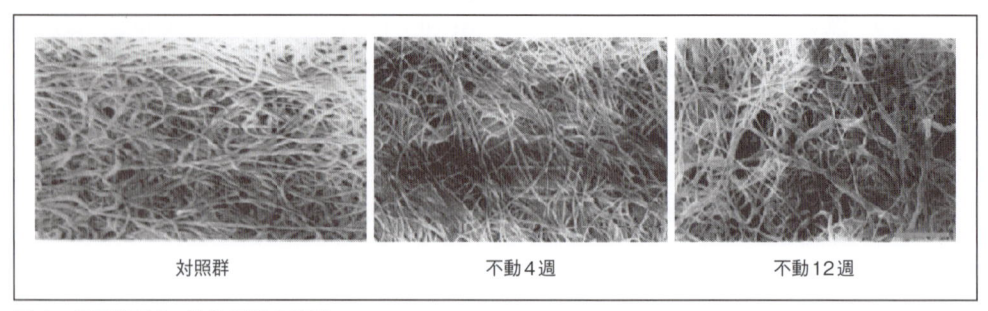

図3 不動期間に伴う組織の変化
(⇒ CHECK！⑤ p721 より引用)
対照群では，コラーゲン線維の多くは筋線維に対して縦走しているが，4週目以降は，多くのコラーゲン線維が筋線維に対して交叉するように走行している．

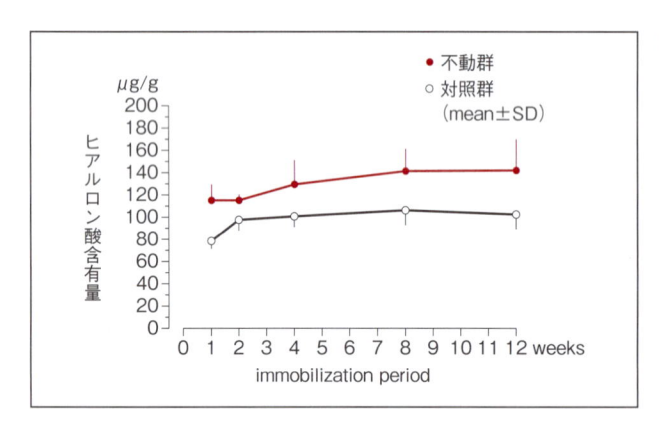

図4 不動に伴うヒアルロン酸含有量の変化
(⇒ CHECK！⑤ p723 より引用)

　また，BiNI Approach の1つであるコンプリダクション・テクニック（関節液対流感覚入力）は，関節への圧縮，解放を繰り返すことにより，関節包内において関節液の対流を引き起こす．流れる川は凍らないことからもわかるように，動き続ける液体は熱エネルギーを発生させるため，関節液の対流を引き起こすことによって熱エネルギーを発生させる．また，圧縮，解放を繰り返し行うことにより，運動エネルギーから熱エネルギーが発生されるため，関節包の基質の粘性を低下させることができるのではないかと考えている．

　以上のように，高価な機器がなくとも，我々の身体事態が治療機器となり，結合組織を変化させることは可能なのである．クライアントから「先生，手から何か出しているの？」といわれるセラピストも多いと思うが，まさに「出ている」のである．その出ているものをさらに効果的に用いるために，日々の臨床の中で触診というものを磨き上げる必要がある．

> CHECK! ⑥舟波真一：第14章 Global Entrainment，運動の成り立ちとは何か（舟波真一，山岸茂則 編），pp167-172，2014，文光堂

6 BiNI Approach Analyze 編

1. Flicker Analyze　　　　　　　　　　　　　　　　　　　　宮本大介

1）フリッカー・アナライズ

　クライアントの多くは円滑な動作が困難であり，過剰努力を要している．そういったクライアントの身体には固定部位と呼ばれる，硬度の高い部位が多く散在している．固定部位は筋の過剰収縮によって発生する場合と結合組織の硬化によって発生する場合に分けられるが，特に結合組織に硬度の上昇が認められる場合は直接的に関節のアライメント不良を生成させ，可動制限を生じさせる．その関節は動作時に分離した運動が困難となり，1つの塊のように作用する．固定部位において十分な運動が生じないということは，その代償として他部位に運動を強要することとなり過剰運動となった結果，結合組織の弛緩や断裂，周囲筋の過剰収縮を誘導し，痛みや関節不安定性を引き起こす．

　固定部位は機械工学的な考察および角運動量保存則により他部位の過剰運動を生み出し，統合的運動生成概念に基づき蓄積された法則から腹内側系のダウンレギュレーションを導く．これらのことから原因となり得る固定部位を探すためフリッカー・アナライズが用いられる．この手法は短時間で治療者・クライアントに多くの負担がかからずに身体全体をスクリーニングすることができる．「Flicker（フリッカー）」とは揺らぎを意味し，ちらつきや明滅などの意味も有する．つまりこの手法はクライアントの身体全体をあたかも炎が明滅するように繊細に優しく揺らしながら解析する（Analize アナライズ）ために用いる（図1）．クライアントの身体を観察したり，治療者の手で感じたりしながら揺れ方の規則性や左右差などを確認する．

図1　身体の揺らぎ
身体を揺らすとあたかも炎のゆらぎのように動く．

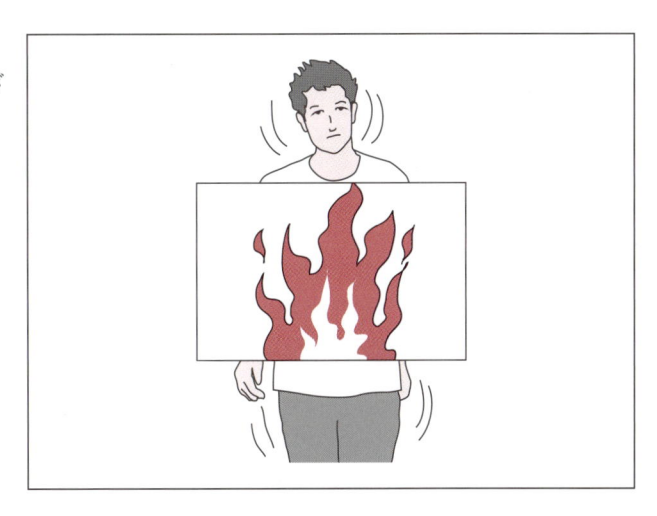

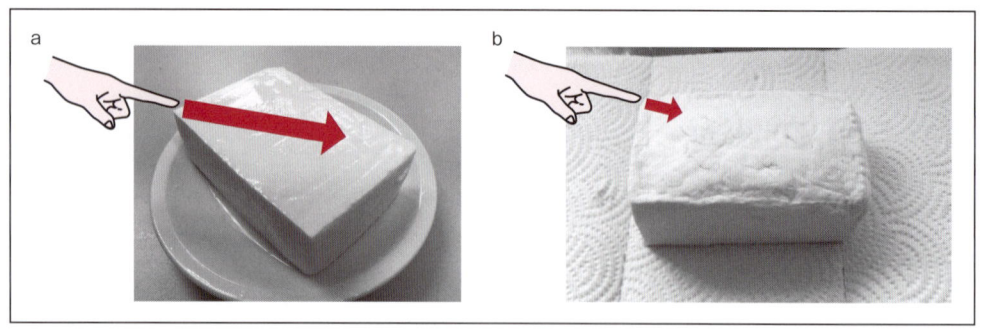

図2 豆腐の水分含有量の違い
左右の図とも豆腐だが水分含有量で弾力に大きな違いが出る.
a：水分が多い豆腐は対角線上に力が波及し,撓みが生まれる.
b：水分が少ない豆腐は力の波及はほとんどみられない.
b：「ミカ：電子レンジで豆腐の水切りをする方法[internet], https://nanapi.jp/43353[accessed2015-04-22], 株式会社nanapi」より引用

　本項目では,この手法を行うために治療者の中にイメージを作っていただくようにし,実際の方法を紹介する.最終的には短時間で実施でき,治療者間で検査結果のばらつきがないことを目標にしていく.

> **Reference　Essence of "Flicker"**
>
> 「Flicker」という単語はさまざまな場所で使われており,ボクシングの世界では「フリッカージャブ」という腕全体を鞭のようにしならせて打つ技が存在し,また変わった所ではキツツキの名前になっているなど非常に幅の広い言葉である.「一瞬の感覚」「かすかな希望」という意味も存在する.我々治療者が日々の鍛練で蓄積させていくべき「感覚」,そしてその感覚をクライアントが求める「希望」のために使う.まさに我々が行うべきことを「Flicker」という言葉が表しているのかもしれない.

2) 現象を理解する

　身体の結合組織には柔軟性があり伸縮する.それは塊のように見える部位を形成する結合組織であっても例外ではなく,外力を加えると撓みが生じる.柔軟性が十分に認められている身体を優しく揺らし出すと外力が規則正しく波及していくことが確認できる.

　豆腐を容器から取り出し,皿の上に置いた光景をイメージして頂きたい.その豆腐は水々しく,ぷるぷるとした感触があることが容易にイメージできるのではないだろうか.その豆腐を軽く弾くように対角線上に力を加えたとき,弾いた方向に向かって力が波及していくのが確認できる(図2a).逆にキッチンペーパーなどを用いて水分含有量を減らした豆腐はどうだろうか.水分を失った豆腐は硬い感触となり,この状態で先ほどと同じように力を加えても力の波及を確認することはできない(図2b).この現象は人間の身体においても同様である.結合組織の多くは線維と基質からなる細胞外マトリックスで形成されており,強靭性と弾力性を合わせもつ.また線維と細胞成分の間隙には水,グリコサミノグリカン,プロテオグリカン,接着性成分が存在し適度な粘性を保つ.そのため身体は外力を波及させつつ,形態保持・衝撃緩衝が可能なのである.しかし基質のヒアルロン酸が増加すると粘性が増大

図3　ロープの力の波及

間に障害物がなければ固定してある所まで規則的に力が波及していく．途中でロープを持つとその先に力は伝達されない．

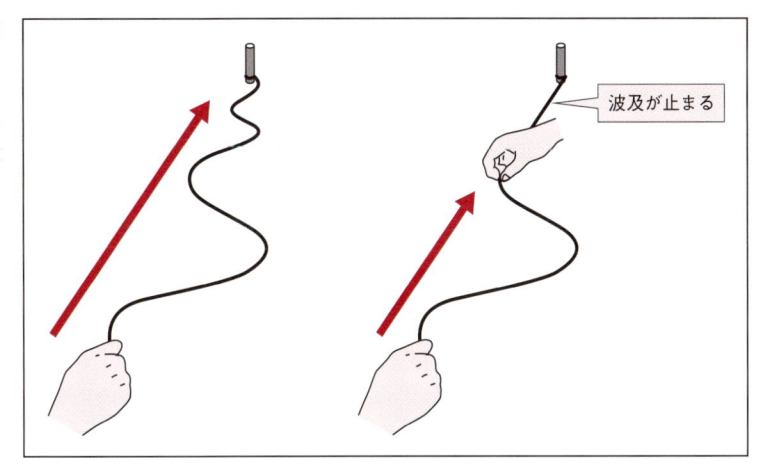

し，線維同士の動きが悪くなることで流体性が低下する．結果組織の硬度は上昇し，水気の少ない豆腐と同様に外力が波及しにくくなり撓みを出すことが困難になる．

しかしながら身体すべてにおいて固定部位が全くないという人はいないだろう．なぜなら人間はさまざまなストレスを受ける環境下に身を置いているためである．そのストレスが組織の硬度を身体の至る所で上昇させ，それが過剰運動部位生成に繋がると考えられる．本項目で紹介する手法はまさにその硬度が上昇した組織を身体各所から探すことが目的であり，その部位が確認できれば組織にエネルギーを与え，良好な状態に戻すことができるのである．

では身体をどのように評価していくかを考えよう．身体を優しく揺らしていくと前述したようにゆらゆらと力が波及していくのが確認できる．その中でうまく波及できない部位がしばらく揺らしていると浮き出てくるように確認できる．それがどういった感覚であるかを説明する．1m程度のロープを床に置き，一端を固定し，もう一端を左右に揺らしてみよう．ロープは力を加えた場所から規則正しく波を打ち，1m先の先まで力が滑らかに伝達していくことが確認できる．ではロープのある1箇所をつまんでみよう．そして先程と同じようにロープを波打つように揺らすと，つまんだ場所までは力はうまく波及していくがそこより先では波及が止まることが確認できる（図3）．実際の身体においてこの現象を探し，そのロープのつまんだ部位のような箇所を探すことがフリッカー・アナライズである．

3）フリッカー・アナライズの実際の方法

この手法では全身を評価することができるが，特に上部体幹を評価するときに最適である．またクライアント自身は脱力して寝ていてもらうだけであるためクライアントの疲労を伴うこともなく安全である．実際の臨床場面において詳細な手順を説明する．

クライアントは背臥位で，治療者はクライアントの頭側に位置する．クライアントの両上肢を最大挙上位まで誘導し，関節可動域を確認する．その際左右に可動域制限が生じていた場合，可動域制限の要因と考えられる部位をある程度特定できるとその後の評価に繋がりやすい（図4）．そのため最終域のエンドフィールをしっかり確認しておく必要がある．最終域にかけて他動的に誘導しながら引っ掛かりが身体のどの部位に存在するかをイメージしながら誘導を行う（図5）．

結合組織の柔軟性を評価するために最大挙上位にて，頭側に牽引を片側ずつかける．問題

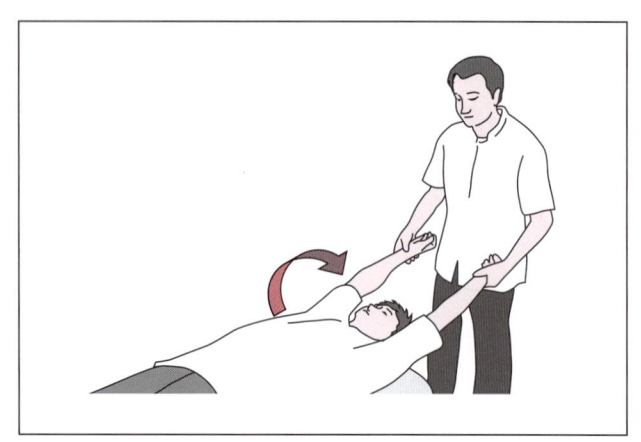

図4 両上肢を挙上し，関節可動域を確認

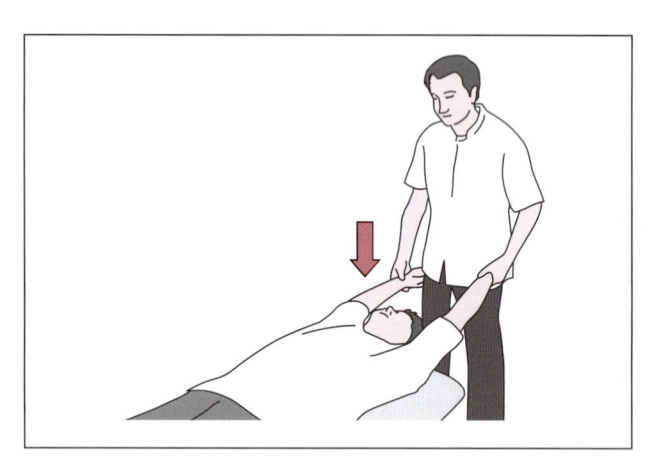

図5 関節可動域の最終域を確認

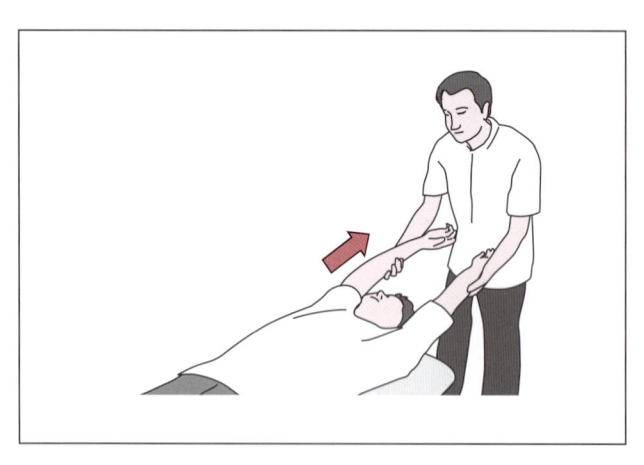

図6 上肢を片側ずつ牽引

が何もなければ軽い力で牽引することができ，体幹や骨盤などは素直に頭側に引かれていくことが確認できる．硬度が上昇した部位が存在すれば牽引することに多くの力を必要とし，強い抵抗感を感じる．この手法によって硬度の上昇した部位が体幹部のどの辺りに位置するか，また腹側・背側かをおおよそ確認することができる（図6）．

その後，さらに部位を特定するために最大挙上位から少し手前の位置で肘関節付近を把持

図 7　フリッカー・アナライズ

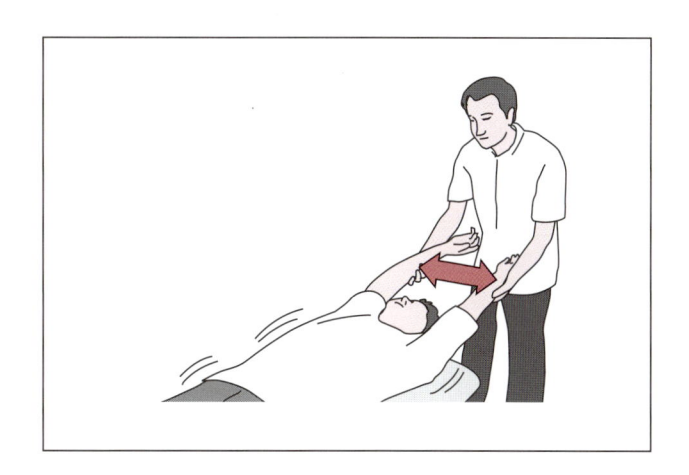

図 8　肩甲帯から評価

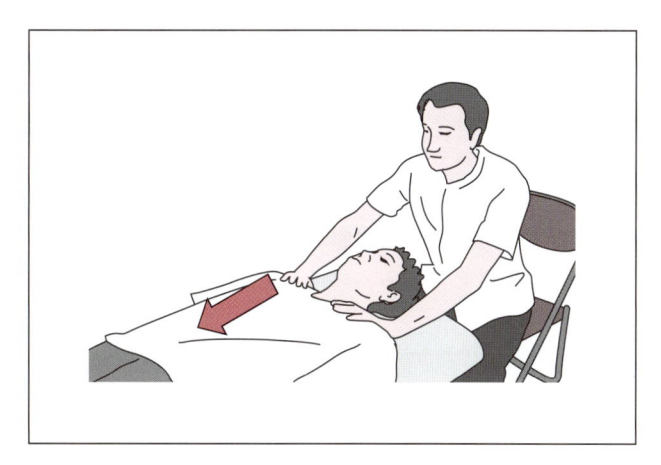

図 9　フリッカー・アナライズ（別法）

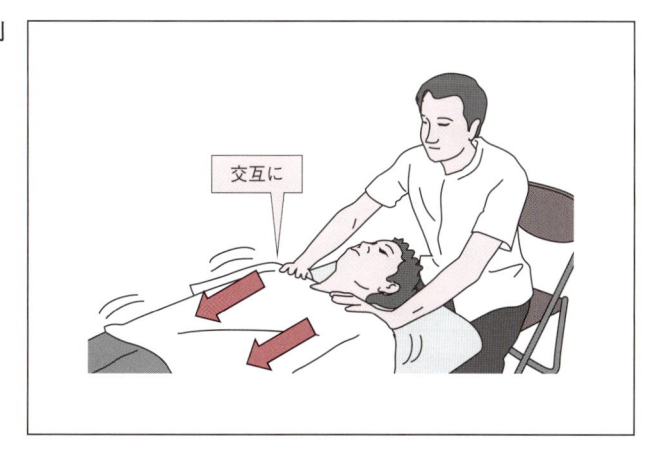

し，軽く牽引をかけるようにして上肢を操作し，肩甲帯から胸郭にかけて左右に波打つように揺らす（図 7）．クライアントの上肢を治療者の腋下付近で挟みこむようにすると操作がしやすくなる．揺らす強度，速度はそれぞれクライアント固有であるため，最も適した揺らしを探りながら行っていく．もともと身体全体に硬度の上昇がある場合は少し速めに，かつ弱めに行うと良い．逆に柔軟性が高めの場合は大きく揺らさないと身体全体に波及しにくい．

第6章

慣れていくと少し揺らすだけでも最適な揺らし方が確認できるようになるため，評価時間が短縮できる．

　肩関節に問題があり，最大挙上位が困難である場合はそのクライアントの最大挙上位で行う．また肩関節の挙上が全くできない場合は両肩甲帯から尾側方向に圧縮を交互にかけて揺らすように行う．揺らす前に片側ずつゆっくりと圧縮をかけることで胸郭の撓みの左右差を評価しておくと力の波及の仕方が診やすい（図8）．硬度が高い部位が存在する場合は圧縮をかけた際に抵抗感を受ける場合が多い．その後，両肩甲帯から左右交互に揺らしていくとフリッカー・アナライズの別法となる（図9）．

　揺らし出すと加えた外力は頸部から胸郭を経て骨盤まで到達する．その後，下肢へ伝達されていくのが確認できる．結合組織に硬度の上昇が認められた部位の関節は分離した動きが少なく，塊がそのまま動いているように感じられ，左右差がある場合は揺れ幅の大きさが異なる．また骨盤に至るまでに問題を認められることが多く見受けられる．検査に慣れていない場合はすぐに硬度の上昇した部位を探し当てることは難しい場合がある．しかしながら練習をしていくことで治療者の認知力は向上し，問題の部位をみつけやすくなる．またこの検査をしばらく行っていると固定部位が消える場合もある．それは揺らすことによる振動によって結合組織に柔軟性が生まれるためであり，その結果身体に撓みが生じるようになる．つまりフリッカー・アナライズは評価の手法であるが，治療手技としても応用して活用できるということである．

> **なるほど**
> **問題のある部位のみつけかた**
> 問題のある部位を"探そう"とするとみつかりにくい．クライアントの身体全体を何も考えずに今起きている現象をただ受け入れることでおのずとその部位が浮き出てくる．

> **CHECK!** 沖田 実 編：関節可動域制限 第2版―病態の理解と治療の考え方，2013，三輪書店
> 振動感覚が組織に変化を与え，関節可動域制限が改善したことが明確に記載されている．

2. 衝撃緩衝・ポテンシャルエネルギー　　　　　　　　　　　　　山岸茂則

1）床反力を利用して動ける体か？

　硬度が高くなく適度な剛性をもつ構造は弾性の性質をもつ．これにより変形して衝撃を緩衝すると同時にポテンシャルエネルギーを内在し，運動のエネルギーへと切り替えることができる（図10）．身体も同様であり，関節は関節液の周囲を関節包・靱帯などといった結合組織が取り囲み，水を内部に蓄えたゴムボールのような弾性体をなしている．関節周辺の結合組織に十分弾性があれば，関節に圧縮をかけると関節液は左右に広がることで変形してこの圧縮を受け入れることができ，衝撃緩衝作用とポテンシャルエネルギー内在能をもつ（図11）．

図 10　弾性と衝撃緩衝・ポテンシャルエネルギー

弾性は落下時の衝撃緩衝を行う（左図）と同時に蓄えたポテンシャルエネルギーを放出して運動エネルギーに変換できる（右図）．

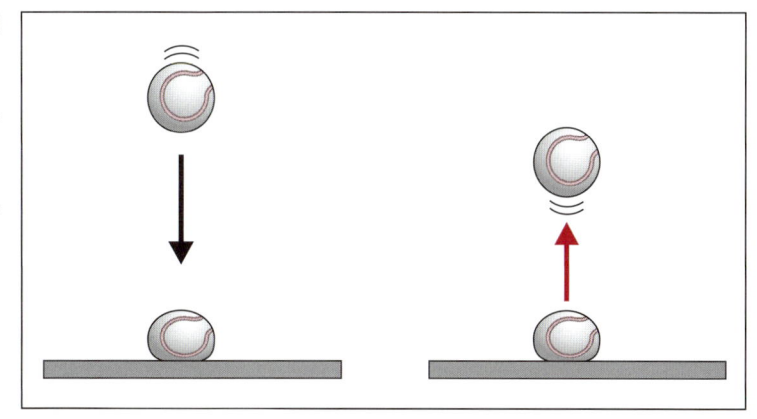

図 11　関節がもつポテンシャルエネルギー

「荒井康祐：第9章 内なるパワー?! ポテンシャルエネルギー，運動の成り立ちとは何か（舟波真一，山岸茂則 編），p96，2014，文光堂」より引用

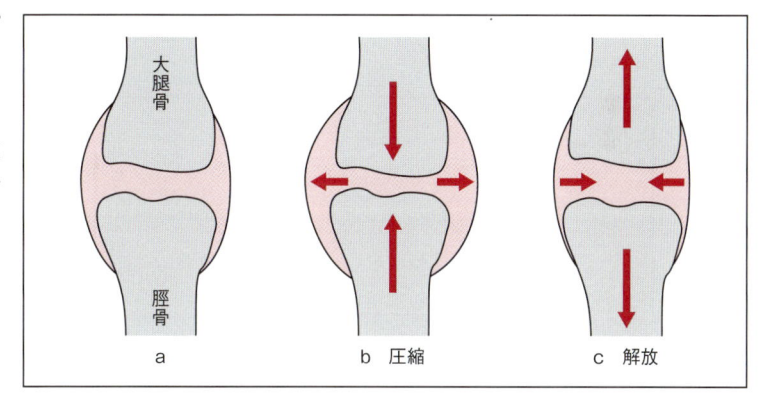

　腹腔内にも 30〜40 ml の体液が生理的に存在しており，加えて消化器・生殖器・泌尿器・血管といった各器官を包んだり固定したりする腹膜が存在し，それを囲むようにコアユニットの筋・筋膜が存在する．腹部は骨構築に乏しい代わりにコアユニットの筋・筋膜が広範に取り囲んでいるため，腹横筋・横隔膜・骨盤底筋などといったコアユニットの筋張力を高めることで腹腔の剛性を高めて弾性を提供している．腹腔がポテンシャルエネルギーを内在するためにはコアユニットの活性が必要であり，これは腹内側系のアップレギュレーションによりなされる．

2）衝撃緩衝系を用いたポテンシャルエネルギーの評価の実際

　クライアントを背臥位にし，足底から同側の肩甲骨上角にむけて押圧するようにして，頭部が軽く揺れる程度の床反力をつくり出す．COP が外果下端の延長線上でやや外側（図 11）にくるように押圧するが，小指を踵の後方から包むようにあて，示指と中指で外果を挟むように把持すると行いやすい（第 7 章，4，A 図 59 参照）．結合組織の弾性が保たれ，腹内側系が適度にレギュレーションされてコアユニットを含む筋緊張が適切であると，押圧によってセラピストの手に伝わる抵抗感は曲線を描くような立ち上がりに感じる．胸郭は撓み頭部は軽やかに揺れる（図 12）．身体各所の組織は適度な弾性をもち，硬度のばらつきがみられない．しかし硬度が高い組織や筋緊張が高すぎる場合は抵抗感の立ち上がりがより直線的で急勾配

第6章

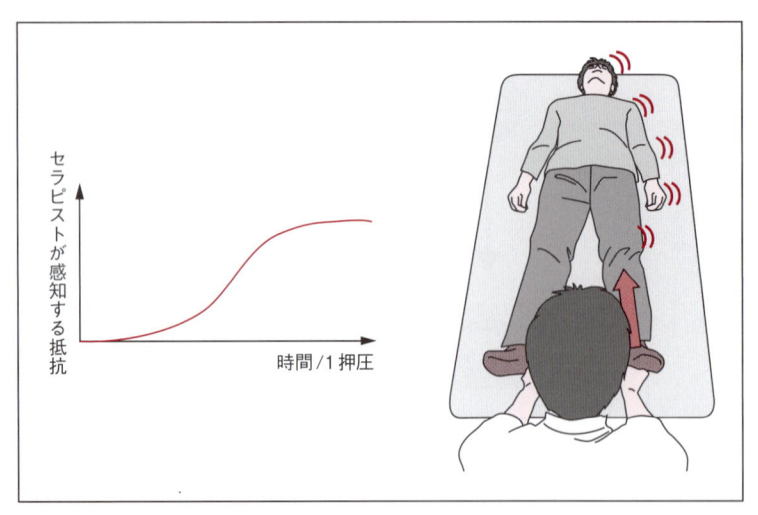

図12 頭が揺れる程度まで押圧のエネルギーを波及させた場合（正常）
正常では滑らかな立ち上がりの抵抗感とともに身体がもつ弾性により肩甲骨にむけて縦波が波及し，頭部も軽やかに揺れる．

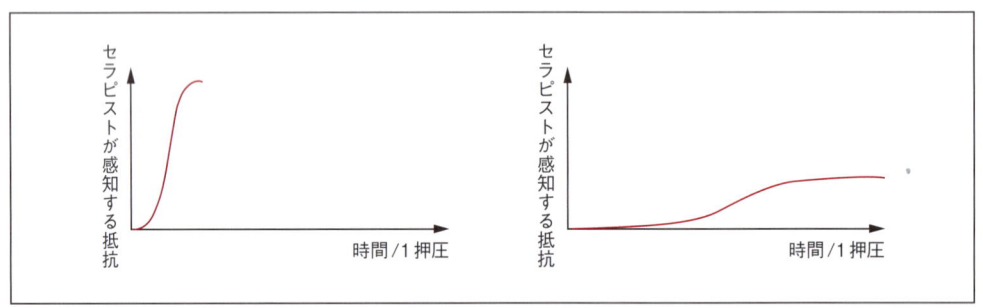

図13 組織の硬度とセラピストの感じる抵抗感（左は硬度が高い場合，右は剛性が低すぎる場合）
頭部が揺れるまで押圧をした場合の抵抗感は，特に胸郭・骨盤といった分節がもつエネルギーが大きい（つまり質量が大きな）部位の影響を強くうける．頭部も比較的質量が大きな部位であるので，その連結部分である頸椎の硬度も影響し感じ取ることができる．
個々の関節を押圧して硬度を評価するときも同じ基準で触知する．

となり，頭部まで波を波及させるために強い押圧を要する．反対に結合組織の剛性が低すぎたり筋緊張が低すぎたりする場合は，抵抗感が極端に少なくなる（図13）．

押圧を交互に繰り返し，注目する局所だけが撓む程度の押圧距離に調節して下の分節から上の分節へと順次，左右を比較しながら組織の性質を評価していく．距骨下関節⇒距腿関節⇒膝関節⇒股関節⇒仙腸関節⇒コアユニット⇒胸郭⇒頸部という具合に左右を比較していく．そうすることで部分的に硬度が高く弾性が低い部分や，逆に剛性が低すぎる部分など身体各所の組織の性質の分布を浮き彫りにすることができる．

具体例を用いて解説する．例えば左側からの押圧をした場合，距骨下関節・仙腸関節で立ち上がりの急な抵抗を感じる．また頸部の左側屈があまりみられず頭部が揺れるのに強い抵抗を感じる（図14）．右側から押圧したときは，胸郭の撓みが極端に少なく立ち上がりの強い抵抗や重さが触知される．コアユニットは極端に抵抗が少なく"グチャ"っと簡単につぶれてしまう（図15）．次にBiNI Approachの原理に基づいて硬度が高い可能性がある，左距骨下関節，左仙腸関節，胸郭，頸部に着目し，触診により固定部位を形成している周辺の結合組織を特定する．この方法は第6章,3に準ずる．

図14　衝撃緩衝系を用いた評価例（左側からの押圧）

距骨下関節に対する押圧においては右側に比べて明らかに左側で急激な立ち上がりの抵抗感がある（左上）．

仙骨に対して腸骨が上方にスライドする遊びは右側に比べて明らかに左側で急激な立ち上がりの抵抗感がある（右上）．

頭部まで振動を波及させようとしたとき頸部の動きが乏しく頭部を揺らすのに強い押圧力を要する（左下）．

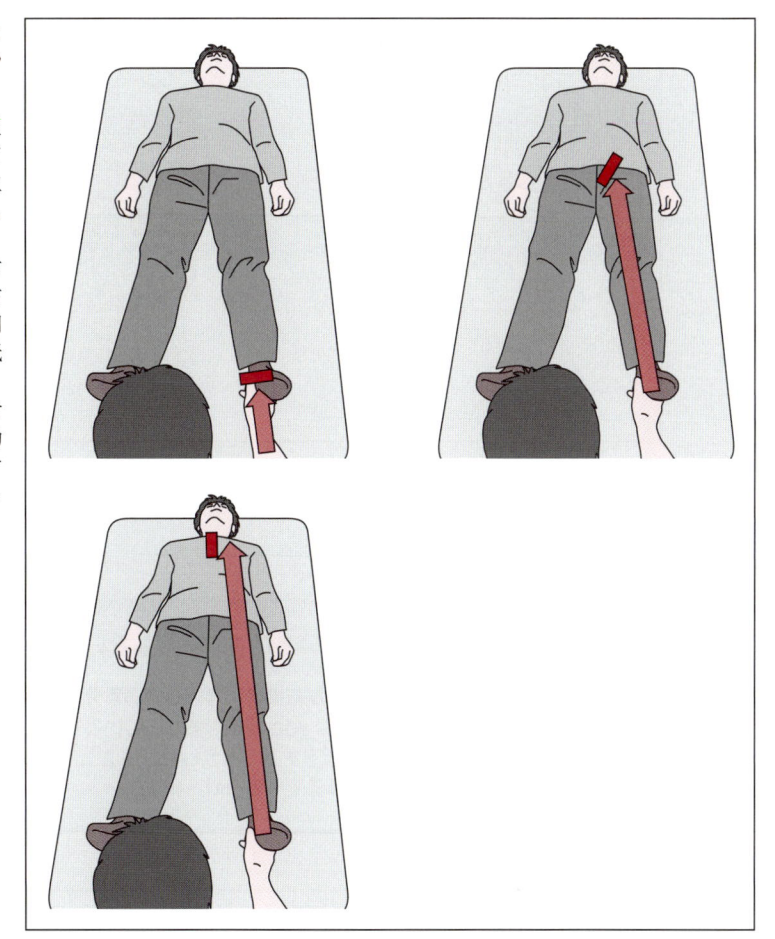

図15　衝撃緩衝系を用いた評価例（右側からの押圧）

右胸郭の硬度は高いため慣性モーメントが上昇し重く感じる．これに対して，右のコアはダウンレギュレーションしグチャっと潰れるようである．

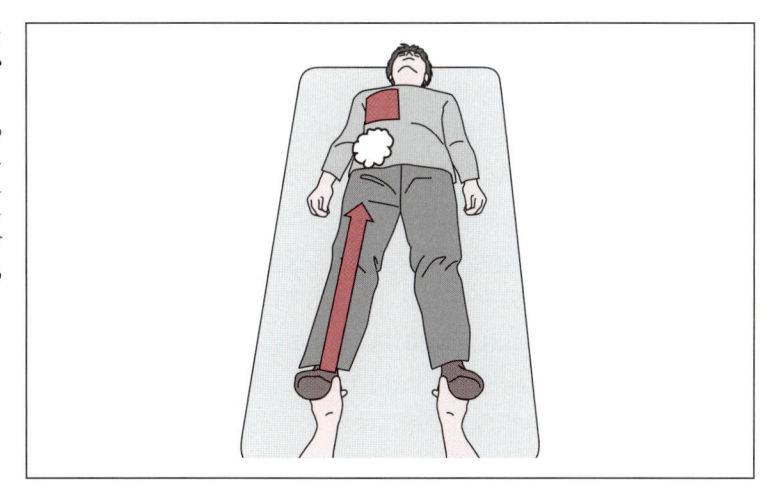

　　衝撃緩衝系を用いた評価は，足部からの押圧であるので下肢の硬度を評価するのにより適している．上部身体はフリッカー・アナライズの方がより的確に評価が可能である．

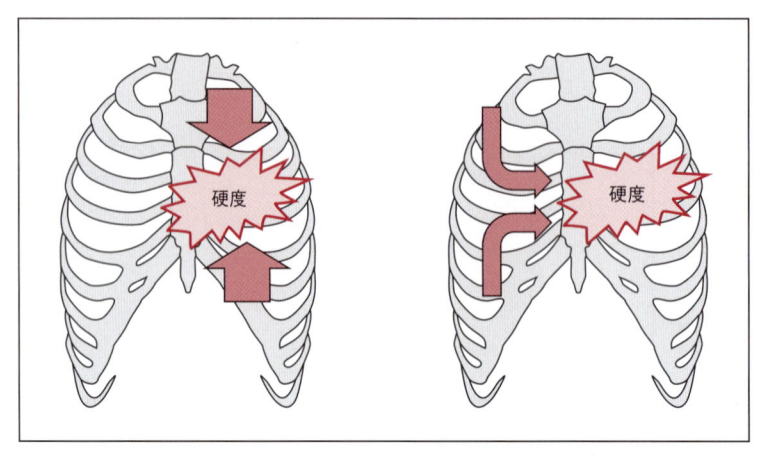

図16 硬度上昇とアライメントのバリエーション
硬度が高い部位が同一分節の結合組織を牽引してアライメントを変化させる型にはバリエーションが存在する．

> **なるほど**
>
> **動かないところと硬度が高いところが一致しない？**
>
> 例えば胸郭や骨盤のように左右が直接的に連続している分節は結合組織の硬度が高い部分と動かない部分が逆転することがある．結合組織は繋がっているため，硬度が高い組織が同側組織を上下に牽引すれば同側の動きが低下するだろうし（図16左），硬度が高い組織が対側組織を上下に牽引すれば対側の動きが悪くなるであろう（図16右）．

3. 組織の硬度・剛性・弾性　　　　　　　　　　　　　　　　　　山岸茂則

1）組織の性質に関する用語整理

　物性とは物体における物理的性質のことであり，力学的エネルギーに大きな影響を与えるため，運動を扱う我々にとってこれに関する用語理解は必須なものである．人という物体もそのパーツごとに物性があり，我々はこれを組織の性質と呼んでいる．ここでは硬度，剛性，弾性という組織の性質について，力学的意味と臨床的意味を概説する．

　硬度（hardness）は硬さのことであり，物体表面の機械的性質の1つである．さまざまな定義が存在するが，押しても凹んで変形しづらく物体からはしっかりとした反力がかえってくる性質であるといえる．鉄と水では明らかに鉄の方が硬度は高い．

　剛性（stiffness）とは物体に力を加えて変形しようとするとき変形に抵抗しようとする性質であり，いわゆる「コワさ」である．同じ1mmの圧さでも，紙とステンレス板では明らかにステンレス板の方が剛性は高い．

　弾性（elasticity）とは，外力を加えると変形するが，その外力を取り除くと再びもとの形に戻る性質である．鉄の球とゴムボールでは明らかにゴムの方が弾性は高い．弾性が高い身体ほど，衝撃緩衝に有利であるので傷害が発生しにくく転倒したときにけがをしづらい．また弾性が高い身体ほど，身体接触を伴う外力（床反力など）が弾性力によるポテンシャルエネルギーとして蓄えられ，これを運動エネルギーに変換することでより少ない筋活動に押さえることができるため，運動効率上有利である．

図17 剛性と弾性
2つのばねとも弾性を有する．左側のばねの方が変形に抵抗する性質が強い（＝剛性が高い）ため弾性が大きい．

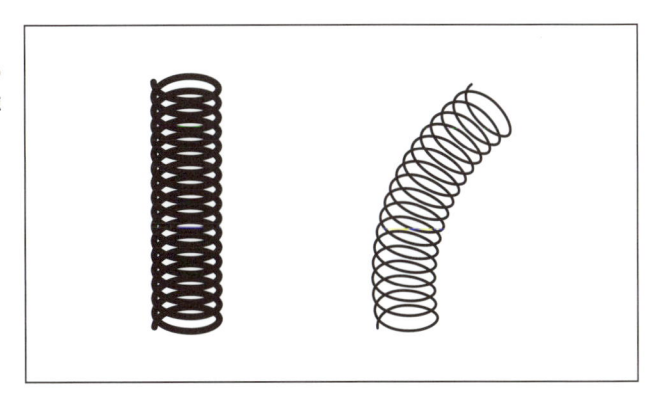

> **CHECK!** ①荒井康祐：第9章 内なるパワー?! ポテンシャルエネルギー，運動の成り立ちとは何か（舟波真一，山岸茂則 編），pp87-97，2014，文光堂

　統合的運動生成概念に照らし合わせて，臨床で身体に触れそして運動を観察してきた価値観から，硬度が高すぎると分節が変形しないため慣性モーメントが大きくなるし，相対的に硬度・剛性が低い部分に過運動性のストレスが生じやすい．さらに硬度が高すぎる場合は「外力を加えると変形するが…」という弾性の定義を満たさない．組織をゆっくりと押圧していったときの反力が鋭くかえってくるような硬度が高い分節に対してBiNI Approachの運動感覚入力を行い硬度が減少すると，押圧することで変形し押圧を解除すると即座にもとに戻るという弾性が回復してくることを良く経験する．

> **CHECK!** ②山室英貴：角運動量保存則とは，運動の成り立ちとは何か（舟波真一，山岸茂則 編），pp30-33，2014，文光堂

　しかし硬度が低い場合でも，押圧を解除したとき即座にもとに戻ろうとする力が弱い組織も存在する．このような組織は，加齢やエーラスダンロス症候群などによる結合組織の脆弱化，関節弛緩性などでしばしば観察され，治療による弾性回復が困難である．硬度がいくら低くとも押圧に対して"くにゃっ"とつぶされてしまうような剛性が低い組織では衝撃を緩衝することができないため，多くの場合で医療用にデザインされたオーダーメイドの足底板が必要となる．また可撓性のある物体においては剛性が高いほど弾性が高い（図17）ことからも，組織にはある程度の剛性が保たれていることが必要であるといえる．先に述べたような病態でない限りはトレーニングによって剛性を高めることが可能であることは腱組織などでわかっている．剛性は治療により硬度が減少した状態における「もとに戻ろうとする性質」で推し量ることが可能である．つまり押圧した圧を解除しようとしたときその手を逆に押し返すような反発力である．

2) 触れて評価する

　フリッカー・アナライズを用いて硬度が高い部分の"あたり"をつけてから，実際に局所を触れて評価することになる．この場合，$F=ma$であり加速度は力に影響を与えることを

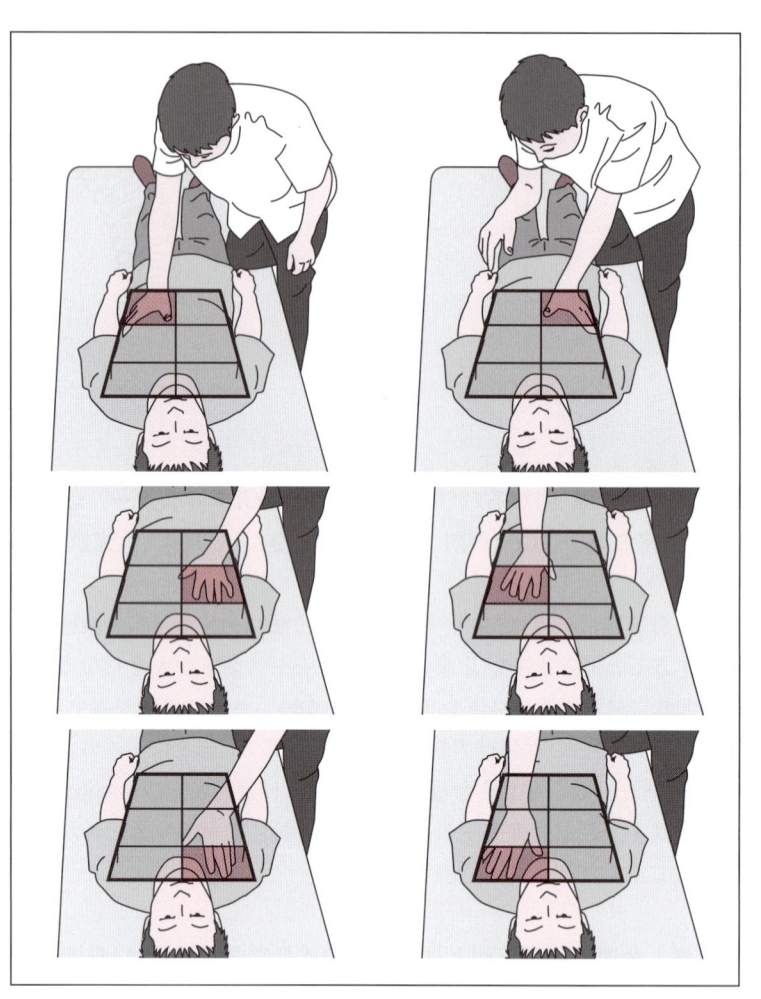

図18　標準的な胸郭硬度の評価

　忘れず，一定のゆっくりとした接触・押圧を心掛ける必要がある．このような評価の原則は身体のどこであっても同じである．
　胸郭を例に直接触れて組織の性質を評価する具体例を示す．背臥位のクライアントの胸郭を6分割して1区画ごとにゆっくりと触れ軽く押圧して評価する（図18）．正常組織であれば押圧に軽い抵抗があるものの組織は変形し，その押圧を解除すると組織がセラピストの手を押し返してくるような感覚がある．女性に行う場合は乳房を避けることが必要であり，その区画だけは胸骨から側方に押圧するか外側から押圧して評価する（図19）．胸郭後方を確認する場合は治療台を撓ませながら手を背側に潜り込ませ（図20），前方に軽く押圧して観察する．治療台が硬く撓まない場合は側臥位で評価してもよい（図21）．
　次に関節の例として肩甲上腕関節について具体例を示す．肩甲上腕関節の関節窩に対してゆっくりと上腕骨頭を押圧した後その押圧を解除して評価する．また関節は関節包・靱帯・筋膜といった結合組織が層をなしており，その層間に存在している基質が高すぎない適度な粘性を有しているため，層間で滑らかな滑りが起こる．層をなして折り重なる結合組織の線維は一方向の配列でなく，例えば三角筋の前部線維と後部線維を覆う筋周膜同士，大胸筋と三角筋の筋上膜同士など線維がクロスした配列になっている（図22）．このような部位の結

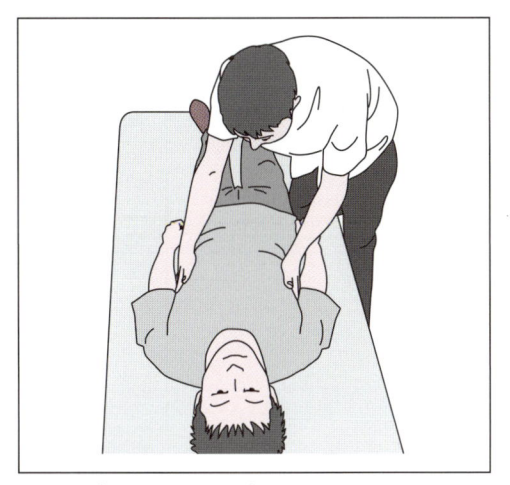

図 19　乳房を避けた評価

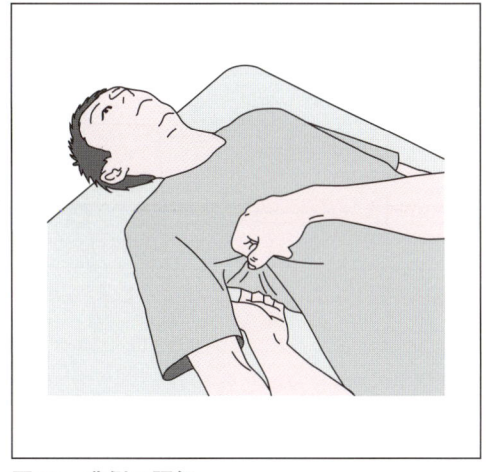

図 20　背側の評価
衣服を軽く引き上げた状態で行う．評価する側の手はベットを押し下げるようにしながら行うと滑り込ませやすい．

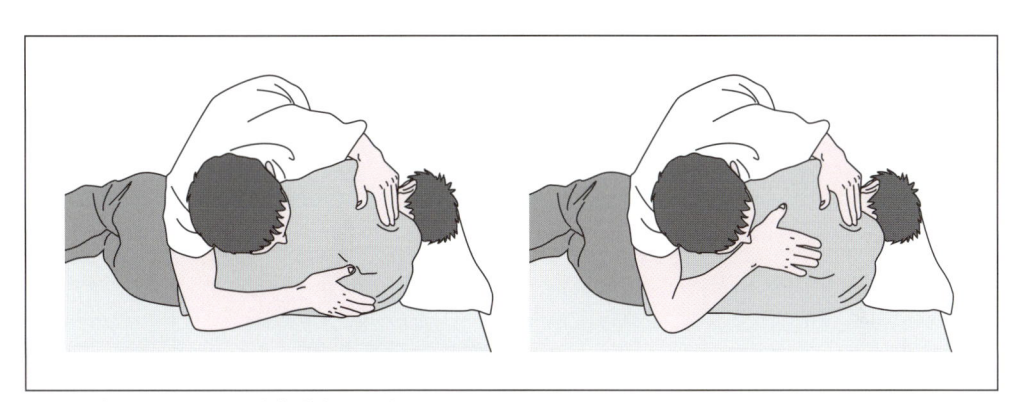

図 21　側臥位における胸郭背側の評価

図 22　筋同士がクロスして重なる

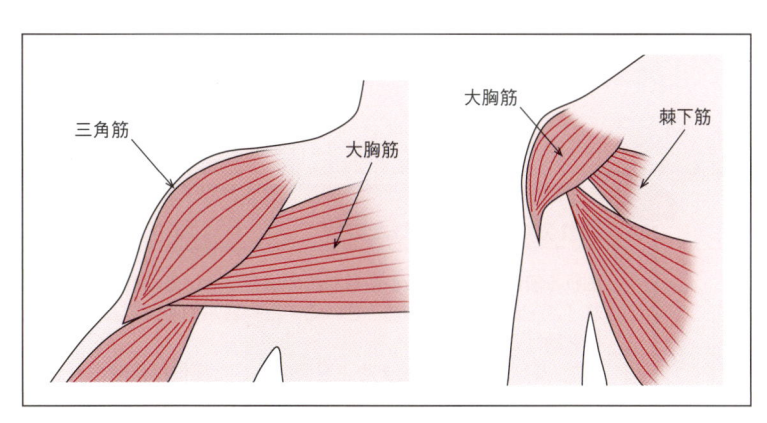

合組織の層間の滑りが悪化すると運動性に大きな影響を与える．解剖学的知識をもとに線維の配列方向が異なる部位に触れ，下の層に対して上の層を滑らしてみて組織の遊びを確認する（図 23）．層間の滑りが悪い部位は押圧しても硬度が高い．

第6章

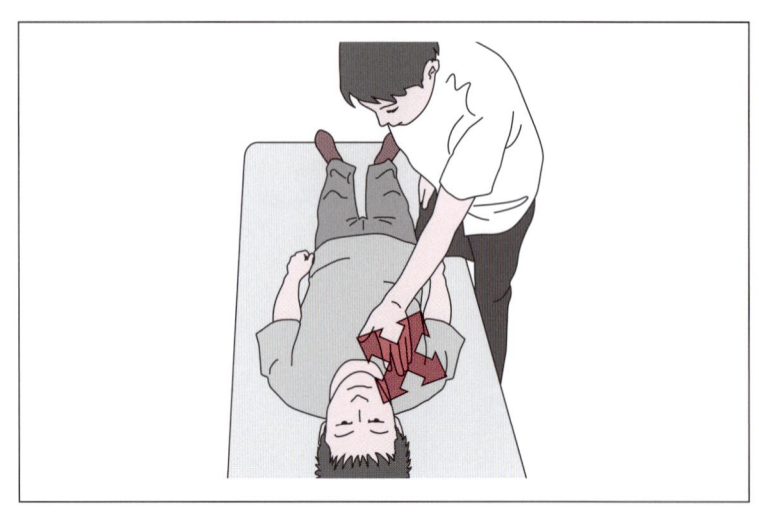

図23 層間の滑りの評価（図は大胸筋の筋上膜と三角筋の筋上膜間の滑りの評価）
上層の組織がセラピストの手と一体になるようにしてからゆっくりと多方向へ滑らして遊びを確認する．

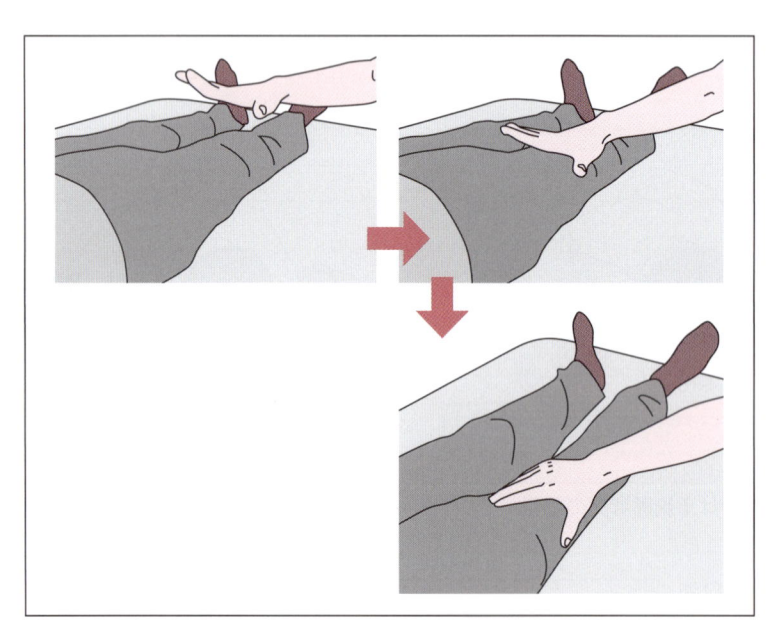

図24 接触時のコツ
MP伸展位でMP関節掌側を当てた後に手指を脱力すると，力が抜けて全面同圧で接触しやすい．

なるほど 触れ方のちょっとしたコツ

触れる前にはセラピスト自身が胸の紐をほどいて心を開くような気持ちであるとよい．このようなイメージにより引き起こされる中枢神経系のインパルスの変化はセラピストの柔らかい手の提供を助ける．
またMPを伸展したままそこを目的とした部位に接触させてから，その手の力をフワッと抜くと手掌面全体で均一な圧での接触ができやすい（図24）．

7 BiNI Approach Technique 編

1. テクニックの基本（感覚入力） 浜谷美那子

　BiNI Approach では人体の法則性を追求しており，その法則性に基づいた徒手による感覚入力がアプローチの中心となる．感覚は脊髄の介在神経細胞を通して脳からの運動指令を修飾し，脊髄前角のα運動ニューロンの振舞いを即座に変容させることができる．ここでは，個別のテクニックの詳細に入る前に，アプローチの根底となる徒手による感覚入力の方法について述べる．

1）人体の物性に基づくタッチ

　人体も地球上にある物質で構成されている以上，その物性から逃れることはできない．ほとんどのアプローチがその治療手技として徒手療法を含むが，人体の組成とその物性に基づいてタッチの方法を考察しているものは見受けられない．BiNI Approach で用いられる触感覚入力は，強い押圧をかけずにそっと触れる程度の，穏やかなタッチを特徴とする．指先の重み，手のひらの重みをクライアントが感じるか感じないかの境界ほどの，非常に柔らかなタッチで感覚入力を行う．BiNI Approach におけるこのタッチは人体の物性に基づく方法であり，それゆえ生体組織の状態を変化させ，持続的な効果を生むことができる．なぜこのような柔らかなタッチが組織の硬度を低下させ，神経系の振舞いをさえ変容させることができるのか，身体の物理的特性の観点から考察する．

a．人体の物性

　人体は約60兆個の細胞と，細胞間を埋める細胞外基質により構成されている．人を構成する細胞は真核細胞であり，細胞膜と細胞質をもつ．細胞質の中には，核やミトコンドリアなどの物質が細胞質ゾルの中に存在している．細胞質ゾルはイオンや蛋白質などが溶け込んだ液体であり，流体としての性質をもつ．また，細胞外基質は細胞の防御・支持・密着の役割をもち，コラーゲンなどの蛋白質とゲル状の液性成分により構成されている（⇒ CHECK！①）．したがって，細胞外基質にも流体の性質が適用される．

　リハビリテーション分野で身体に加わる力とその影響を考察する際には，人体の固体としての性質に焦点を当てた内容がほとんどで，流体としての性質に関しては詳しく検討されてこなかった印象がある．しかし，人を構成する物質の約60％が水分であることは一般的にもよく知られており，固体の性質ばかりでなく流体の性質を理解することは，タッチの方法を検討するうえで必須といえよう．

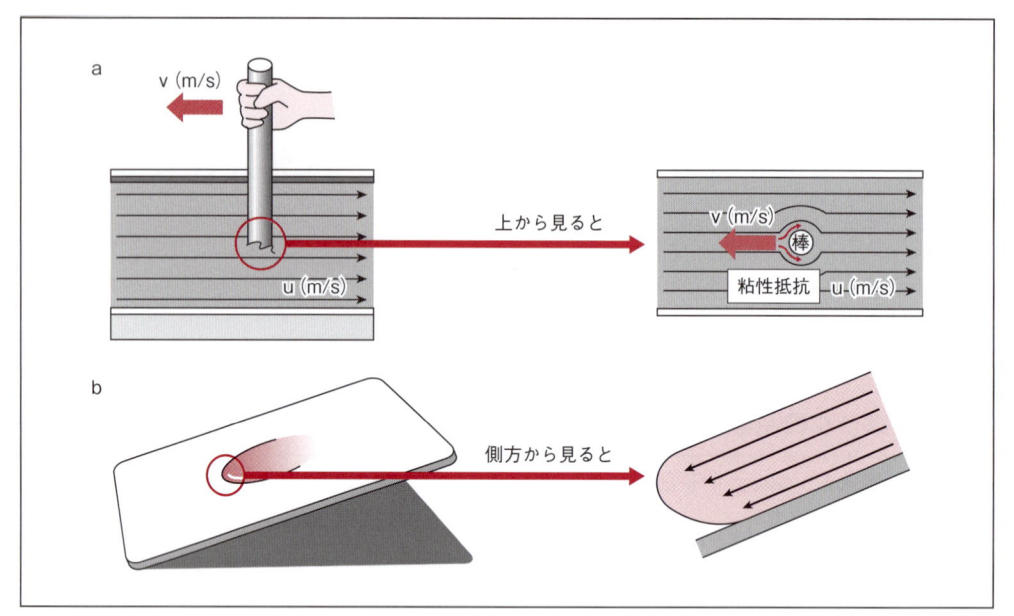

図1 粘性
a：棒を流体の流れと逆向きに押すと，流体の速度u(m/s)と棒の速度v(m/s)を一様に平均化する力が働く．この力を抵抗力として手に感じることができる．
b：板上の流体を傾けたとき，流体の下部は流れ落ちる速度が遅く，上部の方が速くなる．この速度差を平均しようとする力が働き，流体の流れにくさとして観察される．

> **CHECK!** ①Sadava D, et al：第1章 細胞：生命の機能単位，カラー図解 アメリカ版 大学生物学の教科書 第1巻 細胞生物学（石崎泰樹，丸山 敬 監訳），pp26-75, 2010, 講談社

b．流体の性質：粘性をもつ人体

　固体が弾性，つまり「力を加えると変形するが，力を取り除くと元に戻ろうとする性質」をもつのに対し，流体は粘性をもつ．粘性は「流体中に速度が異なる領域があるとき，これを一様に平均化しようとする性質」と定義されている．例えば，速度がu(m/s)で一定である水の流れに対して，棒をv(m/s)で逆向きに動かす場合を考えてみよう．このとき，棒が動く領域は水の流れに対して速度が異なる領域となり，その速度v(m/s)を水の速度u(m/s)に近づけようとする力が働く．これが水のもつ粘性であり，その力を我々は棒を握る手のひらへの抵抗として感じる（図1a）．また，ハチミツなどの流体を板に乗せて傾けると，流体は上部から徐々に流れ落ちようとする．このとき板面近くの流体下部では，流体分子と板の分子との衝突が起こるために流体分子の運動量が減少し，流れ落ちる速度が低下する．その結果，流体上部と下部との間に速度差が生じ，流れる速度の速い流体上部を下部が引きとどめようとするかのような，液体の流れにくさを観察できる（図1b）．この流れをとどめる力，流れにくさが粘性である．

　このように，粘性は流れ，つまり流体の変形に対する抵抗力と考えるとわかりやすい．なぜこのような抵抗力が生じるかというと，流体を形成する分子は分子間力で結合しており，流体を変形させる際には分子同士を引き離す力が作用するためである．つまり，粘性力は分

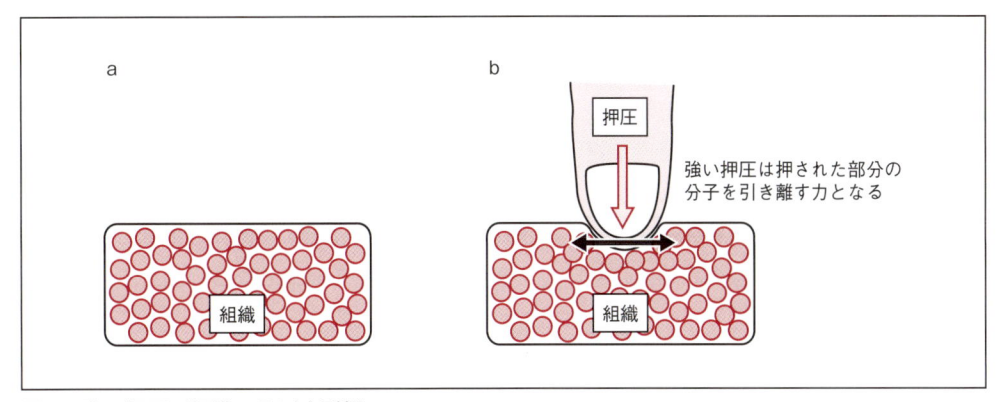

図2　強い押圧が組織に及ぼす影響
a：液状の組織中の分子は，他の分子から分子間力を受けながらも，熱運動によってその位置を変化できる．
b：組織の押圧は分子を引き離す力となるため，分子同士の引き合う力である分子間力による抵抗を生じてしまう．つまり，圧をかけることで組織の硬度が上昇する結果となる．

子間の結合力を表す尺度であるともいえる（⇒ CHECK！②）．我々がクライアントに触れる際には，少なからず皮膚に力を与えることになる（図2）．したがって，セラピストのタッチに対する組織の反応には，組織のもつ粘性が反映されることになる．

> **CHECK!** ②久保田浪之介：粘性のメカニズム，今日からモノ知りシリーズ トコトンやさしい流体力学の本，pp20-21，2007，日刊工業新聞社

c．接触に対する組織の反応：組織を押圧するとどうなるか？

　では，力に対して人の組織はどのように反応するのか．流体はその物性によりニュートン流体と非ニュートン流体に分類されるが，人体の液性成分は多数の分子が溶け込んでいる水であるために非ニュートン流体であると考えられる．これは力が加えられた際の粘度の変化による分類であり，与える力によって粘度が変わらないものをニュートン流体，力によって粘度が変化するものを非ニュートン流体という．水溶き片栗粉が非ニュートン流体の好例であろう．片栗粉の濃度の高い溶液をゆっくりとかき混ぜる際にはそれほど抵抗は感じないが，かき混ぜている棒を素早く動かそうとすると，まるで固体にぶつかるかのような大きな抵抗を感じる．これは，水溶き片栗粉が「大きな力が与えられるほど粘度が増す性質（ダイラタンシー）」をもつことに起因する．

　このように，与えられた力の強さによって，非ニュートン流体である人体の組織は変形に対する抵抗力を変化させる．したがって，人の組織に触れる際には，皮膚に与える力を限りなくゼロに近づけなければ，その組織本来の状態を把握することはできない．なぜならば，我々が触れる力により組織の硬度が変化するためである．

d．ニュートンの運動法則に基づくタッチ

　タッチの力をゼロに近づける方法は，ニュートンの運動法則 $F=ma$ により導かれる．この法則は，力が働く際には必ず加速度が生じるというもので，$F=ma$ は流体力学の全体を支配する法則でもある．我々は自らの身体部位の質量 m を変化させることはできないが，触れる際の加速度 a を可能な限りゼロに近づけることはできる．触れる際の速度変化を最低

限にするように，ゆっくりと触れればいいのである．加速度は速度の時間変化であるため，例えば飛んでいるボールが壁にぶつかり速度がゼロになるまでの時間⊿tに，壁に働く力を一定値Fとすると，衝撃力F⊿t＝（質量）×（ボールがぶつかる直前の速さ）となる．したがって，ぶつかる直前の速度が速いほど衝撃力は大きくなる．同様に，皮膚に触れる前の速度が大きいほど皮膚に触れた瞬間の速度変化が大きくなるため，組織に加わる力は増大する．その時点で組織の粘度は変化し，押されるという変形に対する流体の抵抗力が指先に加わるため，本来の組織の状態にはない力も合わせて評価する結果となる．加えて，触診する際にランドマークを探そうと皮膚を強く押したり，一般的なマッサージのように強い力で押圧する方法は，組織からの抵抗力増大を招くだけでなく，筋紡錘を伸張し防御性収縮を引き起こす．つまり，セラピストの手が接触する組織の硬度を変化させてしまうのである．

このように，人体が非ニュートン流体であることを考慮すると，流体である組織の抵抗力を増大させる触れ方では正確な評価や効果的な治療が困難となる．皮膚がへこむほどの押圧をかけるタッチや触れる速度を考慮しないタッチは，即座に組織の粘度を変化させてしまうためである．皮膚に触れる際の加速度を可能な限りゼロにし，筋紡錘に伸張刺激を与えないようにそっと触れ，クライアントの内部組織の動きに手や指先の感覚をとぎ澄ますような，そのようなタッチにより適切な評価と治療が可能となる．

■Reference　タッチと液性機構

近年，皮膚への接触刺激により神経伝達物質オキシトシンの分泌が促されることが報告されている．従来，オキシトシンは出産・授乳にかかわる女性ホルモンだと考えられてきたが，現在では「信頼ホルモン」「愛情ホルモン」などの別名で呼ばれ，心理的安定や他者との信頼関係の構築に重要な役割を果たす神経伝達物質として注目されている．医療においては精神科領域で特に注目を集めている伝達物質であり，その鼻腔内投与が統合失調症や自閉症などの社会性障害の症状を軽減したことが報告されている．BiNI Approachを施行していると，クライアントの情動的な安定や社会性の改善を経験することから，BiNI Approachにおける接触刺激がオキシトシン神経系を賦活している可能性がある．また，オキシトシンには筋緊張緩和作用もあり，局所へのアプローチで全身的なリラクセーションが得られることもよく経験する．BiNI Approachにおけるタッチは，生体組織の状態を直接的に変えるだけでなく，オキシトシン神経系などの中枢神経系にも働きかけて，身体全体の状態を変えうるのである．

2) 熱を伝えるタッチ

一般に液体は分子がゆるやかに結合した状態であり，温度が増加すると分子運動が活発になって，粘度が減少するという性質をもつ．我々は触れることにより自らの熱エネルギーをクライアントの組織に伝えることができる．セラピストの皮膚からクライアントの皮膚へ，クライアントの皮膚から皮下組織へ，皮下組織から深部の組織へと，伝導により熱が伝わる．熱が伝わると細胞・細胞外基質の液性成分の粘度が減少し，組織の硬度を低下させる．ただ触れているだけでも，組織への熱伝導による硬度低下を触知することが可能である．

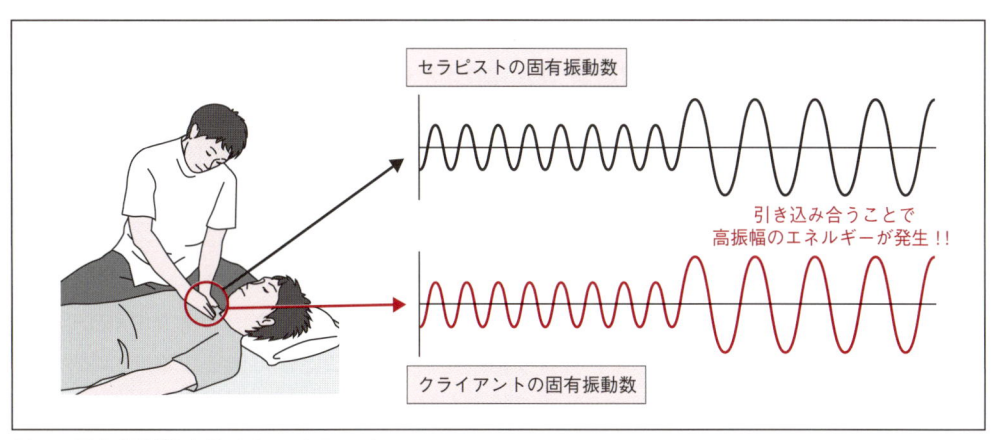

図3 固有振動数を共鳴させるタッチ
セラピストのもつ固有振動数とクライアントのもつ固有振動数が引き込み合うことで互いのリズムが同期し，振動により生じるエネルギーが増加する．振動エネルギーは組織で熱エネルギーに変換されて組織の硬度が低下するため，2者の固有振動数を同期させることでより大きな治療効果を生じる．

3) 固有振動数を共鳴させるタッチ

　呼吸運動や心臓の拍動，咀嚼や歩行など，人の生命活動はリズムであふれている．細胞はカルシウム振動し，人の組織の設計図が記されたDNAも，コイル状態と凝縮状態という2つの状態を転移する振動子としてリズムを生成する（⇒ CHECK！③）．物質の最小単位である素粒子も不規則に振動している．世界も生命もリズムに満ちており，それらリズムを刻む物質で構成される人もまた，個人に固有のリズムで振動している．

　これらのリズムはほとんどの場合，孤立して存在するのではなく，他のリズムに干渉し影響しあう．例えば，街中を歩いていて音楽が聞こえてきた際に，自然と音楽のテンポに同期した歩行リズムになることはよくみられる現象である．リズム同士が同期して強まることもあれば，打ち消しあって減衰することもある．人をはじめとした生命のリズムも，力が加えられた際に生じる振動も，光や音などの波も，多かれ少なかれ相互に影響しあいながら世界は動いている．

　BiNI Approachにおいては，クライアントがもつリズム，つまり固有振動数に自らの身体のもつ固有振動数を共鳴させるように触れる．これは引き込み現象により，組織硬度を低下させるタッチをより効果的なものにするためである．引き込みとは，固有のリズムで振動している物体が，別の安定したリズムで振動している物体のリズムに引きずられて同期する現象である．例えば心筋細胞は，単独では独自の周期で振動するが，多くの細胞を集めるとそのうちの1つがペースメーカーになり，他の細胞を同じ周期で引き込み同期させることが知られている．この引き込みにより，1個の心筋細胞では成しえない大きな拍動が可能となる．治療の際にも，セラピストのもつ固有振動数とクライアントのもつ固有振動数を共鳴させることで，振動により生じるエネルギーを増大することができる．振動エネルギーは組織で熱に変換され，組織温の上昇は粘性をもつ組織の硬度を低下させる．したがって，セラピスト—クライアント間の固有振動数を同期させることで，より大きな治療効果が生じる（図3）．

> **CHECK!** ③甲斐昌一：生命とリズム，非線形・非平衡現象の数理①リズム現象の世界（蔵本由紀 編，三村昌泰 監），pp39-43，2005，東京大学出版会

　以上のことから，BiNI Approach では柔らかなタッチでの感覚入力が基本となる．自らの手を動かす際の加速度を限りなくゼロに近づけてそっとクライアントの皮膚に触れ，その組織を温めるように触れ続ける．セラピストのもつ体温と振動はクライアントの組織に伝わり，その状態を変化させる．セラピストとクライアントの固有振動数を共鳴させることで，発生する振動エネルギーは増加し，組織に生じる熱エネルギーも増大する．その結果，組織の硬度はさらに低下し，より大きな治療効果を得ることが可能となる．この生体への作用を常にイメージした柔らかなタッチで治療を行うことが，BiNI Approach の基本である．

■Reference 「力を加える」のではなく「感覚を入力する」

「どのくらいの力で押せばいいんですか？」とは研修でよく耳にする質問である．BiNI Approach におけるタッチの柔らかさは，「このくらいで効果が出るんですか？」と驚かれるほどである．しかしながら，BiNI Approach の第1の原理は「感覚入力を用いて治療を行う」ということであり，この場合の感覚は知覚される感覚のみを指しているのではない．むしろ，意識できる感覚情報は，無意識下で処理される感覚情報に比較してわずかなものである．普段，自らの関節位置や床反力の感覚，注意を向けていない多くの視聴覚情報が知覚されないように，我々は多くの情報を無意識下で処理している．たとえ意識にのぼらないほどの穏やかな接触であっても，あるいはクライアントが眠っている場合でさえも，我々が触れた感覚は即座に末梢受容器から求心性線維を駆け上る．そして触れた組織局所の状態だけでなく，中枢神経系を介して身体全体の状態をも変化させる．力を加える強さを考えることよりも，「感覚を入力することで組織の状態や神経系の振舞いを変えている」というイメージをもつことこそが肝要であるといえよう．

2. 治療者とクライアントにおける「引き込み現象」とは？　　　浜谷美那子

1）非線形振動：固有のリズムをもつ人体

　生命は外部からエネルギーや物質を摂取し，熱や老廃物として放出しており，このエネルギーの流入・散逸の流れの中で安定な振動が生み出される．このような生命現象を記述する際，多くの振動現象は非線形振動で表される．非線形振動する物質（非線形振動子）は固有の安定な振幅・周期をもち，一時的な外力により振動が乱れても，しばらくすると自律的に元の安定な振動状態に戻るという特徴がある．また，非線形振動子では「引き込み現象」と呼ばれる外部環境との相互作用がみられる．

　引き込み現象とは，「異なるリズムをもった非線形振動子が，外部との相互作用により別の安定なリズムに引き込まれ，振動がそろう現象」を指す．これは同期とも呼ばれ，さまざまな自然現象の中に存在する．外部から加えられた振動の振動数が，非線形振動子の固有振動数と近い場合，非線形振動子は自らの固有振動数を変化させて与えられた振動に同期する．これを強制引き込みという．さらに，異なる振動数をもつ非線形振動子同士を相互作用させると，1つの振動数にそろう相互引き込みと呼ばれる現象もみられる（⇒ CHECK！①）．一方で，共鳴とは「振動子が自身の固有振動数と同じ，または近い振動数をもつ外力を受けた

ときに，その振幅が増大する現象」である．

　人体は神経振動子をはじめとする多数の非線形振動子の集合体である．そのため，接触という相互作用を通して治療者とクライアントの振動状態は容易に干渉し，影響し合う．その際，2者間で互いの振動を引き込み共鳴させると，より大きな振動エネルギーが生じ治療効果の増大が期待できる．

> **CHECK!** ①多賀厳太郎：非線形振動子の引き込み現象，脳と身体の動的デザイン　運動・知覚の非線形力学と発達，pp14-15，2002，金子書房

2）引き込み現象と共鳴の効果

　BiNI Approachにおける引き込み・共鳴現象の効果を考えるにあたって，吊り橋を大勢で歩く際に観察される，歩行者の歩調の同期と橋の横揺れの増大現象が興味深い．吊り橋は左右への揺れが大きく，歩行者は橋が右に揺れた際には右足を，左に揺れた際には左足を出してバランスを保つ．その結果，歩行者はもともと固有の歩行リズムをもっているにもかかわらず，吊り橋という環境との相互作用によって，一定の歩行リズムに引き込まれてしまう．一方で，橋は自身の揺れのタイミングに同期して，大勢の歩行者のステップによる左右方向への力を受けることになり，横揺れが増大する．これが共鳴現象である．橋の揺れが強くなることで歩行者の歩調はますます同期し，揺れもさらに大きくなる．

　このように，リズムをもつ物体に引き込み・共鳴現象を起こすことで，単独では小さな振動であっても大きなエネルギーが生じうる．振動が生み出すエネルギーが生体に及ぼす作用を学び，治療に活用することで，治療者の手・身体はさまざまな振幅・周期の振動を生み出す治療器となりうる．

3）身体接触における治療者―クライアント間の引き込み現象

　BiNI Approachにはクライアントに密着して行う手技も多いが，これは身体の接触面積を大きくした方が引き込み現象を起こしやすいという経験に基づいている．クライアントの身体構造に治療者の体がフィットするよう隙間なく密着すると，より広い接触面積を確保できる．接触部位からクライアントの固有振動を感じ取り，そのリズムと自らの固有振動に引き込み現象を起こす．そして，治療者の振動状態をクライアントに伝えながら共鳴させることで，振動により生じるエネルギーを増すことができる．

　振動する物体は容易に干渉し，治療者の振動状態はクライアントに大きな影響を与えるため，治療者は治療姿勢に注意しなければならない．例えば治療者のコアが不活性な状態で触れると，コアの減衰感覚をクライアントに伝えてしまう可能性がある．コアは先行随伴性姿勢調節（APA）の基盤となる筋であり，その減衰要件として不安定な状態での運動や過剰努力による固定部位の存在があげられる．そのため，支持面の少ない不安定な姿勢や，つらさ・疲労を感じる姿勢は避けなければならない．治療者は自らの腹内側系アクセスポイントを接触させるなど，腹腔内圧を高めて自身の動的安定を確保する必要がある．また，一点を注視すると眼球が固定部位となり，この感覚もAPAを減衰させる．治療時はぼんやりと周囲を見る，目を閉じるなど，治療者の身体に固定部位を作らないようにしなければならない．

4) COP Oscillation における治療者―クライアント間の引き込み現象

　適応的な運動は，神経系・身体・環境が相互作用することで自己組織的に生成される．この3者はニューロンの結合系である神経振動子を中核として，互いの情報を引き込み合うと考えられる（⇒ CHECK！②）．身体内外の情報は感覚として直ちに神経振動子に引き込まれ，その情報により決定されたα運動ニューロンの出力を身体が取り込み，運動が表出される．

　感覚情報と神経系の引き込み現象に関して，Grillnerは魚の中枢性パターン発生器（CPG）に末梢からの感覚入力に応じた引き込み現象がみられることを証明している．CPGとはパターン運動を発生させる神経振動子の集合体を指す．実験では，脊髄を切断し薬物で筋を麻痺させ，筋活動が生じないようにした魚の尾を，CPGが周期的な活動をしているときにモーターで振動させた．その結果，他動による尾の運動感覚がCPGに伝えられ，尾の動きにCPGのリズムが引き込まれたのである（⇒ CHECK！③）．

　同様に，左右交互性のリズミカルな感覚入力であるオシレーションは，CPGを賦活する効果が期待できる．その賦活に伴いCPGとの連絡部位も活性化されると考えられ，特に覚醒やAPAと密接な関わりをもつ脳幹網様体の賦活は，精神・運動機能の改善をもたらす．臨床では，オシレーション後に覚醒や姿勢保持能力の向上，歩行リズムの改善など，心身両面に対する効果が即時的にみられることも多い．治療者の作りだすリズミカルな歩行様の感覚と，クライアントの神経振動子群がもつ固有のリズムとに引き込み・共鳴現象を起こすことで，オシレーションをより効果的に行うことができる．

> **CHECK!** ②舟波真一：BiNI Approach の基本理論（BiNI Theory），運動の成り立ちとは何か（舟波真一，山岸茂則 編），pp182-186, 2014, 文光堂
>
> **CHECK!** ③Grillner S, Wallén P：On peripheral control mechanisms acting on the central pattern generators for swimming in the dogfish. J Exp Biol. 98：1-22, 1982

　神経系・身体・環境は独立して存在するのではなく，相互作用することで生命というシステムが営まれる．神経系は身体を通して感覚情報を引き込み，身体は神経系からの電気信号を引き込んで運動を生成する．治療者とクライアントもまた，接触を通して互いの振動を伝え合い，その感覚は中枢神経系に即座に取り込まれる．治療者の身体が生み出す振動がクライアントのもつ固有振動数と近ければ，2者間に相互引き込みを起こすことができる．引き込み，共鳴しあった2者の振動エネルギーは増大し，組織であればより大きな熱エネルギーの産生を，神経振動子であればより大きな活性を得ることが期待できる．BiNI Approachでは治療者自身が動的安定を達成しながら，その安定したリズムとクライアントのリズムを引き込ませ合う治療感覚を習得することで，より大きな効果を得られるのである．

3. Compreduction Technique

A. 上部頸椎　　　　　　　　　　　　　　　　　　　　　　　西村　晃

1）なぜ上部頸椎に介入するのか？

　頸椎は頭部ならびに胸部という回転半径が大きい分節に挟まれており，力学的に不利である．また，環椎後頭関節によって上部頸椎と連結している後頭骨の大後頭孔は神経を包み込んでいる硬膜が連結している．このような特徴から頸椎の状態は神経系全体の緊張に影響を与えやすいと考えられる（図4）．したがって，BiNI Approachでは積極的に上部頸椎へ介入していく．

　上部頸椎は後頭骨（C0），環椎（C1），軸椎（C2）で構成されるが，下部頸椎も同様の方法を用いて評価・治療を行う（本稿では下部頸椎についても一部解説している）．

2）触診による配列の評価

　背臥位のクライアントに対し，セラピストは頭側に位置し，手を頸椎後方にまわす（図5）．
　その状態から，側頭骨の乳様突起先端，環椎横突起，頸椎関節柱（図6）へと触診を進めていく．

> **なるほど**
>
> **骨は直接触れない**
>
> 各ランドマークの触診は軟部組織を介して触れていることが大前提である．直接的に骨の触感を求めていくと組織の抵抗に遭い，判断を誤る原因となる．"ゆっくりと触指が組織に溶け込んでいく"そんな認識をもって触れていこう．

図4　頸椎が神経系の緊張に影響を与える模式図
風船が硬膜に包まれた神経系，握っている手が頸椎を表している．握っている手の状態で風船の緊張は変化する．

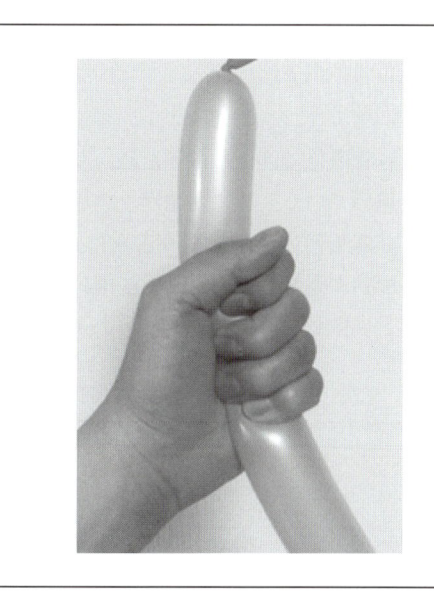

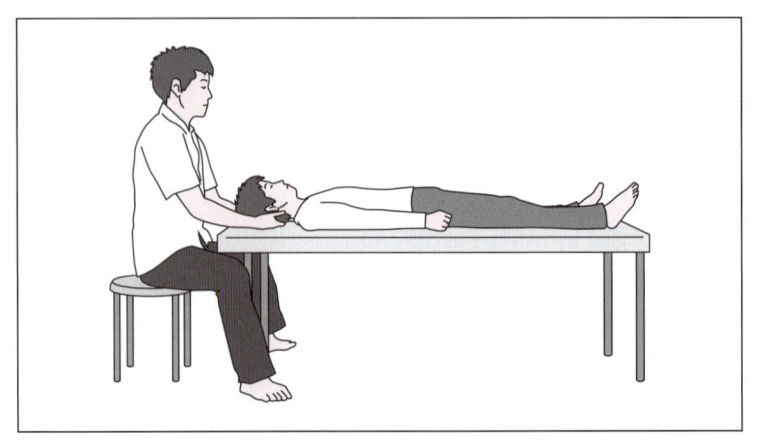

図5 頸椎の評価および治療の姿勢
背臥位のクライアントの頭側に位置して触診や治療を行っていく.

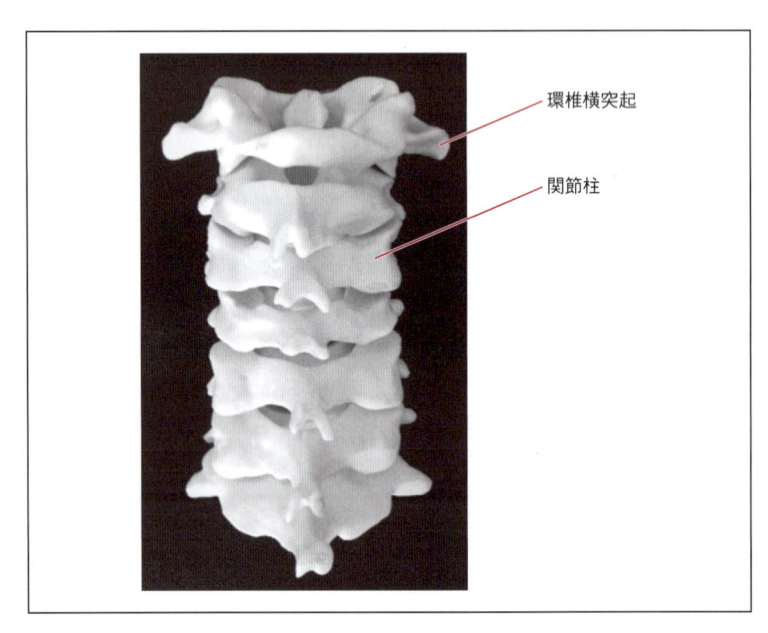

図6 環椎横突起と関節柱
環椎は横突起を触診し,軸椎以下は関節柱を触診していく.
※関節柱は関節突起柱ともいう.

　背臥位で評価を行うため,左右どちらの指標が天井に近いか？そんな認識をもって触診を進めていく.特に問題がない場合は各指標の左側が天井に近い配列を示す場合が多い,つまり螺旋性の法則に従うように頸椎が右に回旋した配列を示す.BiNI Approachでは,この配列が逆転していたり,法則に従ってはいるが過剰に螺旋が強い箇所を問題として,治療へと展開していく.

> **なるほど**
> **触指の工夫**
>
> 乳様突起は明確に先端を触知できるように触診に用いる指の触れ方を図7のように長さをそろえて行うなどの工夫をしよう．
>
> **図7　側頭骨乳様突起の先端を触れる**
> セラピストの示指と中指の長さをそろえることで的確に先端を捉える．

> **なるほど**
> **軸椎の棘突起からたどる**
>
> 環椎横突起は触診しづらい場合が多い．その場合は軸椎の棘突起を先に触診し，そこを指標に環椎横突起を探すのも1つの方法である．軸椎の棘突起は頭蓋骨の外後頭隆起から頸椎にまっすぐ触診を進めると最初に触れる突起である．軸椎の棘突起が認識できたら，左右斜め近位に（乳様突起の後面に向かって）触診の指を進めてみよう．おおよそそのあたりに環椎の横突起が位置する．

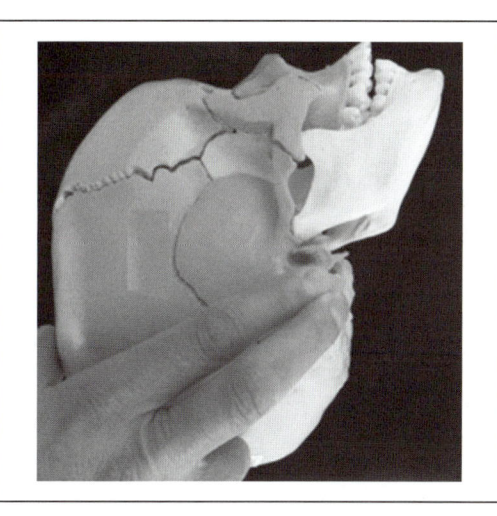

3）治療手技

　セラピストの触れている手の中でコンプリダクションを行うが，身体全体を使って感覚を入力するイメージをもって行う（図8）．頸椎へのコンプリダクションを行う際はアクセスポイントである側頭骨の岩様部（図9）にセラピストの母指球が触れるようにする．

　接触した両手の中でコンプリダクションを行う（図10, 11）．

　1ヵ所の治療介入が上下に波及し他レベルの椎骨に治療効果をもたらすことがある．生体エネルギーのもたらす作用はテクニックの基本に従えば従うほど大きい．

第7章

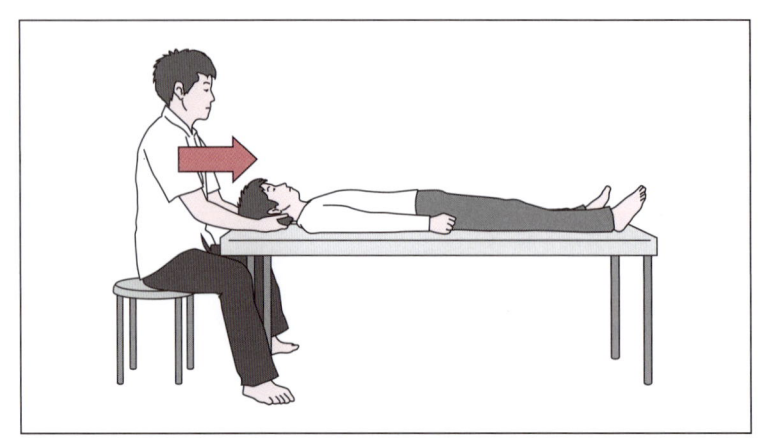

図8 頸椎に対するコンプリダクション
感覚入力を優先しているため,セラピストが動いている様子は外観からは確認できない.
※矢印はセラピストのイメージや身体全体を使っている様子を表現している.

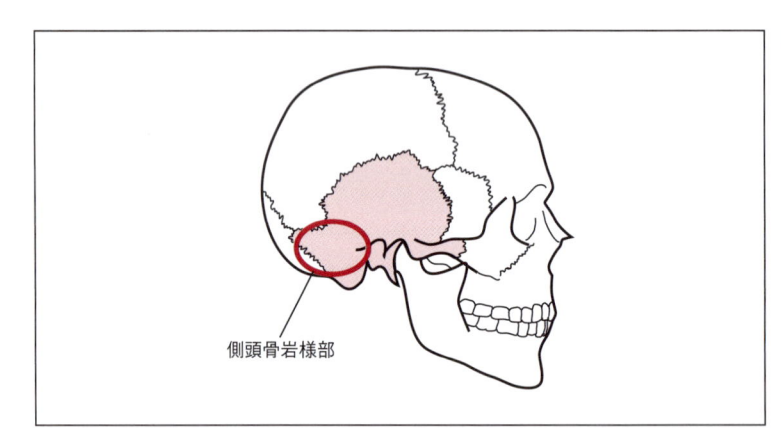

図9 側頭骨の岩様部
セラピストの母指球でクライアントの側頭骨の岩様部に触れる.

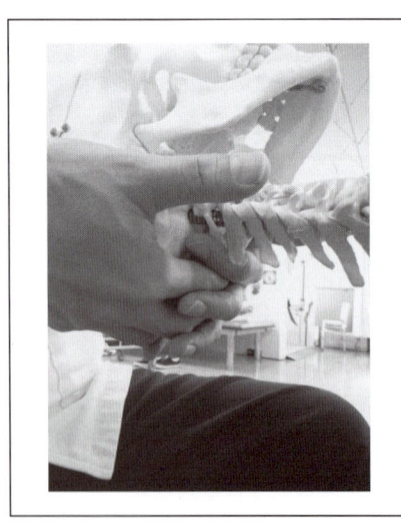

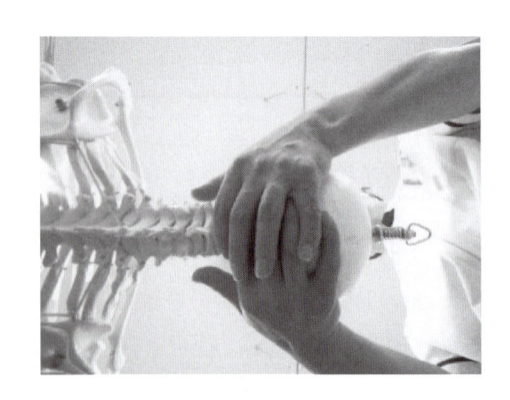

側頭骨岩様部

図10 C0/1に対するコンプリダクション・テクニック
C1の左回旋に対して修正を施している.セラピストの左示指をC1の後方から全体を包み込むように接触し,右示指はC0(後頭骨)に接触している.
※見やすいように治療台を除いて示してある.

図11 C3/4に対するコンプリダクション・テクニック

C4の左回旋に対して修正を施している．セラピストの左示指をC4棘突起の右側面から全体を包み込むように接触し，右示指はC3に接触している．

※見やすいように母指は伸展している．この際，セラピストの母指球はアクセスポイントである側頭骨の岩様部に触れている．

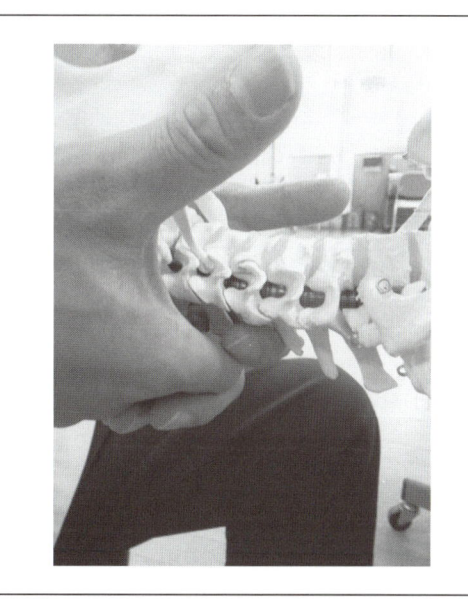

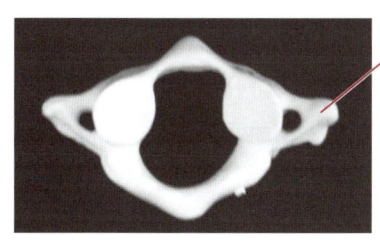

図12 環椎の形状

左右の横突起の形状や全体の構造そのものが左右非対称である．

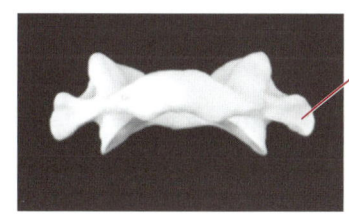

（環椎横突起）

なるほど　テクニックのポイント

物理的な圧よりも自身の姿勢やイメージ，感覚入力を優先しよう．"生体エネルギーが勝手に仕事をしてくれる"そんな心もちがちょうど良い（テクニックの基本，治療に応用される生体エネルギー項参照）．

Reference　椎骨の形状がそもそも左右非対称

忠実に描写された解剖学書や骨模型で確認すると，左右対称に形作られている椎骨は存在しない．つまりそもそもが左右非対称なものを触診しているのである．環椎の写真においても横突起の大きさや形状は左右で異なる（図12）．

非対称性の構造において極力，評価の誤差を抑えるため，隆椎以下の触診は関節柱（図6）を指標に行う．しかし，それでもよくわからない場合もある．そんなときは「何か違和感を感じる」「なぜかここで触指が止まる」などの感覚も参考にしてみよう．頭で考えるよりもはるか前に触指は捉えている場合もある．頸椎周囲の組織の硬度も指標にして評価と治療を展開していこう．

> **なるほど**
> **基礎練習は大事**
> 骨模型で配列や突起の位置関係を確認してみよう．骨のイメージをもって触診すればそのイメージがそのまま治療の一助となる．脊柱の模型は1万円台から購入が可能である．

B. 肩関節 　　　　　　　　　　　　　　　　　　　　　　　　　　　　　　　古川雅一

1）肩関節における前面部の解剖と内圧調整機構

　肩関節の前方組織に対しての解剖を確認すると肩甲上腕関節における関節包のほか関節上腕靱帯，肩甲下滑液包，関節包と肩甲下滑液包を交通している関節上腕靱帯間の開孔，そしてそれらを覆うように肩甲下筋の存在が確認できる（図13a, b）．基礎運動学の中には肩甲上腕関節は可動性を主体とした構造で骨性構造の安定性は強固ではなく，肩甲関節窩に上腕骨頭が適合して安定するように，関節窩周囲に関節唇や筋，腱といった組織が存在していることが記載されている（⇒CHECK！①）．関節上腕靱帯もこれらの組織と同様に力学的弱点を補強することに寄与している．

CHECK！ ①中村隆一，齋藤 宏，長崎 浩：上肢帯と肩関節の運動，基礎運動学 第6版，p207, 2003, 医歯薬出版

　関節上腕靱帯は関節包が肥厚し靱帯様の組織となったもので上・中・前下・後下関節上腕靱帯の4つの部分に分けられる．肩甲下滑液包については関節包と肩甲下筋の間に存在する滑液包であり，1つの役割は肩甲下筋の滑りを容易にすることにある．そして肩甲下滑液包はもう1つ，肩関節がもつと考えられている関節内圧を調整する機能に関与する重要な役割がある．肩甲下滑液包は関節包と交通している滑液包であり，その間隙にある関節上腕靱帯間の開孔はWeitbrecht孔（ヴァイトブレヒト孔）と呼ばれている．肩甲上腕関節は運動に伴い関節包内の内圧上昇が発生するがWeitbrecht孔を通じて肩甲下滑液包に圧を逃がすことが可能となっている．Weitbrecht孔は腱板炎や腱板疎部損傷，関節捻挫や打撲などの関節疾患によって容易に閉塞してしまい，そのため関節内圧の調整がうまくできずに，肩甲上腕関節の関節包内圧は非常に高くなってしまう（⇒CHECK！②）．

　関節包全域には自由神経終末が分布しており，機械的ストレスや炎症反応に対して関節痛の信号を出している（⇒CHECK！③）ため，運動時の過剰な内圧上昇が発生すると疼痛が誘発されてしまうことが予想できる．肩関節がもつこの内圧調整機構が正常に機能していることはきわめて重要な要素である．

CHECK！ ②橋本 淳，信原克哉：滑液包，肩診療マニュアル 第3版，p8, 2004, 医歯薬出版
CHECK！ ③沖田 実：痛みと末梢組織，ペインリハビリテーション（松原貴子，沖田 実，森岡 周 編著），p77, 2011, 三輪書店

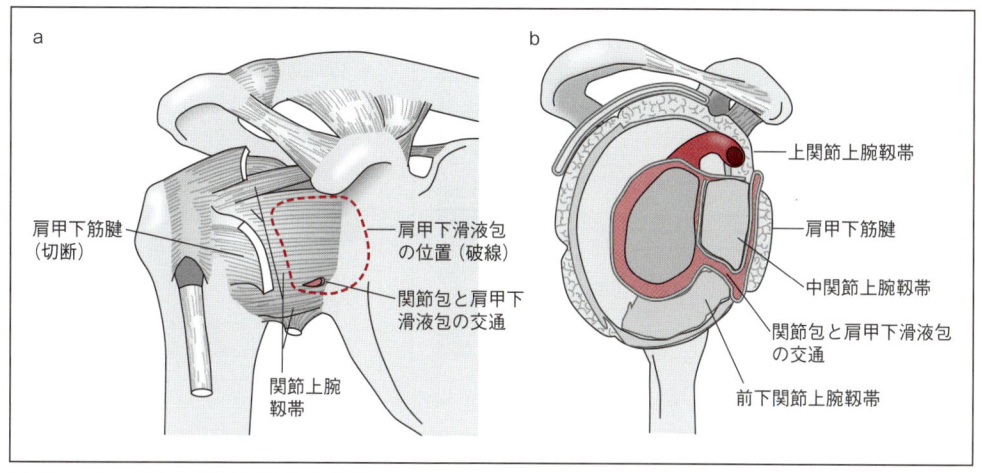

図13a, b　肩甲上腕関節の前方組織

肩関節包と肩甲下滑液包が小さな開孔にて交通している様子がよく理解できる．a，bでの開孔は中関節上腕靱帯，前下関節上腕靱帯の間であるが，書籍によっては上関節上腕靱帯と中関節上腕靱帯間での開孔の存在を記載しているもの，またこれら2つの開孔をともに記載しているものもあり個体差があることが考えられる．
「Netter FH：Section 6 Upper LIMB, Shoulder (Glenohumeral Joint), Atlas of Human Anatomy 5th Ed., Plate 410, 2010, Saunders, Philadelphia, PA」より一部改変して引用

2) アプローチの目的および手順

　内圧調整機構に関与している関節包，Weitbrecht孔，肩甲下滑液包は連続した結合組織である．そして内圧調整機構を機能させるためには組織硬度を調整し関節包と肩甲下滑液包の交通を確保していく必要がある．結合組織の硬度を調整するためBiNI Approachでは他の関節と同様コンプリダクション・テクニックが行われる．侵害刺激とならぬよう，柔らかく関節包内圧の上昇と陰圧化を繰り返していく．内圧の上昇に伴い関節包の内膜組織である滑膜に張力が作用し，解放にて減圧される．このリズムが滑液の対流となり運動感覚となって中枢神経系に取り込まれ組織の硬度を低下させうる．また対流による運動エネルギーが熱を発生させ，その熱により粘性が低下し，組織硬度を低下させうることも推測できる．

> **CHECK!** ④荒井康祐：第8章 人という構造体の性質，第9章 内なるパワー⁈ポテンシャルエネルギー，運動の成り立ちとは何か（舟波真一，山岸茂則 編），p80, pp95-97, 2014, 文光堂

　以下にアプローチの手順を記載する（図14〜17）．
　これら一連の流れを組織硬度が低下するのを感じ取りながら幾度か繰り返し硬度変化が生じなくなるまで行い治療を終了する．肩関節運動における可動性低下や疼痛が内圧調整機構の原因によるものであれば治療実施後にこれらの症状改善が確認できる．

3) 肩甲上腕関節におけるコンプリダクション・テクニック，アプローチの実際

　ここで肩甲上腕関節に対するコンプリダクション・テクニックの実施により運動性が改善したクライアントについて紹介したい．

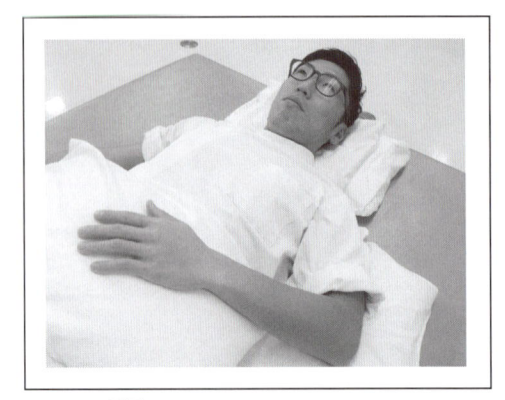

図 14　手順 1
クライアントは背臥位で肩関節は軽度外転内旋位でリラックスし極力肩関節周囲の組織の緊張が高まらない位置を選択する（加えて肩に障害のある方のleast pack position は通常よりやや外旋位にあることが多いので留意しておく必要がある）.

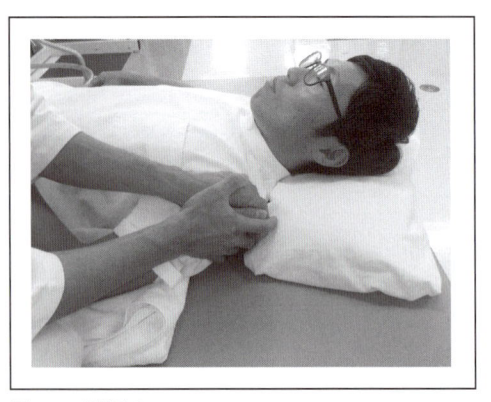

図 15　手順 2
両側手部にてクライアントの肩関節部を覆う．同時に左肩関節へのアプローチの際は左第Ⅴ中手骨を烏口突起の下方に当て Weitbrecht 孔を柔らかく押さえる．この際に上腕骨頭がブニュッと外側に押し出される感覚が感じ取れる．Weitbrecht 孔を押さえることで関節包内圧が上昇しやすくなり内圧変化を運動感覚として捉えやすくなる．

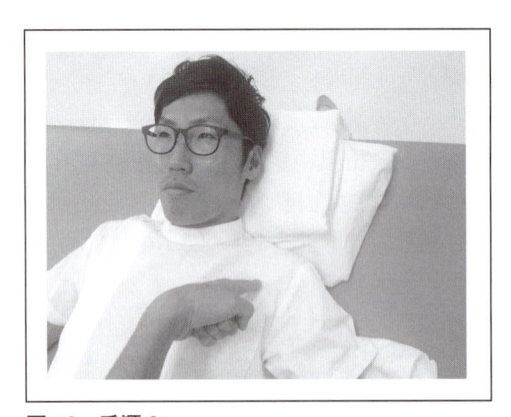

図 16　手順 3
烏口突起下方の押さえる位置の目安.

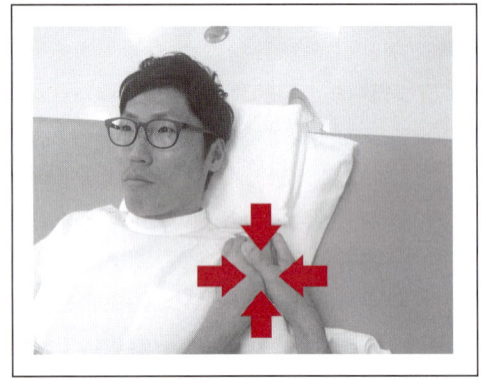

図 17　手順 4
上腕骨頭を非ニュートン流体である人体組織の特徴を考え，加速度を与えないよう配慮しながら関節窩に押圧を加え関節包の滑液が対流するようイメージし内圧変化を感覚入力とし行っていく．
この際，上腕骨大結節への圧迫は腹内側系のダウンレギュレーションを誘発するアクセスポイントとなるため注意する必要がある．
押圧をしているときに意識的に骨頭を関節窩に押し込まないと動きを感じ取れない場合があるがその際は一度減圧し，圧を加える前の状態に戻る．

症例：89歳（2014年現在），女性
診断名：廃用症候群．
主訴：左肩が痛い．
現病歴：両側ともに大腿骨頸部骨折の既往あり人工骨頭置換術を施行されている．その後の廃用症候群と診断され回復期病棟でのリハビリテーション介入を経て有料老人ホームへ入

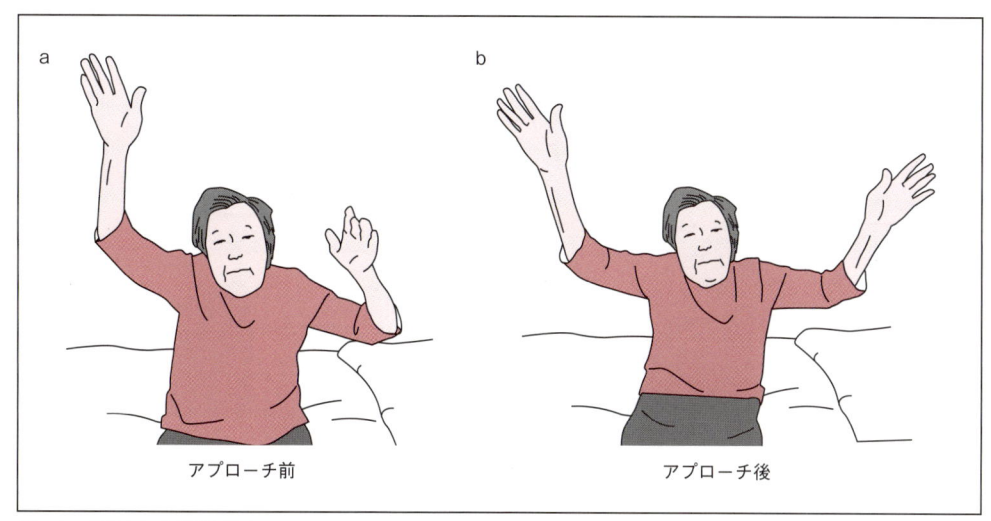

図18　肩甲上腕関節挙上

居され生活をされている．その後ホーム入居中に胸部の帯状疱疹が出現し，疼痛や倦怠感から1ヵ月程度不動状態に陥る．入院はせずホームに留まり経過観察されていたが回復後に左肩関節挙上に伴う疼痛，および可動域制限の出現あり．起き上がり時は両上肢で柵を使用し，起立・立位に関しては手すりを把持して行っていたため，それらの動作が実施困難となり介助量の増加を認める．医師による診察においては肩関節に器質的な変化の指摘はなく肩関節疼痛に対する診断はつかず．訪問リハビリテーションは週1回40分のみ介入．

評価（肩関節疼痛発生時）

全体像：円背姿勢．左肩関節の挙上時痛のため洗髪動作は困難．老人ホームでの体操には参加するも左手は使えないからと右手のみで運動される．

基本動作能力：起き上がり⇒中等度介助，起立⇒最大介助，立位⇒最大介助，移動⇒車いす他操

肩甲上腕関節挙上可動域（自動）（図18a）⇒右110°左70°（左側に疼痛あり）

筋力（挙上）⇒右4レベル　左3レベル（左側に疼痛あり）

医師による診察においては肩関節疼痛に対する診断はつかず．しかし疼痛・運動制限がWeitbrecht孔閉塞による運動時の関節内圧上昇に起因する可能性があり，また左肩関節は運動時の疼痛のため不使用状態であり拘縮・廃用が進行する恐れがあった．そのため医師から疼痛の発生しない範囲での治療許可を得た後，滑液の対流による運動感覚入力，それにより予想される組織硬度低下を目的にコンプリダクション・テクニックを実施した．

一度の介入にて疼痛は残存するも肩関節の挙上角度は90°付近まで改善あり（図18b）．疼痛に関しては1ヵ月ほどの経過で徐々に改善あり．その後の評価では挙上角度は90°～100°であるが疼痛が改善したため施設内での体操などイベントにおいても左上肢を積極的に使えるようになった（図19）．使用機会の増加に伴い筋力の向上も認め洗髪動作が可能となり（図20），起き上がりも柵を使用し自身で可能となる．立位も両上肢にて手すりなどが把持できるため5分程度保持できるほどの改善を認めている．

先にも記述したがWeitbrecht孔は腱板炎や腱板疎部損傷，関節捻挫や打撲などの関節疾

第7章

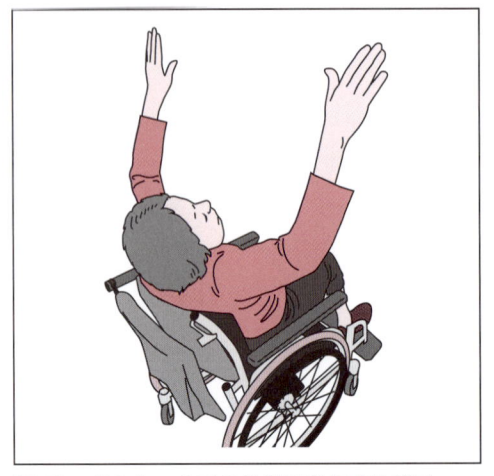

図19 老人ホームでの体操に参加する様子
一時的にでも構造体に変化を与えることができれば，その変化した身体が日常生活で今まで得ることができなかった良好な感覚を得続ける手助けとなり，運動を変化させていくことができる．

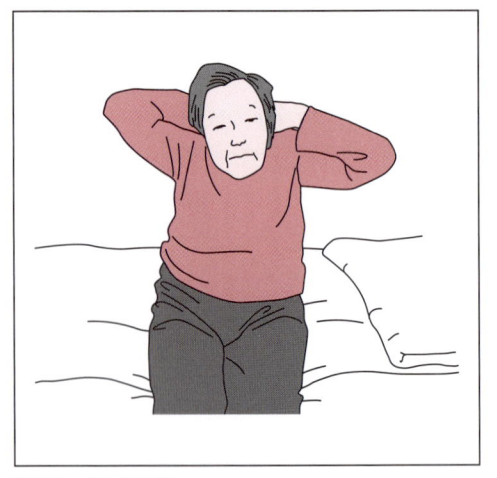

図20 洗髪動作

患によって容易に閉塞してしまう．そのため挙上動作などの運動に伴い関節内圧が上昇し疼痛が誘発されている場合には問題となっていることが非常に多いと推測される．肩関節に対するコンプリダクション・テクニックは多くの場合，肩甲上腕関節の制限に起因する肩関節運動時痛に対する治療手段とし用いることが効果的であるといえる．

C. 胸郭

岡　師明

1）胸郭は『塊』か？

　人の運動生成は，人という構造体に感覚が入力され，その感覚が中枢神経系に立ち上がって運動に変換され出力されている．腱・靱帯・関節包などは感覚受容器が豊富であり，構造体の位置関係が歪むと入力される感覚も歪んで入力される．それゆえに構造体の歪みや固定部位は感覚を歪め，生成される運動をも歪めてしまう．

　胸郭は12の胸椎，12対の肋骨，1個の胸骨で構成されており，複数の骨の集合体となっている（図21）．胸郭は身体全体を観察したときに「塊」としてみられがちであるが，これら複数の骨の集合体が，多数の滑膜関節を構成し運動性を有している．滑膜関節があり運動性を有しているということはすなわち，関節包などの感覚受容器から感覚が入力されるということである．さらに胸郭は多数の関節を有した構造体であるため，多くの感覚が入力される構造体である．ゆえに我々は「塊」のようにみえる胸郭を非常に重要であると捉えている（⇒ CHECK！①）．また胸郭の運動性低下は，後に述べるが慣性モーメントを増大させ運動の際に大きなエネルギーが必要となり，運動生成を非効率的にさせる．

　本稿ではアプローチの際にイメージしやすいように，簡単に胸郭の解剖を述べたのちに，実際のアプローチ方法について述べていく．

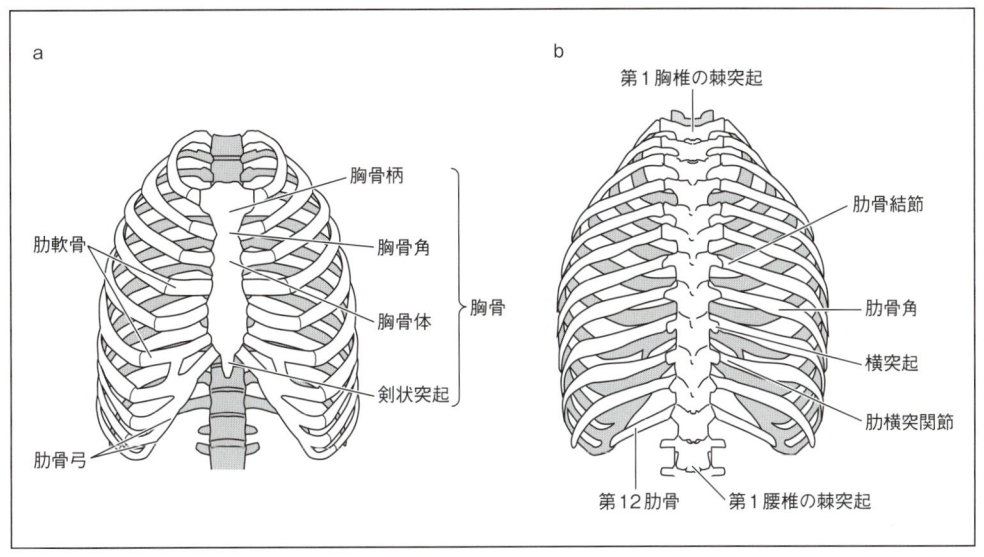

図21 胸郭

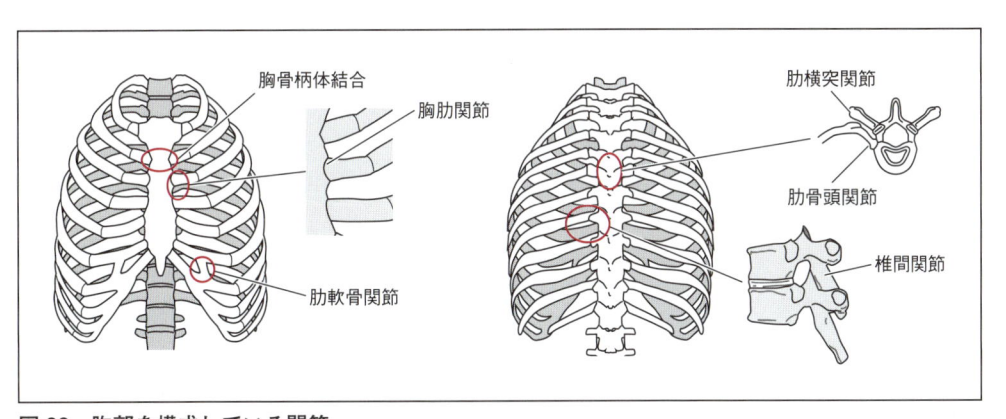

図22 胸郭を構成している関節
左図：胸骨柄体結合，胸肋関節，肋軟骨関節．
右図：肋椎関節，椎間関節．

> **CHECK!** ①宮本大介：第10章 人の骨格がすでに運動を規定?!，運動の成り立ちとは何か（舟波真一，山岸茂則 編），pp98-100，2014，文光堂

2）胸郭という構造体
a．胸郭の解剖

　胸郭は胸椎・肋骨・胸骨からなり，樽状の形状をしており，頭頸部の土台となっている．また筋付着部の提供を行い，さらに重要臓器の保護を行うとともに呼吸器としても機能している．関節としては，胸骨柄体軟骨結合・胸肋関節・肋軟骨間関節・肋椎関節（肋横突関節・肋骨頭関節）・椎間関節がある（図22）．実際の運動では，これら関節の1つ1つの小さな運動が合算して胸郭の運動として生成されている．

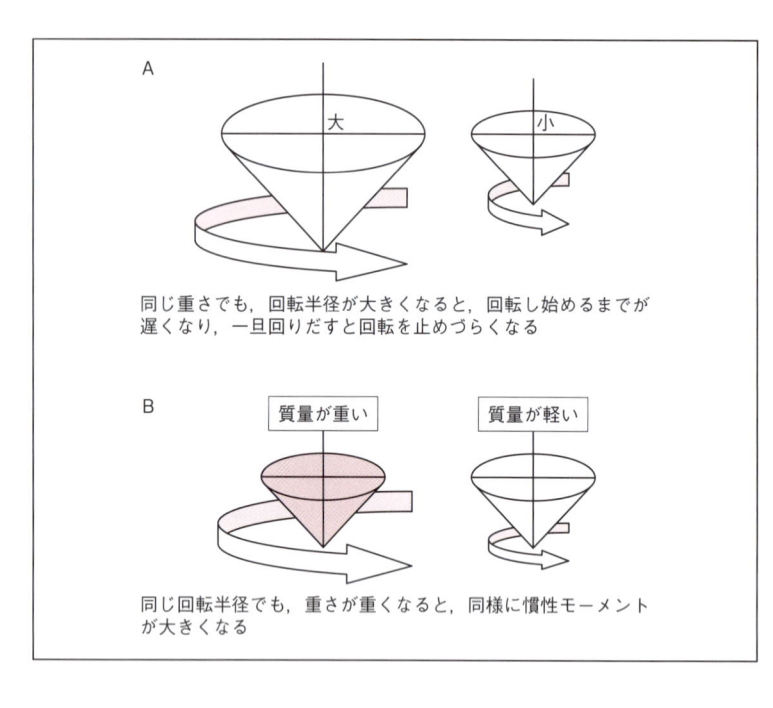

図 23 独楽の回転
同じ重さで半径が異なる独楽（A）と半径が同じで重さが異なる独楽（B）．「山室英貴：角運動量保存則とは，運動の成り立ちとは何か（舟波真一，山岸茂則 編），p31，2014，文光堂」より引用

A 大／小
同じ重さでも，回転半径が大きくなると，回転し始めるまでが遅くなり，一旦回りだすと回転を止めづらくなる

B 質量が重い／質量が軽い
同じ回転半径でも，重さが重くなると，同様に慣性モーメントが大きくなる

b．胸郭の硬さが動作へ及ぼす影響

　胸郭は質量と回転半径が大きくその運動の開始と停止の際に大きなエネルギーが必要となる分節である．これらは，慣性モーメントにて説明できる（→Reference）．

　例えば，胸郭の硬度が高く固定的に動作を行っている場合，胸郭を固定することにより回転半径が大きくなるため，慣性モーメントはより大きくなり，結果としてより大きなエネルギーが必要となり，非効率的な動作となる（図 24）．質量が大きく1つ1つの関節の可動性が小さい胸郭では，組織の硬度が高くなり固定的な動作を行うとなると容易に慣性モーメントは増大してしまう．ゆえに我々は胸郭を「塊」として認識はせずに，その運動性を非常に重要であると捉えているのである．

> **Reference　慣性モーメント**
>
> 　慣性モーメントとは，物体の回転運動の変化のしにくさを表し，つまり慣性モーメントが高いと，物体を回転させづらく，いったん回転したものは止めづらくなる．慣性モーメント（I）は，物体の質量（m）と回転半径（r）の2乗の積で求められる．すなわち，$I=mr^2$ の公式が成り立つ（図 23）．
> 　したがって，この慣性モーメントは質量が大きいほど，回転半径が大きいほど増大することとなり，結果として物体を動かすことにも，物体を止めることにも，回転運動を変化させることにも，大きなエネルギーを必要とするということであり，要するに運動生成時に大きなエネルギーを要し非効率的であるということである（⇒CHECK！②）．

CHECK! ②山室英貴：角運動量保存則とは，運動の成り立ちとは何か（舟波真一，山岸茂則 編），pp30-31，2014，文光堂

図24 体幹ギプス固定時の歩行
胸郭が固定され，1つの塊として回転運動を行うため，慣性モーメントが高まる．
「宮本大介：第10章 人の骨格がすでに運動を規定?!，運動の成り立ちとは何か（舟波真一，山岸茂則 編），p100，2014，文光堂」より引用

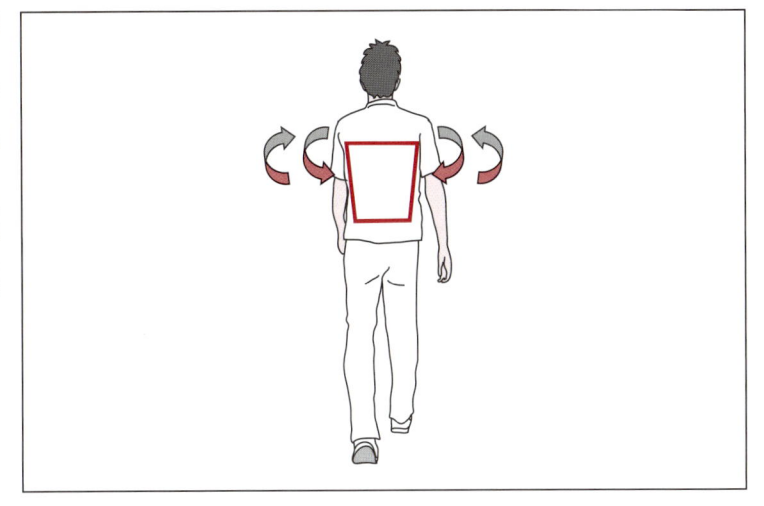

図25 胸郭を6つのセクションに分割する
胸郭前面・胸郭背面をそれぞれ6つのセクションに分割して評価を行う．

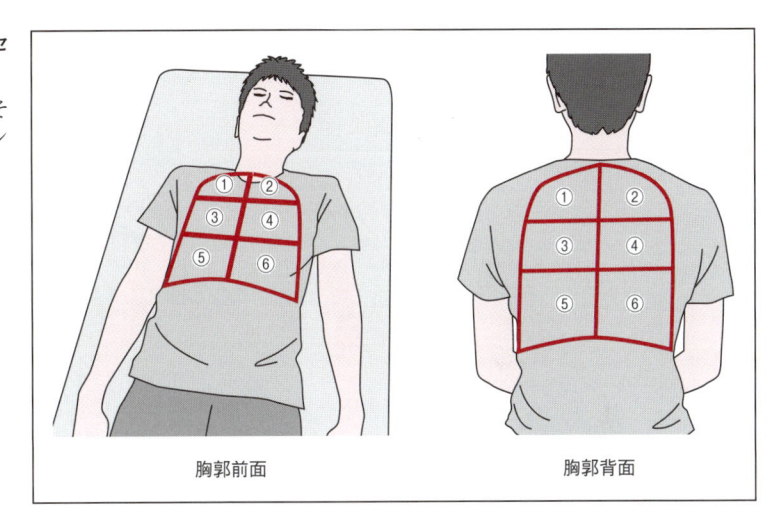

胸郭前面　　　　　　胸郭背面

3）評価の実際

　胸郭の評価においてはフリッカー・アナライズを用いたスクリーニング的な評価と触察による組織の硬度の高さを評価していく．評価の際は胸郭を胸郭前面・胸郭背面をそれぞれ6つのセクション（図25）に分割してどのセクションの硬度が高いかを評価する．実際の評価方法については，別項にて述べているため，簡単に紹介する．

a．フリッカー・アナライズを用いた評価（図26）

　フリッカー・アナライズを用いてスクリーニング的に評価を行う．この際に，硬度の高い部位は「塊」になって動いているように感じられ，動きの回転半径が増大しているように見て取れる．どのセクションにて硬度が高くなっているのかを評価していく．仮にクライアントの肩関節などに何らかの問題がある場合には肩甲帯より振動刺激を加えて評価を行っても良い．

b．触察による評価

　前述している胸郭の6つそれぞれの区画の評価を触診にて行う．6つそれぞれの区画を押圧しその硬度を評価する（図27）．同様に胸郭背面においても6つの区画の硬度の評価を行

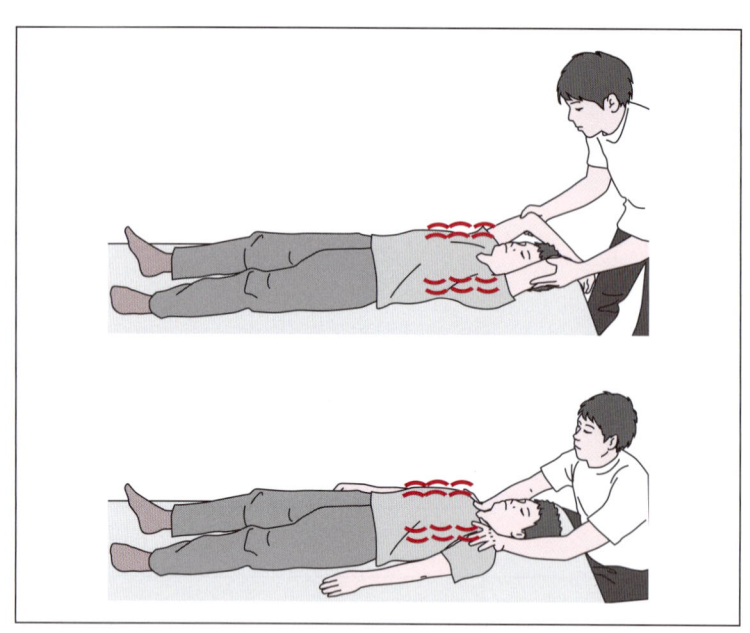

図26 フリッカーを用いた評価

上肢からクライアントを揺するように振動させる．組織の硬度が高ければ，その部分は「塊」のように感じられ，動きの回転半径が増大してしまっている部位を簡易的に判別できる．
上図：上肢からの評価
下図：肩甲帯からの評価

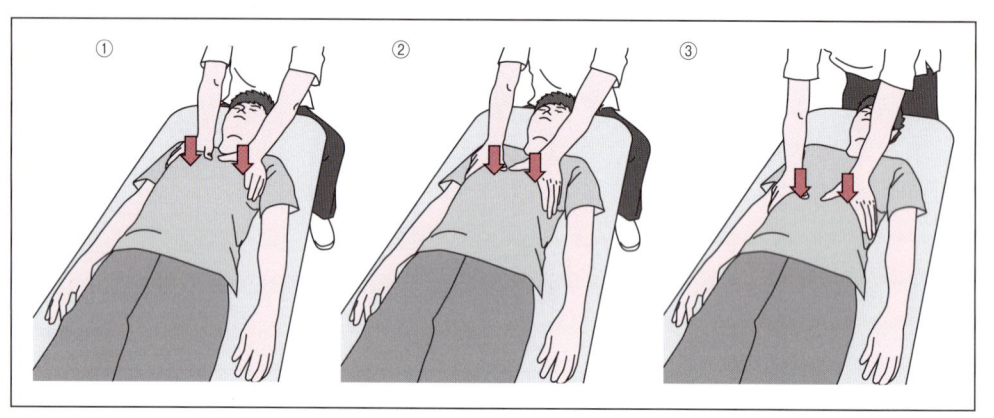

図27 触察による胸郭前面の評価
6つに分割したセクションそれぞれにおいて押圧して組織の硬度を評価する．

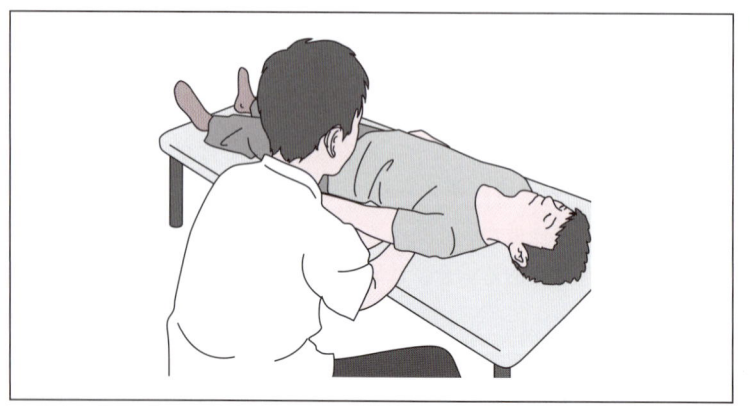

図28 触察による胸郭背面の評価

図 29　触察による胸郭の評価：別法

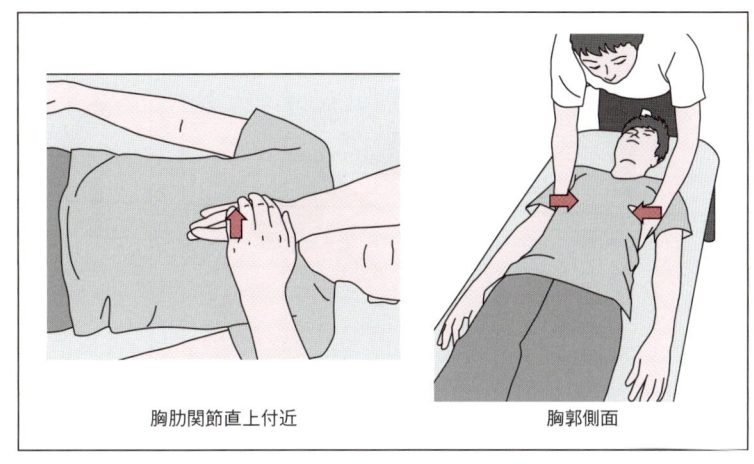

胸肋関節直上付近　　　　　　胸郭側面

う（図 28）．この際に，女性のクライアントの胸郭の評価を行う際は乳房があるため胸肋関節の直上あたり，または胸郭側面にて押圧し評価を行う（図 29）．

4) 実際のアプローチ

a．背臥位でのアプローチ

　評価の結果に基づいた具体的なアプローチ方法を述べていく．組織の硬度が高かった区画に対して感覚を入力していく．原則的には，前項で述べられている柔らかい接触で引き込み合うようにして，感覚を入力する（図 30）．また，硬度の高い部位を挟むようにして感覚の入力を行ったりもしている（図 31）．触り方に関しては前項を参照されたい．触れている感じとしては，「クライアントと 1 つになるような感じ」であり，次第に構造体は変化（組織の硬度が減少）をしてくる．人により感じ方は違うため，構造体が変化してきた際の感じ方は人それぞれである．筆者の感じ方としては，「グニュグニュっと埋もれていくような感じ」や，「勝手に手が着いて行っている感じ」であり，ただ触れて組織に対して感覚を入力しているだけなのだが，組織の硬度が変化してくると「組織が動いているような」感覚である．

b．側臥位でのアプローチ

　側臥位でのアプローチでは，硬度の高い部位を下側にした側臥位をとる（図 32）．そして硬度の高い部位へ手を添えてモゾモゾと動きセラピスト自らの柔らかい身体運動をクライアントへ伝え運動感覚を入力していく．硬度の高い方を下側にすることによって，直接硬度の高い部位に床反力が入力でき，さらにセラピストが直接的に硬度の高い部位へアプローチすることにより良好な運動感覚が立ち上がり，良好な治療効果が得られる．この際に，クライアントのシェイプに合わせてセラピスト自らの身体を密着させ，引き込み合う．また，クライアントのアクセスポイントを可能な限り多く触れながら行う（⇒なるほど）．図 32 では，セラピストの左上腕にてクライアントの左肩峰を右の上腕にて PSIS を，アクセスポイントクラッチしている．さらに，セラピスト自身も服内側系のアップレギュレーションを行うように胸骨柄をクライアントに接触し，右の肘頭が触れるように on elbow をとっている．その他にも可能な限り，アクセスポイントを触れるように行うと組織の変化が早く生じることを多く経験している．

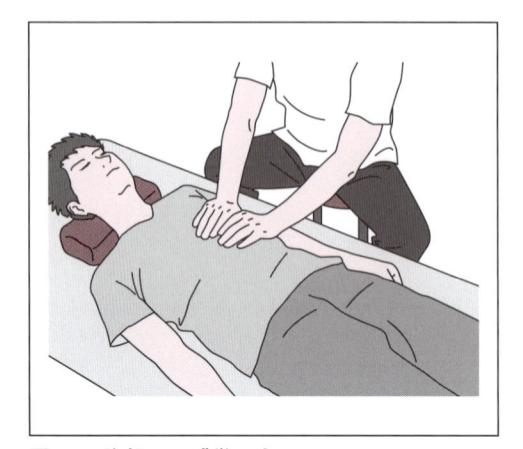

図30　胸郭への感覚入力
硬度の高いセクションへアプローチを行う．

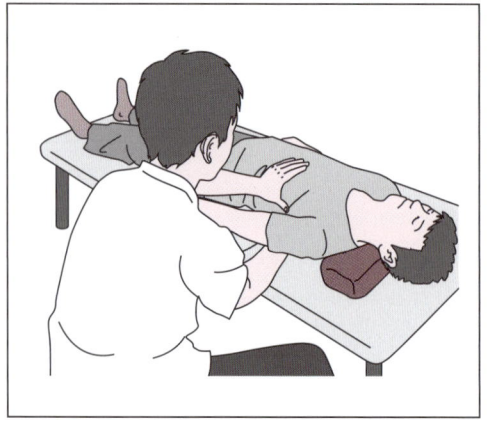

図31　硬度の高い部位を挟み込むようにした感覚入力

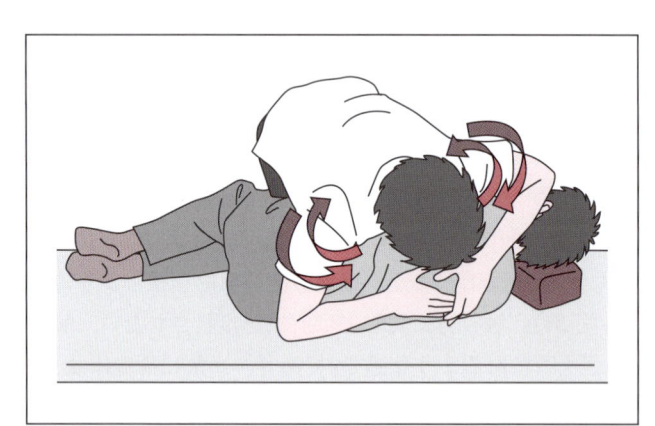

図32　側臥位でのアプローチ
硬度の高い部位へ手を当て，モゾモゾと動き，セラピスト自らの身体の動きをクライアントに伝えていき運動感覚を入力していく．
硬度の高い部位を下側にすることによって，直接硬度の高い部分に運動感覚が立ち上がり，セラピストによる感覚入力と合わせることによって，良好な治療効果が得られる．

なるほど　アプローチ効果を上げるエッセンス

近年，振動刺激が緊張を緩和することがいわれている．胸郭に対するアプローチにおいても例外ではない．感覚入力をしていく際に振動刺激を加えるようにすると，組織の硬度がすぐさま変化していくことを臨床的に多く経験している．また，この際にアクセスポイントを触れながら行うことによっても治療効果を高める一助となり，実際に我々は良く用いている．

c．セルフエクササイズ

　胸郭に対するセルフエクササイズを紹介する（図33）．図33の①のように椅子に腰かける．この際に，股関節は外転位にて腰かけるアクセスポイントである坐骨結節に荷重が乗りやすい．次に胸郭の硬度の高い部位に手を添え（図33の②），モゾモゾとするように左右へ動く（図33の③，④）．むずかしければ，坐骨結節を椅子に擦りつけるように行っても良い．または，左右の殿部に交互に体重を移動しても良い．いずれにしても努力的になり，身体を固定しないことが大切であり，力を抜いていくように行っていく．

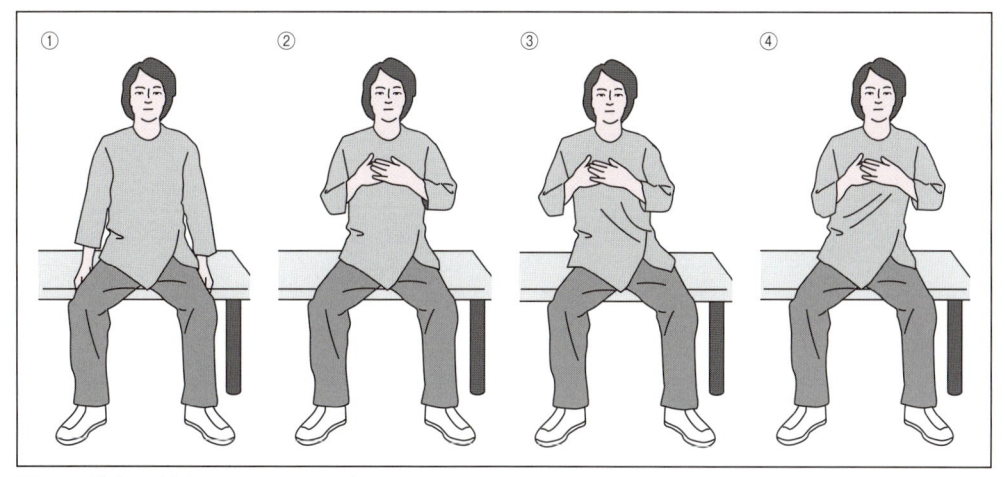

図33　胸郭に対するエクササイズ
①足を広げて椅子に腰かける．②胸郭の硬度の高い部位に手を当てる．③，④左右にモゾモゾ動く．

D. 仙腸関節　　　　　　　　　　　　　　　　　　　　　　　　　　　　　唐木大輔

　一塊と思われがちな骨盤帯に存在するのが仙腸関節である．特徴は「受動的な関節であり衝撃緩衝作用に優れている」点である．身体重心位置に最も近い関節であるため，この関節が固定部位となればその上下の関節で過剰運動部位を作って代償せざるを得なくなる．よって，体幹ではコアスタビリティの低下，下肢では筋力低下や筋緊張の亢進を招きやすい．その結果「歩行で歩幅が小さくなる」，「すり足でしか歩けない」といった機能障害が生じうる．ここでは，仙腸関節の特徴と固定部位の評価・治療について述べていく．

1) 受動的な仙腸関節

　仙腸関節は仙骨と腸骨で構成されており第1正中仙骨稜（S1）〜第3正中仙骨稜（S3）の高さに存在する滑膜関節である．関節面は耳介状で関節軸は第2正中仙骨稜（S2）とされている．可動域は前後傾方向に2°程度，並進が1〜2mm程度とされている文献が多いが，測定方法や個人差により可動域にはばらつきが大きい（図34）．臨床的には健常者であればこれよりも可動域は大きい印象を受ける．

　仙腸関節をまたいでいる筋は大殿筋と梨状筋のみであり，筋による制御はほぼないに等しい．つまり，股関節や体幹などの影響を受けて骨運動が生じる．関節の安定性は複雑な関節面によるかみ合わせと多くの靱帯によって補償されている．そのため，メカノレセプターが豊富で微細な位置偏位をかなり正確に拾うことができると考えられる．よって，治療では微細な運動感覚の入力が有効といえる．

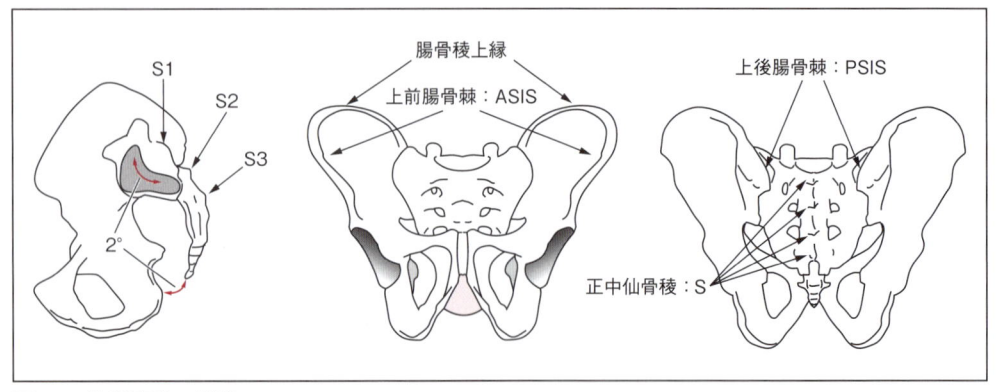

図34 仙腸関節の構造

「Schünke M, Schulte E, Schumacher U：1.21 The Sacroiliac Joint, 1.19 The Bony Pelvis, THIEME Atlas of Anatomy General Anatomy and Musculoskeletal System (Ross LM, Lamperti ED eds.), p116, p112, 2010, Georg Thieme Verlag, Stuttgart」より一部改変して引用

Reference　体幹運動と仙腸関節の連動性

体幹前屈：腸骨に対して仙骨は屈曲．
体幹後屈：腸骨に対して仙骨はわずかに屈曲するか静止時と同様．
体幹回旋：仙骨に対して回旋側は腸骨の後傾，反対側では腸骨の前傾．
体幹側屈：体幹の屈曲・伸展によって変わる回旋方向（カップリングモーション）の影響を受ける．

CHECK! ①石井美和子：腰部変性障害の姿勢・運動の評価，多関節運動連鎖からみた変形性関節症の保存療法（井原秀俊，加藤 浩，木藤伸宏 編），p66，2008，全日本病院出版会

2) 仙腸関節の評価

a．背臥位における評価

(1) 仙腸関節固有の硬度（固定部位）の評価

図35のように非検査側の腸骨を固定したうえで検査側の腸骨稜，腸骨翼から仙腸関節面へ垂直方向に圧縮を加える．このときに左右で圧縮したときに感じる硬度の違いを評価する．手の中の感覚が頼りであるため初めのうちは正確な評価がむずかしいが，仙腸関節固有の硬度を評価するのに優れた手法であるため最も重要である．この評価では関節を陽圧にしたときの抵抗感をみることで，仙腸関節周囲の結合組織の硬度の評価をしていることになる．

(2) 仙腸関節の least packed position

コンプリダクションは least packed position（最大ゆるみの肢位）で行うと効果的である．仙腸関節の硬度の評価をしていると，こちらの圧縮に対して寛骨がまっすぐ動かないと感じることがある．これは仙腸関節周囲の結合組織の硬度のバランスによってできた「行きやすい方向」に勝手に誘導されたからである．行きやすい方向についていくと必ず止まる場所があるはずである．その場所と最初の位置の中間点あたりに least packed position が存在することが多い．

図35 仙腸関節固有の硬度の評価

固定側はASISとその下部や腸骨翼を把持して，腸骨と仙骨の動きを止めておく．
検査側は腸骨から仙腸関節面に垂直なベクトルで圧縮を加える．ほとんど動きは生じないため，圧縮しすぎないように注意する．きわめて繊細な評価であることを理解する必要がある．

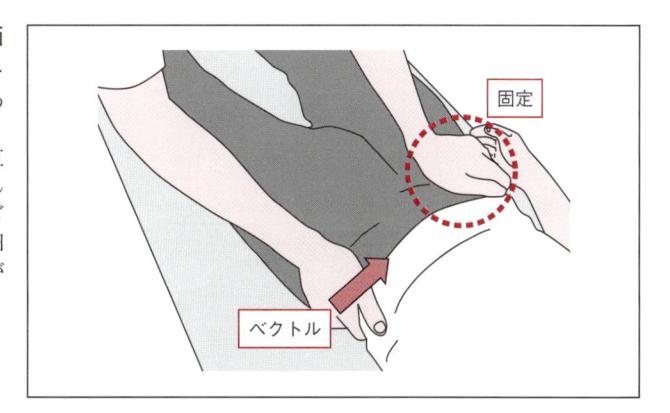

なるほど　仙腸関節評価時のベクトル方向

図36 S2レベルの水平断面

「Schünke M, Schulte E, Schumacher U：1.21 The Sacroiliac Joint, THIEME Atlas of Anatomy General Anatomy and Musculoskeletal System（Ross LM, Lamperti ED eds.），p117, 2010, Georg Thieme Verlag, Stuttgart」より一部改変して引用

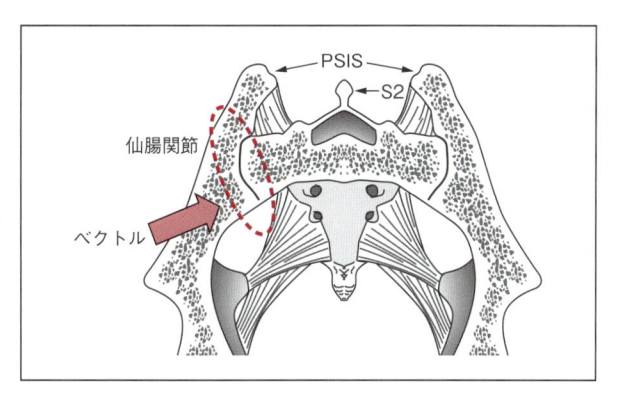

Reference　Fadirf test，Fabere testによる評価

一般的に用いられている仙腸関節の評価の代表的なものである．Fadirf testは膝関節屈曲90°で股関節を90°屈曲し，内転内旋を加えてからさらに屈曲を強めたときの抵抗感で検査側の腸骨の後傾（仙腸関節の前屈）を評価する．Fabere testは膝関節屈曲90°で股関節屈曲・外転・外旋位をとり，そこから外転・外旋を強めながら股関節を伸展していくときの抵抗感で腸骨の前傾（仙腸関節の後屈）を評価する．
いずれの評価方法も股関節に異常がない場合のみ適応される．詳しくは他の参考書で確認して頂きたい．

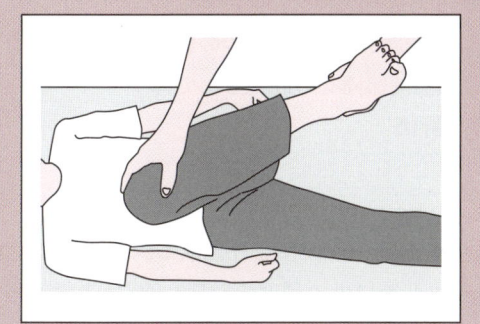

図37　Fadirf test 最終肢位

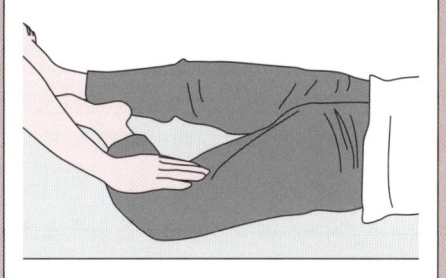

図38　Fabere test 最終肢位

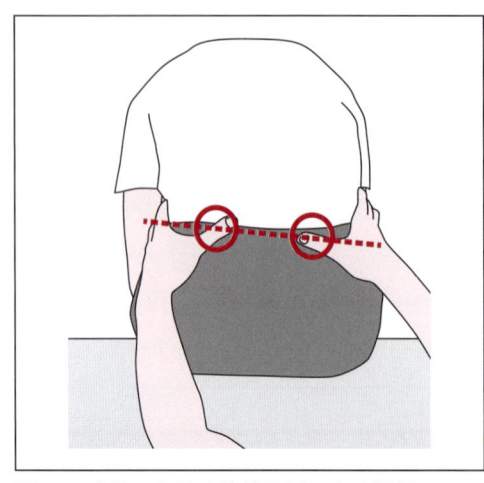

図 39 座位における体幹前傾による評価
両側 PSIS を触診し体幹前傾時の PSIS の動きを追う．固定部位である方の PSIS は体幹前傾に伴い上方に移動する（仙骨の動きと一緒に腸骨も動く）．図は左 PSIS が挙上しているので左仙腸関節が固定部位と判断する．
注意点として股関節の屈曲制限があると正確な評価が困難である．股関節に問題がなくても股関節屈曲 70°以下で行うのが望ましい．環境的にそれ以上屈曲してしまう場合はやや開脚位で測定する必要がある．

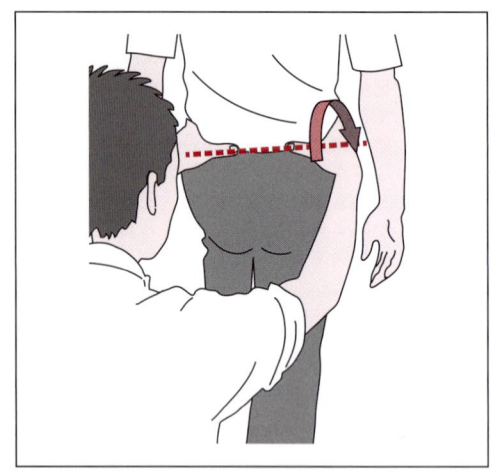

図 40 荷重に伴う腸骨の動きの評価
立脚側の腸骨の前傾を PSIS の上前方への動きで感じる．何度かその場で足踏みをしてもらいながら評価する．仙腸関節に固定部位がある側は荷重時に前傾しないか，もしくはわずかに後傾する．

ｂ．座位における評価
(1) 仙腸関節の硬度（固定部位）の評価
　基本的には臥位のときと同様で，後方から把持すると良い．座位では下肢や体幹の影響を多分に受けるためそれを加味した評価としては有効である．仙腸関節固有の評価としては望ましくない．
(2) 体幹前傾による運動性（固定部位）の評価
　PSIS を触察しながら体幹前傾に伴う PSIS の可動範囲を比較する（図 39）．
　この評価でも仙腸関節以外の硬度の問題の影響も受けてしまう．

ｃ．立位における評価
(1) 仙腸関節の硬度（固定部位）の評価
　基本的には座位のときと同様である．立位でも下肢や体幹の影響を多分に受けるためそれを加味した評価としては有効である．仙腸関節固有の評価としては望ましくない．
(2) 体幹前傾による運動性（固定部位）の評価
　座位のときと同様である．
(3) 動的場面の評価
　PSIS を触診し足踏みをしたときに腸骨の前傾，後傾を評価する．正常では荷重時に腸骨が軽度前傾する（図 40）．この評価も仙腸関節以外の硬度の影響を強く反映しやすい．

図41 適切な運動感覚のイメージ
ストレッチではなく，固定感覚でない良好な運動感覚である必要がある．色がついている部分が動かす範囲を示している．

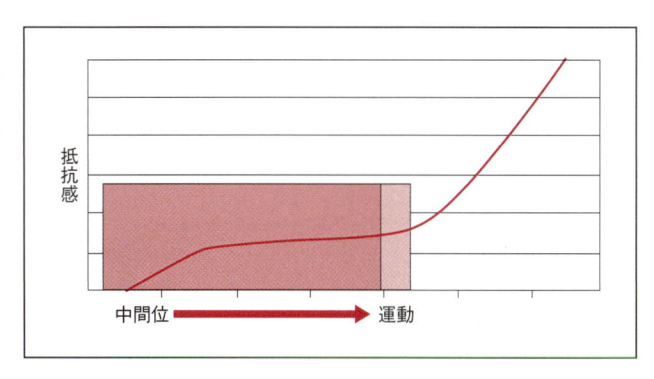

> ■Reference 股関節周囲組織や上行性連鎖も考慮
>
> 立位の評価における注意点として，股関節前面の組織の短縮や筋の過緊張により腸骨のアライメントが偏位することや，上行性連鎖（足部の過回内に内旋など）の影響も受けることを考慮する必要がある．

3）仙腸関節の治療

　仙腸関節の治療のターゲットを2つに絞って紹介する．1つ目は仙腸関節の運動性低下の原因となっている結合組織の硬度である．2つ目はその固定部位から発生すべき失われた運動感覚である．BiNI Approachではどちらに対しても同時にアプローチすることができる．これらが改善すれば，下肢の過緊張の軽減や筋出力の改善，動作時痛の軽減を期待できる．体幹においても腰痛の軽減や，フィードフォワード・システムの改善によりコアスタビリティの改善が得られることも多い（⇒ CHECK！②）．治療時間は運動性低下の原因によっても変わるがおよそ3～5分程度で効果が出てくることが多い．

　治療では動かす力加減が非常に重要である．以下のどの治療においても抵抗感が出る手前までしか動かさないことが重要である．制限があるところをストレッチするのではなく，運動感覚を入力するということに重点をおいて行う（図41）．治療終了のタイミングは固定部位に動きが出てきたときとしている．ほんの数mmもしくは1mm以下の動きでしかないため，見た目の動きではなく手の中の感覚が重要であり，健常者で何度も練習することを提案したい．

> 📖CHECK! ②Marshall P, Murphy B：The effect of sacroiliac joint manipulation on feed-forward activation times of the deep abdominal musculature. J Manipulative Physiol Ther. 29(3)：196-202, 2006

a．背臥位におけるコンプリダクション・テクニック

　背臥位で評価したときと同様に把持する．基本的には図36のような力のベクトルでコンプリダクションを行う．コンプリダクションをしながら力のベクトルを変えていくと効果的である．具体的には図41の原則を守りつつ制限のある方向にベクトルを変えたり，その方向に全く動かなければ動きやすい方向にベクトルを変えて実施してみると良い．

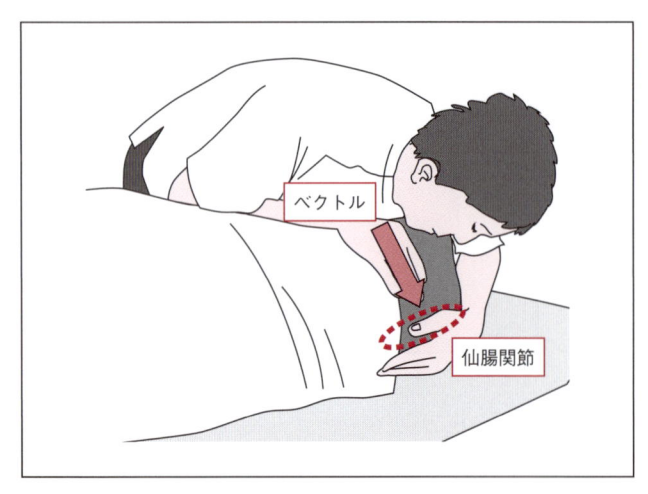

図42 側臥位におけるコンプリダクション

床に接している腸骨を固定するように把持する．このとき，母指は仙腸関節に当てておく．もう一方の手で天井側の腸骨と仙骨を把持して体を使ってコンプリダクションをする（アクセスポイントであるPSISとS2に触れる）固定部位によって持ち方を変える必要はなく，力のベクトルを調整しながらコンプリダクションを行う．このとき仙腸関節を触れている母指で動きを確認しながら行うとよい．可能なら天井側の腸骨を操作している側の前腕で側腹部を触れておき，腹圧が高まるのを評価しながら行う．

> **Reference　コンプリダクションとは**
>
> 関節面に対して垂直方向に圧縮（コンプレッション）をかけていき，抵抗感が少しでもあればそこで圧縮を開放する（リダクション）．圧縮は加速度を加えないように行う．これにより関節液の対流が起こったり，関節周囲の結合組織の硬度が低下する．

b．側臥位におけるコンプリダクション・テクニック

　側臥位での治療が最も重要である．側臥位での治療は仙腸関節のゆるみの肢位といわれている股関節屈曲45°，膝関節屈曲90°で行うと効果が出やすい（⇒ CHECK！③）．

　基本的には図42のように固定部位がある方を下にした側臥位をとる．支持基底面からの床反力情報が入力され，かつクライアント自身の質量も仙腸関節に加わるため，より効率的に結合組織を変化させることができるからである．床と接触している腸骨に対して仙骨を操作する．このとき天井側の腸骨と仙骨を一体化させるようにして行う．何らかの理由で固定部位を下にした側臥位をとれない場合は，固定部位を上にして腸骨を操作しても良い．骨盤を船底のように動かして，結合組織が最も緩むところでコンプリダクションをすると良い．

CHECK！ ③片田重彦，大佐古謙二郎：第1章　AKA-博田法の理論と仙腸関節機能障害，仙腸関節機能障害（片田重彦 編著），p8，2014，南江堂

c．座位におけるコンプリダクション・テクニック

　座位でも基本的な原理は同様である．評価のときと同様で股関節の屈曲・外転角度に注意しながら図43のように仙骨に対して固定部位がある側の腸骨を操作する．このときアクセスポイントである両坐骨結節が治療台についていることが望ましく，その床反力をセラピストが手から感じている必要がある．

図43 座位におけるコンプリダクション
図は右の仙腸関節が固定部位の場合である．左の腸骨と仙腸関節は動かないように固定し，仙骨に対して右の腸骨を操作して運動感覚を入力する．左手は腸骨翼やS2（アクセスポイント）を把持する．右手は腸骨稜や腸骨翼，母趾はPSIS（アクセスポイント）を把持する．

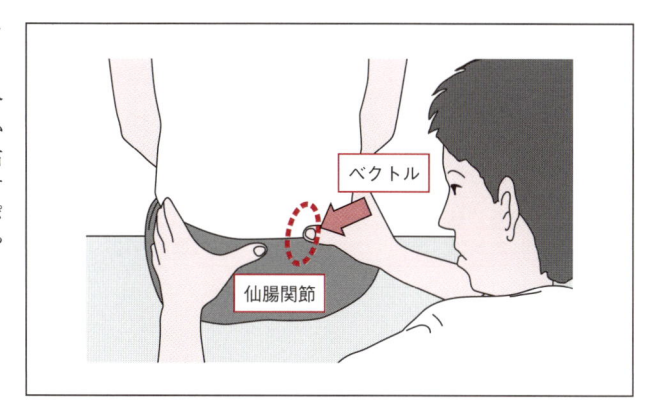

E. 足部

佐藤純也

1）足部の重要性

　この重力環境下で人が立って歩き行動するために，足部は地面からダイレクトに床反力を受ける．そのため，一側28個の骨と多くの関節，豊富な感覚受容器，感覚入力位置特異性などを有しており，バイオメカニクスのみならず神経科学の面からも魅力的な部位である．「地に足がついていない」「足元をすくわれる」など，土台はしっかりしなければならないということは先人からも伝えられ周知のとおりである．機能的にも「足」をしっかりさせ，「満足」するような足部環境をつくっていきたい．

　ここでは足部に対してのコンプリダクション・テクニックについて紹介していく．はじめに症例を提示して足部のアプローチポイントについて説明し理解の一助としたい．基礎的なバイオメカニクスについては「動きのとらえかた」（⇒ CHECK！①）など他書を参照していただきたい．

> **CHECK!** ①泉 有紀：足の基礎的バイオメカニクス，臨床実践 動きのとらえかた（山岸茂則編），pp188-197，2012，文光堂

2）用語の統一

　足関節・足部の運動は多関節の複合運動からなり，その運動方向を表す用語は国際的にも統一されておらず，特に内返し／外返しと，回外／回内がどのような動きに対して用いられるかについては見解が大きく2つに分かれていた．この状況を解決するよう日本整形外科学会から日本足の外科学会に要請があったため，日本足の外科学会用語委員会では，これらの用語の検討を行い新たな「足関節・足部・趾の運動に関する用語案」を作成した（⇒ CHECK！②）．本項では，前額面上の動きを「内反・外反」とし，背屈・外転・外反の複合運動を「回内」，底屈・内転・内反の複合運動を「回外」として扱う（表1）．

> **CHECK!** ②日本足の外科学会用語委員会：足関節・足部・趾の運動に関する用語案 [internet]，http://www.jssf.jp/pdf/term_proposal.pdf [accessed 2015-01-09]，日本足の外科学会

第7章

表1 足関節・足部・趾の運動用語表記の違い

	三平面運動	一平面運動
これまで日本で主に使われていた表記	内返し・外返し（内反・外反）	回内・回外
新たに統一された表記	回内・回外	内返し・外返し（内反・外反）

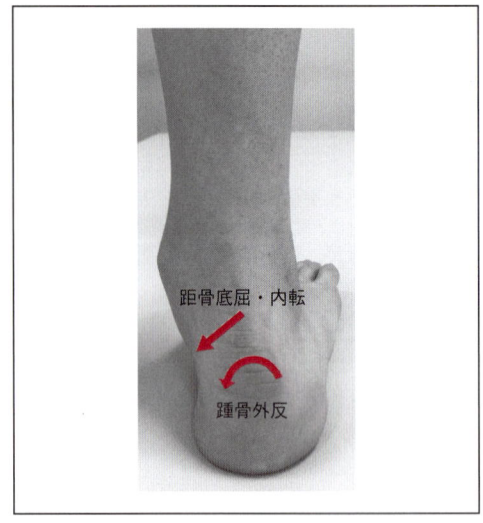

図44 立脚中期
距骨下関節回内（距骨の底屈・内転，踵骨の外反）が過剰に起きている

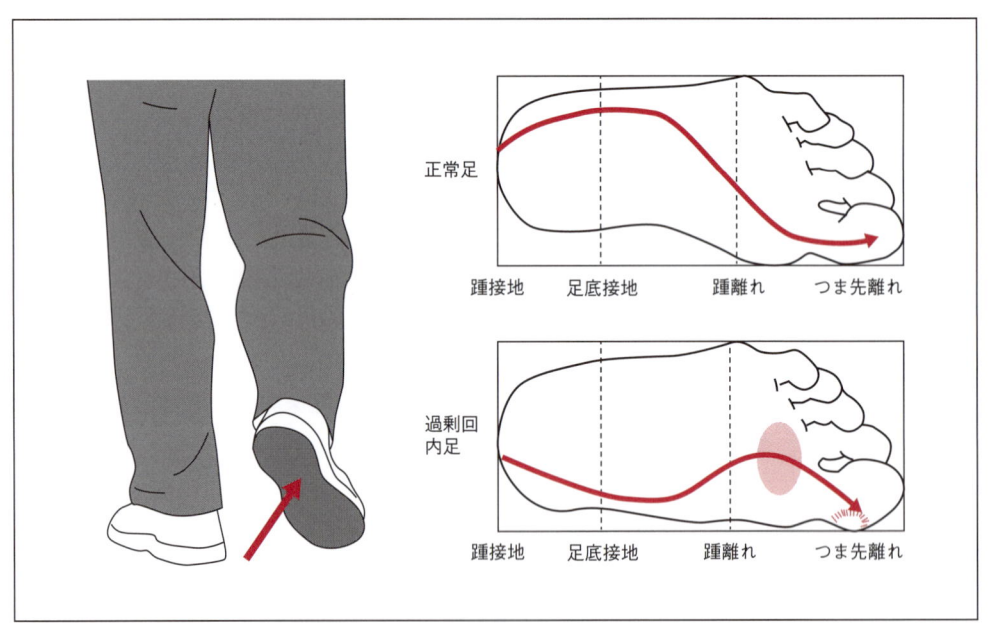

図45 踵離地で足圧中心が外側に向かうため小指側で蹴り出す

オリジナル：「Root ML, Orien WP, Weed JH, et al：Clinical biomechanics vol.Ⅱ Normal and Abnormal Function of the Foot, 1977, Clinical biomechanics Corp., Los Angeles, CA」
右：「Michaud TC：Abnormal Motion during the Gait Cycle, Foot Orthoses and Other Forms of Conservative Foot Care, p69, 1997, Self-published, Newton, MA」より一部改変して引用

3) 症例紹介

右足関節内外果骨折：観血的手術施行.

非荷重期間6週. 部分荷重から開始し，現在全荷重にて独歩可能. 術後5ヵ月経過.

他動足関節背屈可動域：右15°左20°，両側とも筋力はMMT 5レベル.

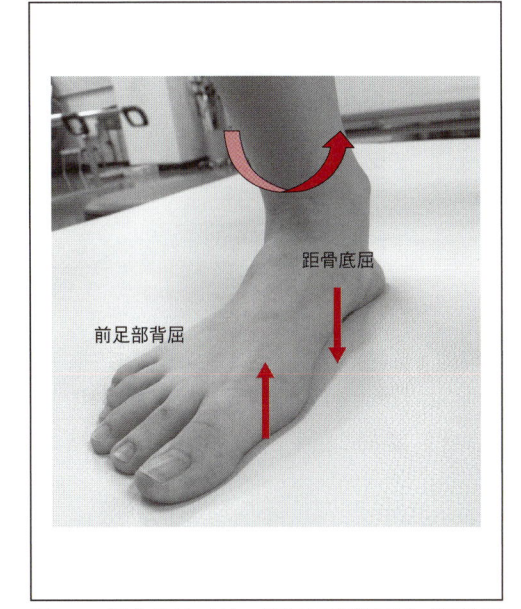

図46　足底接地では，距骨下関節回内（距骨は底屈）に対し，床反力により前足部は背屈する

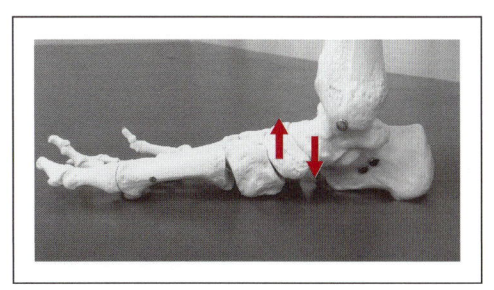

図47　横足根関節斜軸での背屈

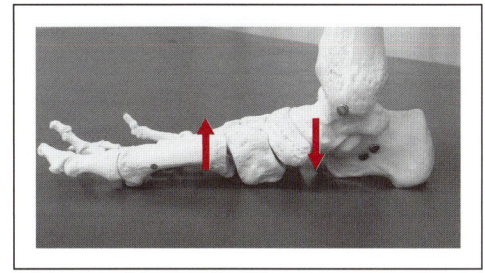

図48　第1列での背屈

主訴：歩行時，足関節前面のつまりがある，内果の下方が痛くなることがある．

歩容：立脚では，足角を広げ股関節外旋位・足部外転位での接地．立脚初期で踵骨は外反方向に倒れ，立脚中期にかけて距骨下関節は過剰に回内運動がみられる（図44）．過剰回内によりCOPの内側偏位を生じ，踵離地ではCOPが外側方向へ向かうためMP関節での蹴り出しは小指側からなされる（図45）．

バイオメカニクス的考察（矢状面上の運動を中心に）：距腿関節の背屈可動域制限により，隣接関節での背屈代償が考えられる．

いわゆる正常歩行の立脚初期〜中期では，踵がつくと距骨下関節には回内運動（踵骨は外反し，距骨は底屈・内転）が起こる（図44）．後足部である距骨は底屈するが，足底接地において前足部は床反力を受けるため背屈する必要があり（図46），「横足根関節（ショパール関節）斜軸による背屈運動（図47）」がなされる．さらに前足部に荷重がかかることで，「第1列にも背屈運動（図48）」が起こる．

本症例の場合，足部外転接地により距腿関節での背屈を避け，距骨下関節を過剰に回内することで，過剰な横足根関節・第1列の背屈を促し，前方推進を可能にしているという仮説が立つ．距腿関節の背屈が改善することで，足部に波及する運動パターンが修正され，過剰運動の軽減が期待できる．

評価・アプローチ：評価では，距腿関節と楔状間関節に硬度を感じ，第1列の底屈可動性低下を認めた．同部位にコンプリダクション・テクニック，加えて，距骨下関節ニュートラルポジションの感覚入力を実施し仮説検証した．実施後の距腿関節背屈可動域はやや改善．前述した距骨下関節過剰回内は軽減，主訴である歩行中のつまり・痛みは消失した．長距離歩行で同様の症状が出現する場合は，治療用足底板で距骨下関節ニュートラルポジションのデイリーメンテナンスをすることでさらに学習が強化しやすい（第9章, 4参照）．

第7章

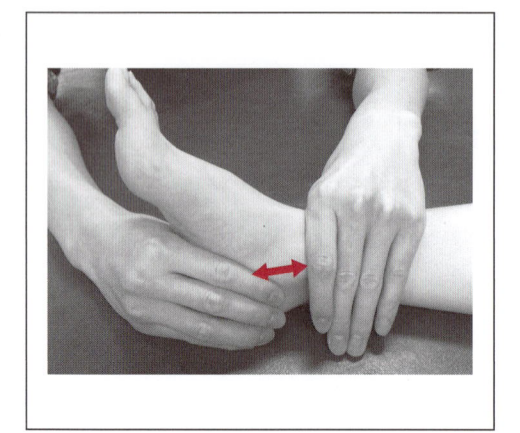

図49 距腿関節コンプリダクション・テクニック

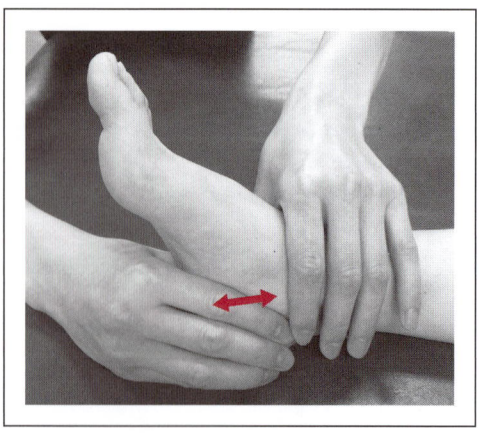

図50 距骨下関節コンプリダクション・テクニック

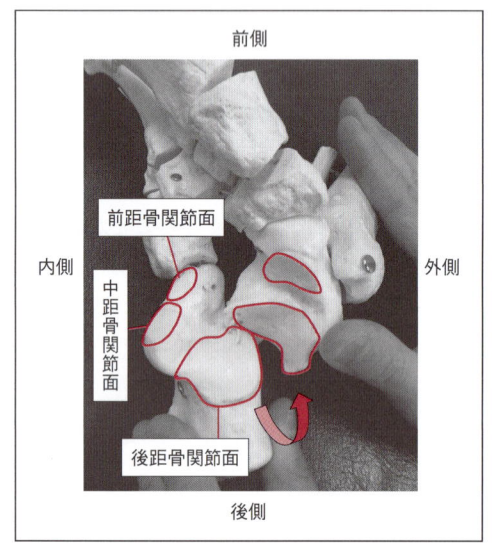

図51 右足を上面から距骨を外側に反転させている

距骨下関節面は3つに分かれている．前と中関節面はつながっている場合もある．

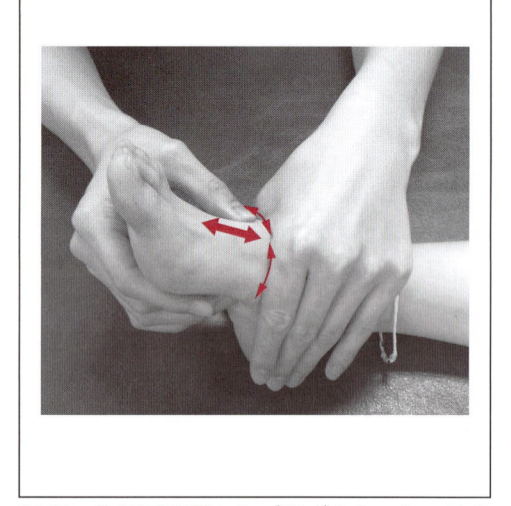

図52 楔状間関節コンプリダクション・テクニック

足根中足関節（写真は第3列）コンプリダクション・テクニックも同時に行っている．

4）足部コンプリダクション・テクニック

a．距腿関節コンプリダクション・テクニック

方法：脛腓骨と踵骨を把持．距腿関節面（足関節窩と距骨滑車の関節面）をイメージして圧迫・解放を繰り返す（図49）．

b．距骨下関節コンプリダクション・テクニック

方法：距骨は母指と示指で内外側の靱帯を介して距骨体を把持する．内果は減衰ポイントになるため圧迫しないように注意する．距骨下関節面をイメージし，圧迫・解放を繰り返す（図50）．距骨下関節面は前・中・後と分かれているため（図51），前・中関節面は後関節面と比較してやや遠位を把持して行う．

図53 距骨下関節ニュートラルポジションの操作過程

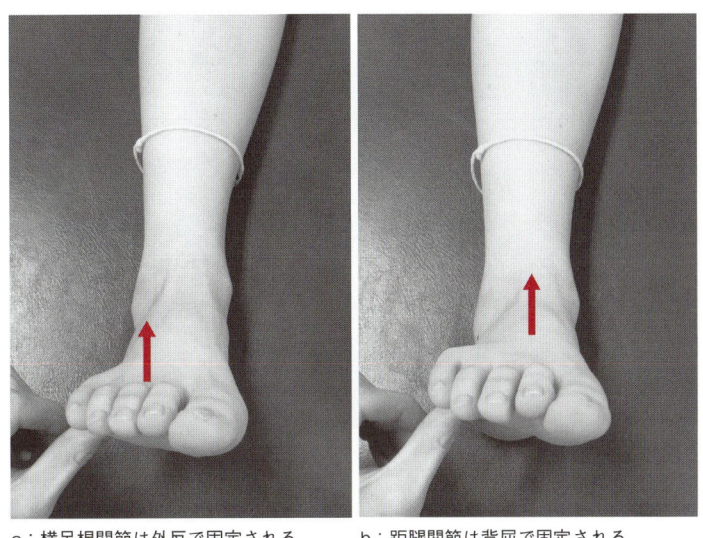

a：横足根関節は外反で固定される　　b：距腿関節は背屈で固定される

c．楔状間関節コンプリダクション・テクニック

足根中足関節（第1列～5列）コンプリダクション・テクニック

方法：内側楔状骨と立方骨のラインを示指（または中指）～母指で把持し，楔状骨・立方骨同士を圧迫し，解放を繰り返す．クライアントの組織と同期しながら，足根中足関節にもアプローチできる．中足骨を把持して圧迫・解放を繰り返す（図52）．

d．距骨下関節ニュートラルポジション感覚入力

距骨下関節ニュートラルポジションとは，距骨下関節が回内も回外もしていない中間の位置である．関節面がしっかりと合わさり，脛骨から距骨に伝わった力が安定したまま踵骨に受け止められる状態である．またこの位置に誘導すると，腹内側系が瞬間的にアップレギュレーションすることが確認できる．踵の上に乗る距骨は筋の起始停止をもたず，直接的に動力に作用されないまれな骨である．受動的な骨であるため，距骨下関節のポジションは特に重要であるといえる．

方法：（⇒CHECK！③）

①まずは第5中足骨頭を背屈・外反方向に誘導することで，前足部外反（横足根関節外反）され横足根関節はロックされる（図53a）（第9章，4参照）．

②そこからさらに背屈誘導することで，距腿関節が固定される（図53b）．

③その位置で内外側方向に動かすことで，距骨下関節回内・回外運動が抽出される．その運動の中間位がニュートラルポジションである．距骨頸部からも感覚入力を実施する（図54）．

距骨下中間位の確認方法（⇒CHECK！③）

上記の過程③では，以下の方法により距骨下関節ニュートラルポジションを確認する．練習を必要とするが，（a）の方法がよりその妥当性は高い．

(a) 距骨下関節運動を手に伝わる感覚で確認

距骨下関節の動きは図55のように手で感じることができる．動きの山（または谷）の頂

第7章

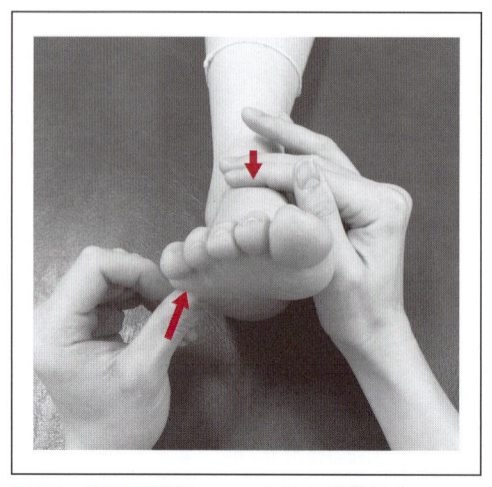

図54　距骨下関節ニュートラル感覚入力
第5中足骨頭から前足部外反にて横足根関節を固定，そのまま背屈することで距腿関節を固定，距骨下関節中間位の位置で固定することで感覚入力される．もう一方の手で距骨頭に触れ感覚入力．

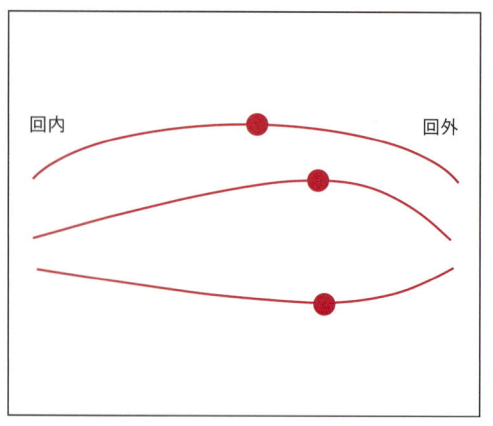

図55　距骨下関節ニュートラルポジションの感覚的なみつけ方
検査者の手に伝わる感覚を3つのイメージ図（右足）で示した．回内・回外の頂点がニュートラルになる．クライアントの足によりさまざまな動きの感覚がある．各セラピストの手に伝わる感覚により頂点は触治されるため，アーティスティックな部分も必要とする．

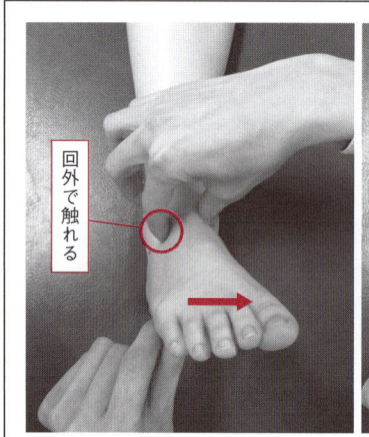

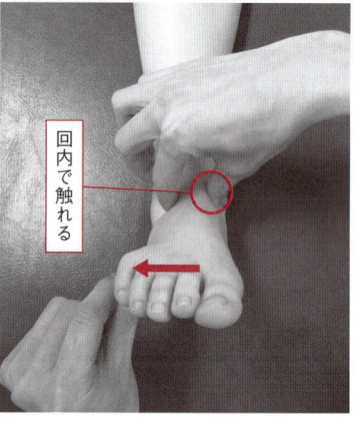

図56　距骨頭の位置を触れて確認
回外では距骨頭が外側に触れる．回内では内側に触れる．

点の部分がニュートラルポジションである．

(b) **距骨頭の位置を触れて確認（図56）**

　距骨の内側と足根洞付近に指をおいて，回内・回外させる．回内した状態では内転位の距骨頭を，内側で触れることができ，回外した状態では距骨頭が外側に突出するため，外側で距骨頭を触れることができる．距骨頭が内外側どちらにも触れない位置がニュートラルポジションである．

> CHECK! ③有 ATP：第4章 各関節の相互関係と距骨下関節中間位を見つける，Pod-Mech 第2版，pp43-44，2012，インパクトトレーディング

80

4. COP Oscillation

A. 背臥位 佐用寛文

1) 重力と床反力が作り出す動き

　我々がこの地球上で生活している限り，常に重力の影響下におかれている．また，歩行は地面から床反力を得ることによって遂行されており，歩行にとって重力と床反力は切っても切り離せない関係である．重力と床反力という外力は運動にとって非常に重要な働きをするのである．

　人が静止して立っているとき，身体重心（center of gravity：COG）に働く重力（mg）が真下に働く．このとき，地面からの抵抗を受け，ニュートン力学第2法則である作用・反作用の法則によりmgと同等の床反力が上向きに働いている．足底からの床反力は無数に存在しているため，そのベクトルを合成することにより，1つの床反力作用線として表す．この床反力作用線が床から立ち上がる場所をcenter of pressure（COP）とし，運動を行っているときにはCOPからほぼ重心にベクトルが向かっている．つまり，静止時のCOPは重心の真下にあり，そこから立ち上がる床反力とmgとが同等の力であるため，互いに力を打ち消し合うことにより，人体に作用する力の総和をゼロにし，静止立位を保持している（図57）．

　では，地球上における人の動きはどのようにして可能になっているのだろうか？ニュートンの運動の法則から，質量のある物体は外力が加わらなければ静止し続ける，または等速直線運動を続けるとされている（慣性の法則）．また，F（力）＝m（質量）×a（加速度）（力の法則）では物体に加わる加速度と力には比例関係があることを示している．このことを人の歩行で考えてみると，歩行中に人が一番影響を受ける外力は床反力である．この床反力が静止立位時から歩行を開始させ，加速度を生み出すことにより身体を推進させているということになる．つまり，この床反力により，身体は動き始めることができ，重心の加速度を変化させ，効率の良い歩行を行うことができるといえる．

　さらに動きを起こすために重要な点について考えていきたい．前述したように静止立位時のCOPとCOGは同一線上にある．COPとCOGが同一線上にある場合，物体はその場に停滞する．物体を動かそうとする場合には，COPとCOGの逸脱が必要不可欠となる．COPがCOGよりも後方にある場合，COGは床反力とmgの合力により前方に押し出される力を受ける．同様にCOPがCOGよりも右側にある場合，COGは左側に押し出される力を受ける（図58）．つまり，歩行時の左右前後への動きもCOPとCOGの位置関係により調整されている．このように動きが起こる際には，COPとCOGの位置関係が重要であり，このCOPの動く方向とその大きさおよびタイミングをうまく調整できることで，スムーズな効率のよい運動を生成することができると考える．

2) Oscillation Techniqueとは

　セラピストの多くは，障害を抱えたクライアントを対象とする．その多くが，脳卒中発症後や術後などであり，ベッド上での安静期間が長いクライアントである．この間，クライアントは歩行時に生成される床反力情報を足底から受けない生活をしいられる．つまりCOPとCOGが一致するような，停滞している運動感覚が体内に取り込まれ続けることになり，

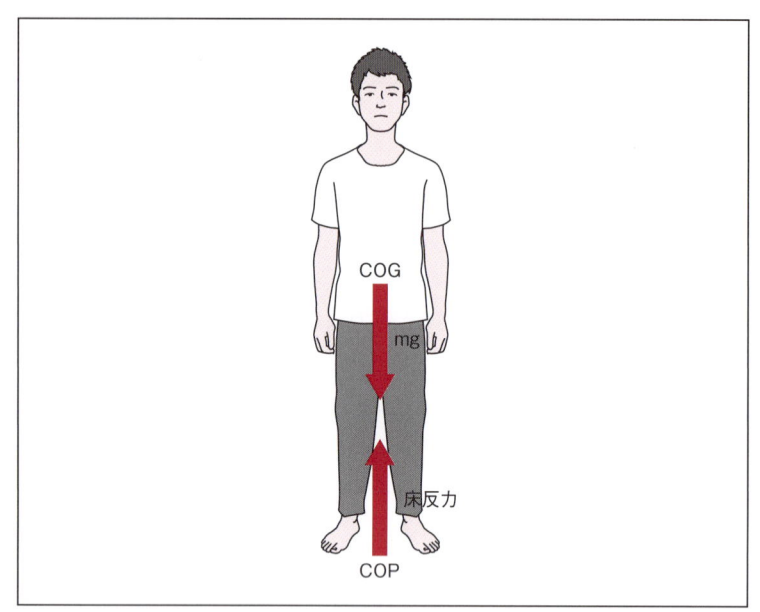

図57 静止立位時のCOPとCOG

COGとCOPが一致し，同じ大きさの力が逆向きに働くため，力を打ち消し合う．このため，身体は静止している．

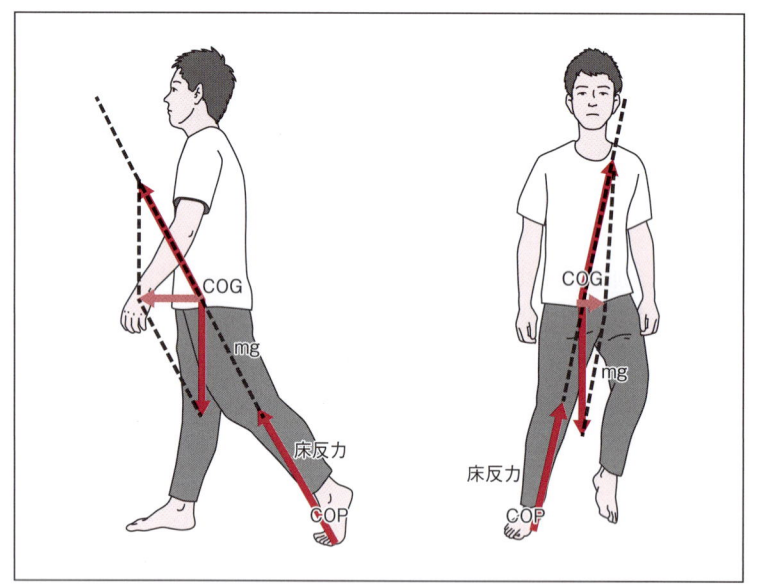

図58 重力と床反力の合力が作り出す重心移動

COPとCOGの関係性から，COPがCOGより後方にある場合，床反力とmgの合力により身体重心が前方に押し出され，身体は前方に加速する．左右への移動も同様の考え方ができる．

　本来運動時に生成されうる，交互性のリズミカルな運動感覚が欠如する．そのことにより，NRG（Neural Rhythm Generator）が本来の振舞いをできない環境に陥ってしまうことが考えられる．このことが，クライアントの多くが離床後，COPの調整をうまく行うことができず，リズムのない開始と停止を繰り返す非効率な動きをしていることに関与していると考えられる．

　そこでBiNI Approachではセラピストが徒手的にCOPを立ち上げることでNRGを促通することができるCOPオシレーションという手技を用いる．

　一般的にオシレーションとは振動や振幅という意味である．BiNI Approachの治療では

図 59　足部の持ち方

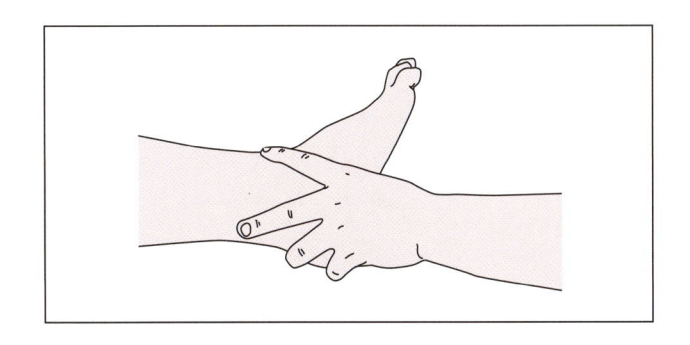

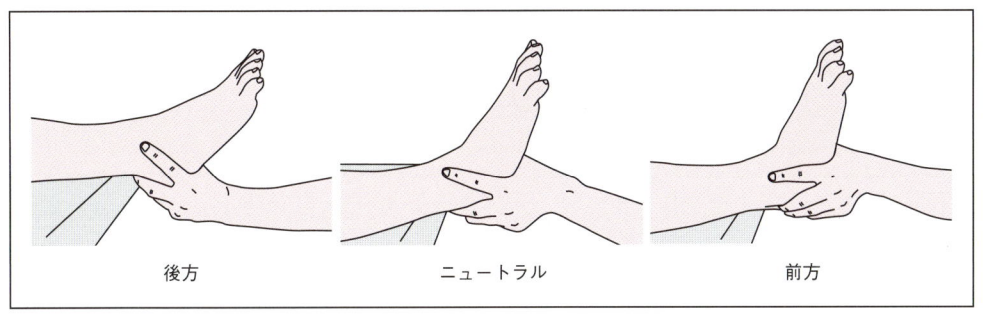

図 60　押圧位置による足部の動き
足部の回転中心よりも押圧位置が後方だと足部が底屈してしまい，効率良く振動が全身に伝わらない．同様に回転中心よりも前方を押圧すると背屈してしまう．

この振動や振幅を利用して良好な感覚の入力を行う．その方法の1つがCOPオシレーションというテクニックである．COPオシレーションはセラピストがクライアントに徒手的にCOPを立ち上げることにより，床反力情報を感覚入力し，そのインパルスがNRGに引き込まれリズム生成されることで，腹内側系がアップレギュレーションする感覚を入力する手技である．また，その際立ち上げた床反力情報は全身に波及し，振動刺激となるため全身の柔軟性を向上させ，良好な運動感覚として取り込まれる（オシレーション・テクニックの効果については第11章を参照）．

　この方法は背臥位，座位，立位でも行うことができ，障害が発生した初期から介入することができるのでとても有用な手段である．さらに歩行と近似の感覚を入力し続けることができるため，ベッド離床後の歩行にも繋げることができる．

3) Oscillation Technique を用いた治療（背臥位）

　ここではオシレーション・テクニックを用いた背臥位での治療法を紹介していく．

a．背臥位での Oscillation Technique I

　小指を踵の後方から包むようにあて，示指と中指で外果を挟むように把持する（持ちやすい方法でOK）（図 59）．

　押圧する際には，押圧の場所が足関節回転中心の真下にくるように気をつける．その際に，軸よりも前後にずれてしまうと足関節が背屈や底屈してしまい，床反力が上方へうまく伝わらない（図 60）．左右も同様に外反や内反が入ってしまうので注意が必要である．

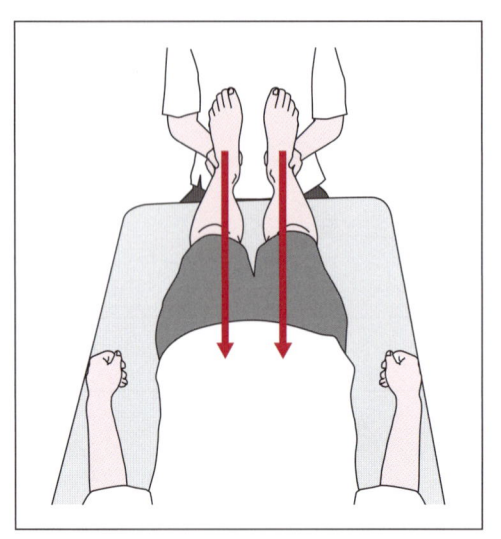

図61　背臥位でのオシレーション・テクニックⅠ

　押圧の適切な部位にセットできたら，頭部方向に向かって真上に床反力を立ち上げるように押圧する（図61）．

　押圧の方法はさまざまである．交互性に1：1のリズムで歩行感覚のように入力することもあれば，片麻痺のクライアントでは半球間抑制を是正するために，麻痺側と非麻痺側を3：1のリズムで押圧することもある．

　さらに，螺旋軸を考慮して左右の床反力情報とも右肩に向かって押圧し，コアの賦活をより意識した方法や，左肩に向かって押圧した後に右肩に向かって押圧し，コアの減衰と賦活の振り幅をもたせる方法など，セラピストの考えによって幾通りも応用することができる．

Reference　床反力情報の強さは!?

押圧を行う際には，固定部位を突き破るような強さで行ってはいけない．固定部位を突き破るような感覚はストレッチ感覚となり，筋紡錘を刺激し，伸張反射を誘発するため，かえって固定感覚を入力してしまうことになる．押圧の強さは固定部位を突き破らない程度で行い，柔軟性が向上した後に上部まで振動が伝わるように押圧を加える．

b．背臥位でのOscillation Technique Ⅱ

　麻痺側下肢の痙縮があり，伸展方向への過剰緊張をもつクライアントや，うまく脱力することができない高齢者などでは，上記の方法ではうまく押圧できないことを経験する．そのような場合には別法として次のような方法で行うことができる．

　セラピストはベッド上で正座のような姿勢をとり，クライアントの踵骨をセラピストのASISに合わせる．手で腓骨頭を把持し，交互性に下肢を屈曲・伸展させながら，下肢の長軸方向に向かって身体で押圧する（図62）．この足踏み様の交互性の感覚入力により，踵骨からの床反力情報だけでなく，下肢のNRGが駆動した状態を作り出すことができ，クライアントは歩行様の感覚を体感する．

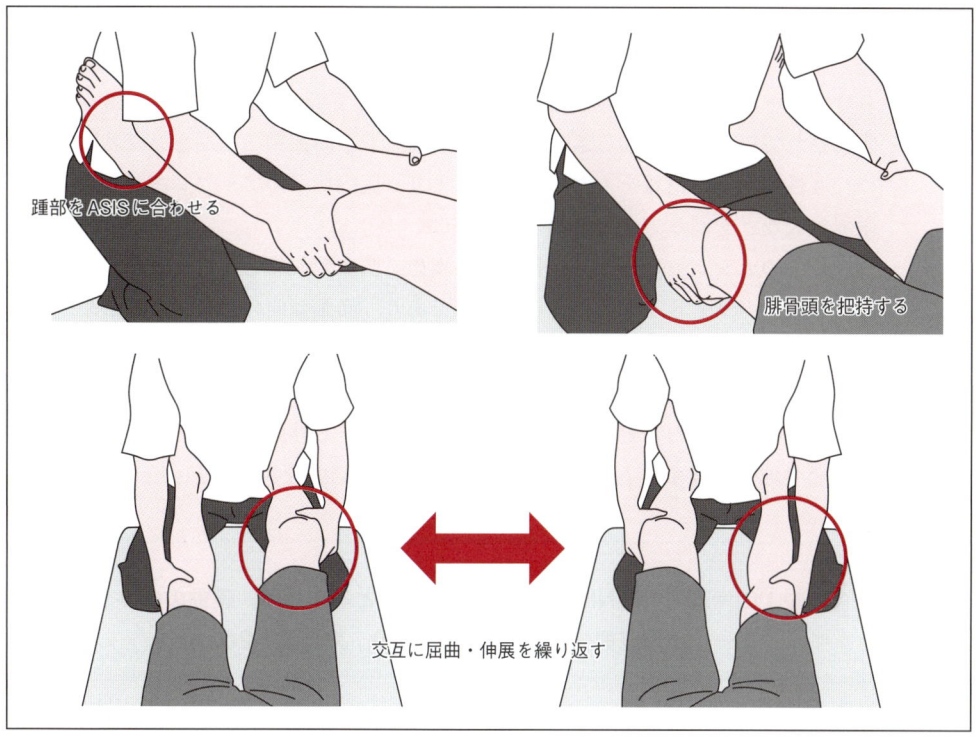

図62　背臥位でのオシレーション・テクニックⅡ（別法）

図63　背臥位でのオシレーション・テクニックⅢ（別法）

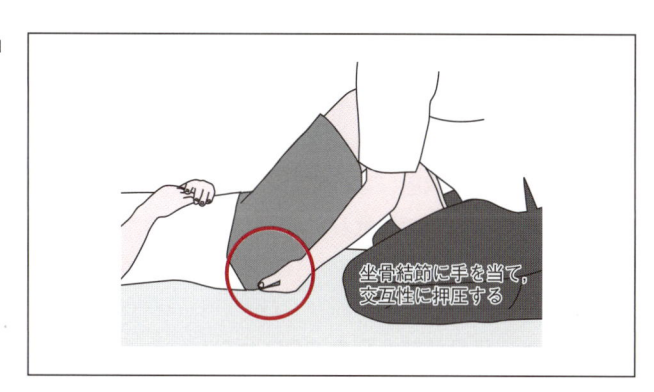

> **なるほど**
> **アクセスポイントクラッチ**
>
> ASIS，踵骨，腓骨頭はアクセスポイントになっているため，保持や感覚入力には適した場所である．

c．背臥位でのOscillation Technique Ⅲ

　もう1つの別法として背臥位膝立て位でのテクニックがある．セラピストはクライアントの坐骨結節に手を当て交互性に押圧を加える（図63）．坐骨結節はアクセスポイントであり，腹内側系を賦活させる部位である．背臥位後の座位へ移行することを考えたときに，坐骨結節に感覚を入力しておくことは非常に有用な手段であると考えられる．

B. 座位

千ヶ﨑直樹

オシレーションとは振動，変動，振幅を意味している．人は静止していることができず，常に揺れている．この揺らぎを自身とクライアントの振動を同期させた状態でリズミカルかつ交互性の床反力情報を入力することにより，腹内側系のアップレギュレーションや安定性限界拡大などを図る方法である（⇒ CHECK！①）．

座位でのオシレーションでは骨関節系疾患，脳血管疾患と疾患を選ばずに行うことができる．また，ベッドサイドにて実施も可能であり，傾眠傾向のクライアントや座位保持が困難なクライアントにも行うことは可能であるが，安静度の指示やクライアントの状態に合わせて実施することが必要である．座位でのオシレーションは腹内側系をアップレギュレーションさせ，座位保持の安定化や立ち上がり動作時の重心移動に寄与し，特に非麻痺側半球から麻痺側半球への強すぎる相反抑制の解除によって脳血管疾患の Pusher 現象の軽減も期待できる．

> **CHECK!** ①山岸茂則：BiNI Approach の原理と基本手順，運動の成り立ちとは何か（舟波真一，山岸茂則 編），pp188-189，文光堂，2014

1）初期設定

まず，クライアントに端座位をとってもらう．股関節屈曲角度を増大させて骨盤直立を促しやすいため，可能であれば跨ぎ座位が望ましい（図64）．端座位が自立で取れなくても構わず，セラピストが後方から支えるため全介助の方でも可能である．

クライアントの後方からクライアントに密着した状態で行う（図65）．

COP オシレーションを行う際には自身とクライアントが引き込み合いセラピストの動きが伝わる状態になってから行う．無理に大きく動かそうとしてしまうと良好な感覚が立ち上がらないので注意して行う．

2）方法

a．坐骨結節からの COP オシレーション（図66）

左右の坐骨結節に触れる．3，4，5指で触れるとやりやすい．クライアントと引き込み合い，セラピストの動きがクライアントに伝わるようにセッティングをする．左右交互に坐骨結節から COP を立ち上げていく．立ち上げ方は3，4，5指の MP 関節の屈曲で行う．片側を立ち上げた場合にはもう片側は坐骨結節を落下させるくらいの気持ちで屈曲させている力を抜く．交互に COP を立ち上げると体幹は左右に揺れるため，セラピストはクライアントの動きに合わせて一緒に揺れていく．

最初は速めに，少しずつ揺らしていくが，クライアントが揺れに同期してきたら COP を立ち上げる速度をゆっくりとし，揺らす幅を広げていく．動きが不一致となった場合には揺らし方を速め，少ない動き幅で行いやり直す必要がある．

b．上前腸骨棘からの COP オシレーション（図67）

坐骨結節で行うことが困難な場合には上前腸骨棘を把持して行う．上前腸骨棘もアクセスポイントであるため問題はない．上前腸骨棘から行う場合には反対に坐骨側に圧をかけるよ

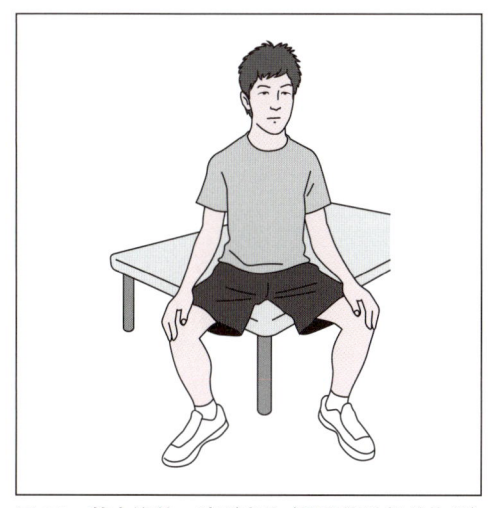

図64 基本姿勢：跨ぎ座位（股関節外転外旋位）

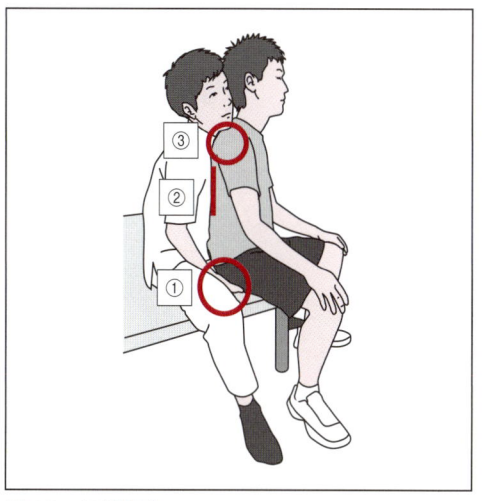

図65 初期設定
①第3〜5指で坐骨結節に触れる．
②セラピストの胸骨でクライアントのTh5〜7に触れる．
③下顎でクライアントの肩峰に触れる．
無理に肩峰やTh5〜7を触れなくてもよい．無理に触れてしまうと，クライアントに対して良好な感覚入力が困難となってしまうからである．

図66 COPオシレーション
十分にクライアントと引き込み合ってから坐骨結節にCOPを立ち上げる．交互にCOPを立ち上げることでお互いに左右に揺れ始める．

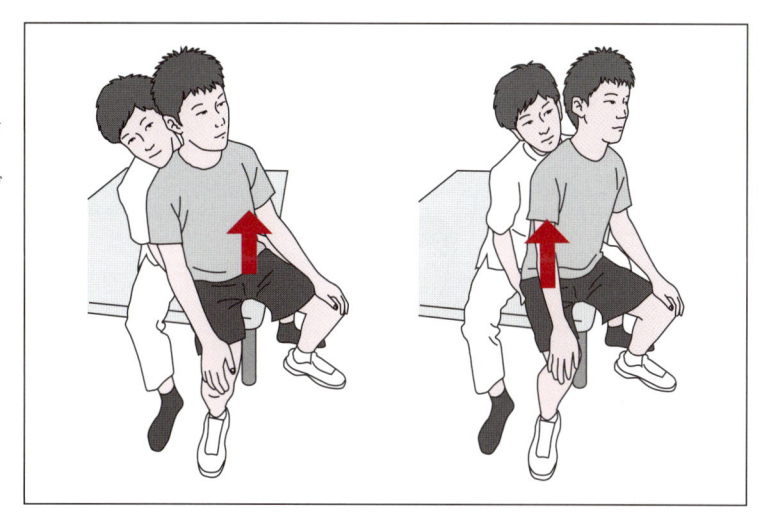

うに行う．最初は速めに，少しずつ揺らしていくが，クライアントが揺れに同期してきたらCOPを立ち上げる速度をゆっくりとし，揺らす幅を広げていく．動きが不一致となった場合には揺らし方を速め，少ない動き幅で行いやり直す必要がある．座位保持が全介助のクライアントに行う場合には，全身をクライアントに密着させて行う（図68）．

c．上方からのCOPオシレーション（図69）

両下肢の内側でしっかりとクライアントの体幹を固定する．両手掌を斜角筋三角に合わせる．このときに母指と示指の間のみずかきの部分を合わせるとよい．斜角筋三角に触れることで鎖骨下にある第1肋骨上に感覚を入力することができる．みずかきで斜角筋三角に触れ，

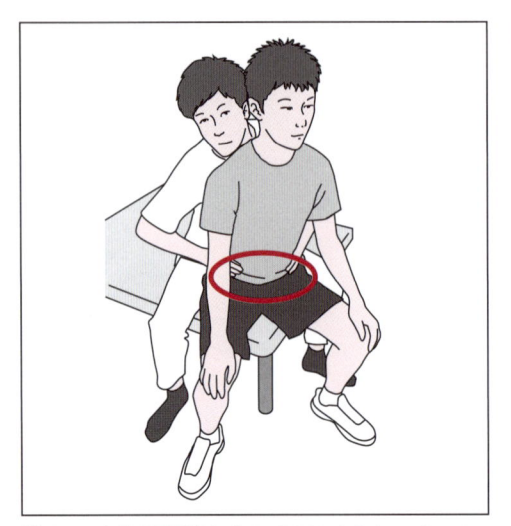

図67　上前腸骨棘からのCOPオシレーション

坐骨結節が触れにくい場合，坐骨結節には無理に触れず，2～4指で上前腸骨棘に触れ，母指は可能であれば上後腸骨棘に触れて坐骨結節へ圧をかける．同側の坐骨結節や対側の坐骨結節などさまざまな刺激を入力する．

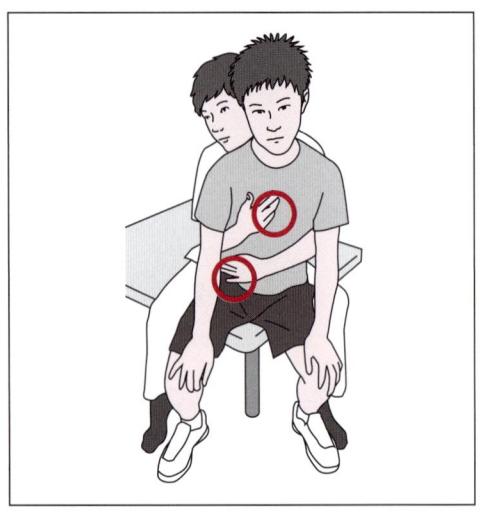

図68　座位保持全介助の場合のCOPオシレーション

極力，接触面積を増やして行う．体幹の固定性が低下していることが多いため，一方は胸骨に触れもう一方は対側の上前腸骨棘に触れるとクライアントと密着しやすい．
また，COPを立ち上げるというよりはセラピストが自ら坐骨で左右に揺れるだけでもよい．

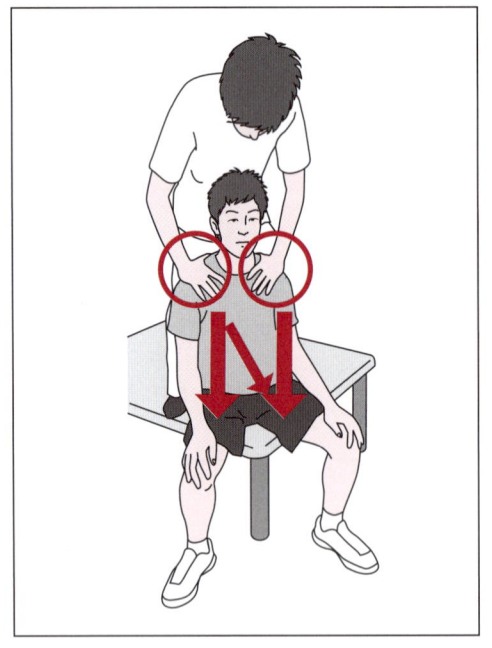

図69　上方からのCOPオシレーション

セラピストは可能であれば豆状骨でクライアントの肩峰へ触れて行えるとなお良い．図では対側へCOPを立ち上げているが，同側の坐骨結節へのCOPを立ち上げるなどさまざまな感覚を入力できるとよい．
このときに右上肢で左の坐骨結節へCOPを立ち上げることで螺旋軸形成の一助となる．

そのまま第2，3指で第1肋骨の胸肋関節に触れる．第1肋骨もアクセスポイントである．そのまま両手掌から第3腰椎をイメージし，第3腰椎へゆっくり押圧をしていく．第3腰椎に荷重が加わると両手掌でしっかりと固定されたことを確認できる．第3腰椎まで感じることができれば，坐骨結節に向けて荷重をかけていく．左右交互に荷重をかける．このときに

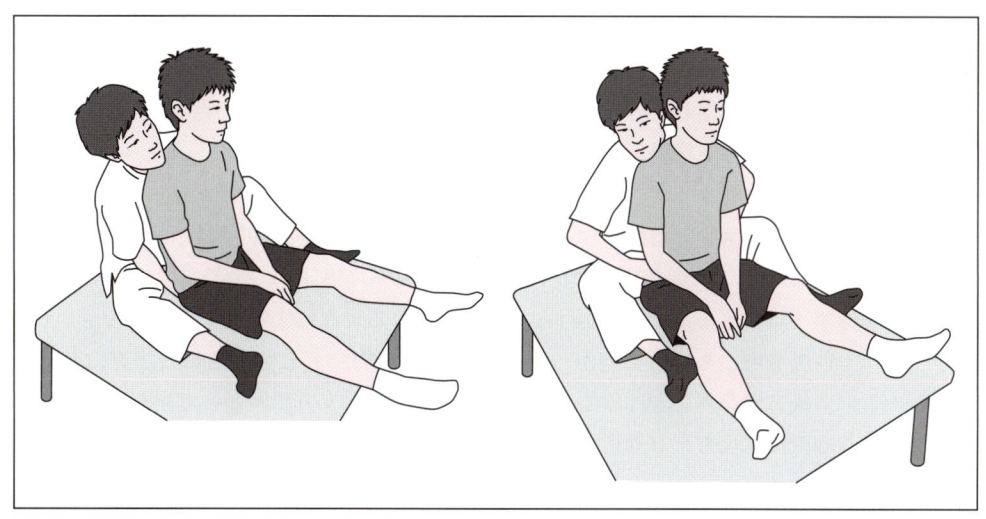

図70　長座位での COP オシレーション
長座位でのオシレーションは端座位でのオシレーションと同様に行う．

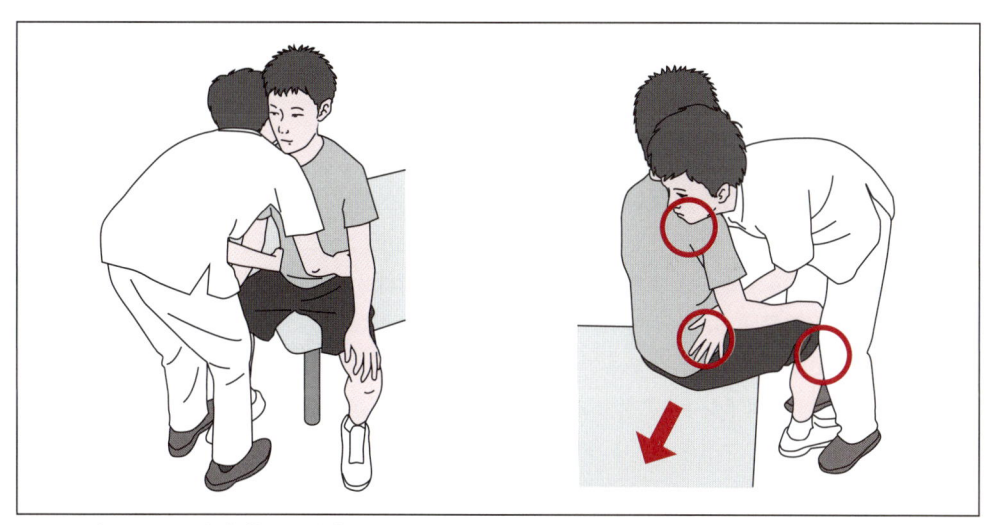

図71　立ち上がりを意識した端座位での COP オシレーション
セラピストは下顎でクライアントの肩峰に触れ，左右上前腸骨棘を母指球から豆状骨で包むようなイメージで触れる．下肢は腓骨頭を触れるようにする．可能であれば，クライアントの下顎に肩峰が触れるとよい．上前腸骨棘から坐骨に向かって COP を立ち上げる．このときに後下方に向かって行うとよい．立ち上がりの際に床反力を有効に活用することができる．

無理に荷重をかける必要はなく，荷重に対し強い抵抗感を感じればそれ以上は荷重をかけないようにする．坐骨に荷重をかける際に右手掌から左坐骨結節へ荷重をかけることで螺旋軸形成の一助となる．

d．長座位での COP オシレーション（図70）

　基本は上前腸骨棘からの COP オシレーションと同様に行う．最初は速めに，少しずつ揺らしていくが，クライアントが揺れに同期してきたら COP を立ち上げる速度をゆっくりとし，揺らす幅を広げていく．動きが不一致となった場合には揺らし方を速め，少ない動き幅で行いやり直す必要がある．

このときに骨盤の動きと体幹の動きが逆位相になることがある．逆位相で行われても同じ振動数で揺れているため問題はない．セラピストはクライアントに密着して行うが，クライアントが動きに慣れてきたら少しずつ体を離し，体幹を自力で保持できるようにしていく．

e．立ち上がりを意識した COP オシレーション（図 71）

セラピストはクライアントの前に立つ．セラピストは下顎でクライアントの肩峰に触れ，左右上前腸骨棘を母指球から豆状骨で触れる．下肢は腓骨頭を触れ，挟むようにし固定する．可能であれば，クライアントの下顎に肩峰が触れるとよい．セラピストの下肢は術側下肢や麻痺側下肢など荷重を多くかけたい下肢を触れるようにするとよい．

上前腸骨棘から坐骨に向かって COP を立ち上げる．このときに後下方に向かって行うとよい．後方に荷重をかけることにより，床反力は前上方に向かって立ち上がるため，立ち上がりの際に床反力を有効に活用することができる．

C. 立位（前後・左右）　　　　　　　　　　　　　　　　　　　　竹田大介

立位における COP オシレーションは，自動・他動的に立位が取れる症例において可能である．また，骨関節疾患や脳卒中に施行が可能なため，関節や疾患にかかわらず的確な変化を引き起こすことができるアプローチである．ここでは，前後・左右方向と立ち上がりでの COP オシレーションを紹介する．

1) 前後方向の COP オシレーション（図 72, 73）

踵に対して圧入力をして COP を移動させた後に，この圧を急速に抜きながら踵を浮かすように誘導することで COP は前に移動する．浮かした踵を急速に落とすことで，また踵に COP が移動する．これを繰り返し COP を交互性に立ち上げ，床反力情報を入力する．この誘導は，歩行の開始やフォアフットロッカー形成に有効である．また，腹内側系を直接的に活性化するポイント（アクセスポイント）への触圧覚入力を伴い施行するとより効果的である．利用可能なアクセスポイントを下記に記載する．

- ・踵
- ・胸骨
- ・肩峰

2) 左右方向（前方から）の COP オシレーション（図 74, 75, 76）

足底へ交互性に COP を立ち上げることにより，準動歩行における床反力と慣性力の感覚情報を入力する．特に，後足部からの床反力情報がしっかりと加わるようにすると行いやすい．下肢の長軸方向に床反力が伝達するように，セラピストは膝関節を支持する．支持をして膝に痛みを訴える場合は，セラピストとの膝の間にタオルなど柔らかい素材の物を挟んで行うとよい．

治療は感覚入力を用いて協調的な運動発現を促し，運動感覚を中枢神経（脊髄レベルも含む）に入力することに主眼をおくため，強力に床反力が伝達するように膝関節をしっかりと支持する．骨破壊を伴う極端な反張膝方向への外力でなければ，骨性の支持をつくることもやぶさかではない．また，筋出力を求めるような口頭指示は避ける（例えば，膝を伸ばしてくだ

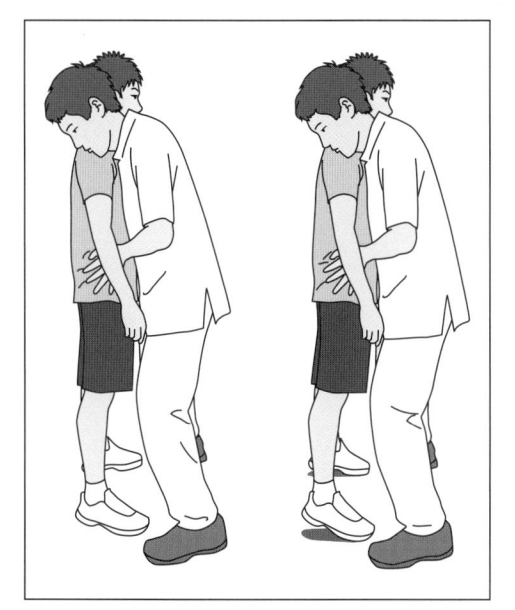

図72 前後方向のCOPオシレーション
踵に対して圧入力をしてCOPを移動させた後に，この圧を急速に抜きながら踵を浮かすように誘導することでCOPは前に移動する．浮かした踵を急速に落とすことで，また踵にCOPが移動する．これを繰り返す．

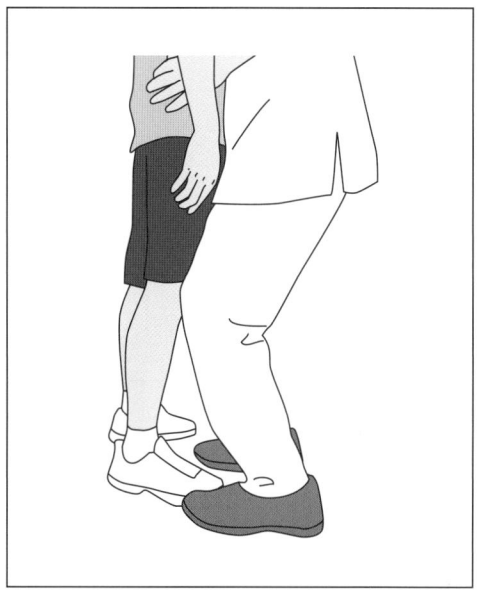

図73 前後方向のCOPオシレーション
膝関節を支持しながらCOPを交互性に立ち上げ，床反力情報を入力する方法もある．

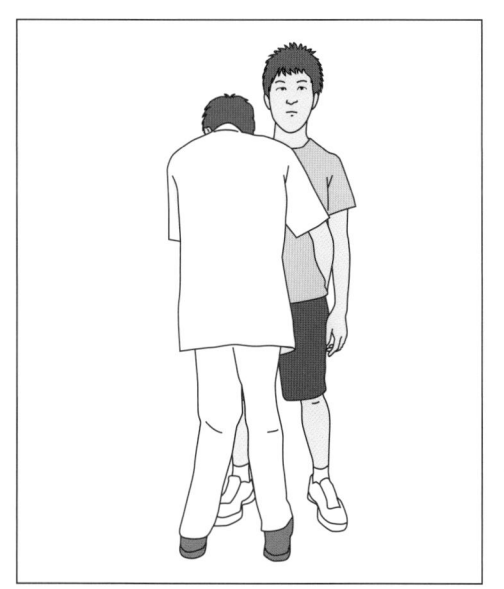

図74 左右方向（前方から）のCOPオシレーション
足底へ交互性にCOPを立ち上げることにより，準動歩行における床反力と慣性力の感覚情報を入力する．特に，後足部からの床反力情報がしっかりと加わるようにすると行いやすい．下肢の長軸方向に床反力が伝達するように，セラピストは膝関節を支持する．

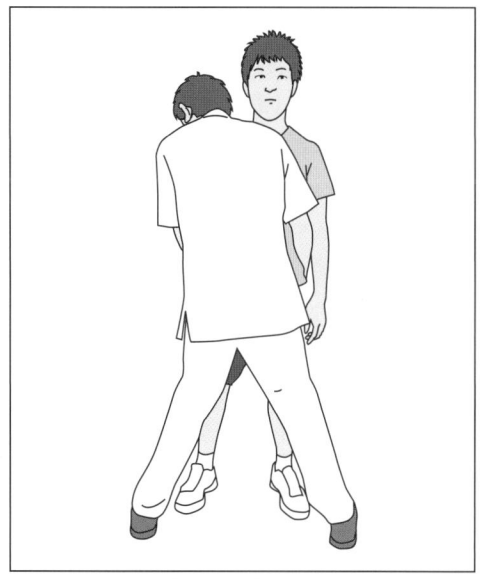

図75 左右方向（前方から）のCOPオシレーション
両下肢の伸展が可能な場合は，セラピストは膝関節を支持せずとも交互性にCOPを立ち上げることも可能である．

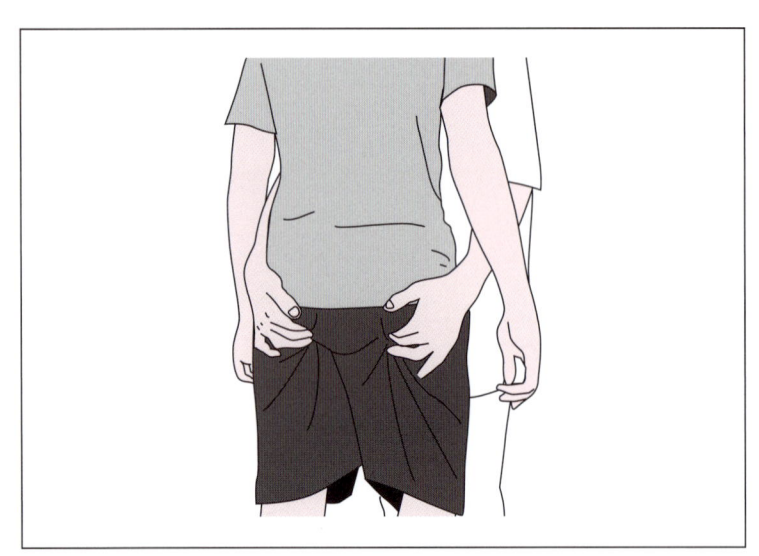

図76　左右方向（前方から）のCOPオシレーション
利用可能なアクセスポイントの1つである坐骨結節へのアプローチ．

さい！や，背伸びしてください！など）．前後方向と同様に，利用可能なアクセスポイントを下記に記載する．

- 踵
- 胸骨
- 肩峰
- 坐骨結節

3) 左右方向（後方から）のCOPオシレーション（図77, 78）

　セラピストが密着し，自身の動きを伝えながら，COPとCOGが一致しないようにリズミカルに左右交互に床反力を立ち上げる．このCOPオシレーションも同様に，利用可能なアクセスポイントを下記に記載する．

- 踵
- 上前腸骨棘
- 肩峰

　立位におけるCOPオシレーションにおいては，極力クライアントに密着し，セラピストの動きを伝えながら床反力分布の濃度が左右交互に高くなるように振動させる．また，クライアント固有の振動パターンを探りながら同期するように行う．低振幅高周波の振動から始め，症例と同期するにつれて高振幅低周波となるように振動すると効果的である．とにかく，強力に床反力情報を入力し，慣性力を立ち上げて自己組織的な運動生成に導く．下肢の伸展反応が乏しい場合や歩行が困難な症例は，この立位でのオシレーション・テクニックを十分に行う必要がある．動歩行に近い感覚入力にもなるし，動いているという症例のニーズやディマンドを満たすことにもつながるからである．5分以上連続して行う場合も多々ある．この立位におけるオシレーション・テクニックでのみ，確実にCOPを立ち上げることが可能である．

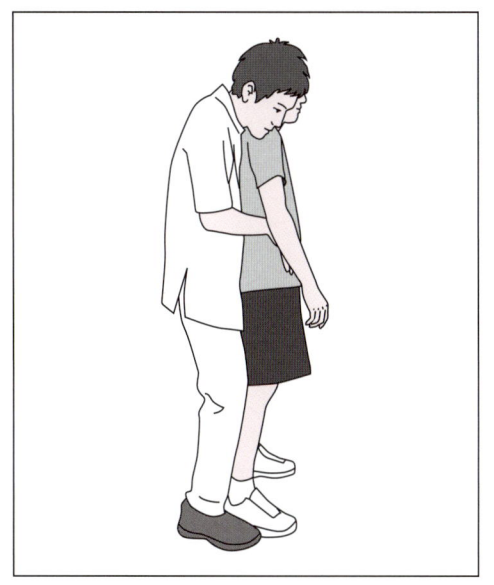

図77　左右方向（後方から）のCOPオシレーション
セラピストが密着し，自身の動きを伝えながら，COPとCOGが一致しないようにリズミカルに左右交互に床反力を立ち上げる．

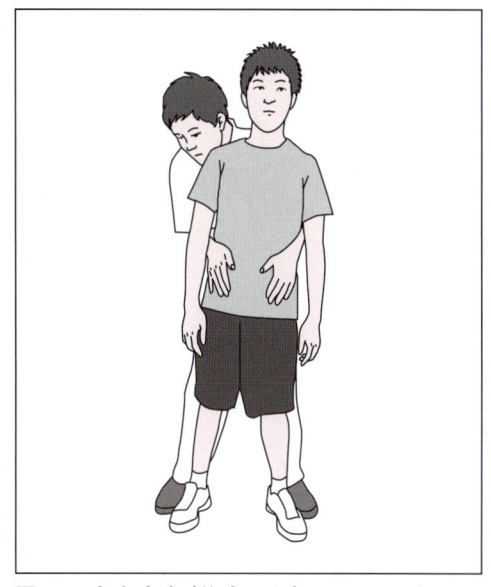

図78　左右方向（後方から）のCOPオシレーション
アクセスポイントである上前腸骨棘と肩峰へのアプローチ．

4) 立ち上がりでのCOPオシレーション（図79, 80）

　立ち上がりの場面において，慣性力の感覚情報の入力は効果的である．これには，前後方向のオシレーション・テクニックを用いる．COGはCOPと反対方向へ移動するため，立ち上がりでの体幹の前方屈曲を促すには，端座位の場面において床面に向かって後下方へ向けての圧入力により後方にCOPを立ち上げAPAセッティングをしたのち，加速度を入れながら前方へ体幹を屈曲させる．次に，セラピストによりその体幹屈曲運動を急激にストップさせ慣性力を生成して，立ち上がり時の膝伸展にパワートランスファーさせる．これを繰り返し行い，慣性力の感覚情報を入力する．前庭システムに対しての感覚入力にもなるため，下肢の伸筋群は促通される．この立ち上がりでのCOPオシレーションも同様に，利用可能なアクセスポイントを下記に記載する．

・踵
・胸骨
・肩峰
・坐骨結節
・仙骨
・第3腰椎棘突起

第7章

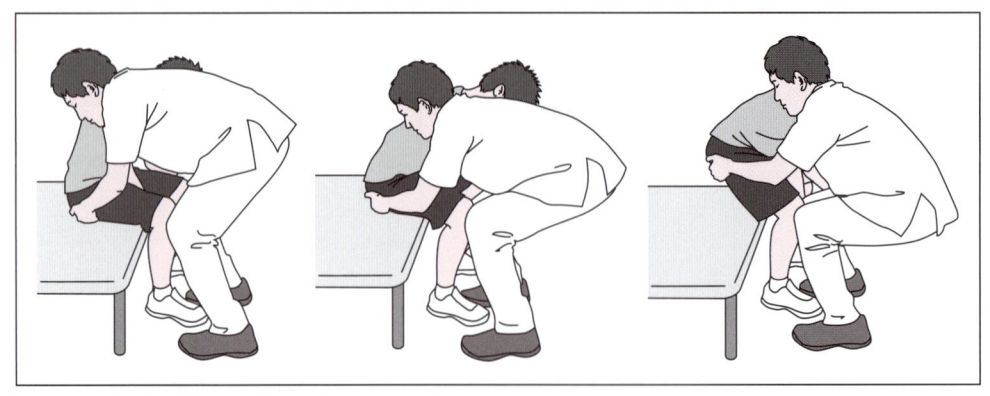

図79 立ち上がりでのCOPオシレーション
床面に向かって後下方へ向けての圧入力により後方にCOPを立ち上げAPAセッティングをしたのち（左），加速度を入れながら前方へ体幹を屈曲させる（中）．次に，セラピストによりその体幹屈曲運動を急激にストップさせ慣性力を生成して，立ち上がり時の膝伸展にパワートランスファーさせる（右）．これを繰り返し行う．

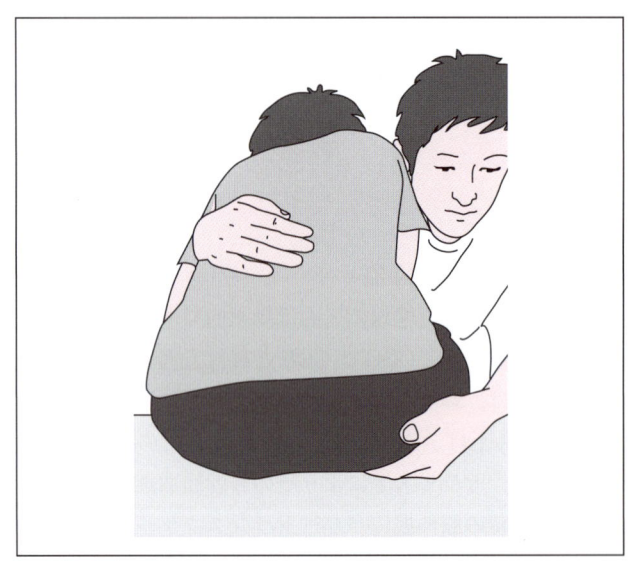

図80 立ち上がりでのCOPオシレーション
アクセスポイントである肩峰，坐骨結節，第3腰椎棘突起へのアプローチ．

5. Pressure Technique

山岸茂則

1）Pressure Technique（プレッシャー・テクニック）の開発

　プレッシャー・テクニックは直接的にコアを活性する方法として開発された．BiNI Approachの原理にあるとおり，我々はバイオメカニクスで観察される外力を治療で用いる感覚入力として参照している．立ち上がりの先行活動としてCOPの後方移動とともに床反力が上昇するが，この床反力の上昇は殿部と床が接触している面から入力される圧力情報が増加することを意味している．さらにボイルの法則（図81）からも発想を得ている．コアを形成する腹腔には気体のみが充填されているわけではないので厳密にこの法則に従うわけではないが，腹腔の体積を小さくすることで腹腔周辺の結合組織に対して腹腔内圧上昇の感覚を入力できるのではないかと考えた（図82）．

図81 ボイルの法則
密閉された蓋を下げるにつれて容器内の圧力が高まる.

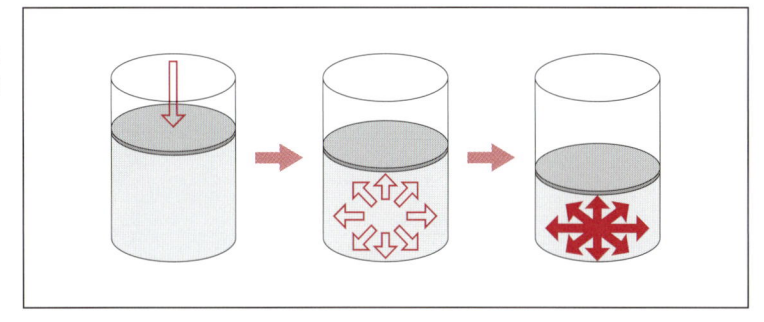

図82 腹腔の体積を低下させる

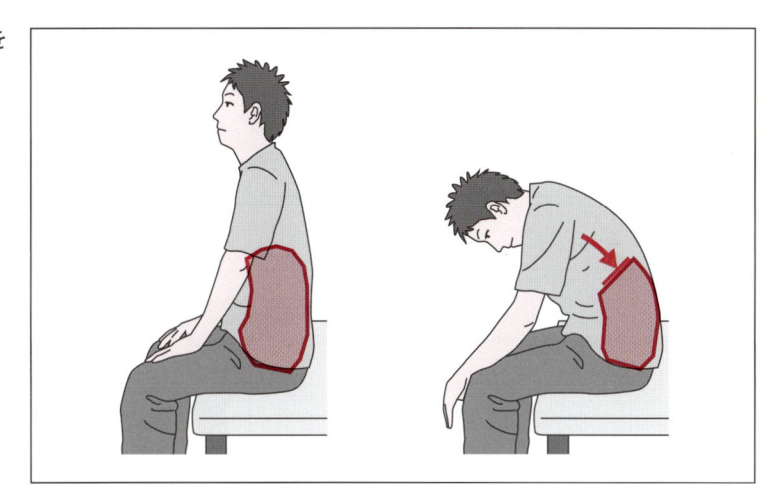

> **なるほど**
>
> **不合理な APA セッティング**
>
> クライアントに対して立ち上がりの誘導をするとき，どうしても上に引き上げる方向に誘導したくなりはしないだろうか？そうすると座面の圧力情報（床反力情報）は減少し（図83），立ち上がるための先行的な床反力情報と全く逆の感覚がクライアントに入力されてしまう．座面からの圧力を高めて立ち上がりに必要な APA セッティングを行う必要がある．

2) 基本的な方法と注意事項

　開脚座位で股関節屈曲を容易にする．クライアントには脱力してもらって構わない．そうすることで骨盤が直立しやすくなり，アクセスポイントである坐骨結節と座面の接触が容易になる．セラピストはクライアントの大転子の真横程度に足部を位置させ，自身の下肢でクライアントを挟み込めるほど密着する．セラピストは母指と示指で弓状をつくり，それをクライアントのアクセスポイントである第1肋骨の形状に合わせるようにして上部から接触する（図84）．クライアントの足部は床についていることを基本とする．

　次にクライアントの股関節の屈伸により体幹をゆっくり前後傾し，坐骨結節と座面がしっかりと接触するのを触知する角度に位置させる．その肢位からセラピストの左右の手から同時に，クライアントのアクセスポイントである第3腰椎に向けて圧力をかけていく（図85）．このときクライアントの胸郭を前方に丸めるようにしながら行うと上手くいく（図86）．左

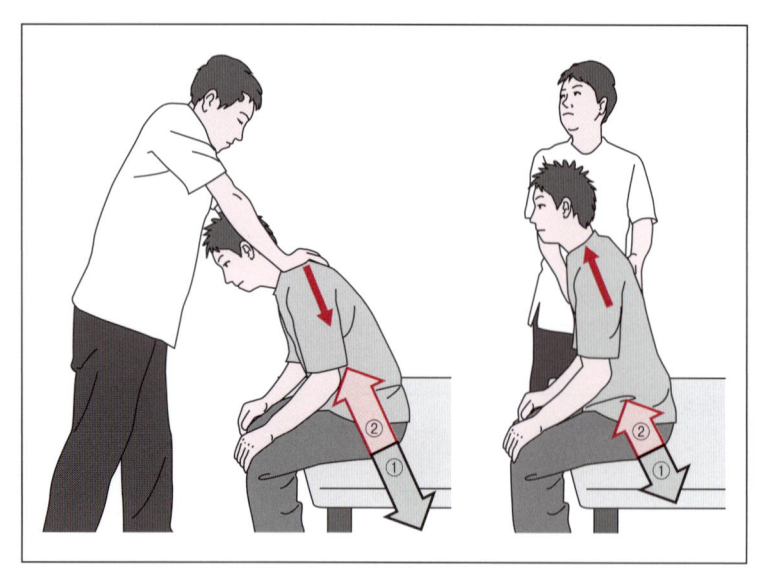

図83 誘導の仕方と床反力情報

セラピストが床に対して作用力①を入力すると，等分の床反力情報②が反作用力として身体に感覚入力される（左）．
しかし上方へ牽引する方向に誘導すると床に対しての作用力①は減衰するので，身体に入力される床反力情報②も低下してしまう（右）．

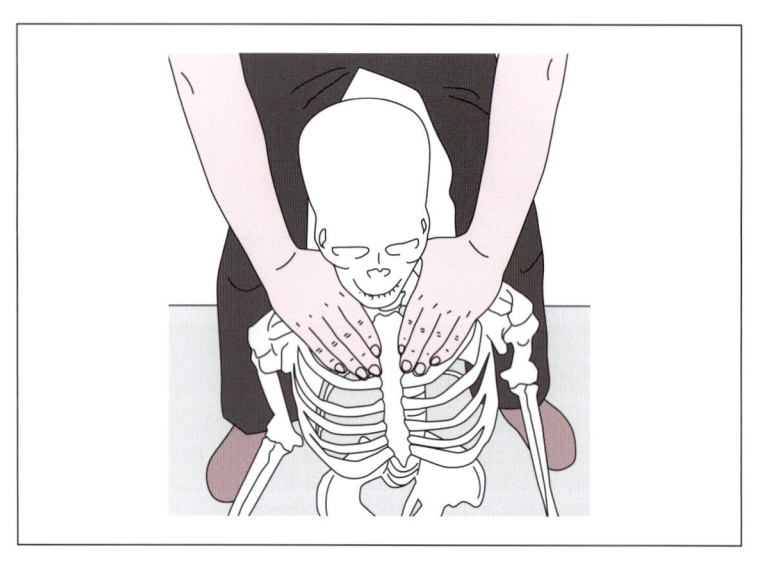

図84 プレッシャー・テクニックにおけるセラピストの用手接触

右の圧力はそろえることと，エンドフィールを突き破るような圧力をかけないことが大切である．

　侵害刺激になるほどの高い圧力をかけなければ，クライアントの呼吸とともに少しずつコアの活性と胸郭の運動性改善や腰背部筋の過緊張の減少をみる．これとともにクライアントの体幹屈曲角度が増していくが第3腰椎に向けてかけている圧力は変化させない．屈曲角度が増していくと，セラピストにはクライアントの身体が徐々につぶれていくように感じ取れるが，純粋に矢状面上に潰れていくことは少なく右または左への側屈や回旋を伴うことが多い．どのような状態になろうとも，セラピストの左右の手ともに第3腰椎に向けて圧入力し，しかもその圧は左右で揃え，坐骨結節の圧が抜けないようしつづけることが大切である（図87）．

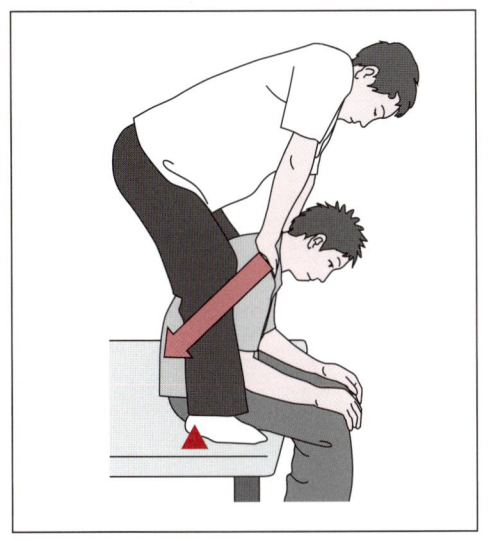

図85　プレッシャー・テクニックにおける圧入力方向

クライアントの坐骨結節が床と接触した状態で第3腰椎方向に圧入力する．エンドフィールを突き破るまでは押圧しないように注意する．
屈曲強要が禁忌のクライアントには適応できない．

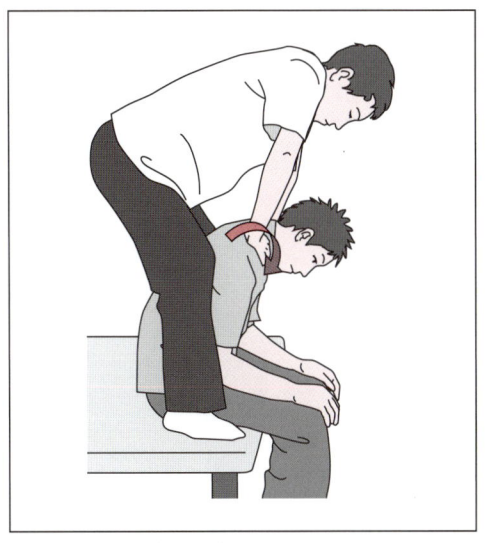

図86　屈曲誘導の方向

腹内側系のダウンレギュレーションをきたしているクライアントの多くは胸郭および背部の硬度および緊張が高く，プレッシャー・テクニック開始直後は十分に体幹の屈曲が生じない．
矢印のように誘導しながら第3腰椎に圧入力していくことで，徐々に体幹は屈曲に導かれコアの活性をみる．

図87　テクニック施行中の姿位変化と圧入力ベクトル

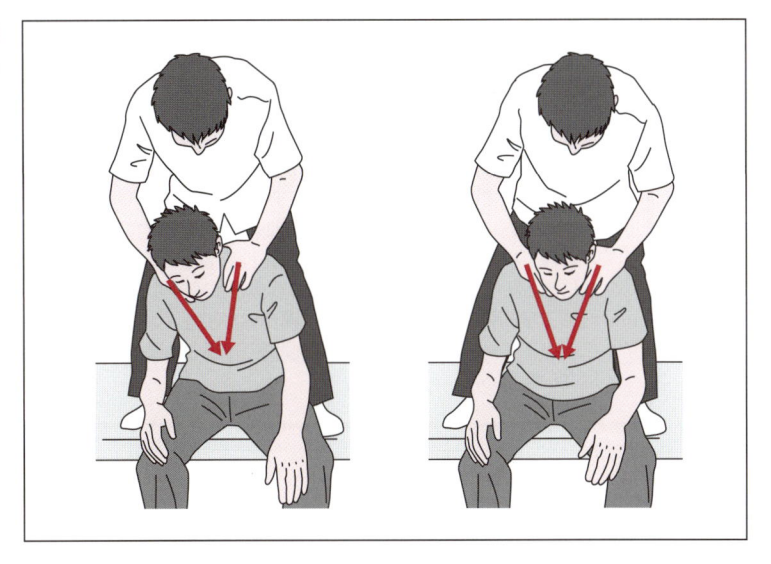

体幹の屈曲角度が増していくようになってしばらくすると，腹腔内圧の高まりにより，コアから弾発性のような反力が触知されるようになる．そうなったら，圧力をかけるベクトルは変えないまま，弾性が向上したクライアントの身体をドリブルするようにしてさらに腹腔内圧を活性してもよい．このドリブルの振幅やリズムは，その時点でのクライアントの固有振動モードに依存するため，心地よくドリブルできる振幅やリズムを常々探しながら行うとよい．

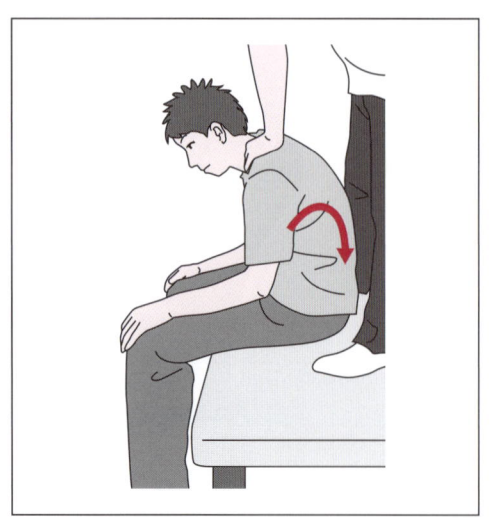

図88 横隔膜脚の下方への牽引
矢印は横隔膜ドームが横隔膜の脚下端方向へ牽引される様子を模式的に示している．

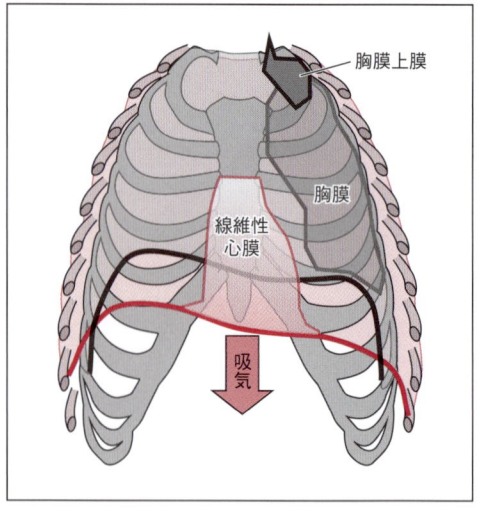

図89 吸気による線維性心膜の下降
図では左胸膜に対する線維性心膜の滑走のみ描いている．

体幹の硬度が十分に調整され腹腔内圧の上昇が生じた段階では，身体はごくわずか右側屈・右回旋となることが多く，腹腔からの十分な反力がセラピストの手に伝わってくる．

> **なるほど 胸郭 Mobility 改善にも有効？**
>
> 胸郭に対する標準的な技術を用いても十分に胸郭運動性が改善しないことがある．そのようなとき，プレッシャー・テクニックが功を奏することがよくある．我々は胸腔・腹腔の解剖学にその仮説を求めている．プレッシャー・テクニックにより体幹は後彎するがこれにより横隔膜の脚は伸張され下方に固定される（図88）．呼吸により断続的に起こる吸気はさらに横隔膜を下方に引き下げるが，横隔膜上筋膜に連結した線維性心膜も一緒に下方に引き下げられる．これにより胸郭上口にある胸膜上膜と層の連結をもつ胸膜と，線維性心膜の間の滑走が生じると考えられる（図89）．機械工学的考察より層構造をなす構造体が形を変えるためには層間の滑りが必須となる．胸腔内においても同様で線維性心膜と胸膜間では滑りが生じないと胸郭の分節的な運動を阻害するのではないだろうか．

6. Inertia Technique   舟波真一

1）Inertia Technique（イナーシャ・テクニック）の意義

Inertia（イナーシャ）とは，翻訳すると「慣性」という意味である．慣性とは，その物体に外力が働かなければ，その物体の運動は変化しないというニュートン力学によって確立された法則である．人は，自己内部から運動を発現できる神経システム（ニューラルリズムジェネレーター：NRG）を有しているとはいえ，地球上で成り立つ力学の法則からは逃れられない．そのために，慣性モーメント（→ Reference）が増大した状態で運動が行われることは効率が悪いだけでなく，その運動感覚は腹内側系をダウンレギュレーションさせる感覚となる

（⇒ CHECK！①）．人の身体構造の中で，慣性モーメントが増大しやすい部位は胸郭である．質量が大きく，かつ多関節構造体であるため，その中の1つの関節の運動性が低下するだけでも慣性モーメントは大きくなってしまう．運動回転半径が1cm増すことでその2乗が反映されるため，逆に1つの胸肋関節の動きを改善するだけで大きな変化を生む．また，胸郭や脊柱などの多関節構造体は，衝撃緩衝能を有し，ポテンシャルエネルギーも内在する（⇒ CHECK！②）．人のみあらず，爬虫類系の動物は脊柱や肋骨をS字状にくねらせることで運動の回転半径を減少させ，効率よく動いている．爬虫類系の中枢神経系は脳幹主体であり，魚類も含めたS字状の波動運動は，その運動感覚も脳幹に入力され自己組織的に出力変換されている．

　BiNI Approachでは，人の体幹においても，回転半径が小さい効率的な運動を考えれば爬虫類のようなS字状波動運動が必要であると考えている．その運動感覚は，BiNI Approachの法則性において腹内側系をアップレギュレーションさせうる．発生学的に考察しても，S字状波動運動は脳幹由来であると思われるため，立ち直り反応などにみられる自己組織的な平衡反応に寄与する．クライアントは，体幹の運動性が乏しいことが多く，胸郭を一塊にしたまま動作を行っている．慣性モーメントが増大するだけでなく，腹内側系にも悪影響を及ぼし下部体幹に過剰運動部位をつくりやすい．そのため，APAシステムも発現しにくい状況下に置かれている．それに対し，セラピストの身体全体を使ってクライアントの骨盤を含めた体幹のS字状波動運動を改善させる治療方法が，イナーシャ・テクニックである．

Reference　慣性モーメントとは？

ある軸の周りに回転運動する物体が同じ回転運動を保ち続けようとする回転の慣性の大きさを表す量．回転の中心からの距離の2乗と，その距離の部分の質量を乗じたもの（慣性モーメント $I=$ 質量 $m×$ 回転半径 r^2）である．慣性モーメントが大きいほど，回転運動の変化を起こさせにくい．回転軸に対する物体の質量分布によって決まる．人の関節における運動はすべて回転運動である．回転半径や質量が大きいと，運動は動かしづらく，止めにくい．つまり非効率である．ゆえに，長下肢装具で膝関節をロッキングしたまま歩かせることは非常に効率が悪く，クライアントにとって無理を強いる状況なのである．

CHECK! ①舟波真一：第7章　先行随伴性姿勢調節（APA）の本質，運動の成り立ちとは何か（舟波真一，山岸茂則 編），pp68-75，2014，文光堂
CHECK! ②荒井康祐：第9章　内なるパワー?!　ポテンシャルエネルギー，運動の成り立ちとは何か（舟波真一，山岸茂則 編），pp87-97，2014，文光堂

2）基本的な方法と注意事項

　背臥位，側臥位でも可能ではあるが，体幹の自由度をより引き出すために端座位を選択する．股関節を外転すると，骨連鎖から骨盤の前傾を容易に誘導することができるため，開脚座位がより治療しやすいポジションとなる．アクセスポイントである坐骨結節と座面の接触も容易になり，腹内側系がアップレギュレーションする状態となる．治療台を跨いだり，プラットホームの角を使用したりすると開脚座位が取りやすい（図90）．

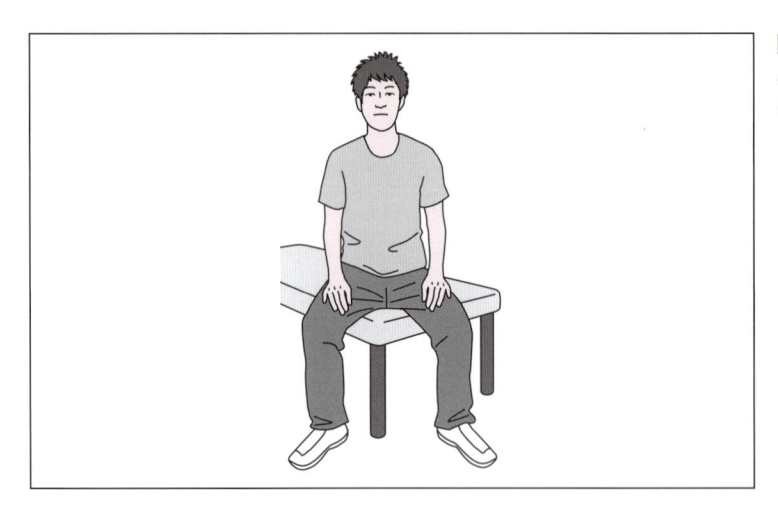

図 90 プラットホームや治療台の角を使った開脚座位

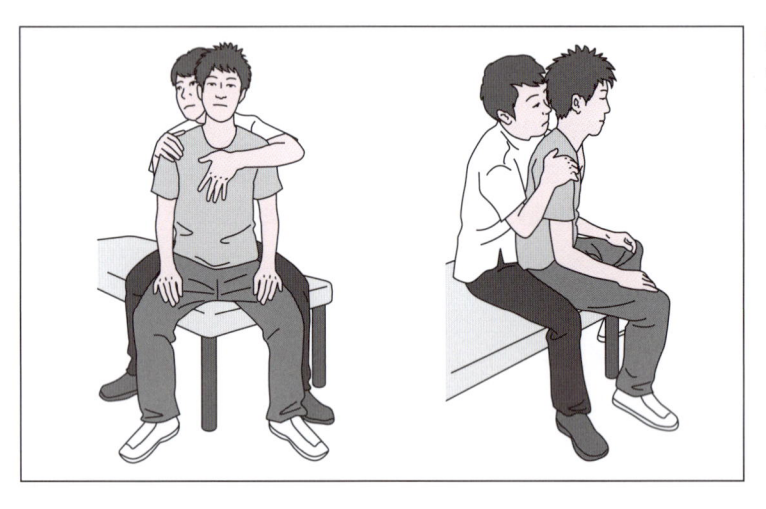

図 91 クライアントの身体のシェイプにそって後方から入り込むように背面に密着する

　クライアントに対して，口頭指示などは極力使わず，その座位の状態を開始姿勢とする．セラピストはクライアントの身体のシェイプにそって後方から入り込むように背面に接触する（図91）．その際，クライアントをセラピスト側に引き寄せるようなことはしない．あくまでクライアントのその状態のまま，セラピストが後方から接触していく．セラピストとクライアントの身体接触面をなるべく多くするように密着していくことで，皮膚における内分泌系の産生（オキシトシン）を促すことが可能であり治療が効率的である．また，セラピストの胸骨とクライアントの胸椎3～7番の棘突起はアクセスポイント同士であるため，その接触により大きな共鳴現象が起きやすく，治療が促進される場合が多い．セラピストが正座となったまま股関節を外転させ，大腿部でクライアントの骨盤を挟み込むように安定させてもよい（図92）．セラピストの両手は，可能な限りのアクセスポイントに接触する．図の場合では，肩峰と胸骨であるがその限りではない．治療しやすいようにセラピストが選択する．クライアントの足部は床に接触していなくても構わない．セラピストが女性の場合，クライアントの体幹背面への直接的な接触に抵抗がある場合は，枕やタオルを間に介在させると行いやすい（図93）．また，クライアントが過度な接触に対して拒否的な場合や，セラピスト

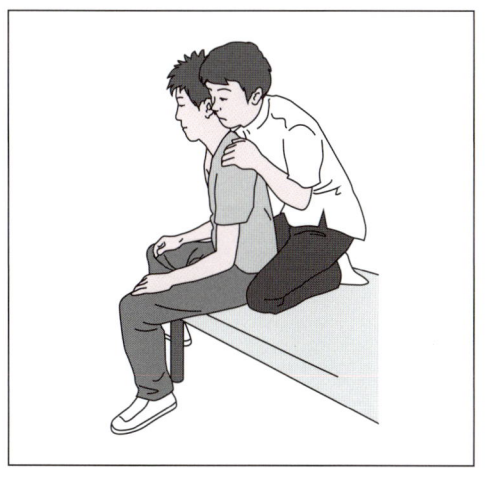

図92 セラピストの大腿部でクライアントの骨盤を挟み込むように安定させる

セラピストの胸骨をクライアントの胸椎3番以下の棘突起に接触させる.

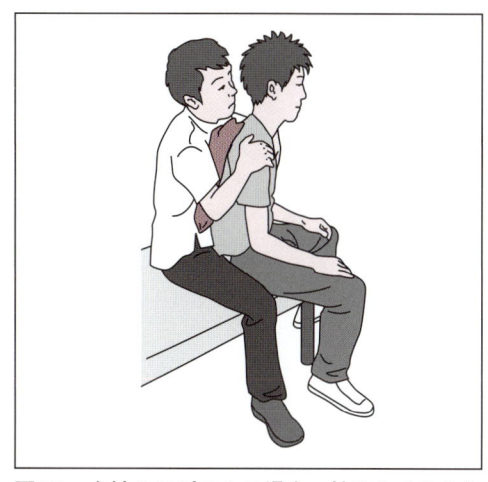

図93 女性セラピストの場合,枕やタオルをクライアントとの間に介在させても行いやすい

図94 セラピストの前腕と大腿を使ってクライアントの背部に密着する方法もある

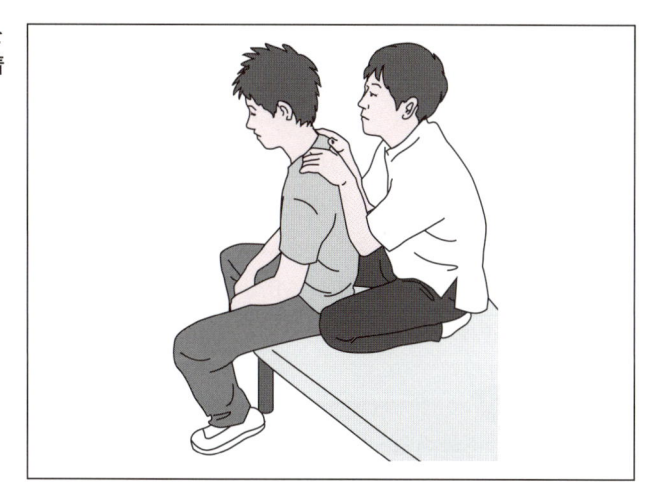

がリハ室や病棟など周辺環境によって気恥ずかしさを覚えるのであれば,セラピストの前腕を使ってクライアントの背部に密着する方法もある(図94).

　その開始姿勢から,セラピストとクライアントの引き込み現象がはじまる(第7章,2参照).セラピストの体温を伝え,まずはクライアントと一体になるよう引き込み合う.いきなり胸郭を動かすようなことはしない.我々は固有に振動モードを持ち合わせているため,止まっているようにみえても振動しており,生体エネルギーも非常に高いため(第4章参照),この引き込み現象だけでも,硬度の高い結合組織は改善される.腹内側系がアップレギュレーションしてくると,クライアントの呼吸も深く大きくなり胸郭周辺の皮膚を含めた結合組織の硬度や背部筋群の過緊張の減少を感じることができる.または,クライアントの身体の過剰な力感が全身的に消えていくように感じるかもしれない.十分な引き込み現象が感じられたら,ゆっくりとセラピスト自身の身体をS字状にくねらせていく.まずは小さな波動運

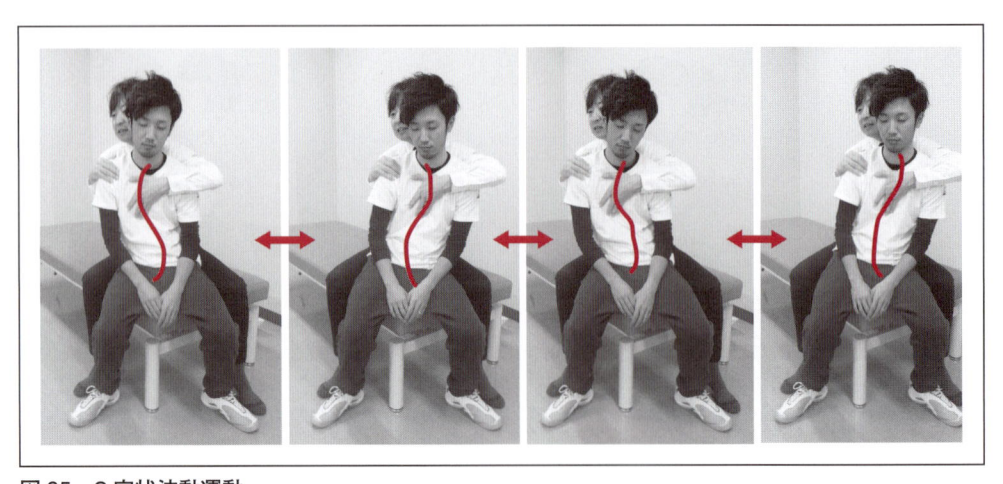

図95 S字状波動運動
セラピストは自身の身体のくねらせるような動きを伝えていく.

動から開始する.セラピストの両手で操作しようとするのではなく,体幹の動きを直接伝えるようにするのがポイントである.徐々に運動を大きくしていき,体幹のS字状波動運動だけでなく,骨盤の前後左右の動きも加えながら,立体的な動きへと変換させていく(図95).引き込み合いが成立していれば,セラピストがどのように身体を動かそうとも,クライアントからの抵抗感は全く感じない.少しでも運動が引っかかるような抵抗感に見舞われたなら,動きを小さくしたり再び引き込み合いから始めたりしなければならない.このイナーシャ・テクニックは胸郭や脊柱のモビリティを改善させるだけでなく,コアユニットの活性にもつながり,APAシステムも発現しやすくなる.そのため,座位における安定性限界の拡大にもつながる治療法である.

なるほど 心療内科・精神疾患にも有効?

人の背中への感覚入力は,安心感も与える.「背中を押す」という諺もあるように,いつまでも見守ってもらえているような,勇気を出して物事が遂行できそうな状況をつくることができる.人の皮膚で産生されるオキシトシンというホルモンはセロトニン神経系を活性させるため,精神活動も安定させる(⇒ CHECK!③).心理生成も BiNI Theory から考えれば自己組織化であり,身体からの感覚情報によるものである.背面からの感覚入力を用いるイナーシャ・テクニックは,身体だけでなく,心理面の安定性限界の拡大にも寄与すると考えている.

CHECK! ③ Denda S, Takei K, Kumamoto J, et al : Oxytocin is expressed in epidermal keratinocytes and released upon stimulation with adenosine 5′-[γ-thio]triphosphate in vitro. Exp Dermatol. 21(7): 535-537, 2012

8 疾患別 BiNI Approach

1. 脊椎疾患（頸髄・胸髄疾患）

佐藤純也

　頸椎症性脊髄症，頸椎椎間板ヘルニア，後縦・黄色靱帯骨化症などの変性疾患では，圧迫性脊髄症を生じることによりさまざまな症状を呈する．その症状は運動障害，知覚障害，膀胱直腸障害に大別される．脊髄の障害部位による分類では，索路徴候（白質の障害）と髄節徴候（灰白質の障害），つまり上肢巧緻性運動障害や痙性歩行などを示す障害部位以下の上位ニューロン障害と，障害高位の上肢筋力低下や筋萎縮などを示す下位ニューロン障害に分けられる（⇒ CHECK！①）．

　我々は臨床上，術後から続く後頸部から肩甲帯周囲の痛みや，痙性歩行・深部感覚性の失調歩行などの異常歩行に対して難渋することが多い．いずれもクライアントの ADL・QOL を著しく阻害するものであり，どのような対応が適切か悩ましいところである．本項では，BiNI Approach 原理のフィルターを介して，①圧迫性脊髄症術後の痛みに対するアプローチと，②症例を通して圧迫性脊髄症術後のリハビリテーションの実際を紹介していく．

> **CHECK!** ①武中章太，細野 昇，向井克容，他：頸髄症の病因・病態，関節外科，31（5）：526-532，2012

1）圧迫性脊髄症術後の痛みに対するアプローチ

a．頸部・肩甲帯周囲の痛みの捉え方と，その介入ポイント

　頸椎の手術は前方法と後方法に分けられるが，後方法では術後頸部痛として軸性疼痛が問題視されている．軸性疼痛は，脊椎由来の頸部から肩関節に及ぶ痛みと定義され，骨・靱帯・筋肉など脊柱構成要素に関連する頸部痛であり，特に頸椎椎弓形成術後の報告が散見される．頸椎椎弓形成術後の発生頻度は 10〜20％と報告され，原因はさまざまであり，複数の原因が重なって症状を呈していると考えられている．軸性疼痛の予防として術式の改善など医師によるさまざまな工夫が報告されている（→ Reference）．

　手術以外の報告をみると，日本整形外科学会診療ガイドラインでは，椎弓形成術後のカラー装着期間を短縮することで可動域制限が改善され，軸性疼痛を軽減させる可能性があるとしている（⇒ CHECK！②）．頸椎可動域制限は我々セラピストが介入可能な機能障害であり，その可動域制限がなぜ痛みにつながり問題になるのか，その要素について考えていきたい．

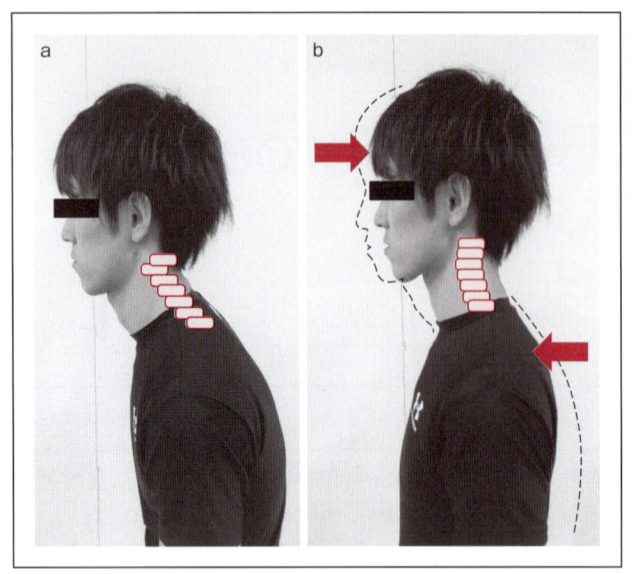

図1　頸椎の力学的安定性
a：上位頸椎は伸展，下位頸椎屈曲し頸椎前彎が少ない．
b：頭部は後方へ，胸郭は前方へ移動（赤矢印）することで頸椎のカーブが形成．

> **Reference　軸性疼痛（axial pain）**
>
> 脊椎由来の頸部から肩関節に及ぶ痛みと定義される．軸性疼痛の原因については，傍脊柱筋損傷，項靱帯・棘間靱帯不全，C2またはC7棘突起付着筋剥離による筋機能不全，椎間関節損傷，術後後彎変形，術後頸椎可動域制限，長期間の外固定，などが報告されている．手術においてはC2またはC7棘突起付着筋の温存により軸性疼痛が有意に軽減する報告が多い．C2への侵襲は頸半棘筋，C7では僧帽筋・小菱形筋の筋機能不全を呈し，頸椎・肩甲骨の不安定性が痛みにつながると考えられている（⇒ CHECK！③）．

CHECK! ②日本整形外科学会診療ガイドライン委員会，頸椎症性脊髄症ガイドライン策定委員会 編：第4章 治療RQ10 後方法の合併症として注意すべきものはあるか，頸椎症性脊髄症診療ガイドライン，pp71-72，2005，南江堂

CHECK! ③植松義直，今田正人，徳橋泰明：椎弓形成術と術後軸性疼痛，関節外科，32(5)：510-520，2013

　関節可動域制限には構造的・精神的問題などさまざまな因子が影響するが，ここでは特に機能的問題に焦点をあててみる．関節機能には，力学的安定性が担保されていることが重要である．頸椎疾患のクライアントで多くみられる矢状面上の姿勢として，頭部突出姿勢（forward head posture：FHP）があげられる．FHPの頸椎は，下位頸椎屈曲・上位頸椎伸展の組み合わせの動きにより頭部を前方に位置させている（図1a）．頭部が前方に位置することで，頸部・上背部後方支持組織のメカニカルストレスが増えることは容易に想像できるため，力学的には安定している状態とは言い難い．この姿勢の必要性を求めるならば，頸椎疾患の好発部位である下位頸椎を屈曲位にすることで，伸展による脊柱管狭窄を避けている結果とも考えられる．しかし，手術により下位頸椎での狭窄が解消されてもFHPが残存している症例も多く，因果関係は個別性に依存する．いずれにしてもFHPから脱却するには，下位頸

疾患別 BiNI Approach

椎を伸展方向，上位頸椎を屈曲方向に導きたい．これは，頭部を後方に，胸郭を前方に導きたいとも言い換えられ（図1b），それにより頸椎の力学的安定性は担保され，結果的に頸椎可動域向上につながると考えられる．具体的に，手術部位がC3〜C6の場合，その上下にある頭部（環椎後頭関節・C1/C2）と胸郭（胸椎椎間・胸肋・肋椎関節など）の動きが特に重要になる．運動には全身が関わるため，問題点の抽出には全身的な評価が必須であるが，臨床上，これらの部位の関節・結合組織の硬度が高いことが多くみられ，アプローチのポイントとなりやすい．

なるほど 固定による運動の変化

試しに伸縮バンドで胸郭に制限を加えて，頸椎の可動性をみてみよう．たいていの人は頸椎の可動域減少，首の張りなどを体感できると思う．例えば頸椎左回旋には，左上位肋骨の前方回旋，右上位肋骨の後方回旋，左肩甲骨の内転，右肩甲骨の外転などの運動の組み合わせが伴うことが多く観察される（この組み合わせには個別性・冗長性がある）．これらの運動が制限されると結果的に頸椎の可動性は低下する（図2）．

図2　胸郭固定による頸椎可動域の比較
bは伸縮バンドで胸郭を固定．aと比較し，頸椎回旋可動域の低下がみられる．

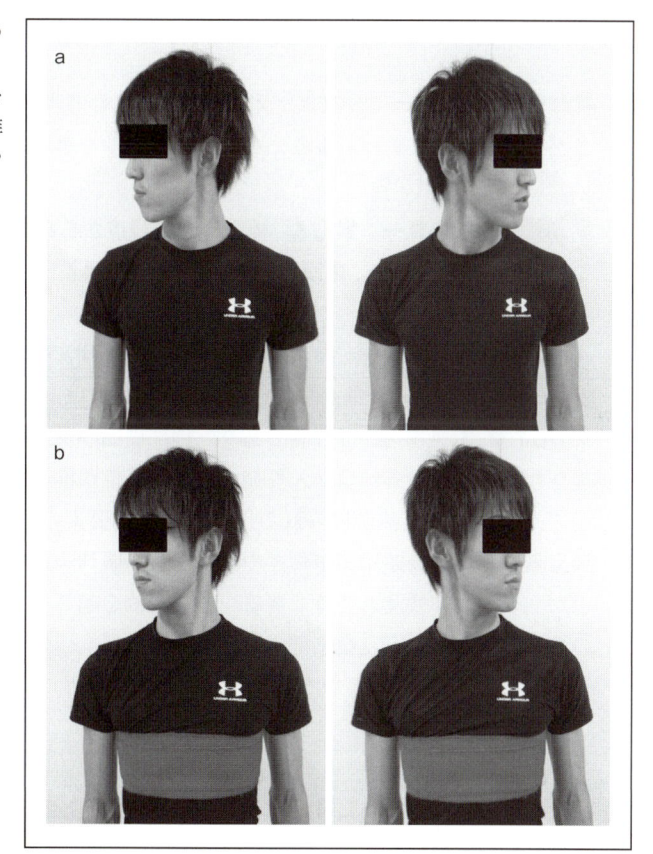

b．上位頸椎へのアプローチ

上位頸椎と胸郭の硬さを改善するために，クライアント自身に図1bのような運動を行ってもらう方法もあるが，実際には意図するようには行えず，また，可能であったとしても，日常生活に汎化しないことを多く経験する．我々の運動のほとんどは無意識的なものであり，

105

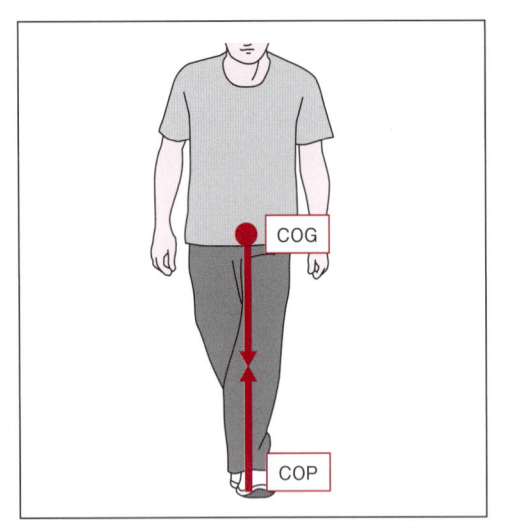

図3 歩隔の減少によりCOPとCOGが一致し停滞をつくっている

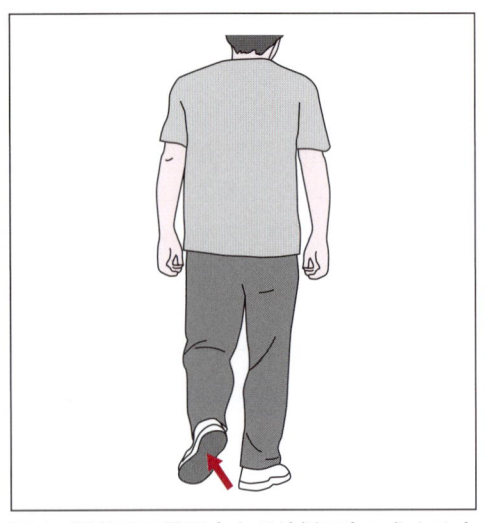

図4 踵離地で足圧中心が外側に向かうため小指側で蹴り出す
立脚初期〜中期でのCOP内側偏位が疑われる．

　神経科学の観点（⇒ CHECK！④）から考えても意識下での運動の提供は上手くいかないことが多い．自然に動けるようになるための準備を築けるようにしたい．

CHECK！④舟波真一：第5章 神経科学の観点からみた運動生成，運動の成り立ちとは何か（舟波真一，山岸茂則 編），pp43-47，2014，文光堂

　術直後は頸椎カラーが巻かれ，原則的に頸部は安静とした中で，離床がすすめられることが多い．しかし手術侵襲が中位〜下位頸椎の例では上位頸椎のコンプリダクション・テクニック（第7章，3，A参照）は可能であり，創部周囲の炎症症状が落ち着いているなど，リスク管理されている中であれば介入可能である．上位頸椎の関節・筋膜などの運動性が向上することで，頸部痛の軽減が得られる．また，回旋要素の大きいC1/2環軸関節や，球関節とも捉えられる環椎後頭関節が動きやすくなり，眼球—頸椎の連動性が担保され，寝返り・起き上がりへの動作波及も期待できる．知覚過敏を起こし，頸部に触れただけでも痛み・不快感のある症例には，不良な感覚入力となるため頸椎へのアプローチは避けるが，超音波非温熱モードによる振動刺激（第9章，1参照）は，クライアントの体勢を選ばず圧迫も比較的少ないため有効である．

2）圧迫性脊髄症後のリハビリテーションの実際（症例紹介）

　本症例は胸髄症である．頸部・肩甲帯周囲痛を呈しており，歩行に伴い同症状が増強する．軸性疼痛は頸椎術後の報告が多いが，定義上は胸椎疾患も含まれると解釈できる．前述した頸椎への直接的なアプローチは不快感を示すため，頸椎以外のアプローチを行い，歩容・主訴ともに改善がみられた症例を紹介する．

a．症例紹介
　症例：60代，男性

図5 左フォアフットロッカー機能低下により，急激な重心の下降を生じるため，右立脚初期では床反力の衝撃が強くなる

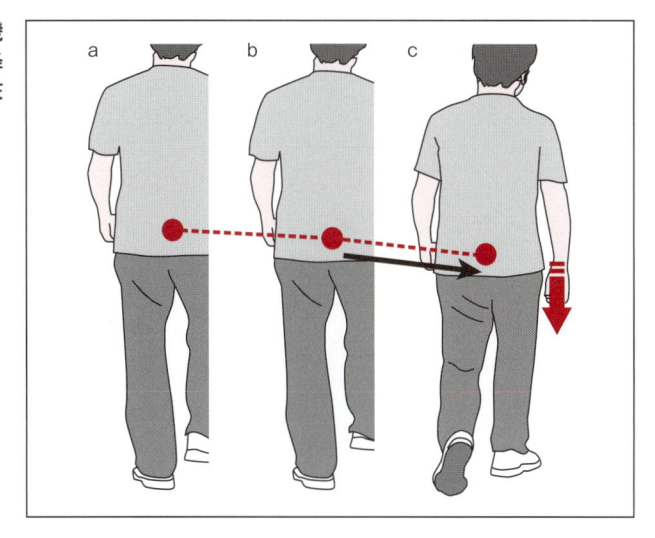

診断名：胸椎黄色靱帯骨化症，椎弓切除術（Th2/3）術後9ヵ月目．

主訴：首や肩甲骨周囲の張り，長く歩くと増強．歩くと左大腿外側前面が突っ張る（立脚中期〜後期）．

リハビリテーション：外来にてフォロー（1回/2週）．

b．評価・アプローチの実際

(1) 歩行観察・分析

立位姿勢はFHPを伴ったスウェイバック姿勢である．左立脚初期〜中期のTrendelenburg徴候（T徴候）に伴う左体幹側屈が確認できる．左立脚では特に歩隔を狭くし，足圧中心（center of pressure：COP）と身体重心（center of gravity：COG）が一致し歩行の停滞がみられる（図3）（⇒ CHECK！⑤）．左立脚後期〜遊脚初期には股関節伸展不足と，小指側からの蹴り出しが観察され，立脚初期〜中期でのCOP内側偏位が予測される（図4）．右立脚初期でもT徴候がみられる．これは左立脚でのCOP内側偏位から蹴り出し時のフォアフットロッカー機能低下（並進運動の困難による重心の下降曲線増大）による，位置エネルギーの急激な低下（運動エネルギーへの変換）が招いた右立脚の衝撃増大が考えられる（図5）．また，両側とも立脚初期〜中期における大腿骨に対する骨盤後方回旋（股関節内旋運動）は早く出現するため，大殿筋の運動関与の減弱，上半身質量中心の後方化が予想される（図6）（⇒ CHECK！⑥）．

> **CHECK!** ⑤山岸茂則：第3章 姿勢・運動の力学的課題，運動の成り立ちとは何か（舟波真一，山岸茂則 編），pp18-30，2014，文光堂
>
> **CHECK!** ⑥柿崎藤泰：胸郭から下肢の運動連鎖を誘発する，ブラッシュアップ理学療法（福井 勉 編），pp93-98，2012，三輪書店

(2) 筋力・感覚・反射・ROM評価

MMTによる下肢筋力検査は5だが，比較的左大殿筋が弱い．感覚は左大腿外側前面に痺れあり．下肢深部腱反射（膝蓋腱反射・アキレス腱反射）は両側ともに亢進していた．左大

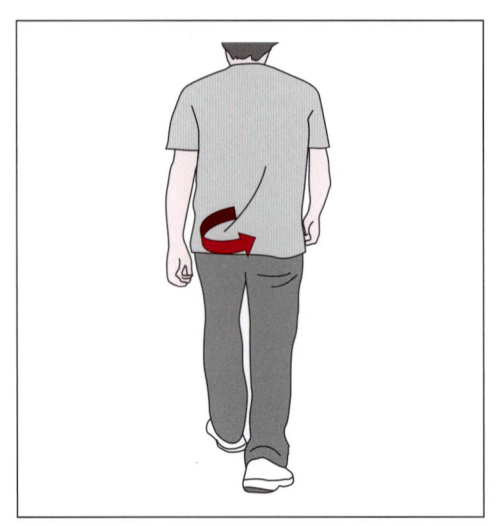

図6　立脚初期に骨盤後方回旋

これは骨盤に対する大腿骨の内旋運動の生じるタイミングが早く，大殿筋（外旋作用）の運動関与が弱いことが示唆される．逆に，大殿筋の運動関与が強い場合は立脚中期から骨盤後方回旋（股関節内旋）がはじまる．

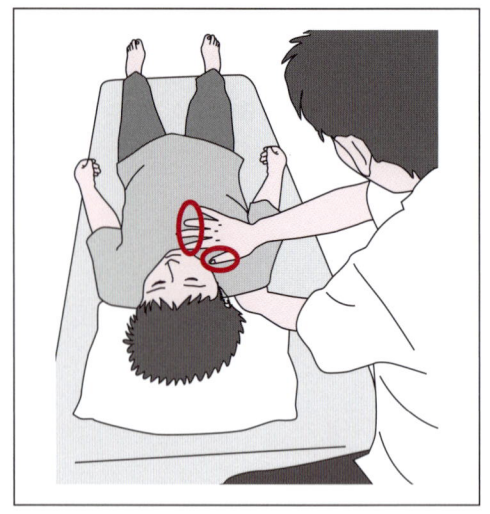

図7　胸郭上部の感覚入力

前面と後面から挟み込んで感覚入力．アクセスポイントでもある胸鎖関節，胸骨，第1肋骨上部，後面ではTh3～8のいずれかに触れながら実施．

腿後面筋は過緊張．歩行から左股関節伸展不足がみられたが，自他動ともにROMは問題なし．

(3) 衝撃緩衝系を用いた評価

　仰臥位にて床反力を徒手的に立ち上げることで，各部位の硬度と，コアの活動をスクリーニング評価する（第6章, 2参照）．本症例では，足部・左骨盤・左胸郭・頸部に硬さを感じ，左コアの低活動も感じとれたため，各部位の詳細な評価を行うこととした．

(4) 頸椎の評価

　頸椎付近は知覚過敏を起こしており，気分不快を生じるため触診は行えなかった．頸椎運動を体幹で代償している動作場面がよくみられた．

(5) 胸郭・脊柱の評価・アプローチ

　肩甲帯から揺らすフリッカー・アナライズ（第6章, 1参照）と，胸郭・脊柱への触察を用いて，右胸郭上部，左胸郭下部・Th7～9の硬さが確認できた．右胸郭上部に対し運動感覚入力（図7），左胸郭下部に対しコンプリダクション・テクニック（第7章, 3, C参照）を実施した．実施後はTh7～9の硬さは軽減していたが，加えてコンプリダクション・テクニック（図8）を実施し硬度はさらに低下した．

(6) 骨盤の評価・アプローチ

　触察から左仙腸関節の硬さを感じた．コンプリダクション・テクニック（第7章, 3, D参照）を実施．左仙腸関節・左胸郭下部の硬さにより分節性は失われ，おのおのモーメントアーム（回転半径）が長くなる．回転中心となるコアは必然的に柔らかくなり（角運動量保存則），腹内側系のダウンレギュレーションに陥る（図9）．左仙腸関節の硬度の低下はやや不十分であったが，アプローチ後は腹内側系アップレギュレーションが確認された．

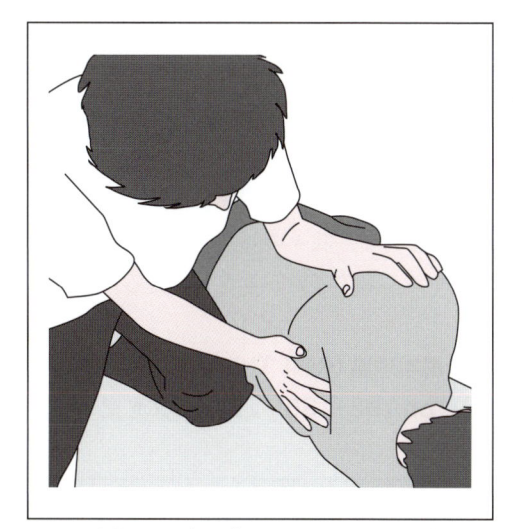

図8 脊柱コンプリダクション・テクニック
胸椎椎間関節をイメージして示指・中指を置く．この部位の胸椎棘突起は尾側を向いているため，Th6棘突起の両側がTh7/8関節面になる．両側の圧が均等になるように圧迫・解放を繰り返す．アクセスポイントである肩峰も触れながら実施．

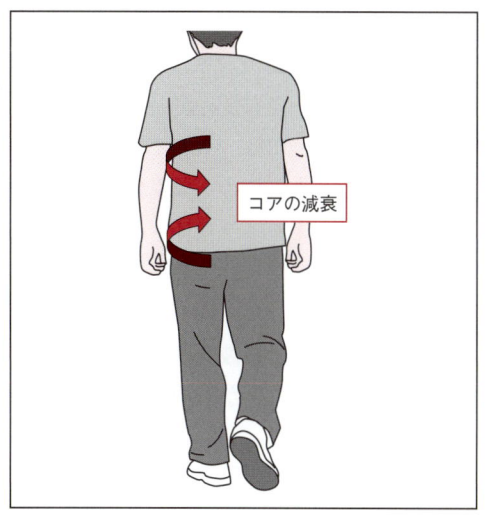

図9 胸郭下部と仙腸関節の硬さにより，おのおのの回転モーメントが大きくなりコアの減衰が認められる

(7) 足部の評価・アプローチ

触察から，左距骨下関節・左楔状間関節・左第2足根中足関節の硬度の高さが確認できた．おのおのコンプリダクション・テクニック，距骨下関節ニュートラルの感覚入力（第7章，3，E参照）を実施．ある部位の硬度の低下は他の部位の硬度をも変化させるのはよく経験する．本症例では，前述した仙腸関節のアプローチのみでは関節の硬度の低下は不十分だったが，足部アプローチ後は仙腸関節の硬度はさらに低下していた．この場合，立脚中期での停滞がみられる本症例では，停滞はブレーキを生み出すため足関節内的底屈モーメントが増大する．そのモーメントはシナジーとして下肢後面筋の活動を促し，同側の骨盤に影響しているのではないかと推察する．後面筋は大殿筋も含まれるが，前述のように，本症例は立脚初期での大殿筋の活動は弱く，ハムストリングスなどの二関節筋代償での活動が考えられ，より骨盤周囲の分節性は失われやすいと考える．

(8) COPオシレーション

臥位・立位にて左右COPオシレーションを実施（第7章，4，C参照）．立位COPオシレーション実施中に主訴である張りや痛みが出現する場合は，臥位に戻り再度評価・アプローチを実施した．

c．結果・考察

アプローチ後は頸部・肩甲骨周囲の張りや，FHPの軽減がみられた．左T徴候は消失し，左立脚での停滞も解消．それに伴い左蹴り出しが改善され，右立脚のT徴候は軽減されている．歩行中の左大腿外側前面の突っ張り，首や肩甲骨周囲の張りが軽減．2週に1回の外来フォローにより主訴は軽減傾向となり，クライアントも積極的に散歩され連続歩行距離が延長された．前述した頸椎へのアプローチは行えなかったが，運動を阻害している固定部位を外し，運動生成を促したことで力学的負担が軽減し主訴の軽減につながったと考えられる．

運動は制御されるものではなく，クライアントが自己組織的に生成するものである（⇒ CHECK！⑦）．リスク管理のもと，自己組織化を促す感覚を提供できればどのようなアプローチでも良いが，その方法を選択するまでの過程が臨床上つまずきやすいところである．その過程には，クライアントから表出されている問題点への気づきや，どこに問題の核があるのかを見極める仮説検証能力，クライアントとの双方向性関係の構築，また，それらに影響を与えるセラピストの心身の状態などが含まれる．我々の対応が，自己組織化を阻害するような感覚となっていないか，ときに俯瞰することの意識が重要と考える．

> **CHECK!** ⑦舟波真一：BiNI Approach の基本理論（BiNI Theory），運動の成り立ちとは何か（舟波真一，山岸茂則 編），pp182-186，2014，文光堂

2. 肩関節周囲炎
藤田義隆

肩関節周囲炎と聞くと，あるクライアントを思い出す．数年前担当した50代女性である．それまで実践してきた治療法が全く通用せず，手も足も出なかった症例である．いったん，限界を超える可動域運動を行うと，とたんに肩が固縮様に硬くなり，アプローチができなくなった．来たときよりも可動域を悪くしてクライアントを帰すこともたびたびあったほどである．そのときは，肩周囲のリラクセーションとエンドフィールにもはるか及ばない範囲での関節可動域運動を実施するしかなかった．しかしそのアプローチによって，1年以上も上肢挙上が困難であった肩の可動域は徐々に向上していき，制限はあるもののADLに支障がないほどにまで回復した．何らかの効果があったことに違いはないが，セラピストとして何かをした実感が全くなかったため，クライアントから感謝の言葉を頂いても，困惑するだけであった．今思い返すと，苦肉のアプローチが肩関節周囲の硬さを和らげ，クライアントにとって良好な運動感覚の入力をもたらし，おのずと運動を生成していたと解釈できる．まさに BiNI Approach である．BiNI Approach の理論を学んだことで，この過去の経験を理解することができた．そして，痛みを出さないこと，穏やかに運動感覚を入力すること，クライアントに合わせること（引き込み合い）の重要性を再認識できた．ここでは，症例を提示して肩関節周囲炎に対する BiNI Approach を紹介することとする．

1）夜間痛を呈した症例

a．症例紹介（図10）

症例：60代，女性

現病歴：左肩周囲に重だるさ出現，3ヵ月前より疼痛増強，2週間前より夜間痛による覚醒頻回．

疼痛：烏口突起から小胸筋に圧痛，腱板疎部周囲に運動時痛，左上腕外側から前腕に及ぶ放散痛，左肩関節から上腕外側の夜間痛．

著明な外旋制限（肩関節屈曲80°，1st 外旋 −20°）．

結帯，結髪動作不可．

小胸筋の筋スパズム著明．

疼痛のため背臥位持続不可（図11）．

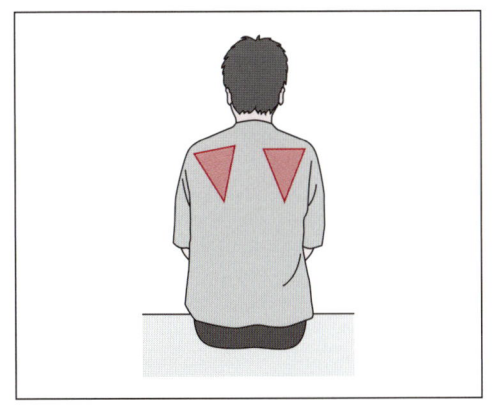

疾患別 BiNI Approach

図10　座位姿勢
座位では左肩甲骨外転・下方回旋が認められ肩甲上腕関節の外転拘縮を認めた．

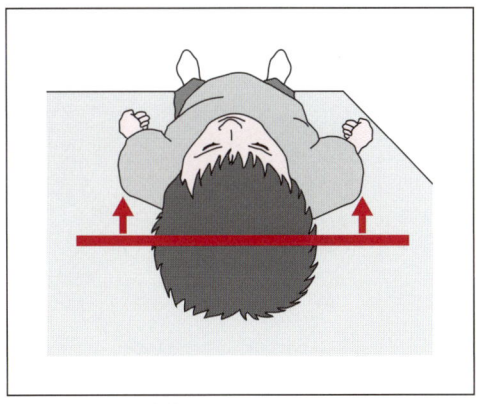

図11　背臥位姿勢
背臥位の肩峰床面距離は左4.5横指，右3.5横指で，左肩関節前面にかかる負担が大きくなることが想像できた．

固定部位の評価：左胸郭とくに中間部，烏口突起上部から肩関節前面，上位胸椎，左肩から胸肋関節の前面に硬度の高さが認められた．

b．疼痛メカニズムとアプローチのポイント

腱板疎部は疎性結合組織であるため，伸張ストレスや肩峰下圧の影響を受けやすい．また，同部位は神経終末が豊富でかつ疼痛閾値が低いので，疼痛を誘発しやすく夜間痛を起こしやすいといわれている．本症例では，著明な外旋制限，強い運動時痛，背臥位での疼痛が認められ，腱板疎部への伸張ストレスが疼痛誘発の一因と考えられた．そのため，まずは胸椎を含む胸郭の柔軟性の向上，肩甲骨のアライメント改善，肩甲上腕関節の硬度改善を治療目標とし，同部へのストレス軽減をはかり，夜間痛を軽減するためのアプローチを実施した．疼痛を軽減し，背臥位姿勢を獲得することは次の治療ステージにつなげるという点でも重要であった．

> CHECK! ①颯田季央：肩関節周囲炎，運動器疾患の「なぜ？」がわかる臨床解剖学（工藤慎太郎 編著），pp33-37，2012，医学書院

c．BiNI Approach

症例は左肩周囲の疼痛が強く，背臥位持続困難のため，右側下の側臥位でのアプローチから開始した．肩関節の内圧が上がらないよう，枕を用いて肩関節内転を防ぎ，上肢の重みを免荷した（図12）．すべてのアプローチは，対象部位と引き込み合って（同期して）から行った．

(1) 胸郭に対する治療（図13）

側臥位の場合，通常胸郭は硬度の高い側を床面と接する方がアプローチしやすい．しかし，本症例は疼痛が強いため，硬度の高い側を天井に向けて実施した．左胸郭中間部を側方から押圧した．できるだけ胸郭が柔らかく感じられる位置を探りながら，左胸郭だけが撓むようなイメージをもって，ゆっくりとやさしく押圧を加えた．硬度が低下したら，新たに胸郭上部と下部の硬度の高さが浮き出てくるように感じたので，同様に押圧を行った．胸郭全体が

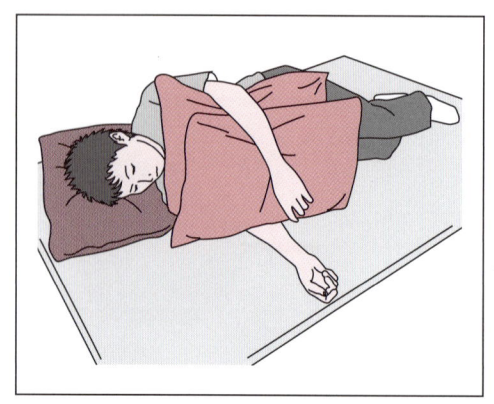

図 12 側臥位
枕を用いて肩関節内転を防ぎ，上肢の重みを免荷した．

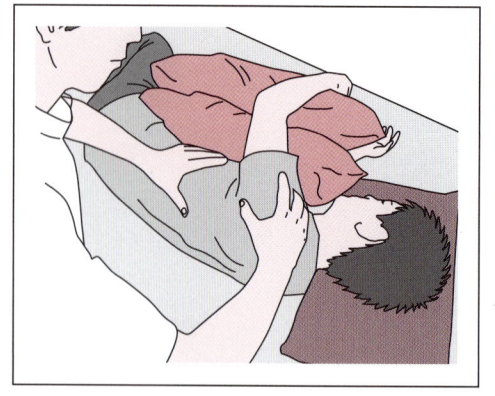

図 13 胸郭に対する運動感覚入力
左肩関節をやさしくホールドし，過剰なストレスがかからないよう注意する．左胸部を押圧する際は，柔らかく感じられる方向へ向かって，ゆっくりと押圧する．左胸部に円を描くなどの運動感覚を与える際は，下側の胸郭を固定しながら行うイメージをもつ．

柔らかくなったところで，エンドフィールを感じない範囲で押圧部位を中心に円を描いたり，胸郭に揺らぎを与えたりした．結果，左胸郭の硬度が減少した．

(2) **胸椎に対する治療**

胸椎の評価は，簡易的に上位，中位，下位のパーツに分けて，手掌面全体で押圧を加えて固定部位を評価したところ，上位胸椎の硬度が高かった．同部位に対し，左右の椎間関節上を示指と中指の指腹で押圧し，両方の指の圧を一定に保つことを意識しながら，運動感覚の入力を行った．

(3) **左肩から胸肋関節に対する治療**（図 14）

肩甲骨外転変位，小胸筋の過剰な筋スパズムが認められた．左肩から胸肋関節までの前面が固定部位となっていた．肩甲骨外転位に保持した位置で，肩関節を後面から手根部で包み込む．胸郭を左肩からロール状に丸めこむように，胸骨に向かって弱い押圧を加えた．押圧を加えた後は解放する操作を繰り返し，コンプリダクション・テクニック（⇒ CHECK！②）様に行った．肩関節から胸郭が一様に丸くなるような弾性を感じ取られるまで実施し，運動感覚を入力した．

> **CHECK!** ②山岸茂則：BiNI Approach の原理と基本手順，運動の成り立ちとは何か（舟波真一，山岸茂則 編），p189, 2014, 文光堂

(4) **肩甲上腕関節，烏口突起周辺の硬度改善の治療**（図 15）

肩甲骨に対し上腕骨頭が前上方に偏位していた．また，烏口突起の上の窪みの部分に硬度の高さを認めた．肩峰下滑液包をイメージして，母指と示指の指腹で肩峰部直下を前後から挟み，もう一方で烏口突起上部と肩甲上腕関節後面を挟むように当て，それぞれの部位が柔らかくなるような強さや位置を探りながら押圧した．硬度の低下は認められたが，上腕骨頭偏位の改善までは至らなかった．

※以上(1)～(4)のアプローチを実施したところ，疼痛なく背臥位をとることができた．

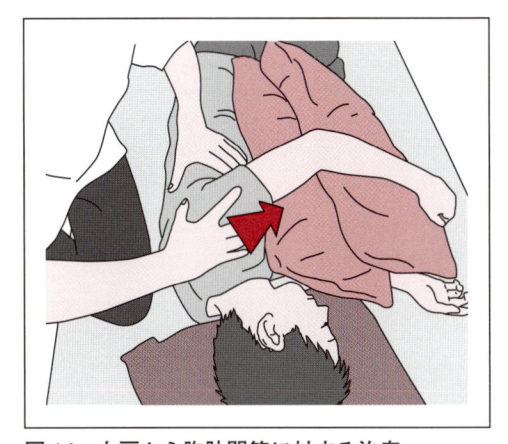

図14　左肩から胸肋関節に対する治療
胸郭を左肩からロール状に丸めこむように，胸骨に向かって押圧する．

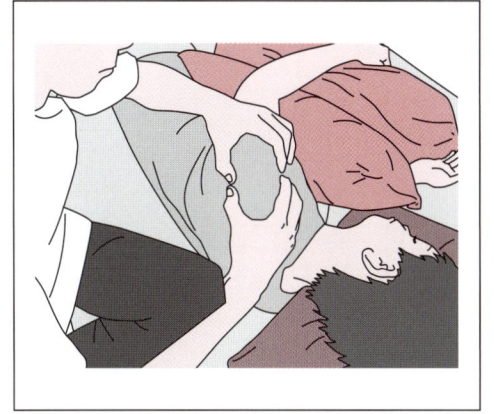

図15　肩峰下滑液包周囲の運動感覚入力
肩峰下滑液包をイメージし，母指と示指の指腹で肩峰部直下を前後から挟み，もう一方で烏口突起上部と肩甲上腕関節後面を挟むように当て，押圧する．

(5) 肩甲上腕関節のコンプリダクション・テクニック（第7章参照）

　背臥位にて両上腕骨頭を外側から肩甲窩に向かってゆっくりと押圧し，硬さを比較する．押圧中は上腕骨頭が沈み込むような感覚を感じとることができるので，その深さを確認する．沈み込みが浅いと硬度が高いと判断する．症例は，左側に硬度の高さが認められた．疼痛のため肩甲上腕関節は運動も制限されていたので，コンプリダクション・テクニックを行い，関節周囲の硬度の低下を図り，運動感覚の入力を行った．

　以上のアプローチを1日40分，週1回，計3回介入した．1回目の介入途中で，疼痛なく背臥位をとることができ，2回目の介入で明らかな夜間痛の軽減が認められた．3回目の介入時には，小胸筋の筋スパズムの改善が認められ肩峰床面距離の左右差がなくなった．また上肢から前腕にかけての放散痛も消失した．

2) 左肩外旋制限を呈した症例

a．症例紹介（図16）

　症例：60代，男性

　現病歴：1年くらい前からゴルフ時左肘痛あり，その後消失したが3ヵ月前より左肩痛出現，急に腕を伸ばしたときに疼痛増強．

　疼痛：棘上筋肩峰下付近に運動時痛．

　外旋制限（肩関節屈曲110°，1st外旋30°内旋40°，2nd外旋40°）．

　肘伸展位での前腕回外制限．

　結帯動作可（L5レベル）．

　結髪動作可能だが，頸部左側屈．

　固定部位の評価：C1，左胸郭中間部，Th3〜Th7間，左前腕前面筋群，烏口突起上部から肩甲上腕関節前面上部，左肩甲骨下部内側から胸椎に硬度の高さが認められた．

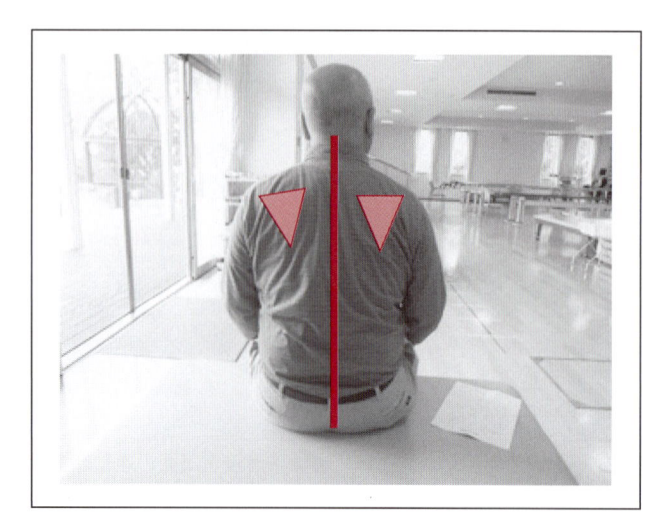

図16　座位姿勢

左肩甲骨下方回旋し，肩甲上腕関節の外転拘縮が認められた．
左上肢挙上時は，肘関節の屈曲が著明で，体幹の後傾や僧帽筋上部線維の過剰な収縮などの代償動作がみられた．

b．疼痛メカニズムとアプローチのポイント

　症例は，ゴルフスイングのフォロースルー時にも棘上筋肩峰下付近に時折運動時痛がみられた．また背臥位での左肘伸展が困難で，常に肘屈曲位であった．おそらく，①以前起こした左肘痛による前腕回外制限が残存し，②ボールインパクトからフォロースルーでの左肩挙上時に肘屈筋群の筋緊張を高め，③肩峰下に上腕骨頭を突き上げるような慢性的ストレスが加わり，④第2肩関節の組織間に炎症や癒着による滑走不全を起こし，⑤疼痛を引き起こしているもの，と考えられた．この動作により，左僧帽筋や三角筋中部線維の筋スパズムが惹起され，棘上筋と三角筋のフォースカップル機構の不安定を招き，肩峰下へのストレスを局所的に強めていると考えられた．特に三角筋中部線維近位部の硬度は非常に高かった．そのため，肩甲上腕関節および第2肩関節の拘縮，代償動作による筋硬度，前腕回外制限の改善にフォーカスをあて，以下のBiNI Approachを実施した．

c．BiNI Approach

　簡易テストとして立位と座位で上肢挙上させたところ，肩関節の可動域に変化がなかったので，下肢からの肩関節への影響は少ないと判断した．よって，まずは体幹より上部への介入を行った．すべてのアプローチは，対象部位と引き込み合って（同期して）から行った．

> **CHECK!** ③山岸茂則：関節障害編，臨床実践 動きのとらえかた（山岸茂則 編），p88，2012，文光堂

(1) 頸椎に対する治療

　C1，C2の硬度が高く，C2はC3に対して右回旋変位がみられ硬度も高かった．そのため，C1後面の押圧，環椎後頭関節，C2～C3間のコンプリダクション・テクニックを行ったところ，硬度の低下と変位の改善がみられた．

(2) 前腕回外制限に対する治療

　円回内筋，前腕屈筋群の硬度の高さが確認できた．同部位を覆うように前腕近位部に手掌を当て，筋群が柔らかく感じたら，エンドフィールに達しない範囲で回内屈曲，回外伸展運動を続けて行ったところ，前腕回外可動域に改善がみられた．

(3) 胸郭に対する治療

　クライアントを背臥位にし，頭側より両肩に手を当て（母指から示指の水かき部分を第1肋骨にそえるように），尾側方向にゆっくりと押圧を加えながら胸郭を評価した．左胸郭中間部の硬度が高いにもかかわらず，左側の胸郭の抵抗感が小さく，全体的に筋緊張が低下し，胸郭が垂れ下がったように感じられた．硬度の高い左胸郭中間部には背臥位で感覚入力を行った（第7章参照）．また，胸郭のアライメント改善のため，右側臥位で胸郭側方から胸肋関節の方向（やや斜め上方）をイメージしながら，決して無理して動かすことなく穏やかに押圧を加えた．硬度の低下を感じたら胸郭に揺らぎを与えた（図13）．胸郭下部施行中に腹斜筋群の筋緊張が高く感じたので，併せて同様の操作を行った．その結果，左胸郭の硬度は減少したが，胸郭のアライメント改善までは至らなかった．

(4) 胸椎に対する治療

　胸椎の評価は，側臥位で椎間関節上を示指と中指の指腹で押圧し硬度の高さを確認する方法で行ったところ，Th3～7間の硬度が高かった．同部位に押圧を加え，運動感覚の入力を行った．

(5) 三角筋に対する治療

　三角筋中部線維近位部の硬度が非常に高かったので直接アプローチした．同部を覆うように手指を当て，ゆっくりと押圧を加えた．筋の柔らかさを感じたら，下層の滑液包を意識しながら滑らせるように動きを加えた．すると，筋の硬度が低下し下層との滑動性が向上した．

(6) 肩関節コンプリダクション・テクニック

　左上腕骨頭の前上方偏位，左側の肩甲上腕関節に硬度の高さが認められた．コンプリダクション・テクニックを行い（第7章参照），関節周囲の硬度の低下を図り，運動感覚の入力を行った．

(7) 肩甲骨面上外転位での治療（図17）

　ゼロポジションをとることはオーバーヘッドアクティビティを行ううえで重要である．ただし，肩関節周囲炎を呈するクライアントの多くは，疼痛，拘縮などの原因によりこのポジションをとることはむずかしい．この肢位を獲得することを目標に，肩甲骨面上最大外転位の少し手前で，肩甲上腕関節コンプリダクション・テクニック様の操作により関節周辺の結合組織および筋の滑走性の改善を試みた．症例の場合，肩甲上腕関節後下方組織および内旋筋群，上腕三頭筋を覆う結合組織の滑動性の低下を認めた．数回の操作により組織の硬度は減少し，筋と結合組織間の滑りが改善した．同様の操作を加えることで外転角度が拡大した．

(8) プレッシャー・テクニック

　胸郭に対する治療を行ったが，胸郭のアライメント改善が認められなかったので，コアの活性化を目的にプレッシャー・テクニック（第7章参照）を実施した．はじめは背部の筋緊張の高さ，左の腹圧低下が感じられたが，継続していると徐々に背部の緊張が解け，その後腹圧の高まりを感じることができた．数回の介入により，コアが活性化し，左胸郭のアライメント改善がみられた．

※介入1ヵ月で，肩関節屈曲可動域向上，肩甲上腕関節の内転および内旋可動域向上，疼痛軽減が認められたが，最終域での運動時痛，外旋可動域に大きな改善がみられなかった．肩関節コンプリダクション・テクニックのアプローチから第2肩関節の硬度の変化が小さく感じとれたので，同部位の硬度低下を目指し工夫した．

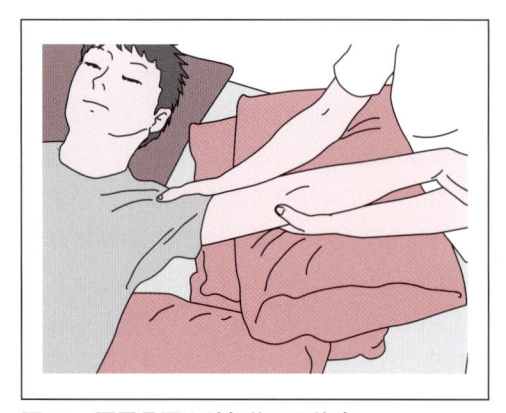

図17 肩甲骨面上外転位での治療
肩甲骨面上を維持し上肢を保持する．特に外転位は疼痛を誘発しやすいので，枕などを用いてクライアントが安心できる環境で実施する．

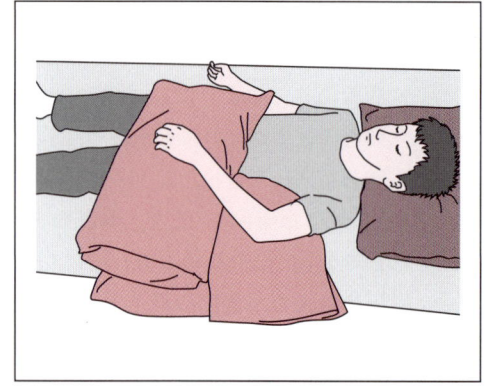

図18 肩関節コンプリダクション・テクニック変法開始肢位
肩甲骨面上屈曲45°付近で最もリラックスした肢位をとる．上腕から肘にかけて数枚のバスタオルを敷き固定する．さらに腹部の上にのせた枕に前腕を回内位で置く．

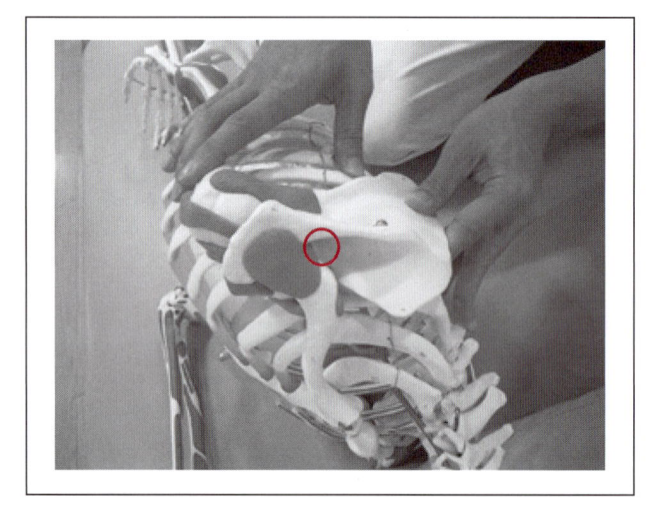

図19 肩関節コンプリダクション・テクニック変法時の肩甲棘上の触知部位（肩甲骨上方）
中指の指腹を棘上筋の肩甲棘上遠位部（○印の部位）より潜りこませるようにあて，硬度を触知する．

(9) 肩関節コンプリダクション・テクニック変法

　肩甲骨面上屈曲45°付近で最もリラックスした位置がとれたら，上腕から肘にかけて数枚のバスタオルを敷き，その位置で固定する．さらに腹部の上にのせた枕に前腕を回内位で置く（図18）．セラピストは，腹内側系減衰ポイントである大結節を触れないように注意しながら，右手母指のMP関節付近でWeitbrecht孔（ヴァイトブレヒト孔）をふさぐようにあてる．中指の指腹を棘上筋の肩甲棘上遠位部より潜りこませるようにあてる（図19）．薬指と小指で腹内側系アクセスポイントである肩峰を覆い，さらに肩甲上腕関節後面にあてる．左手は，母指で上腕骨外側上顆，残り四指で内側上顆を把持，手掌で肘頭を覆う．右手中指で肩甲棘上より第2肩関節の結合組織の硬度を触知しながら，左手で上腕骨鉛直方向に穏やかに圧を加える（図20）．あとは，コンプリダクション・テクニックと同じである．これを前腕回内位から肘伸展回外位まで行う．徐々に肩関節外旋位へと進めていくことが狙いである．症例の場合，回内位では触知部位の硬度は柔らかく感じ，上腕骨の振幅も大きく感じられた

図20　肩関節コンプリダクション・テクニック変法（前腕回内位）
左手は，母指で上腕骨外側上顆，残り四指で内側上顆を把持，手掌で肘頭を覆う．右手は腹内側系減衰ポイントである大結節を触れないように注意しながら，母指のMP関節付近でWeitbrecht孔をふさぐようにあてる．薬指と小指で腹内側系アクセスポイントである肩峰を覆い，さらに肩甲上腕関節後面にあてる．中指で肩甲棘上より第2肩関節の結合組織の硬度を触知しながら，左手で上腕骨鉛直方向に穏やかに押圧する．

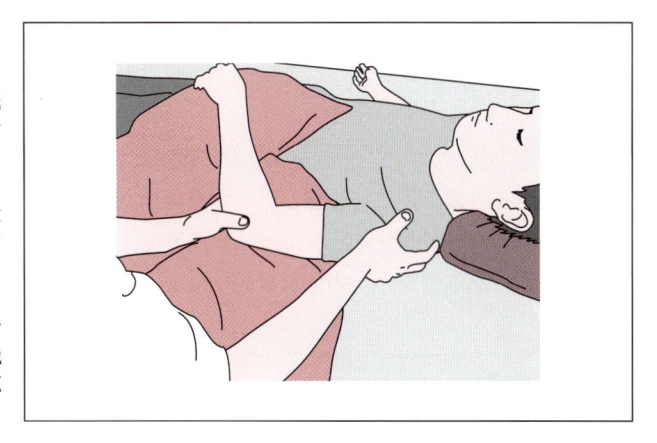

図21　肩関節コンプリダクション・テクニック変法（前腕回外位）
肘伸展が増すにつれて肘後面の把持がむずかしくなる．その場合，前腕部を覆うように前面に持ちかえる．できれば，腹内側系アクセスポイントである内側上顆を把持する．前腕部の筋群の柔らかさを感じ，十分に引き込み合ってから軸圧を加える．前腕回外・肘完全伸展まで行う．

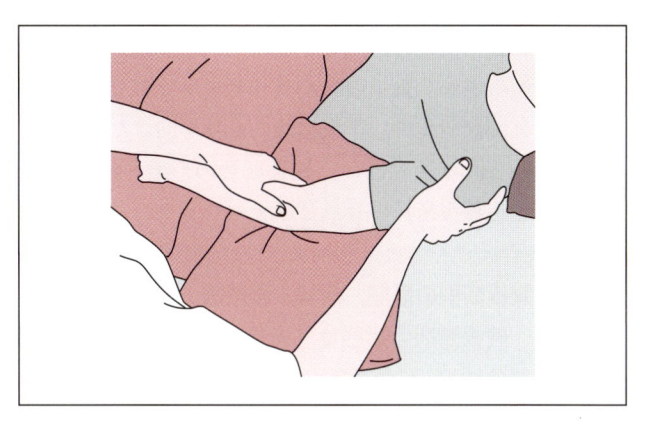

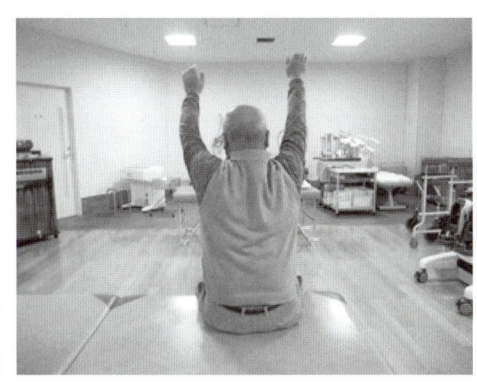

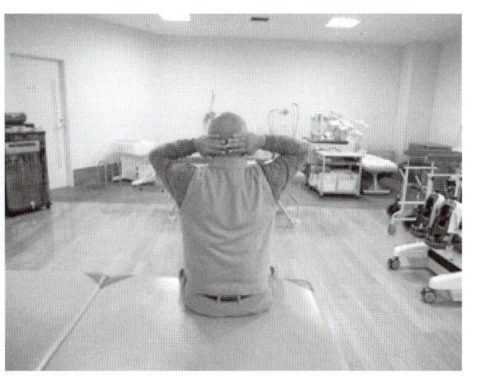

図22　介入後の上肢挙上と結髪動作
介入前と比較すると，上肢挙上では左肩関節屈曲可動域が向上し，左肘関節伸展が拡大した．肩甲骨挙上，体幹後傾による代償運動は小さくなった．また，右上肢の屈曲可動域も向上していた．結髪動作では，左肘の位置が高くなり，後頭部まで触れることが可能となった．

が，少し回外方向に位置させるだけで，硬度の高まりが強く感じられた．軸圧—解放を繰り返すと，硬度は低下し，上腕骨頭の振幅が大きくなるのを感じとれた．さらに続けると，解放時には肩甲上腕関節の陰圧を感じとることができた．十分な振幅が確認できたので，少しずつ回外方向へと進めた（図21）．肘伸展回外位まで実施したら，無理のない範囲での肩甲

骨面上内転位，外転位で同様の操作を行った．すると，他動外旋時の疼痛とひっかかり感が消失し，スムーズな関節運動が生成され，可動域が拡大した．

上記のアプローチを週1回，40分，計8回介入した．肩関節屈曲140°，1st外旋55°，2nd外旋70°まで改善した．疼痛の強さは軽減し，結髪動作が楽にできるようになり，ゴルフ時の疼痛は消失した（図22）．しかし，最終域での疼痛，可動域制限の問題が残存しており，さらなる改善のため治療継続中である．

3. 腱板断裂　　　　　　　　　　　　　　　　　　　　　　　　　太田浩貴

腱板断裂は外傷や加齢による退行変性，スポーツで繰り返される機械刺激などから起こる腱板の構造的破綻をきたした状態である．治療方法としては手術療法，もしくは保存療法が選択され，近年のリハビリテーションでは術後，保存療法ともに肩関節だけではなく肩甲胸郭関節や体幹，下肢機能にも目を向けた全身への協調的な介入が行われるようになってきている．本稿では，1）腱板断裂の形態，症状，治療法，2）肩関節へのアプローチ，3）鏡視下腱板修復術後のリハビリテーションの進めかたについて述べる．

1）腱板断裂の形態，症状，治療法

腱板断裂の形態は，断裂が全層に及ぶ全層断裂（完全断裂）と，厚みの一部分にとどまる部分断裂（不全断裂）に分類される．全層断裂については，断裂部の大きさにより，小断裂，中断裂，大断裂，広範囲断裂などに分類される．部分断裂については断裂する場所により，滑液包面断裂，関節包面断裂，腱内断裂に分類される．

主な症状としては疼痛，可動域制限，筋力低下があげられ上肢の挙上困難となる症例も多い．

また，治療方法としては手術療法，もしくは保存療法が選択される．保存療法では，薬物治療やリハビリテーションが行われる．手術適応は一般的に保存療法に抵抗する疼痛と機能障害，早期の社会復帰（労働を含む）などがあげられる．手術療法は直視下法と鏡視下法があり，従来はMcLaughlin法など直視下法が一般的であったが，近年は低侵襲で早期退院が可能な鏡視下法が行われるようになってきており，当院でも関節鏡視下腱板修復術が行われている．

2）肩関節へのアプローチ

本稿では肩関節を中心に述べるため，肩関節以外の部位に対する評価，治療については第6章，第7章にてご確認いただきたい．

a．並進バランステスト

肩に痛みがあり上肢の挙上が十分にできないときは，上肢下垂位のまま並進バランステストを行う．片側への誘導に抵抗があり開始肢位がとれない場合は，抵抗の元となる硬度の高い部分を特定する．

b．フリッカー・アナライズ，衝撃緩衝系を用いた評価

フリッカー・アナライズは肩に痛みがある場合，肩甲帯から揺らすことが多い．また，衝

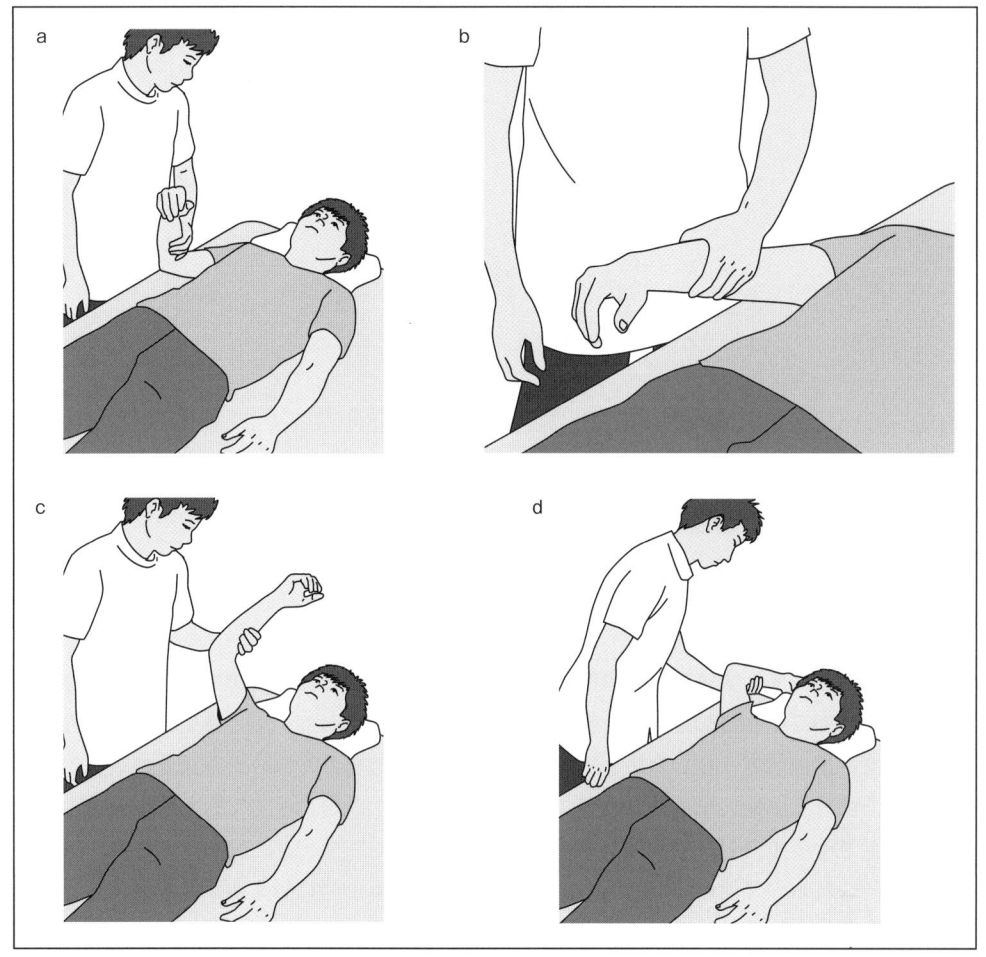

疾患別 BiNI Approach

図 23 肩関節の評価 肩関節屈曲 上肢の誘導方法
a：肩関節屈曲開始肢位．
b：拡大図．上肢の質量中心を手掌の全面接触で把持．
c：肩関節屈曲 90°肢位．肩甲上腕関節だけの評価．
d：肩関節屈曲最終肢位．肩関節の評価は最終可動域まで．

撃緩衝系の評価も用いて，身体全体の反応を観察し硬度の高い部位とコアの活動状態を観察する．

c．全身（頸部，胸郭，脊柱，骨盤，下肢，足部）の評価と治療

上記評価にて全身を簡易的にスクリーニングし，硬度が高いと判断した部位への詳細な評価と治療を行う．各部位への評価と治療は別項参照．

d．肩関節の評価と治療

肩甲上腕関節の評価では，クライアントの前腕の中心よりやや近位部（上肢の質量中心）を手掌の全面接触で把持し，上肢を内外旋させニュートラルの位置を探す．リラックスさせた状態を維持しながら上腕骨頭を後方に滑り込ませるように上肢を持ち上げる．肩関節屈曲 90°程度まで持ち上げることができれば，肩甲上腕関節の可動域分とみなし，上腕骨頭が前方変位しないように上肢を元の位置まで降ろす．

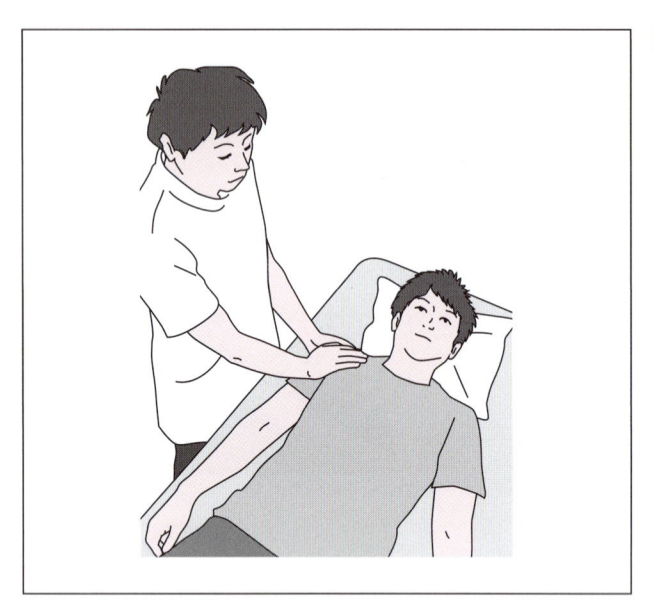

図24 筋上膜の滑走不全に対するアプローチ

　肩鎖関節，胸鎖関節，肩甲胸郭関節を含めた広義の意味での肩関節全体の評価では胸鎖関節を回転中心にした肩関節屈曲の誘導を行う．挙上していくとき肩甲上腕関節を胸鎖関節の高さまで前方にリフトアップさせ，屈曲90°を過ぎるくらいから鎖骨の挙上の動きに合わせ上腕骨を頭側，やや外転方向に誘導する．上肢の誘導は手先で行わず，自分の身体重心を移動させるイメージで身体全体を使う．

　これらの一連の動作に引っかかりがなく，スムーズに行えるかを評価する．引っかかりがある場合はその元になる場所を特定し，硬度の高さと筋上膜，結合組織の滑走性について確認する（図23）．

　肩甲上腕関節，胸郭，胸鎖関節，肩鎖関節に硬度の高さを感じれば，コンプリダクション・テクニックを施す（第7章，3参照）．

　筋上膜の滑りにくさを感じれば，筋と筋の走行が重なっている部分で滑走不全が起きていることが考えられる．三角筋前部線維と大胸筋，棘下筋と三角筋後部線維などは特に滑走不全を起こしやすい．治療としては重なっている表層の筋に触れ同期する．防御性収縮が生じない微細な運動感覚を入力することで熱を生み出し，筋上膜や筋上膜間の基質の粘性を低下させることで深層にある筋との間の滑りを引き出す（図24）．

　上腕骨頭の滑りが悪ければ第2肩関節で肩峰下滑液包の滑走性について疑う．第2肩関節では深層から関節包，折れた烏口上腕靱帯に挟まれた腱板，肩峰下滑液包，三角筋と層構造になっており，すべてに滑りが必要となる．上腕骨頭を把持する手は烏口肩峰靱帯の外側に母指球をあて，後方は肩峰後方縁に指をそえ，手掌全体で上腕骨頭を包むようにする．もう一方の手で上肢を操作し外転位から内転させて，上腕骨頭上面にある組織の緊張を確認する．このとき外旋位，中間位，内旋位などと回旋位置も調整し，その回旋位置ごとに内転させ上腕骨頭を包んだ手掌で触知し滑りにくい場所を探索する．滑走不全があれば微細な力で上肢を内外転させ運動感覚を入力する（図25）．

図25 肩峰下滑液包の滑走不全に対するアプローチ

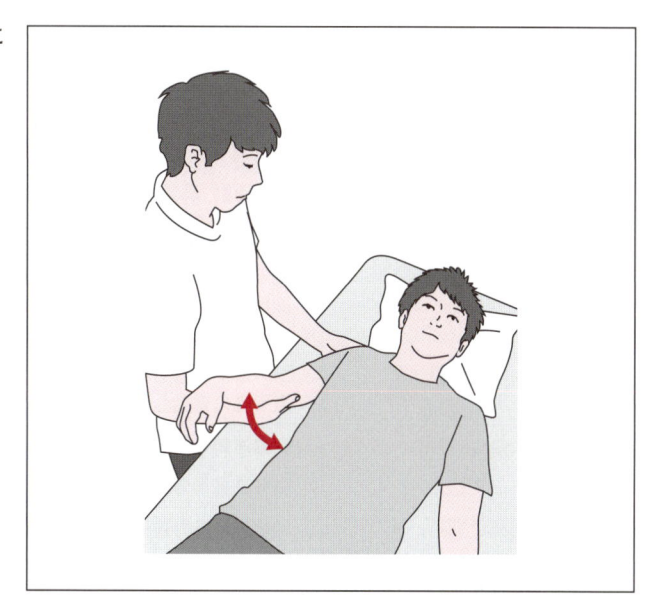

胸鎖関節が肩関節屈曲の回転中心

全身の骨格模型は胸鎖関節,肩鎖関節,肩甲骨が動かず肩甲上腕関節だけで180°可動し,文献によっては肩甲上腕関節が180°動くかのようなイラストが使われていることもあるため,肩関節屈曲における回転中心のイメージが肩甲上腕関節になってはいないだろうか?
肩甲上腕関節が回転中心である意識で肩関節屈曲の介助誘導をしてしまうと肩鎖関節,胸鎖関節の可動域分である60°を無視することにつながり,動きの乏しさが生じる.
胸鎖関節が立体的に肩関節屈曲の回転中心であるイメージで介助誘導を行うと,動きのスムーズさは格段に変わる.

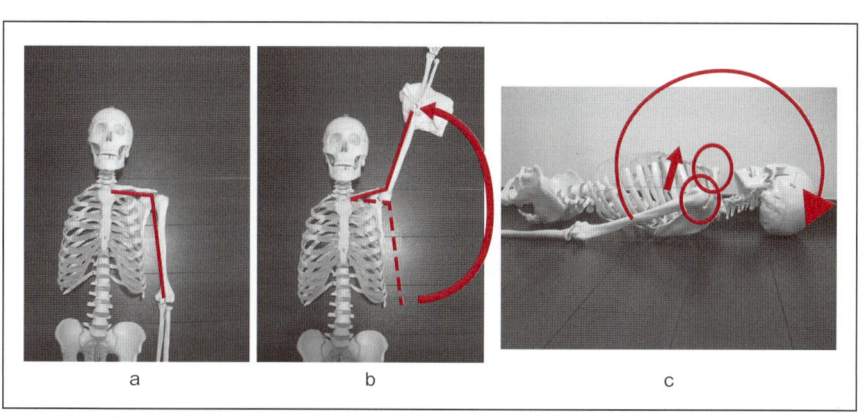

図26 胸鎖関節が肩関節屈曲の回転中心
a:胸鎖関節を回転中心にした肩関節屈曲開始肢位.
b:胸鎖関節を回転中心にした肩関節屈曲最終肢位.
c:胸鎖関節の高さまで肩甲上腕関節をリフトアップするイメージ.

表1 関節鏡視下腱板修復術後のリハビリテーションスケジュール

時期	リハビリテーションプログラム
手術前日	術前評価
術後2日目	リハ開始 他動運動（肩関節挙上，外旋），自動運動（手指，手，肘）は可 外転装具より内転位での外旋，内旋，内転は禁止（装具の制限内は可） 肩甲骨自動運動は下制，外転は疼痛自制内で可 肩甲骨内転は他動肩関節外旋を伴えば可 肩甲骨挙上，上方回旋は禁止（他動は肩関節外旋を伴えば可） 体幹，下肢運動は制限なし
術後3週目	プールでの浮力を利用した自動運動開始（肩甲骨面挙上） 肩甲骨の運動も可
術後5週目	自動運動を開始　自動肩甲骨運動もフリー　プール内で外旋
術後7週目	外転装具を離脱　肩関節伸展，内転，内旋運動も開始
術後9週目	腱板筋の筋力強化開始　始めは低負荷（輪ゴムなど）から始める
術後6ヵ月以降	通常の筋力強化運動許可
外来継続	主治医との相談にて決定．退院後，週に1～2回で実施

上記はあくまでプロトコルであり，個々のクライアントにより状態が変化し進む速度が変わることをご留意願いたい．

3）関節鏡視下腱板修復術後のリハビリテーションの進めかた

　当院での関節鏡視下腱板修復術後のプロトコルに合わせたBiNI Approachでの介入について述べたい（表1）．

　手術前日に術前評価として介入開始．ROM，MMT，肩甲骨脊椎間距離（spine scapula distance：SSD）を測定し，外転装具の着用練習を行う．痛みの増悪しない範囲で並進バランステスト，フリッカー・アナライズ，衝撃緩衝系を用いた評価，肩関節の評価を行う．

　術後より修復腱板の保護のため外転装具を装着するが，術創部痛や炎症から大胸筋や小胸筋など筋スパズムが起きやすくなっている．脱力ができず装具に上肢を預けられないクライアントも少なくない．装具の高さの微調整や，就寝時や治療時のポジショニングについてもタオルやクッションを利用し筋スパズムにより固定部位が増えないように管理を行う．

　また，外転装具は修復腱板の保護のため必要であるが，同時に上肢は装具ごと胸郭に固定されるため，歩行時には上肢と胸郭が一体化され回転半径と質量が増大することとなり，慣性モーメントは増大する．この慣性モーメントの高まった回転運動を相殺するため，他部位で固定部位を増やす運動が発生し，体幹筋も過剰運動となりコアスタビリティの低下を引き起こす．外転装具の装着期間中は固定部位の発生やコアスタビリティの低下が予想されるため，全身の評価を継続して行う．

> **CHECK!** ①宮本大介：第10章 人の骨格がすでに運動を規程?!，運動の成り立ちとは何か（舟波真一，山岸茂則 編），p107，2014，文光堂
> アームスリングを用いることで慣性モーメントが増大することについて説明している．

術後は癒着，拘縮予防のため，修復腱板へのストレスに配慮し肩甲骨面上肩関節挙上の速やかな可動域確保が望まれる．術後早期，創部痛や炎症により過剰に筋スパズムが発生し脱力ができずに装具から上肢を取り出すことが困難な場合は装具から上肢を出さず，クライアントがリラックスした肢位のままフリッカー・アナライズ，衝撃緩衝系を用いた評価を行い，固定部位があれば部位別に治療を行う．装具から上肢を取り出すことができれば，肩甲骨面上肩関節挙上の他動運動を愛護的に行う．十分な関節可動域が確保できない場合には何が原因かを特定する．筋スパズム，硬度の高さ，筋上膜や結合組織の滑走不全などの中から優先順位をつけ必要に応じ前述した治療を行う．筋スパズムであればエンドフィールを感じる手前の筋スパズムが発生しない位置に上肢を戻し，クライアントに手指でグーパーの動きや前腕の回内外を力まず楽な範囲で繰り返し行ってもらうことで筋スパズムが軽減し関節可動域が延長することを経験する．

腱板は腹内側系であり，その機能は中枢神経系の内部モデルに基づいたフィードフォワード・システムであるAPAの発現という形で表出すると考えられる．肩関節周囲の構造，筋上膜や結合組織の滑走性が良好で修復腱板の機能が回復され適切な負荷量で運動学習が進めば協調的な自動運動が可能となる．プール内での肩関節挙上の自動運動は浮力により重力の影響が軽減するため運動負荷は軽減される．立位など抗重力肢位での肩関節挙上の自動運動は重力がそのまま負荷となる．どちらも修復腱板の機能回復段階に合った運動負荷がかかれば，肩関節における協調的な運動は可能である．しかし，過剰な運動負荷や，固定部位や滑走不全に問題があるとすれば肩関節挙上は不十分となり，代償的な肩甲骨挙上などによる協調性の欠けた運動となってしまう．運動負荷を軽減する方法としては体幹を前傾させた振り子運動を行うことが多い．重力の影響が少ないため要求される筋力が少なく，加速度に対する運動学習にもなりえる．振り子運動で肩甲骨運動も軽度誘導し加速度に慣れさせた協調的な運動学習を行うことで抗重力肢位の肩関節挙上が著しく変化するクライアントも少なくない．

腱板の筋力トレーニングやアクティビティ（テーブルサイディングなど）においては運動の負荷量，提供する課題の内容・方法が適正かどうかについて検討の余地がある．日常生活動作が徐々に広がる中で動作などに負荷がかかり補償適応性姿勢調節が起こることはあっても，リハビリテーションの治療場面ではAPAセッティングにて腱板を賦活させる状況を多く提供すべきであり，その運動が適切であるかの指標として並進バランステストを利用することは有用である．また，外来リハビリテーション後も日常生活の中で腹内側系の減衰につながると予想される運動，動作があればリハビリテーション中に再現し並進バランステストで確認したうえでクライアント教育にて運動，動作の是正を行う．

> **CHECK!** ②勝山友紀：Activityからみた並進バランステストの有用性，運動の成り立ちとは何か（舟波真一，山岸茂則 編），pp 206-209，2014，文光堂

第8章

> **Reference** 腱板筋停止部と関節包付着部の関係（上方関節包は腱板筋群の停止を補填する）

関節包は腱板の関節側の裏打ちとして非常に薄い膜の構造であるが，棘下筋の上腕骨付着部は意外にも最も薄い付着部で3～4mmの幅，小円筋との境界部である最も厚い付着部では9mmにもなる．腱板筋群が幅広く停止する部分では関節包は薄く，また腱板筋群の停止が欠損する部分では，その空隙を埋めるかのように幅広く関節包が付着する．両者が相補的に上腕骨頭に付着して上方より骨頭を保持していることが考えられる．

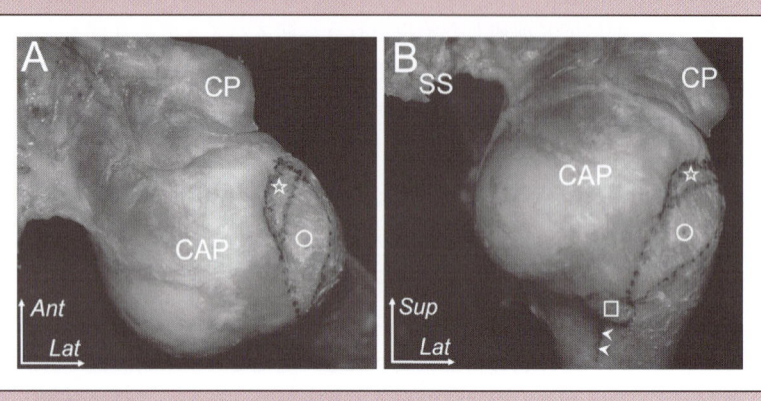

図27a　腱板筋停止部と関節包付着部の関係（関節包除去前）
A：右肩を上方から観察．B：右肩を後方から観察．
関節包と分離して腱板筋群を除去し，棘上筋（☆印），棘下筋（○印），小円筋腱性部（□印），小円筋筋性部（◀印）の上腕骨停止部を黒点線で示す．CAP（関節包），CP（烏口突起），SS（肩甲棘），Ant（前方），Sup（上方），Lat（外側）．
「Nimura A, Kato A, Yamaguchi K, et al：The superior capsule of the shoulder joint complements the insertion of the rotator cuff. J Shoulder Elbow Surg. 21（7）：870, 2012」より引用

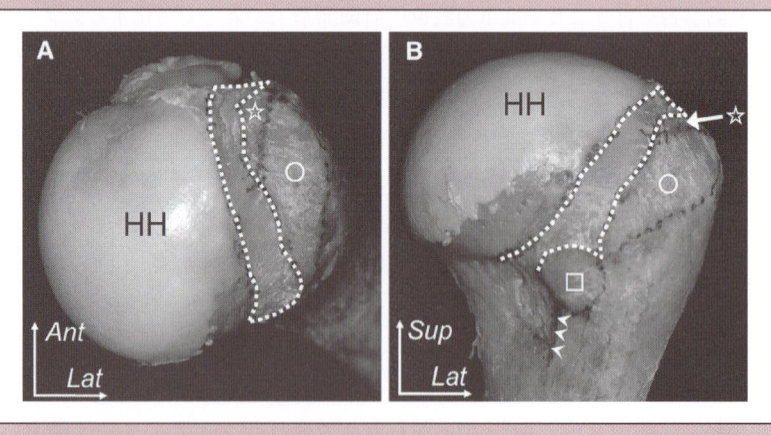

図27b　腱板筋停止部と関節包付着部の関係（関節包除去後）
A：右上腕骨を上方から観察．B：右上腕骨を後方から観察．
さらに関節包を除去し，その上腕骨付着部を白点線で示す．棘下筋停止部の後縁においては関節包付着部の内外幅はとても厚く約9mmにもなる．棘上筋（☆印），棘下筋（○印），小円筋腱性部（□印），小円筋筋性部（◀印）の上腕骨停止部を黒点線で示す．CAP（関節包），CP（烏口突起），SS（肩甲棘），Ant（前方），Sup（上方），Lat（外側）．HH（上腕骨頭）．
「Nimura A, Kato A, Yamaguchi K, et al：The superior capsule of the shoulder joint complements the insertion of the rotator cuff. J Shoulder Elbow Surg. 21（7）：870, 2012」より引用

> **CHECK!** ③Nimura A, Kato A, Yamaguchi K, et al：The superior capsule of the shoulder joint complements the insertion of the rotator cuff. J Shoulder Elbow Surg. 21(7)：867-872, 2012

> **CHECK!** ④二村昭元，秋田恵一：肩鏡視下手術に必要な肩の機能解剖．関節外科，31(12)：1386-1391, 2012

Reference 棘上筋と棘下筋の停止部と機能

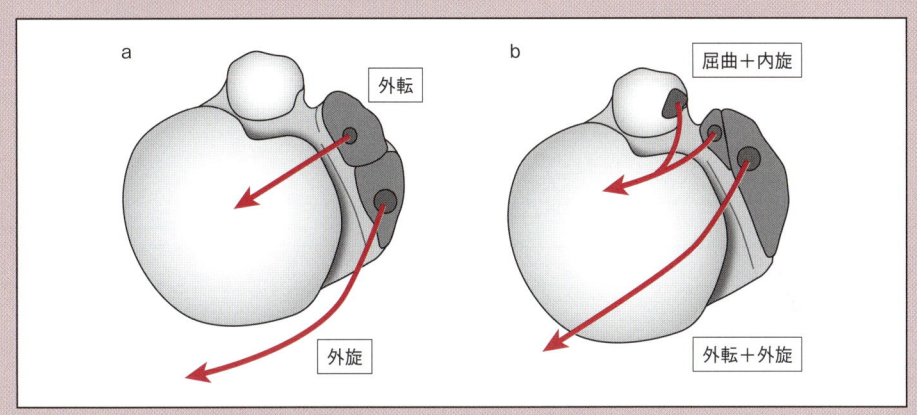

図28 棘上筋と棘下筋の停止部と機能（注：上方からの図）
a：従来は，棘上筋が主に外転に作用し，棘下筋は外旋に作用すると考えられてきた．
b：現在は，棘上筋が大結節の前方部と小結節に限局して停止し，棘下筋は従来棘上筋が停止していると考えられていた上腕骨大結節まで含み広範囲に停止すると考えられる．そのため，棘上筋が内旋，屈曲に作用し，棘下筋は外転，外旋に作用すると考えられる．
オリジナル「Mochizuki T, Sugaya H, Uomizu M：Humeral Insertion of the Supraspinatus and Infraspinatus. New Anatomical Findings Regarding the Footprint of the Rotator Cuff. Surgical Technique. J Bone Joint Surg Am. 91 (Supplement 2 Part 1)：2, 2009」
「八木茂典：肩の新しい解剖知見に基づいた機能解剖とエクササイズ，Sportsmedicine. 21(9)：12, 2009」より引用

> **CHECK!** ⑤Mochizuki T, Sugaya H, Uomizu M, et al：Humeral insertion of the supraspinatus and infraspinatus. New anatomical findings regarding the footprint of the rotator cuff. J Bone Joint Surg Am. 90(5)：962-969, 2008

4. 変形性膝関節症　　　　　　　　　　　　　　　　　　　　　秋田谷昂

1) 変形しているから痛い？

　変形性膝関節症の診断にてリハビリテーションを実施する中で，画像所見と臨床症状が一致しないことをよく経験する．つまり変形が強いにも関わらず疼痛が少ない症例もいれば，変形が少ないにも関わらず疼痛が強い症例もいるということである．ここで考慮しなければならないことは，「変形しているから痛い」という説明は妥当ではないということである．
　疼痛のメカニズムとして一次侵害受容ニューロンの末端である自由神経終末内に存在する高閾値機械受容器とポリモーダル受容器の興奮から始まるが，膝関節面にこの自由神経終末

表2 変形性膝関節症における特徴的な動作方略

歩幅や歩隔の減少 → COGとCOPの接近が生じる
立脚期の延長 →力積が大きくなり，メカニカルストレスが増大する
立脚期前半における lateral thrust →膝内側部の組織は巻き込まれてしまい，外側部の組織は緊張してしまう
立脚中期の膝関節伸展不全 → COGが上に上がらないため，COPを直に受けてしまう
衝撃緩衝系の減衰 →膝関節に加わる床反力の増大

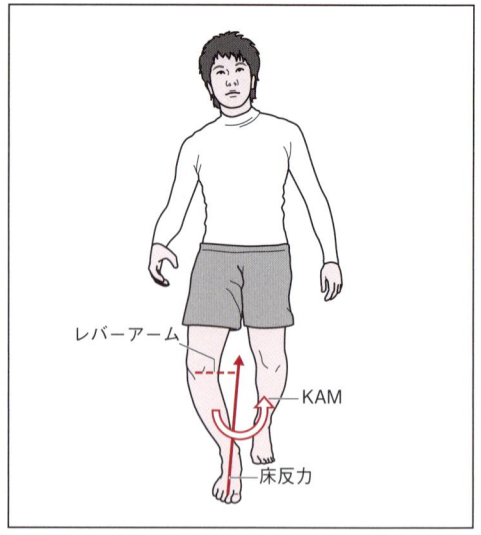

図29 外部膝内反モーメント

外部膝内反モーメントとは，床反力によって膝関節を内反させようとするモーメントである．この大きさに影響を与えるものは，赤点線部の距離である．
「木藤伸宏：変形性膝関節症の運動学・運動力学的特徴，極める変形性膝関節症の理学療法（斉藤秀之，加藤 浩，山田英司 編），p82，2014，文光堂」より引用

は存在しないのである．しかし周辺の結合組織（滑膜，関節包，靱帯など）には自由神経終末は多く存在する．つまり「変形しているから痛い」のではなく，遊離軟骨などに惹起された関節内炎症の状態を除いては，変形により生じた周辺の結合組織の張力のバランスが崩れることにより自由神経終末が刺激され興奮が生じていると考えるのが妥当である．よって治療において考えるべきことは，この結合組織の硬度を低下させることである．それにより疼痛の軽減や動作の改善が見込まれる．

2) 変形性膝関節症に特徴的な動作方略とアライメント

変形性膝関節症において特徴的な動作方略を示す（表2）．これらの特徴的な動作方略の背景にはさまざまな要因があるが，その1つに外部膝内反モーメント（external knee adduction moment：KAM）がある（図29）．これは膝関節におけるメカニカルストレスの指標となり，変形性膝関節症ではこのKAMが健常群あるいは非罹患群よりも大きくなるため（⇒CHECK！①），このKAMを小さくすることが必要なのである．しかし，変形性膝関節症では表2のような代償的な方略とアライメントの変化が生じているためにこのKAMを最小化することがむずかしい身体になってしまっている．よってこのアライメントの変化，つまり不合理な骨連鎖を正していくことが重要なのである．そして腹内側系と呼ばれる網様体脊髄路や前庭脊髄路を活性していくことで自己組織的にKAMを最小化する身体を取り戻していくようにしていく．

> **CHECK!** ①Gök H, Ergin S, Yavuzer G：Kinetic and kinematic characteristics of gait in patients with medial knee arthrosis. Acta Orthop Scand. 73(6)：647-652, 2002

　アライメントにおいて骨盤，距骨下関節，膝関節，下腿などの状態は個別性が大きい．よくみられるパターンとして骨盤後傾，距骨下関節過剰回内，膝関節内旋，下腿内捻しているものが多いが，その限りではない．よってこれらの部位はバリエーションがあると思って観察，評価するとよい．アライメントは変化するものであるから，アライメントを評価することでどのようなメカニカルストレスを受けているかが推測できるのである．
　また，衝撃緩衝系の減衰が認められるということは，膝関節だけでなく全身的に硬度が高い結合組織の性質を改善し，腹内側系の活動を高めることでその改善につながるのである．

> **Reference** 変形性膝関節症にはラテラルウェッジ？
>
> 内側型変形性膝関節症において代表的な装具療法として外側ラテラルウェッジがあげられる．外側を高くして膝関節内側部への負担を減らす目的で処方されるが，Parkes らは論文の中で「ラテラルウェッジは内側型膝OA患者の疼痛緩和には有効ではないことが示唆された」と発表している(⇒ CHECK！②)．距骨下関節の個別性など考慮するとラテラルウェッジが絶対的なものではないことはわかるが，常識と捉えられがちなものも疑うことで真実がみえてくることがある．臨床家として目の前のクライアントの結果と真摯に向き合う必要がある．

> **CHECK!** ②Parkes MJ, Maricar N, Lunt M, et al：Lateral wedge insoles as a conservative treatment for pain in patients with medial knee osteoarthritis：a meta-analysis. JAMA. 310(7)：722-730, 2013

3) 治療戦略

　治療戦略としては BiNI Approach の原理（原則）に沿って考えていく．よって変形性膝関節症といっても膝関節だけでなく全身の評価・治療を行う必要がある．フリッカー・アナライズなどによって硬度が高い箇所や固定部位となっている箇所に対して感覚入力を行っていく．変形性膝関節症では足部・下腿・膝関節・胸郭・上位頸椎に介入することが多い．
　特に足部は必ずチェックするとよい．その中でも脛骨と距骨下関節の関係性は重要である．変形性膝関節症では膝関節内旋をとるパターンが多いが，膝関節が内旋（脛骨が内旋）するということは，距骨下関節は過剰回内されるということになる．逆に距骨下関節が過剰に回内することで脛骨が内旋（膝関節が内旋）されるということもあり得る．いずれにせよこのようなことが生じると膝関節に内旋ストレスが生じてしまい，結合組織の張力バランスが崩れてしまう．それが疼痛につながることが考えられるため，このような不合理な骨連鎖を正していくことが重要である．
　感覚入力により結合組織の硬度が減少し，骨連鎖を正していくことで腹内側系は活性していく．それにより上記のような動作方略や疼痛は減っていくことが多いが，それでも不十分なときには COP オシレーションやプレッシャー・テクニックなども行っていく．特に矢状

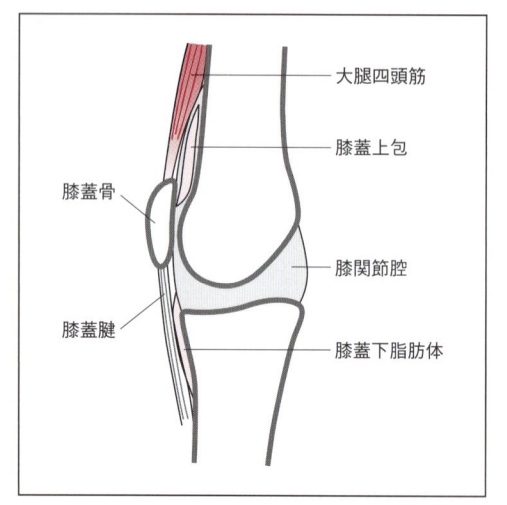

図30 膝蓋上包と膝蓋下脂肪体

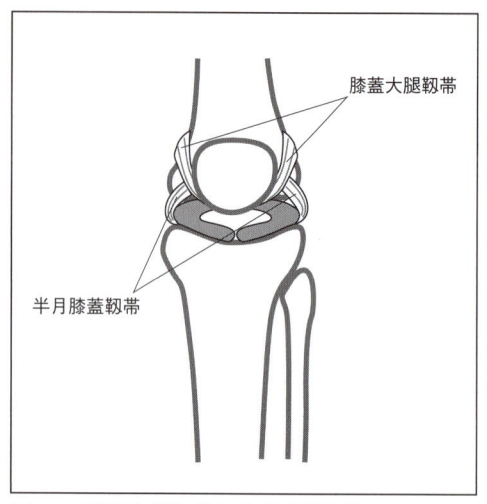

図31 膝蓋大腿靱帯と半月膝蓋靱帯

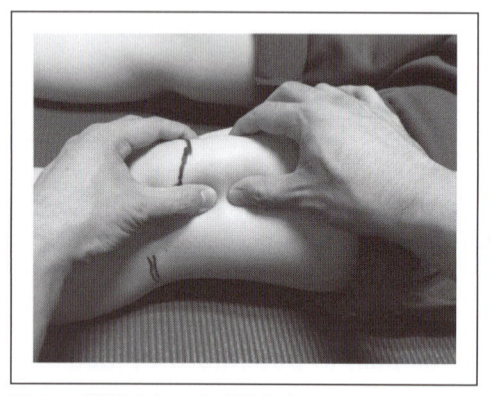

図32 膝蓋上包への感覚入力
①膝蓋上包を両母指・示指で捉える．このとき内側・膝蓋骨上から探るとみつけやすい．
②捉えた4点の指の圧が等しくなるまで感覚入力を行う．

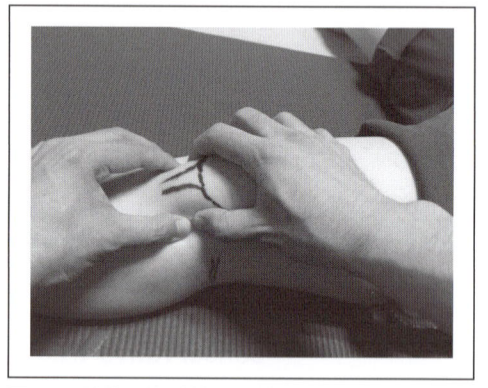

図33 膝蓋下脂肪体への感覚入力
①膝蓋下脂肪体を両母指・示指で捉える．膝蓋腱の裏に脂肪特有の感触を捉えることができる．
②捉えた4点の指の圧が等しくなるまで感覚入力を行う．

面でのCOPオシレーションは踵への圧入力による前方並進の円滑化の獲得が期待でき，ロッカーファンクションの獲得に有効である．それにより立脚期の短縮が見込めるため，メカニカルストレスを減少させることができる．

4）膝関節に対するBiNI Approach

ここでは膝関節周囲に対するBiNI Approachをいくつか紹介する．

a．膝蓋上包（図32）

膝蓋上包は，膝関節の関節腔とつながっている滑液包である（図30）．この張力を調整しているのは膝関節筋という単関節筋である．前方には大腿四頭筋が，後方には大腿骨が存在している．そしてこの膝蓋上包は膝関節の屈曲—伸展にて形状を変える性質があるため，隣接する組織間に滑りが生じる必要性がある．よってこの膝蓋上包の硬度が高くなったり滑りが減少すると，膝関節の可動域に制限が生じる．また，滑液包であるため，関節内液の対流

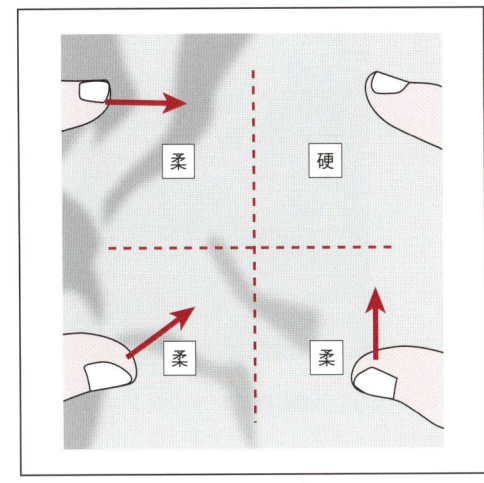

図34　圧をそろえるイメージ 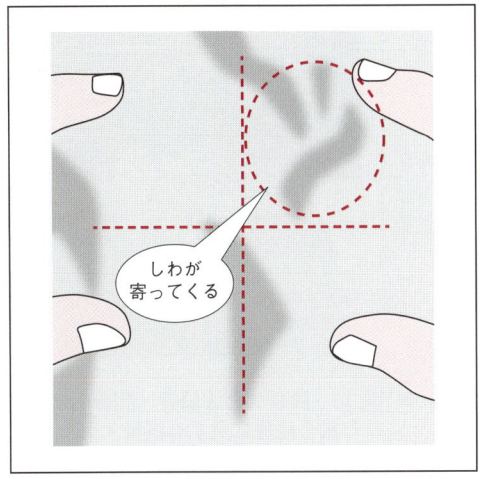　　　　　　図35　圧をそろえるイメージ

にも影響することからも膝関節において重要な結合組織の1つである.

b．膝蓋下脂肪体（図33）

　膝蓋下脂肪体は膝蓋腱の裏に存在している脂肪組織である（図30）．脂肪組織であるがゆえに膝関節におけるクッションの役割を果たす．また，膝関節内でも痛みを感じやすい部位の1つである．膝蓋支帯の張力のバランス，膝蓋腱のアライメントにも寄与しているため，ここの硬度が高ければ疼痛だけでなく膝蓋骨のアライメントの崩れも生じやすい．

> **なるほど**
> **4点の圧をそろえるイメージ**
>
> BiNI Approach では中枢神経系に対して良好な身体感覚を入力することに重きを置いている．ニュートン力学の第3法則（作用・反作用の法則）を考慮すると，硬度が高い部位を触れると，反作用により強い反力を感じる．硬い部分には柔らかい感覚を入力することが重要である．膝蓋上包や膝蓋下脂肪体に対するテクニックにおいて，触れた点の中で最も強い反力を感じる箇所が柔らかくなるように行うと4点の圧がそろいやすい．これは結合組織内の張力のバランスが崩れているのでそろっている感覚を入力しているのである．また，人間は常に振動しており，触れていること自体でも結合組織が動いている感覚，つまり運動感覚が入力されるのである．
> 4点の圧をそろえるという感覚は，図34，35をイメージしてみると良い．少ししわの寄った布で右上だけピンと張っている（張力，つまり硬度が高い）．張力を低下させたいので，右上にしわを寄せるようにもっていけば右上にもしわができ張力が低下していく．柔らかくなる感覚を入力していくのである．実際人体はそこまで単純でないので，硬度の高い箇所は感覚入力している最中でも変化していくが，このようなイメージで感覚入力していくと良いかと思われる．

c．膝蓋骨と大腿骨・脛骨および関節内をつなぐ結合組織（図36）

　膝蓋骨は大腿骨・脛骨および関節内と関節包や靱帯，膝蓋支帯といった結合組織を介してつながっており，その安定性を保っている．膝蓋大腿靱帯は膝蓋支帯の深層に位置し，膝蓋骨と大腿骨をつないでおり，膝蓋骨の内・外側への偏位を抑制している．半月膝蓋靱帯は関節包内部を通っており，膝蓋骨と内・外側半月をつないでいる（図31）．よって膝関節伸展時に半月は半月膝蓋靱帯を介して膝蓋骨に引っ張られるように前方に移動する．よってこれ

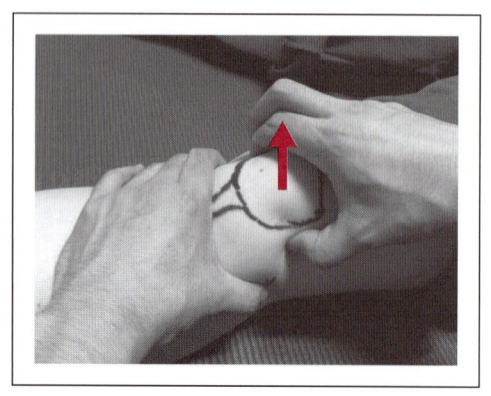

図36 膝蓋骨と大腿骨・脛骨および関節内をつなぐ結合組織に対する感覚入力

①片方の手で裂隙を，もう片方の手で膝蓋骨を捉える．
②膝蓋骨を内・外側の組織の緊張が等分になるように牽引し，感覚入力を行う．このときにストレッチにならないような強さで行う．
③組織の硬度が低下してくると，裂隙を捉えている手指で裂隙間が開くような感触を覚える．

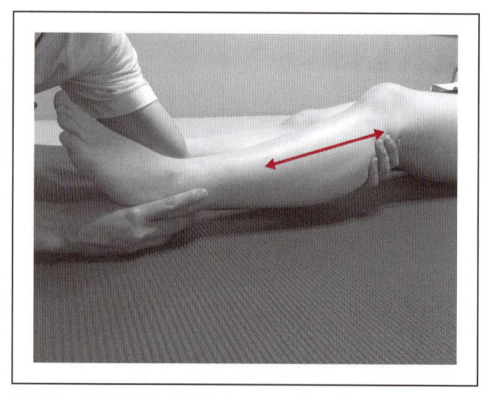

図37 膝関節に対するコンプリダクション・テクニック

①膝関節を least pack position に位置させる．
②脛骨高原の内側・外側を前方・後方へ動かし，移動量を評価する．
③硬度が高い側の裂隙にコンタクトし，アクセスポイントである腓骨頭も同時に触れる．
④もう片方の手でアクセスポイントである踵を持ちながら長軸方向に圧迫・開放を行っていく．
⑤終了後，再評価し移動量がそろっているかどうか確認する．

らの結合組織における張力のバランスが崩れることは膝蓋骨のアライメントも崩れ，運動性にも影響するのである．よってこの結合組織に感覚入力を行うことは非常に有用である．また半月膝蓋靱帯を介して半月にも影響を与えるため，半月のアライメント改善にも効果的である．

d．膝関節に対する Compreduction Technique（図37）

　膝関節の関節腔を観察すると内側と外側の2つに分かれているようにみえる．この張力のバランスが崩れることで脛骨に内旋誘導や外旋誘導がかかってしまうと考えられる．よってこれを評価し硬度が高い側に対してコンプリダクション・テクニックを行っていく．評価においては脛骨高原を前後（腹側・背側）に動かし，その移動の程度を内側・外側それぞれ評価し，内旋誘導か外旋誘導かを判断する．臨床的には変形性膝関節症においては脛骨高原外側が前方にいきやすく評価できる内旋誘導であることが多い．

なるほど　知らないものは触れない，見えない！

上記のようなテクニックに限らず，触診や動作観察において知らないものは触れないし見ることはできないことを忘れてはならない．例えば半月膝蓋靱帯は関節包内部を通っているが，発達の程度，走行，付着部位は，きわめて個体差が大きいのである（⇒ CHECK！③）．それを知っているかいないかでも手に感じる感覚や感覚入力に差が出てくる．つまり解剖学や生理学，運動学などの知識はもちろん，神経科学やバイオメカニクスの知識も必要となる．また，一見関係なさそうな事象から治療のアイデアが生まれることもあり，臨床家として貪欲に知識を蓄えていく姿勢が重要である．そして，解剖学的に骨や結合組織を三次元的にイメージできることも大切と思われる．そのために骨モデルに触れたり，解剖書を眺めることも有用である．

CHECK! ③有馬隆紘，小澤由紀，浅本 憲，他：半月膝蓋靭帯に関する機能解剖学的研究 第4報—形態的な多様性と機能に注目して—，第17回 臨床解剖研究会記録，14：40-41，2014

5. 大腿骨近位部骨折に対する BiNI Approach　　　　唐木大輔

　骨折後のリハビリテーションは痛みとの闘いである．こちらが良かれと思って行ったアプローチに対して「痛い」と訴えるクライアントは多くないだろうか？実はその多くはこちらのアプローチの仕方が間違っている可能性が高い．では，整形外科疾患に対して骨や筋のことだけを意識して評価あるいは治療をしていて良いのだろうか？実際はそれだけでなく感覚受容器のことや神経系のことを考慮して徒手的介入をしたり，運動課題を設定していく必要がある．

　とにかく「良好な感覚情報は良好な運動を生成する」ことと「不良な感覚情報は不良な運動を生成する」ことを念頭に置く必要がある．BiNI Approach では適切な刺激量でアプローチすることにより，股関節がもつ能力を最大限発揮させることができる．その結果，代償動作が少ない歩行の獲得に至ることが多い．つまり，痛みがなく無理のないアプローチであり，効果が高く機能回復も良いのが特徴である．

1) 急性期の痛み・防御性収縮に対して—受容器や関節適合性を考慮したアプローチ—

　大腿骨近位部骨折は大きく分けて内側骨折（頸部骨折）と外側骨折（転子部骨折など）に分類されるが，いずれの骨折型でも痛みを伴う．そして，骨接合術後は痛み，腫脹，股関節周囲筋のアンバランスな筋緊張，可動域制限が特徴である．この場合，たいてい過緊張な筋は存在するがそのまま動作練習を行うと，中枢神経系では「過緊張で動かない股関節」という感覚情報を基にした代償プログラムがつくられ，動作の誤学習につながる可能性が高い．よって，過緊張の軽減をはかりながら運動感覚を入力し，運動性を改善させていく必要がある．それができてから動作練習に移行するべきである．

　実際には股関節に対するコンプリダクション（第7章）にて改善がみられることが多い．方法は背臥位にて，その時点での股関節(loose packed position：LPP)になるように大腿骨を誘導する．そのアライメントを維持しながら大転子と膝前面を把持し骨頭軸方向にコンプリダクションを行う．3～5分程度で効果が出る場合が多い（図38）．コンプリダクションの間に過緊張が軽減し，運動性が改善しているのを確認しながらエンドフィールに達しない範囲でリズミカルに大腿の内旋・外旋や屈曲・伸展のROMエクササイズを数回行いながら徐々に可動域を拡大していくと良い．実施後は防御性収縮が軽減し，エンドフィールの痛みも軽減もしくは消失する．術直後のクライアントの訴えで多い「足が重くて動かない」というものも「足が軽くなって動かしやすくなった」と改善することが多い．

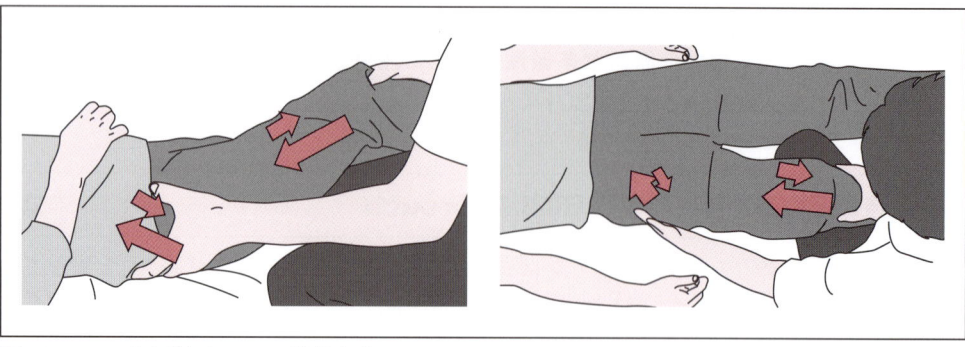

図38 コンプリダクションの肢位と力のベクトル
コンプレッションでは骨盤が動かない程度に圧を加え，リダクション時はその圧を抜くだけで良い．

なるほど メカニカルストレスによる痛み刺激が過緊張を助長する！

急性期，患部周囲は健常なときに比べるとメカニカルストレスに対して過敏である．これは骨折部や手術の侵襲により発生する炎症性メディエーターが骨膜や筋膜などにあるメカノレセプターを感作（域値を下げる）ことによるものである（⇒CHECK！①）．つまり，メカノレセプターに伝わるほんのわずかな振動や伸張，ねじれのストレスでも普段より増幅されて痛みとして感じるのである．その痛みを減らすために「アウターマッスルが過緊張になり関節を固定している」と考えると，メカノレセプターにかかるストレスを減らすためには筋（骨運動）を意識したLPPに加えて関節包・靱帯（副運動）を意識したLPPでコンプリダクションを行うべきである．それが，中枢神経系への良好な感覚入力となり，過緊張軽減の近道となる．このように過緊張が軽減すれば筋の伸張性は簡単に改善する．つまり，過緊張が存在する筋の伸張性の改善目的に，筋損傷のリスクを伴うストレッチを適応する利点はないに等しいともいえる．

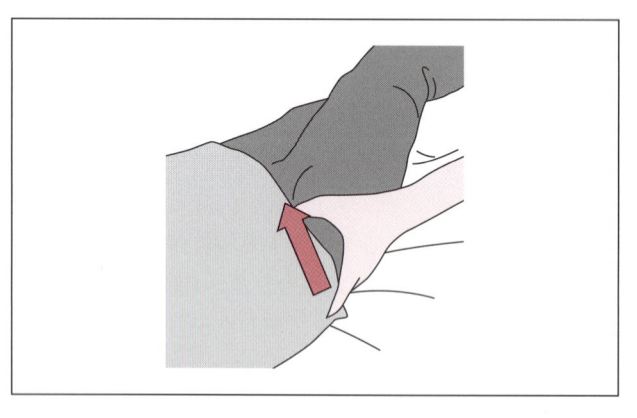

図39 関節包・靱帯を意識したLPP（適合性調整）の例
内転筋が過緊張の場合は矢印の方向に（骨頭を軽く持ち上げるように）1mm程度動かした位置で保持していると過緊張が軽減することが多い．

CHECK! ①片田重彦，大佐古謙二郎：第1章 AKA-博田法の理論と仙腸関節機能障害，仙腸関節機能障害（片田重彦 編著），pp20-22，2014，南江堂

Reference　いつも悩まされる股関節伸展制限

股関節疾患では伸展制限が問題になることが多い．腸腰筋や内転筋の伸張性の問題が原因としてあげられることが多いが，急性期では受傷前からの伸展制限がないかぎり筋の実質的な短縮（拘縮）はありえない．実際は屈筋群の過緊張が原因であることが多いが，それには股関節の関節内圧が関係している．急性期では股関節の関節包やそれを取り巻く単関節筋などが腫脹しており，股関節の内圧が上昇している．股関節周囲の関節包・靱帯組織は股関節の伸展に伴い骨頭を締め付ける作用があるため，急性期の股関節伸展は関節包内圧の上昇を助長し痛みを誘発するのである．それを避けるように，股関節屈筋群が過緊張になり股関節の屈曲位を保持しようとしていることが多いのである．つまり，股関節の内圧が正常に近づくまでは股関節の伸展可動域を強要するのは非効率的ということになる．この間は過緊張を軽減させながら疼痛のない範囲で伸展や回旋方向のROMエクササイズを行うことで股関節伸展の運動感覚を入力するべきである．

2) 筋力低下に対して─固定部位，シナジーパターン，荷重痛を考慮したアプローチ─

a．コアと固定部位

術後の特徴として，体幹を中心に股関節以外にも固定部位が存在することが多い．固定部位が明らかであるほど，それに伴いコアスタビリティが低下し股関節の機能障害が助長される．コアスタビリティを改善し股関節周囲筋の筋出力を改善させるためにも術後二次的にできた固定部位の解消が必要となってくる（⇒ CHECK！②）．

固定部位と過剰運動部位の評価は臥位や座位でCOPオシレーションやフリッカー・アナライズを利用した評価（第6, 7章参照）や，コンプレッションを加えながらの触診や，動作観察を用いる（⇒ CHECK！③）．また，抗重力位における体幹の固定部位の評価は座位のプレッシャーテクニック（左右で分けてみる）を利用すれば評価しやすい（第7章）．

なるほど　腰椎の固定部位と腸腰筋

手術により脱臼肢位がある場合，自動SLRの可否が離床の時期を左右することが多い．術後は腸腰筋を中心とした股関節単関節筋の機能不全が多く，たいてい自動SLRが困難である．この場合，腸腰筋の付着部である腰椎に対して側臥位でコンプリダクションなどを使って感覚入力すると，腸腰筋の収縮が促通されることがある．その後，SLRを自動介助しながら骨盤の患側回旋の運動感覚を加えて練習すると，さらに体幹骨盤帯の筋活動が促通され，その場ですぐ自動SLRが可能となることもある．

CHECK! ② 山岸茂則：第4章 人体の連続性からみた運動生成，運動の成り立ちとは何か（舟波真一，山岸茂則 編），p37, 2014, 文光堂

CHECK! ③ 山岸茂則，舟波真一：アプローチの実際，運動の成り立ちとは何か（舟波真一，山岸茂則 編），pp191-205, 2014, 文光堂

固定部位に対してのアプローチはその部位へ徒手的に運動感覚を入力することが有効である．さらに，座位や臥位でイナーシャ・テクニックやCOPオシレーションなどを行うと固定部位の解消とともに腹内側系がアップレギュレーションされやすく，その結果コアスタビリティも大幅に改善することが多い（第7章）．

図40 疼痛がモーターコントロールに及ぼす可能性のあるメカニズム

「多くのメカニズムが提唱されている．単純な抑制経路が，体幹筋群のモーターコントロールの複雑な変化を仲介しているとは考えにくい．最も可能性が高いのは，①痛みが運動中枢に直接影響を与えることによるモータープランニングの変化，②恐怖回避，③感覚系の変化である．」
「Hodges P：疼痛モデル，腰痛に対するモーターコントロールアプローチ（齋藤昭彦 訳），p121，2008，医学書院」より引用

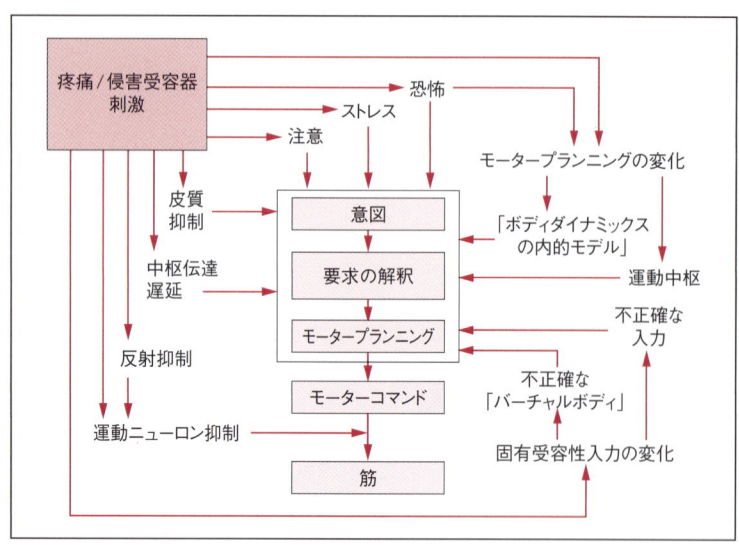

「Hodges PW, Moseley GL：Pain and motor control of the lumbopelvic region：effect and possible mechanisms. J Electromyogr Kinesiol. 13(4)：364, 2003」より一部改変して引用

b．筋力低下

回復期における筋力低下は筋萎縮を伴う実質の筋力低下であることが多い．原因は急性期における筋不使用の誤学習や受傷前の代償パターンなどさまざまである．術後急性期では股関節周囲の筋力低下をきたすことが多く，手術の侵襲がない筋まで筋力低下がみられることも少なくない．これは痛みの感覚や炎症性物質により，脊髄を含む中枢神経系が各階層で抑制性にα運動ニューロンにアクセスする（図40）からだといえる．当然であるが筋萎縮が生じているのではなく，一時的に筋出力が低下してしまっているだけである（⇒ CHECK！④）．つまり，いくら本人が意図的にその筋を働かせようとしても力が入らないため，筋力低下がある単一筋の筋力強化を行おうとしてもその筋を鍛えるどころか，代償的なシナジーパターン（→ Reference）の誤学習にしかならないのである．

Reference　シナジー：協同収縮系

シナジーを簡便にいうと動作時に働く筋の組み合わせである（⇒ CHECK！⑤）．
例）立位において中殿筋と腰背部のみで考えると，OKC で股関節外転すると協同して働くのは同側脊柱起立筋であるが，CKC で中殿筋が働くときは反対側の脊柱起立筋が協同して働く．イメージがわかない場合はご自身の体を使ってシナジーパターンの違いを体感していただきたい．

CHECK! ④Hides J：第9章 関節損傷，腰痛に対するモーターコントロールアプローチ（齋藤昭彦 訳），pp108-116，2008，医学書院

CHECK! ⑤舟波真一：第5章 神経科学の観点からみた運動生成，運動の成り立ちとは何か（舟波真一，山岸茂則 編），pp43-47，2014，文光堂

図41　シナジーパターンを考慮した筋再教育

COGを両足の真ん中に位置させる．この時点で膝折れしないように膝を伸展位でロックするような介助が必要な場合もある．殿筋やハムストリングス起始部と反対側の脊柱起立筋を把持して筋感覚を与える．その状態で上肢挙上や反対側足関節の運動，体幹の回旋などをクライアントに指示する．そのとき，把持している筋が指示した動作に先行もしくは同時に働いていれば良好なシナジーパターンでターゲットの筋が収縮できているといえる．これを，何度も繰り返すことで荷重痛があるクライアントでも痛みなく良好なシナジーパターンを再構築できるのである．

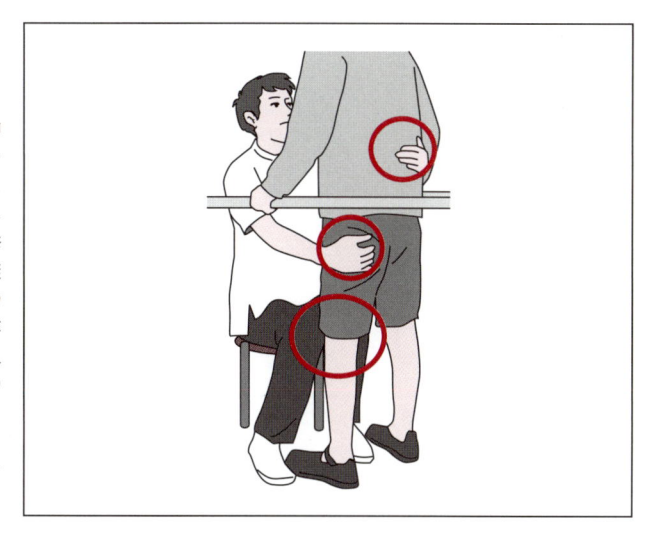

図42　急性期と回復期における荷重痛の原因のイメージ
※骨癒合が正常に得られている場合に限る．

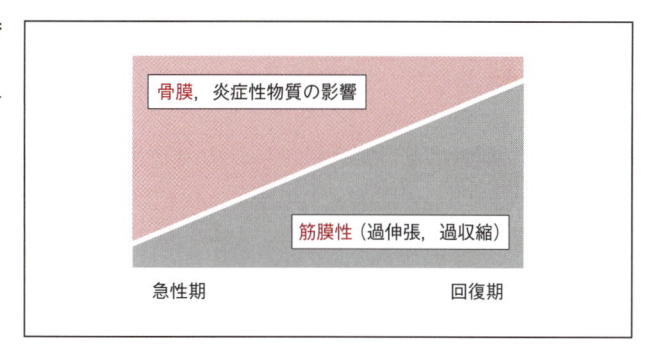

　筋力強化をする場合は単一筋の筋力低下によって崩れようとしているシナジーパターンの再構築を意識する必要がある．抗重力筋であれば下肢に荷重したときに起こるシナジーパターンを再現するような課題を設定する．このとき筋収縮が不十分であれば良アライメントで筋収縮できるように介助をする必要がある（図41）．立位の場合下肢が屈曲位では関節にかかる重力による屈曲モーメントが増大し，伸筋群のみに強い筋収縮が強いられる．逆になるべく伸展位にしておくことで伸筋群の負荷は減少し，遠心性収縮を促すのがむずかしい屈筋群も伸筋に対して協調的に働きやすい．

c．荷重痛の原因を考慮してアプローチを選択する

　どの時期であっても痛みなく荷重感覚が股関節に伝わるべきであり，それが筋収縮の促通につながる．荷重痛には図42のような特徴があると推察している．急性期は骨膜（骨）にかかる振動ストレスを極力小さくするために立位のCOPオシレーションはわずかなCOPの移動にとどめる（図44）．もしくは，股関節周囲筋が無意識的に先行的な収縮として働くことを目的に図41のような課題で良好なシナジーパターンを促通していく．立位保持がむずかしいクライアントでも臥位でのオシレーションや荷重感覚キッキング（図43）による荷重感覚の入力は効果的である．

　歩行中に荷重痛と跛行はみられるが，図45のようなCOPオシレーションで荷重痛がない場合，骨膜の治癒は得られたと判断してもよいだろう．その場合は図45の方法で足底から股関節に伝わる荷重感覚を強調することで股関節周囲筋の促通を図ると良い．

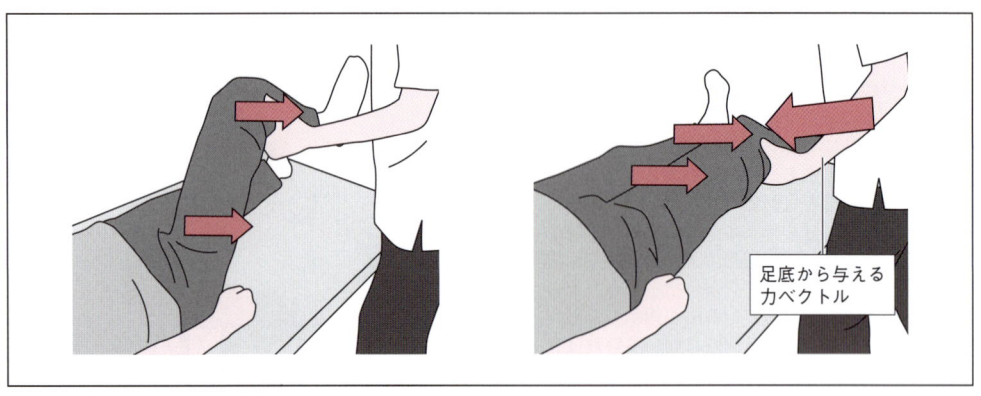

図 43 荷重感覚キッキング
左の図の位置からややスピーディに股関節膝関節を他動伸展していき，右の図の位置で急激にブレーキをかけるように足底から股関節方向に反力を与える．このとき発生する伸展方向への慣性力が荷重感覚を生み出す．下腿の角度は常に床と平行が望ましい．

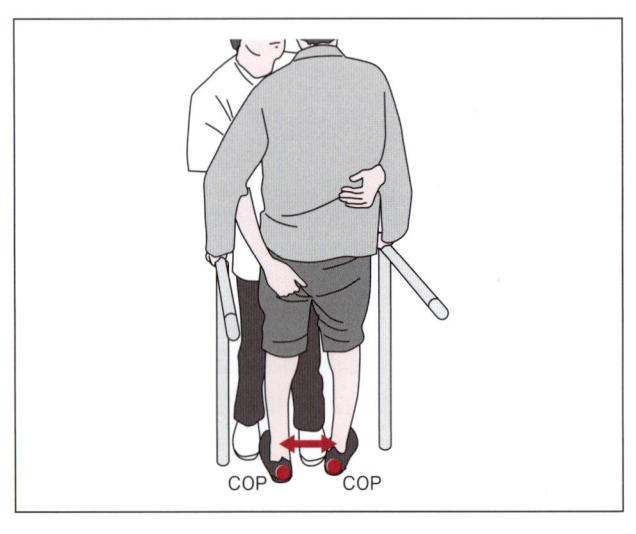

図 44 足が浮かない立位の COP オシレーション
踵は浮かないが，COP は左右に移動する．

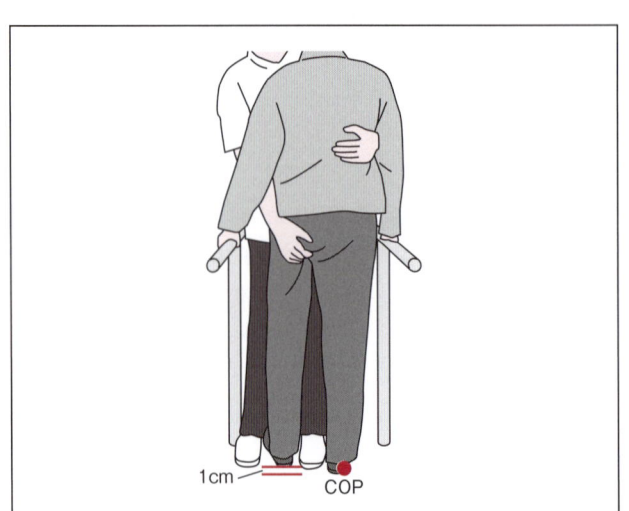

図 45 荷重感覚強調のために足が浮く立位の COP オシレーション
図は COP を右に立ち上げた瞬間である．ターゲットとしている左下肢の踵は1cm程度浮いている．ここからの落下の加速度を使うことで踵接地したときの床反力情報が多くなるため，股関節周囲筋は促通されやすい．

図46 腹横筋の持ち方

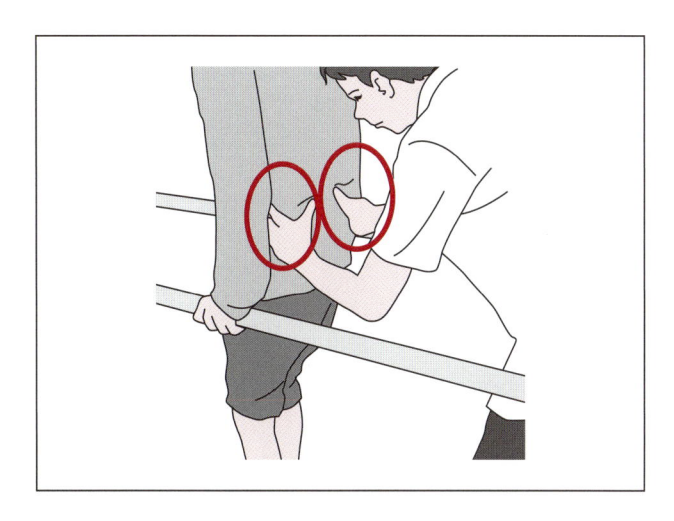

図47 四頭筋，殿筋，ハムストリングスの持ち方

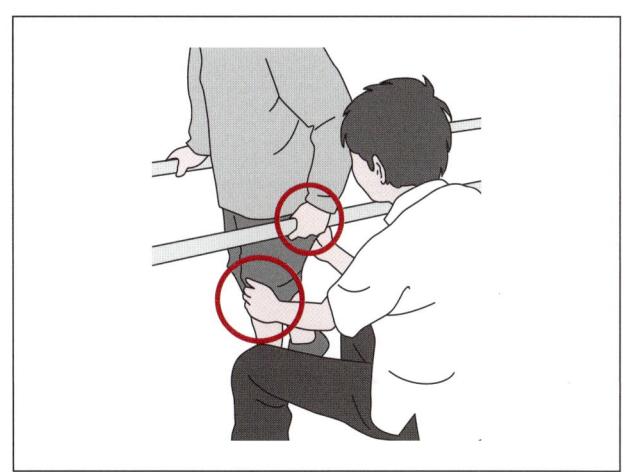

3）歩行時の感覚入力による筋活動の促通

a．制御ではなくアシストをする

　歩行場面では「曲がってしまう膝を伸展位に保つ」などの動作を制御する介助はしないほうが良い反応が出ることが多い．動作は自己組織化の結果であるため制御するのは良くないのである．実際は筋収縮の促通を目的に筋感覚を増やすように触れていく．具体的にはコアの賦活を目的に腹横筋の収縮感覚を与えるように腹横筋に触圧覚を入力したり（図46），立脚期の下肢伸筋を賦活するために大腿四頭筋や殿筋・ハムストリングス起始部に触圧覚を入力しながら行う．殿筋に入力するときは術創の離解を防ぐような方向に力をかけると筋の収縮時痛を軽減することができる（図47）．さらに，立脚中期から後期にかけて股関節屈筋群の遠心性収縮をサポートするように図48のように股関節の前面に位置する筋群に対して触圧覚を入力するのも効果的である．このとき，前方からの圧刺激を相殺するように第2正中仙骨稜（アクセスポイント）からも圧刺激を入れると良い．

b．歩行時の感覚，神経活動を考慮した歩行補助具の選択

　歩行補助具はCPGの賦活を主眼に置いて正常歩行に近い荷重感覚が入力されるものを選択する必要がある．歩行器ならピックアップ型のものよりも車輪付きのものを選択すると良

第8章

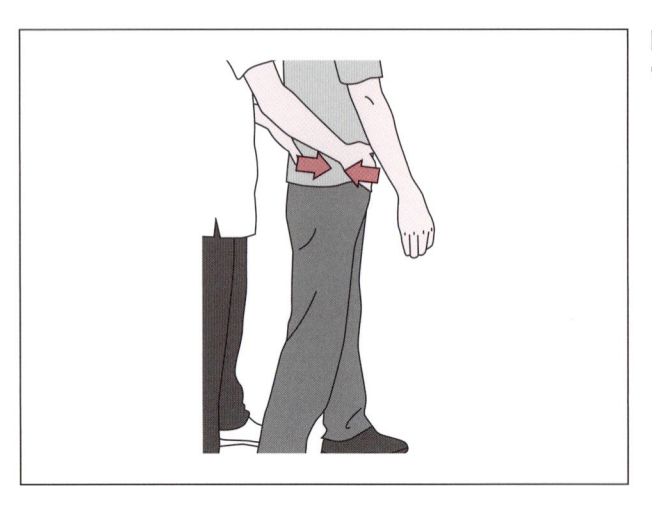

図48 大腿骨頭前面と第2正中仙骨稜の持ち方

い（第10章参照）．歩行器の次の段階の選択肢としてはT杖2本（松葉杖も可）が良い．2本杖は2動作交互型で使うと上肢を含めたCPGパターンの賦活につながる．逆に荷重時の下肢の支持性が不十分な場合1本の杖を健側に持って歩行すると，体幹の平行四辺形偏位や，患側上肢・体幹の固定的な使用などの代償固定を誘発してしまうことが多い．

6. 人工関節
中ノ瀬剛

1）人工股関節全置換術（Total Hip Arthroplasty：THA）を施行した後はどうなるの？

a．いきなり関節を動かしてしまったらクライアントは何を感じるのだろうか？

　THAを終えたばかりの急性期のクライアントは，安楽な肢位で寝られている人は少ない．つまり，手術した股関節を主に緊張した状態で臥位姿勢を強いられていることが多い．このような状態のクライアントの関節をいきなり動かすことがさらなる筋の過緊張を助長する可能性をセラピストは考えなくてはならない．

　はたして，クライアントはベッド上でどのような状態でいるだろうか？ われわれは図49のような安楽な臥位姿勢をとることができないTHA後のクライアントを目にする．

　そのような臥位姿勢をとっているクライアントは，術後どのようなことをされるのか，不安と恐怖，痛みや自ら動かすことができない苦しさを抱えており，患部だけではなく，全身に波及していることが多い．また，やみくもに患部を触れることで，クライアントに不快感を与えてしまい，触れられることや動かされることに抵抗感が生まれてしまうことも少なくない．

　まずは，そのような臥位姿勢をとっているクライアントにどう"触れて"いけばいいかを考えていきたい．

b．どのように"触れれば"いいのか？

　セラピストはまず始めに，クライアント個人がもっているペリパーソナル・スペース（身体近接空間）に入っていかなければならない．もちろん，セラピストとクライアントの信頼関係のうえでなりたっているのは間違いないが，その関係を築くのにセラピストは，クライアントに苦痛や不快感を伴わない「快」の感覚入力が大切になってくる．痛みの寛解という「快」

図49 THA後の臥位姿勢の典型例
股関節屈曲・内転・内旋位.

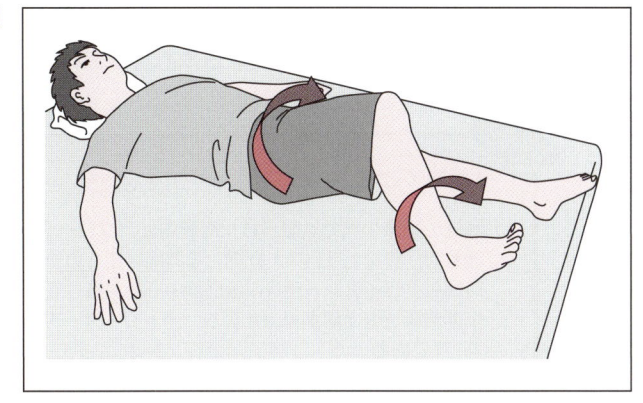

も運動学習に影響を与えると捉えている．そのような"触れる"を行うと「快」刺激であるがゆえに，治療介入中にクライアントが眠りについてしまうこともしばしば認められる．森岡は『良好な「快」が入力されると，中脳被蓋の腹側被蓋野（ventral tegmental area：VTA）と呼ばれる領野が存在し，運動学習に必須な運動野へのドーパミン投射がある．また，VTAは報酬系の一部であり，側坐核へのドーパミン投射も重要である．報酬が与えられることで運動パフォーマンスの向上と運動学習の長期的効果がもたらされる』と報告している（⇒CHECK！①）．このVTAに対する適刺激は「快」であることからも，「快」の刺激で"触れる"ことが大切になってくる．

> **CHECK!** ①森岡 周：私は知る 強化学習，リハビリテーションのための神経生物学入門，p194，2013，協同医書出版社

c．実際にクライアントに「快」の刺激で"触れる"にはどうしたらよいのだろうか？

術後すぐは，クライアント自身ナイーブであり，患部は熱感・腫脹・痛みなどを伴っており，きわめてデリケートである．クライアントは痛みに敏感であり，痛みが発生した際には痛みを避ける動作や，触れて欲しくないと感じることや，恐怖を感じることを多々，セラピスト側は経験する．

そこで，患部に触れる際は，セラピスト側の手の温もりを伝える程度であり，加速度をつけて触れることはしないように気をつけなくてはならない．加速度によって質量のある物体に速度の変化が生じると質量を超える力が発生する．患部を加速度をもった力で触れることで，クライアントには不快感・恐怖感を助長することになる．セラピスト側の手の温もりを伝えることは力なく，穏やかに，優しく，マイルドに触れることになる．

堀田らはごく軽い皮膚刺激による皮膚メカノレセプターの低頻度の活動が，内因性オピオイドの放出によって，おそらく脊髄で侵害情報伝達を抑制し，交感神経反射に対してモルヒネと同様の抑制効果をもたらすことを明らかにした．また，タッチを10分間加えると，抑制効果は刺激中から始まり，皮膚刺激をやめた後も約20分間持続すると報告しており（⇒CHECK！②），クライアントの痛みなど不快感に対して「快」の刺激で触れることがいかに重要であるかが理解できる．"触れる"ことはセラピスト側とクライアント側の最初のリンクであり，しっかりリンクできることが次の治療に繋がる掛け橋だと思われる．

> CHECK! ②堀田晴美：皮膚に触れると起こる無意識の反応，心身健康科学，10(1)：1-4，2014，第17回 日本心身健康科学会 学術集会，2013，御茶ノ水

> **なるほど**
>
> 「手当てとは」
>
> 実際の臨床の場では限られた時間内にアプローチを行っていくのだが，クライアントの1日の流れで，直接セラピストが関わる時間はごくわずかである．そこで，リハビリテーション以外の時間もクライアント自身に股関節中心を意識して股関節周囲を，"触れて"もらうことで，創部の早期治癒促進と疼痛軽減を図り，キャリーオーバーを目指すように指導している！まさに，「手当て」である．

d．THA後の臥位姿勢に対して何を注意するのか？

通常股関節の関節内圧は，大気圧よりも低い．この相対的に低い圧力によって，股関節は求心位に保たれて安定力を得ている．Wingstrandらの報告では関節内に液体を注入すると関節内圧は上昇したが，関節可動域中間位付近では常に最も低い値を示した（図50）．

> CHECK! ③Wingstrand H, Wingstrand A, Krants P：Intracapsular and atomospheric pressure in the dynamics and stability of the hip. A biomechanical study. Acta Orthop Scand. 61(3)：231-235, 1990

これはTHA後の急性期において，股関節を屈曲位に保持しようとする理由の1つであると考えられ，臥位肢位においては股関節伸展運動の代償として骨盤を前傾させ，さらに骨盤の引き上げが伴うことで，股関節は屈曲・内転・内旋を呈した図49のような不良肢位をとりやすくなる（⇒ CHECK！④，⑤）．

> CHECK! ④福井 勉，他：膝関節，整形外科理学療法の理論と技術（山嵜 勉 編），pp84-114，1997，メジカルビュー社
>
> CHECK! ⑤加藤 浩：多関節運動連鎖からみた変形性股関節症の保存的治療戦略，多関節運動連鎖からみた変形性関節症の保存療法（井原秀俊，加藤 浩，他 編），pp116-138，2008，全日本病院出版会

このような肢位から，股関節屈曲運動を行った場合，内転・内旋運動を伴うこととなり，大腿骨コンポーネントのネック部分が臼蓋コンポーネントの前壁に衝突しインピンジメントを起こす可能性がある．また，その運動を繰り返すことにより，THA後のクライアントでは脱臼リスクだけでなく，インプラントの損傷が起こる場合があり，注意が必要である（⇒ CHECK！⑥）．

> CHECK! ⑥萩原耕作，湯田健二：V．THA後の理学療法 2 理学療法評価と治療ガイド 足部・膝からのアプローチ，極める変形性股関節症の理学療法（斉藤秀之，加藤 浩 編），pp196-206，2013，文光堂

図50 股関節屈曲角に応じた関節内圧

オリジナル：「Wingstrand H, Wingstrand A, Krants P：Intracapsular and atomspheric pressure in the dynamics and stability of the hip. A biomechanical study. Acta Orthop Scand. 61（3）：232, 1990」
「Neumann DA：Chapter 12 Hip, KINESIOLOGY of the MUSCULOSKELETAL SYSTEM 2nd Ed., p477, 2010, Mosby, St. Louis, MO.」より一部改変して引用

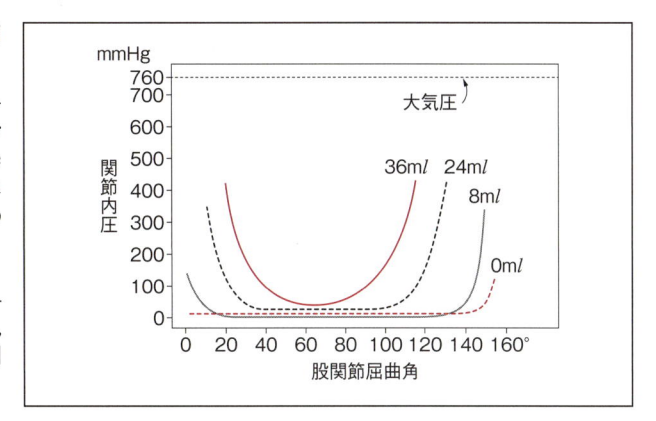

過緊張な状態が寛解されることなく，身体活動を遂行することは，不良肢位を助長することとなり，実際の臨床場面では，患部を中心とした硬度を感じることを多く，経験する．

2）THA後のBiNI Approach治療介入

患部を中心とした硬度があることでアライメント異常が生じ，体性感覚入力を歪め，弾性を低下させポテンシャルエネルギーを削ぐこととなる．結果的に，腹内側系は減弱して，より静的な運動へと切り替わってしまう．そのような悪循環を断ち切るために，硬度の改善は必須である．

その治療方法は図51～53を参考にされたい．いずれも前述した「快」刺激での介入を行ったのちに，実施することが望ましい．

3）治療効果の検証

効果判定には組織硬度計（伊藤超短波株式会社製，OE-220）を用いてアプローチ前後の硬度を最も感じた術側のASISから2横指下方付近（以下，患部）を計測し，健側の同部位（以下，健側）と比較した．

アプローチ前の安静臥位では不良肢位により患部（ASISから2横指付近）の硬度が確認されていたが，アプローチ後は安楽な良肢位がとれるようになり硬度が減少し，健側とほぼ同等の硬度が確認された（図54）．

関節に対して穏やかな軸圧と軸圧の解放を繰り返すことにより，結合組織の硬度が減少したと推測される．この関節運動により関節内の圧の変化が起こりこれも感覚として取り込まれていると考えられる（図51）．また，どのアプローチも腹内側系を直接的に賦活するポイント（アクセスポイント）への触圧覚入力し，アクセスポイントから身体の内圧を高めるような操作を行い身体の反作用力の向上を促すプレッシャー・テクニック（図51），COGを大きく移動させることなくCOPを交互性に立ち上げるオシレーション・テクニック（図52）やクライアント固有の振動パターンを探りながら同期するような"ゆらぎ"を行う（図53）ことで，あらゆる感覚を引き込み，自己組織化し，運動が生成された結果と考えられる．このような概念は，THA後の不良肢位から解放され，安楽な臥位姿勢を獲得することができ，身体的および精神的な改善とつながり，その後の運動生成には不可欠なものといえる．

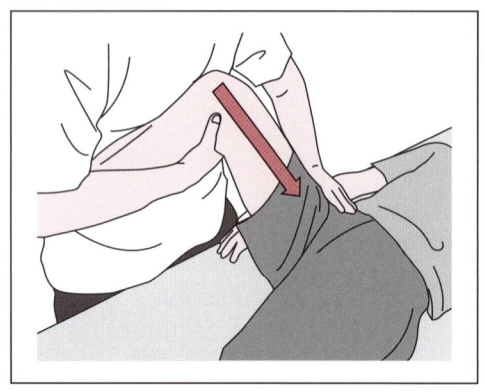

図51 股関節適合局面上でのコンプリダクション・テクニック

股関節可動域中間位付近を意識しつつ、少ない可動範囲からコンプリダクションを行い、少しずつゆっくりと、コンプリダクションを反復しながら可動範囲の拡大を目指していく。
※運動性改善のため、アクセスポイントへの触圧刺激を行いながらの方がより効果的である（ここではASISと腓骨頭）。

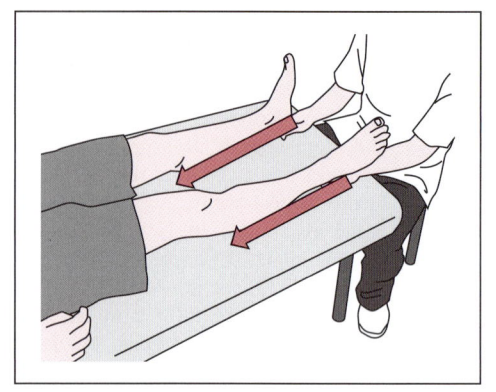

図52 臥位姿勢でのオシレーション・テクニック

臥位姿勢が可能になり、両踵から足関節―膝関節―股関節とそれぞれの関節中心を意識して、長軸方向へ圧する（プレッシャー・テクニック）。交互性に感覚入力することでNRGでのリズム生成を促通する。
※運動性改善のため、アクセスポイントへの触圧刺激を行いながらの方がより効果的である。

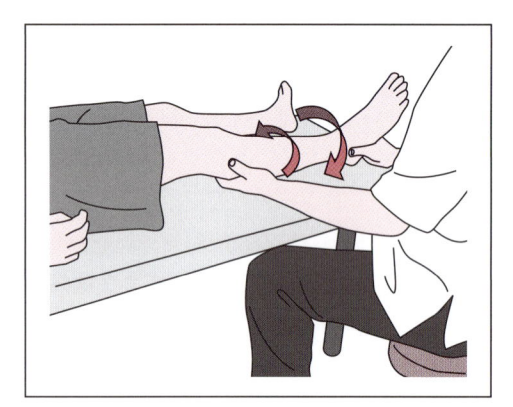

図53 臥位姿勢での内外旋方向への"ゆらぎ"

三次元の動きを伴う股関節は内外旋の動きは必須である。そのため、各関節中心を保持したまま、内外旋のゆらぎを行う。
※運動性改善のため、アクセスポイントへの触圧刺激を行いながらの方がより効果的である。

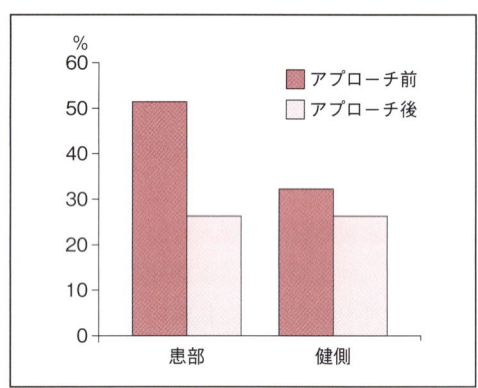

図54 THAクライアントのアプローチ前後の硬度比較

---

7. 腰痛症　　　　　　　　　　　小松原直矢・成田崇矢

　腰痛症は、臨床でも多く遭遇するが85％は画像上では原因不明ともいわれている。そのため、治療を始めるにあたり、痛みの原因を鑑別することが重要となる。腰痛の分類として、内臓由来、血管由来、神経由来、心因性、脊椎由来に大別される。中でもリハビリテーションの対象としては神経由来や脊椎由来が多いと思われるが、人間の身体は連続した1つの構造体であるため内臓や循環器器官の障害により腰部周囲の組織に影響を与え、結果神経由来や脊椎由来の痛みを引き起こすことも考慮すべきである（図55, 56, 表3）。

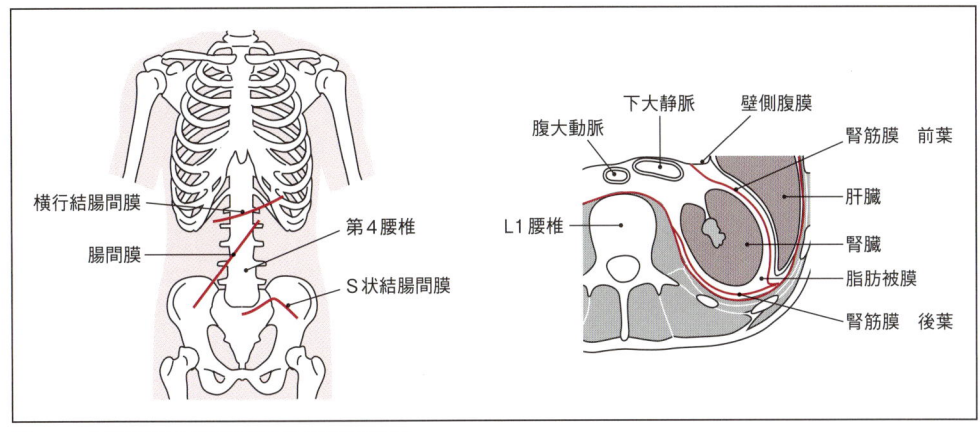

図 55　内臓器官と腰部周囲の解剖的連結
左:「Schünke M, Schulte E, Schumacher U：1.5 Peritoneal Cavity：Mesenteries and Drainage Spaces, THIEME Atlas of Anatomy：Neck and Internal Organs(Ross LM, Lamperti ED, eds), p158 B, 2006, Georg Thieme Verlag, Stuttgart」より一部改変して引用
右:Schünke M, Schulte E, Schumacher U：2.25 Kidneys：Fasciae and Capsules；Shape and Structure, THIEME Atlas of Anatomy：Neck and Internal Organs(Ross LM, Lamperti ED, eds), p226 B, 2006, Georg Thieme Verlag, Stuttgart」より一部改変して引用

なるほど　内臓と腰痛の関係性??

内臓と腰痛の関係性として，さまざまな可能性が考えられる．例として，①内科疾患による関連痛としての腰痛，②化学的（栄養）・心理的ストレスが慢性的に続くと内臓器官は機能低下を起こし，固定部位となりやすい．解剖的連結として腸間膜根はL2～4，右仙腸関節周囲に，S状結腸間膜根は左仙腸関節周囲に付着し，結果腰椎のアライメント不良や可動性低下の原因となり腰痛を引き起こす可能性がある．また腎臓は腎筋膜や脂肪被膜を介して大腰筋・腰方形筋と連結しているため筋性の腰痛を引き起こす可能性がある（図 55, 56, 表 3）．③内臓―体性反射により内臓の機能低下が生じると同じ髄節レベルの神経支配筋である腹斜筋群や肋間筋などの筋緊張亢進を引き起こし，胸郭の可動性低下を起こし，結果腰痛を引き起こす可能性も考えられる．
評価としては，内科疾患，女性疾患，悪性腫瘍（手術歴を含め）の既往歴の有無や嗜好品，食事習慣（暴飲暴食や偏食の有無），排泄の状態などの聴取に加えて，全身における関連痛の有無や押圧による抵抗感や圧痛，不快感の有無も合わせて確認することで，内臓の状態を予測する．

以下より，評価項目に関して1つ1つ確認していく．

1）問診

疼痛について

・いつ（タイミング）？どこ（部位）？どのように（質）？どのくらい（程度）？
・現病歴は？
・放散痛・痺れの有無は？
・日内変動の有無は？
・症状増強・減少因子の有無は？

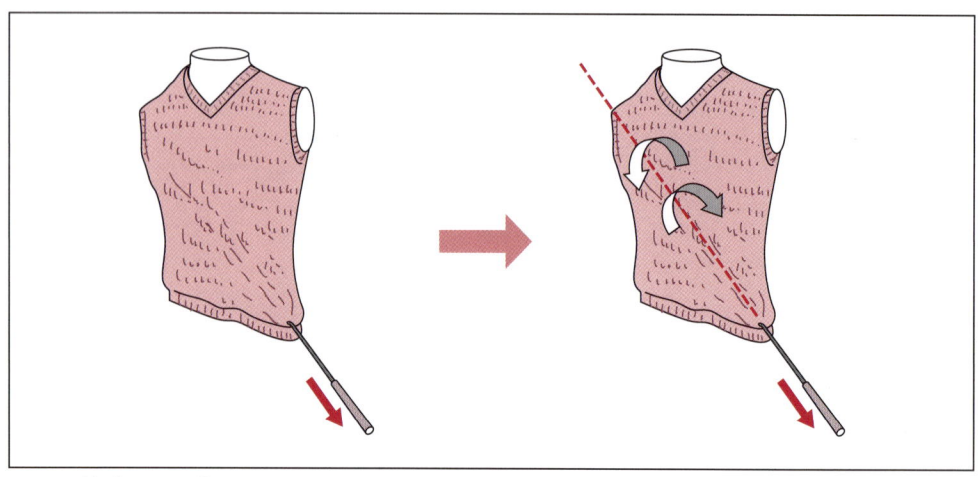

図56 筋膜の緊張線と運動軸の形成（セーターを筋膜に見立てた図）
「Rolf IP：Rolfing：The integration of human structures, p39, 1977, Dennis Landman, Santa Monica, CA」より一部改変して引用

表3 筋膜の変性の原因

機械的	急性	捻挫，骨折，直接的な外傷
	慢性	過用，姿勢，作業，スポーツ
身体的（物理的）	温度	熱，寒冷，風，湿度
	精神的緊張	苦悶，葛藤，うつ
化学的	栄養	過多，アンバランス，中毒
	内分泌	ホルモン
感染	代謝	
固定	膠原線維間の異常な小網の発生 膠原交代力学（合成と分解）の変性 新しい膠原線維の分裂 より少ない水とグリコサミノグリカン（glycosaminoglycan：GAG）による無定形物質の量と質の変動	

「竹井 仁：筋膜マニュピレーション，新人・若手理学療法士のための最新知見の臨床応用ガイダンス 筋・骨格理学療法（嶋田智明 他 編），p48, 2013, 文光堂」より引用

> **CHECK!** ①山岸茂則：関節障害編，臨床実践 動きのとらえかた（山岸茂則 編），pp77-90, 2012, 文光堂

2）身体的評価

a．姿勢観察

不良姿勢の把握により，どの部位にストレスが加わりやすいのか予測できる（図57）。その際 elastic zone での姿勢保持の場合，より関節包や靱帯などにストレスが加わりやすい状態となる（図58）。神経由来の症状がある場合は，疼痛回避姿勢となりやすい（図59）。

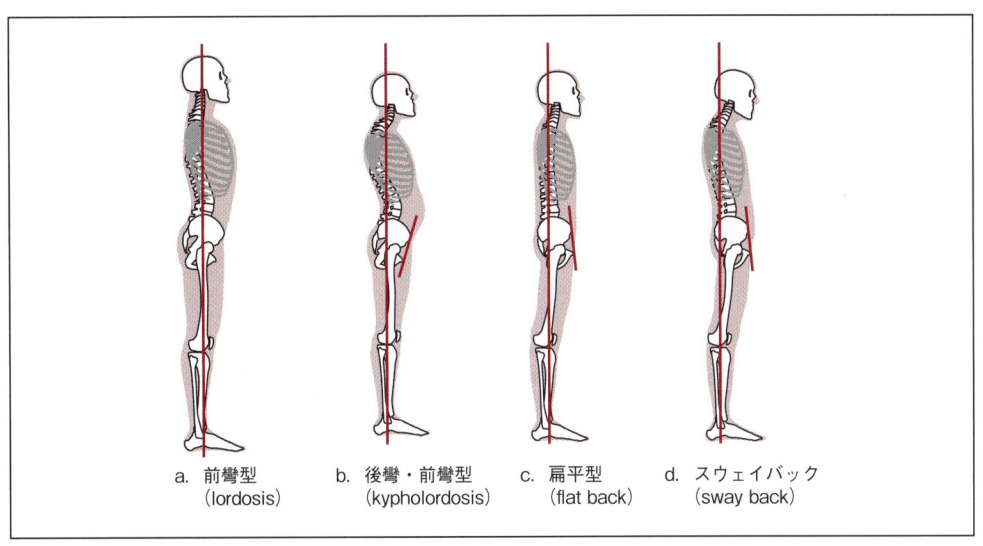

疾患別 BiNI Approach

図57 さまざまな不良姿勢

a. 前彎型 (lordosis)
b. 後彎・前彎型 (kypholordosis)
c. 扁平型 (flat back)
d. スウェイバック (sway back)

「荒木茂：第1章 衣鉢相伝―私の治療戦略，マッスルインバランスの考え方による腰痛症の評価と治療，p8，2012，三輪書店」より引用

図58 elastic zone と neutral zone の関係性

「Panjabi MM：Clinical spinal instability and low back pain. J Electromyogr Kinesiol. 13(4)：373, 2003」より引用

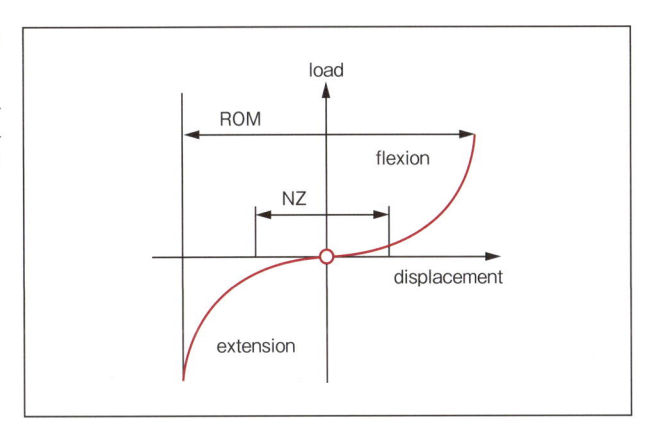

図59 疼痛回避姿勢のパターン（腰椎右側屈）

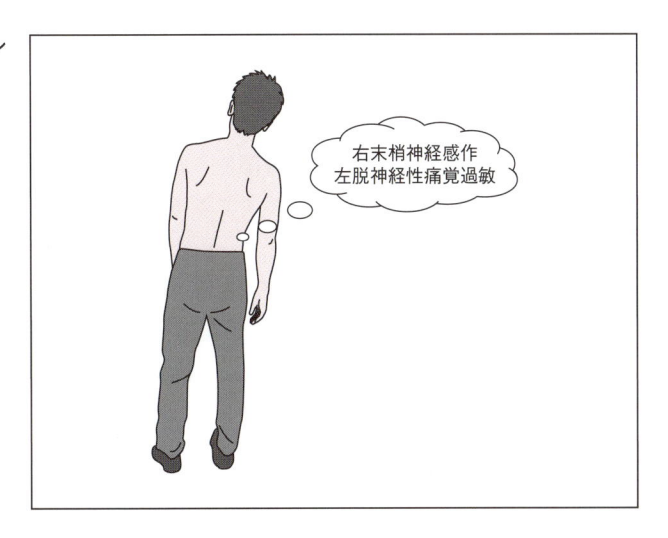

右末梢神経感作
左脱神経性痛覚過敏

145

表4 腰椎の運動と各構造の変化

	屈曲	伸展	左側屈
椎間孔	拡大	狭窄	左狭窄/右拡張
脊柱管	拡大	狭窄	—
椎間板	後方へ	前方へ	右側へ
後方組織	伸張	弛緩	左弛緩/右伸張

なるほど elastic zone での姿勢保持

弾性（elasticity）のある結合組織は，伸張されると張力を発生しそのまま張力が増し続けると最終的には断裂してしまう．よって neutral zone を越え，脊柱の可動域最終付近（elastic zone）での保持では関節包や靱帯などの受動的要素に負荷が加わりやすく，組織損傷が起こりやすい状態となる．

b．自動運動評価

自動運動することにより，痛みの再現を確認する．腰痛の病態や腰椎の解剖学・運動学上，屈曲：椎間板性，伸展：椎間関節性，側屈：神経由来による腰痛の可能性が高く（表4），回旋を含めた複合的なテストを行うことで，どのようなメカニカルストレスが痛みの原因か，スクリーニングが可能となる．

c．末梢神経感作・脱神経性痛覚過敏の鑑別テスト

・筋力・感覚・腱反射
・末梢神経伸張（疼痛誘発）テスト
・神経の触診

これらの評価により神経根症状・末梢神経感作の有無・髄節レベルを鑑別する．

> CHECK! ②成田崇矢：末梢神経と運動生成，運動の成り立ちとは何か（舟波真一，山岸茂則 編），pp142-148，2014，文光堂

d．疼痛除去テスト（図60）

徒手療法を応用し，障害部位への力学的負荷を減ずる操作を行うことによる疼痛軽減効果を診る．左右，髄節レベルまで障害部位の確認が可能となる．屈曲の場合，神経由来に対して脊柱管や椎間孔を拡大でき，椎間関節が固定部位の場合可動性を促す．伸展の場合，椎間関節の圧迫ストレスを軽減できる．

e．Flicker Analyze・衝撃緩衝テスト・並進バランス検査

Hip-spine syndrome や knee-spine syndrome など他分節からのメカニカルストレスと腰痛症との関連がいわれているように，腰痛の原因が腰椎起因か，他の部位が起因かを判別することが臨床上重要となる．そのため腰部周囲のみでなく，上記の評価によって全身の評価を行うことは重要である．フリッカー・アナライズ，衝撃緩衝テストは上下両方向から行う

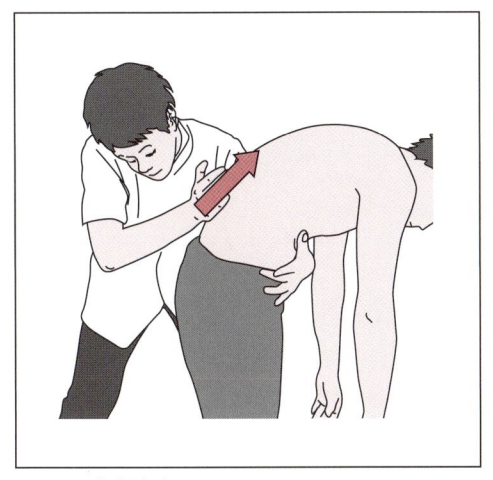

疾患別 BiNI Approach

図60　疼痛除去テスト
棘間部に小指球を接触し，自動運動に対し，屈曲の場合は椎間関節の副運動を促すように動きに合わせて上方へグライドさせる．伸展の場合も椎間関節に対してゆっくりと抵抗をかけるように動きに合わせながら上方へグライドさせる．小指球の接触位置やグライドする方向を微調整することでより詳細に判別していく．また治療としても応用可能である．

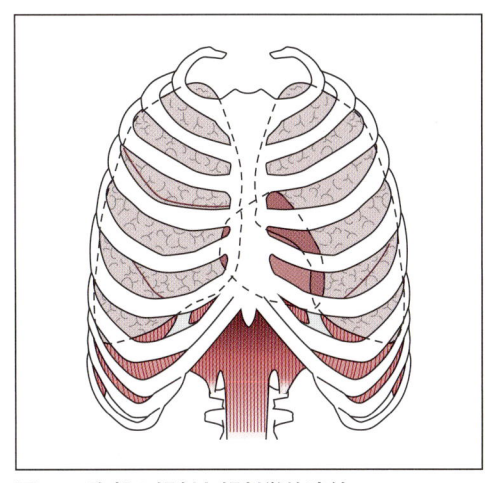

図61　胸郭の解剖と解剖学的連結
「Schünke M, Schulte E, Schumacher U：1.1 Overview of the Thoracic Skeleton and its Landmarks, THIEME Atlas of Anatomy：Neck and Internal Organs（Ross LM, Lamperti ED, eds），p59 C, 2006, Georg Thieme Verlag, Stuttgart」より一部改変して引用

ことでより詳細な固定部位を抽出できる．また並進バランス検査においては，腹圧をチェックするのみではなく，上肢を牽引する際の抵抗感も確認すべきである．

f．頸部の詳細な検査

脊髄は頸椎から仙骨までの脊柱管内を通っているため，頸椎でのアライメント不良により腰痛や下肢神経症状が出現する可能性がある．また重力下において頭頸部（眼球を含め）は水平位に保持されるよう作用するため，頸椎以下でカウンターバランスをとり，アライメント不良を生じることが多い．

g．胸郭・脊柱の詳細な検査

胸郭は12個の胸椎，左右12対の肋骨，胸骨と多くの骨が密集しているため固定部位となりやすい．また内容物として，肺や心臓が横隔膜上に存在しており強固に付着し，横隔膜はL2～4までの腰椎に付着する．そのためこれらの緊張によっても腰椎のアライメント不良や可動性低下となり，腰痛を引き起こすことがある（図61）．これらの解剖を意識し，フリッカー・アナライズや押圧による硬度を細かく評価していくことでより効果的な治療が可能となる．

3）症例

ここで筆者が経験した1例を紹介する．
症例：50歳代，女性，主婦
診断名：腰痛症．
主訴：右腰部が痛い．
疼痛パターン：特別な受傷機転はなし．同一姿勢により徐々に右腰部にジワーとした鈍痛

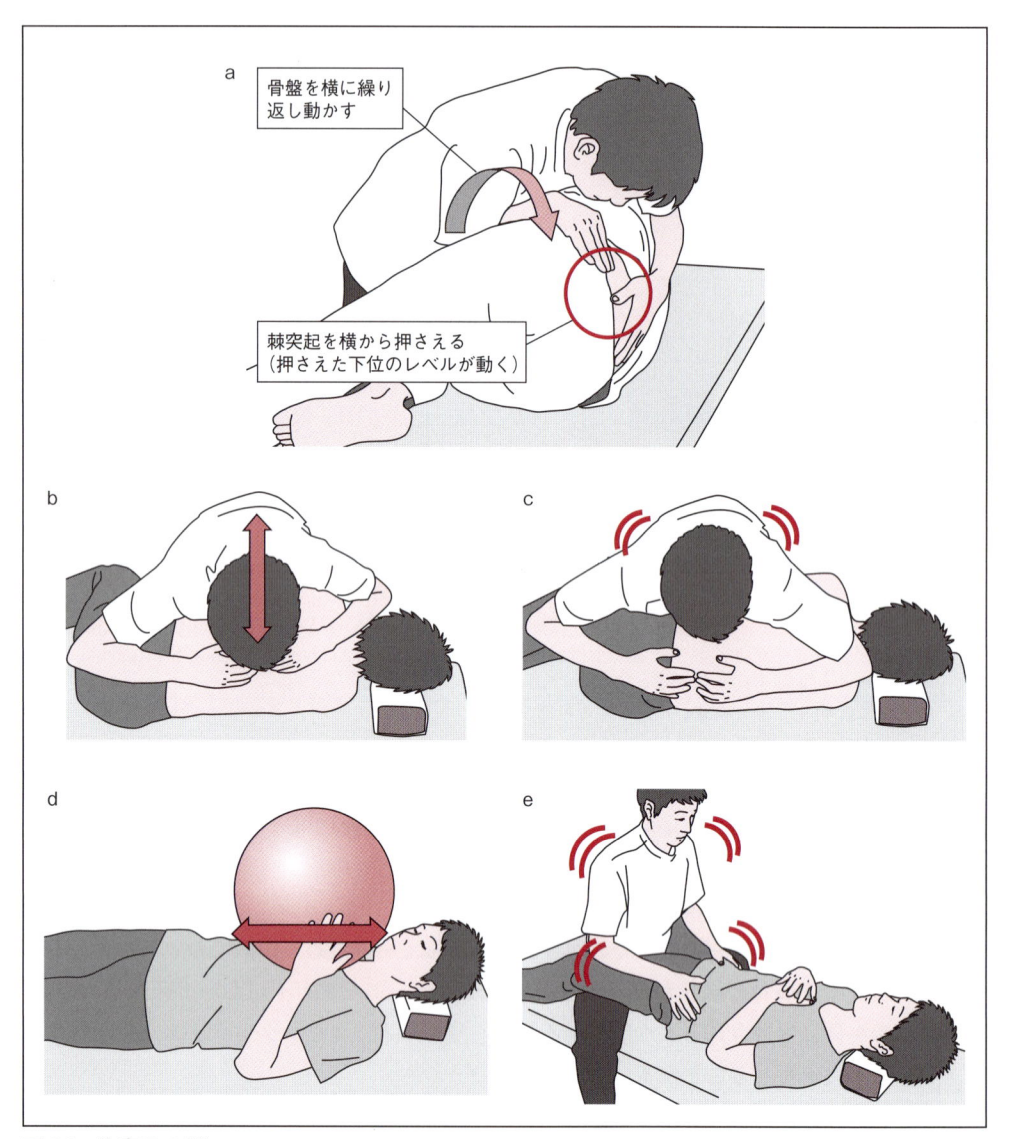

図62　治療の1例

a：繰り返し行うことで神経の滑走性を促す．刺激量を弱めることで椎間関節・椎体間に対する mobility を促す治療としても使用する．
「成田崇矢：末梢神経と運動生成．運動の成り立ちとは何か（舟波真一，山岸茂則 編），p146，2014，文光堂」より引用
b：身体側面部への感覚入力となり，特に肋椎関節を対象とする．アクセスポイントである胸骨を接触し，相手のシェイプに合わせながら軽く包み込み，引き込み合う．身体の曲線に合わせてベッドからの反力を立ち上げながら転がす（シップロール）．その際強い圧を加えすぎないようにし，結合組織の反応を感じながら感覚入力していく．
また上・中・下に分けて入力することで骨盤〜肩周囲まで治療可能である．
c：椎間関節を対象とする．必ず体幹をシップロールしながら椎間関節や周囲の結合組織の least pack position をみつける．結合組織は感熱性であるため，我々が持ち合わせている熱エネルギーを伝え，十分に引き込み合ってから，ゆらゆらとした爬虫類様の運動感覚入力を行うとより効果的である．可動範囲終末の抵抗感を超えないよう刺激量に注意する．
d：胸郭前面部への感覚入力となり，特に胸肋関節を対象とする．ボールを利用することでより簡便に広範囲への柔らかい感覚入力が可能で，凹凸に対しても圧を逃がさず，一定した感覚入力しやすい．セルフトレーニングとしても有用である．
e：骨盤・脊柱（特に仙腸関節，L4/5/S周囲）の治療となる．両手は基本アクセスポイントに接触するが，固定部位に直接接触しながら行うことも多い．より脊柱への入力を意識した縦方向へも行う．

が出現するが，動くうちに徐々に消失してくる．また安静臥位をとると楽になる．右腰部に圧痛あり，屈曲運動で同様の鈍痛出現．伸展・側屈・回旋運動は問題なし．日内変動として，朝方と夜痛くなること多いが，昼間は比較的問題ない．外出時など歩行中に足があがらなくなってくることがある．

姿勢：kyphosis-lordosis posture.
自動運動評価：胸腰椎可動性少なく，腰椎の前彎は消失し，分節的な動き少ない印象．
並進バランス検査：右側で低下，また牽引した際下位胸郭で抵抗感あり．
フリッカー・アナライズ：胸郭・腰部・骨盤周囲で抵抗感あり（特に右側）．
胸郭・脊柱の詳細な検査：L4/5，L5/S で硬度高く，胸郭は胸肋関節部で硬度高い．
筋力：右大腿四頭筋，前脛骨筋，長母趾伸筋で低下，特に前脛骨筋で左右差明．
感覚：右下腿外側から足背，つま先にかけて痺れみられ，表在覚は軽度鈍麻．
神経伸張テスト・触診：大腿神経伸張テスト・SLR（−），触診も顕著な痛み訴えることなかった．
疼痛除去テスト：屈曲方向へのテストにて軽度筋力改善．その後試験的治療として側臥位でのmobility・滑走性向上目的の治療にて左右差なしまで筋力改善．
統合と解釈：痛みの原因として，右腰部の筋性の痛み，また右下位胸肋関節，L4/5，L5/S，右仙腸関節の固定部位による低可動性により痛みが引き起こされると考える．また神経由来の症状も疑われ，特に右前脛骨筋筋力低下，右下腿外側から足背・つま先にかけて痺れ，表在覚の軽度鈍麻よりL5領域の神経根症状が出現していると考える．

8. COPD　　　　　　　　　　　　　　　　　　　　　　　　　　　　田中佳紀

はじめに

COPDの大きな問題として低酸素状態での活動を強いられてしまうことがあげられる．しかし，COPDの影響は呼吸器にとどまらず，努力性呼吸による頸部や胸郭の運動性低下によりエネルギー消費が大きくなることに加え，不活動性による酸素取り込み能の低下が加わり運動耐用能が悪化し，負の連鎖が生じることがあげられる．そのため，COPDのクライアントに介入をする際には呼吸器に対する治療だけではなく，身体機能も考慮し治療にあたることが重要となる．

この項ではCOPDの治療に対して，この二面性を考慮しながら進めていきたい．

1）運動性と腹腔内圧

人体は横隔膜を境に大きく胸腔と腹腔に分けられ，人間の肺は胸腔内に存在し胸郭に収められている．横隔膜の前方の最下端では第6肋骨を指標としている．つまり第6肋骨より下部は腹腔にあたり，すぐ下には肝臓や脾臓といった臓器が含まれている部分になる．

吸気では横隔膜が収縮することで，組織は下方へ引かれ胸腔内は陰圧となる．このとき，横隔膜がドーム状を形成することによって得られるzone of apposition（ZOA）が重要となってくる．胸腔内の陰圧と，腹腔内の陽圧により下部胸郭の横径が広がることで，体内に酸素を取り入れることができる（図63）．しかし，努力性呼吸による筋の過活動は腹内側系のダウンレギュレーションを招来するため，腹腔内圧を良好に保つことができずに吸気時の下部

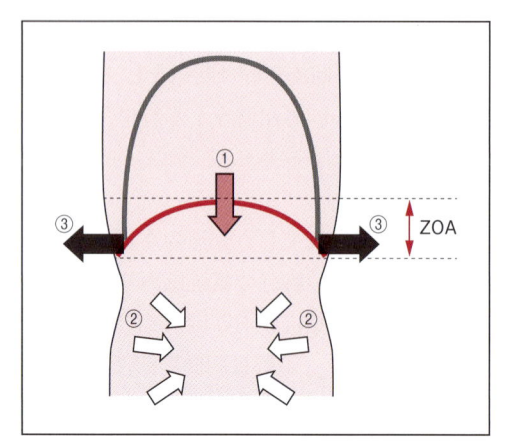

図63　ZOAの領域における下部胸郭横径拡大のしくみ

① ▬▶：横隔膜の下降.
② ⇨：体幹筋の収縮による腹腔内陽圧.
③ ▬▶：①②により，体の内圧はZOAの領域で下部胸郭の横径を拡大するよう作用する.

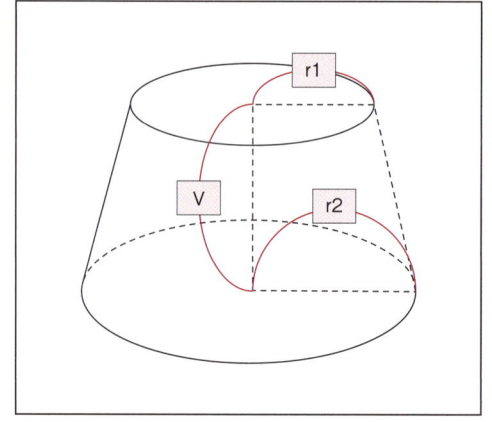

図64　上部胸郭と下部胸郭の効率の違い

円錐台の体積は $V = 1/3 \pi (r1^2 + r1 r2 + r2^2) h$ で表すことができる.
この円錐台を肺の構造に見立て，上面と底面の半径が拡大したときそれぞれの体積を計算する．すると上部胸郭の横径が拡大するよりも，下部胸郭が拡大する方が，体積は大きくなることがわかる．つまり，努力性の上部胸式呼吸をするよりも，下部胸郭へのアプローチを行う方が換気効率は良いといえる．

胸郭横径拡大を阻害する（⇒ CHECK！①）．さらに，呼気時に，肺胞内の空気が十分に呼出される前に末梢気道の閉塞によるエアートラッピングが生じるため，残気量が増大する．残気量が高い状態で吸気に移行するため，吸気に努力を要する．そればかりか肺は過膨張を強いられ，横隔膜は平坦化しZOAは低下してしまう．努力性吸気は上部胸郭を引き上げることで行われやすく，下部胸郭が広がるのに比べると効率が悪い（図64）．努力性の活動による腹内側系のダウンレギュレーションは末梢の筋過活動や弾性低下を招き，これが酸素消費の増大と運動効率の低下に拍車をかけ，運動効率を低下させてしまう．

以上のことから，横隔膜を含む胸郭のみならず，全身いたるところの運動性や弾性を回復することが重要となる．

なるほど ZOAって何？

横隔膜が下位肋骨の内面に接する部分をZOAと呼ぶ．横隔膜は筋—腱膜のドーム状を形成し，骨性胸郭の周囲に付着しており，収縮することで胸腔と腹腔の間の動く隔壁を形成している．ZOAの大きな役割は下部胸郭の横径増大にある．横隔膜が肋骨に支えられながら収縮するとき，その頂点である腱中心が下降することで，腹部臓器を下方へ押し戻しながら，胸郭の垂直径を拡大させる．しかし，腹筋群の抵抗によって，腱中心がもはや下降できない瞬間がくる．そこで横隔膜の周囲筋線維の「固定点」となり，また下位肋骨の挙上筋を伴って胸郭の横径を拡大する．同時に胸骨とつながっている第10肋骨も挙上する．その結果，横隔膜は胸郭の横径を増大することができる．

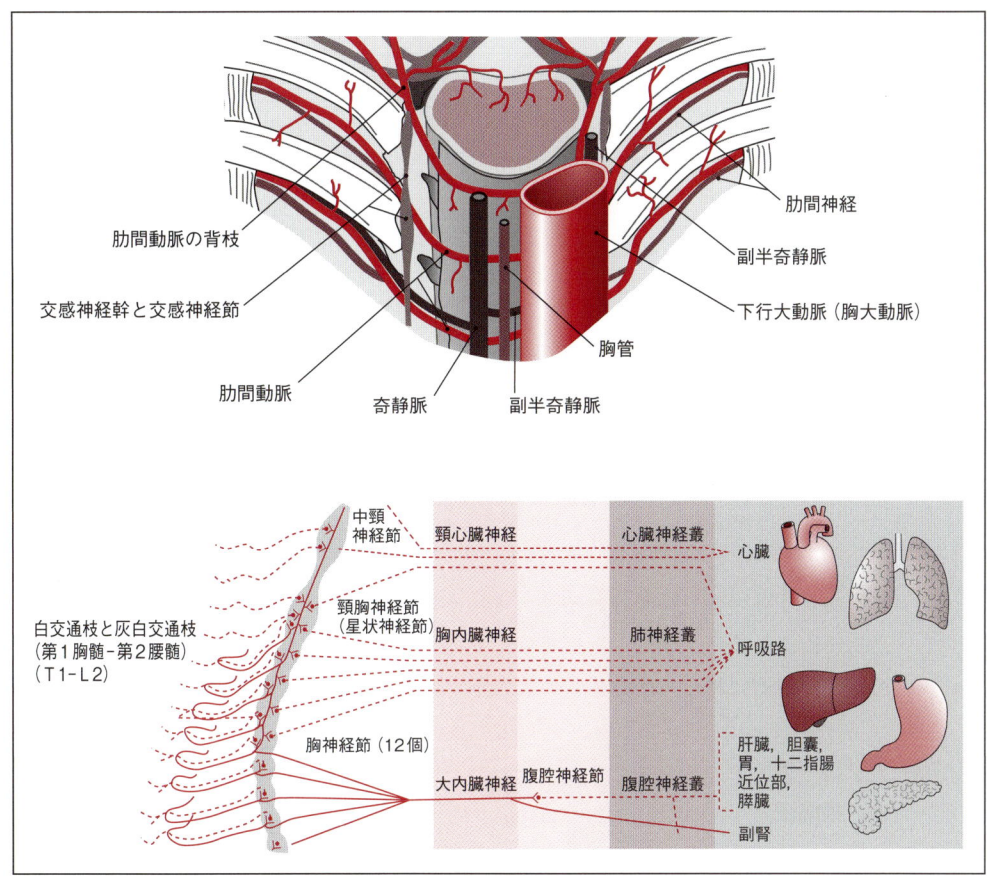

疾患別 BiNI Approach

図 65　交感神経節と各臓器の繋がり

上：「Tank PW, Gest TR：The Back, Lippincott Williams & Wilkins Atlas of Anatomy, p25, 2009, Lippincott Williams & Wilkins, Philadelphia, PA」
下：「Tank PW, Gest TR：The Autonomic Nervous System, Lippincott Williams & Wilkins Atlas of Anatomy, p401, 2009, Lippincott Williams & Wilkins, Philadelphia, PA」
より一部改変して引用

> CHECK! ①Kapandji AI：主な機能，カパンジー生体力学の世界（塩田悦仁 訳），p418，2014，医歯薬出版

2) 交感神経節

　人間には自律神経が存在し，意識をすることなく内臓や嚥下，呼吸などを調節している．そのうち交感神経は運動や危機感など感じたときに働き，呼吸器に対しては平滑筋を弛緩させて気管支を拡張させる作用がある．気道は第1〜5胸椎から出る交感神経に支配されている．胸椎の前面には交感神経節があり，これは交感神経細胞の集まりで神経節から神経線維が出て各臓器に到達する（図65）．
　COPDはタバコなどの有害物質を長期に吸引曝露することで生じる気道の炎症により，末梢気道閉塞病変を呈する．そのため，気道は狭窄し気流制限がかかり，エアートラッピングを起こすことで，換気効率が低下してしまう．この状態は非可逆的であり，主な対処法とし

図66 プレッシャー・テクニック

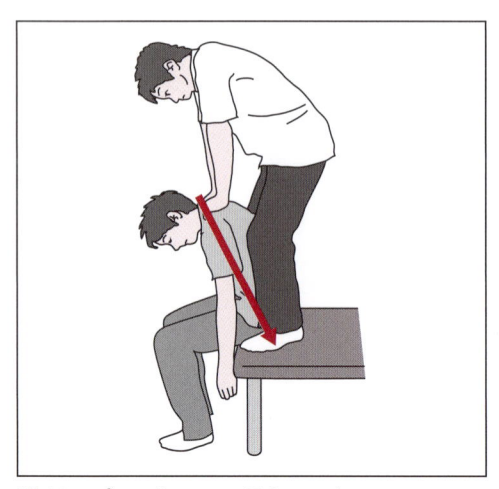

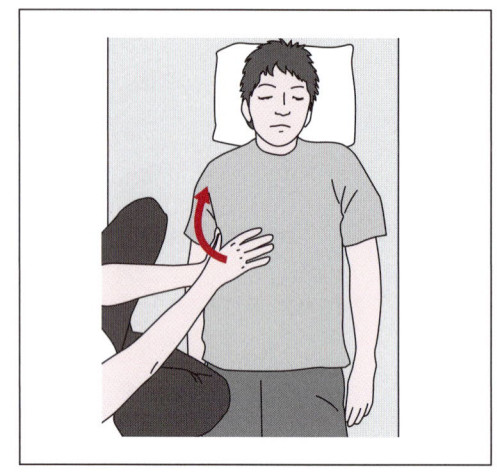

図67 下部胸郭への運動感覚入力

ては気管支拡張薬と呼吸運動療法の併用が用いられる．しかし，非可逆的ではあるが気道にある平滑筋を弛緩させることは可能である．気道と関連した交感神経節のすぐ後面，肋椎関節や椎間関節に対し，運動感覚の入力をすることで気管支の拡張が期待できると考えられる．

3) アプローチ

a．横隔膜

臓器は連続性のある結合組織で覆われており，筋という臓器もまた個々に筋上膜という結合組織に覆われる．横隔膜も同様に結合組織に覆われながら，下部は第2・3腰椎前方に付着する脚へと移行し，上部は線維性心膜へも連結をしている．

座位の維持が困難でないクライアントでは，横隔膜およびその周囲の運動性の治療に対して，プレッシャー・テクニックを用いることが多い（図66）．具体的な方法に関しては第7章，5を参照頂きたい．プレッシャー・テクニックは体幹を屈曲した姿勢で行えるため，COPDのクライアントにとっては比較的安楽な姿勢であり，この状態で自然に呼吸をしていることが横隔膜への良好な感覚入力となる．そのため，治療に対する努力性がなく，病態を考慮しても負担が少なく有効な手段と考える．

b．下部胸郭

下部胸郭の運動性を改善するための治療は，BiNI Approachの原理に従い柔らかい感覚の入力を心掛け，できるだけ呼吸を妨げないよう，呼吸に合わせて動かしていく．まず，胸郭の前後を両手で把持してから引き込み合うことで，治療者はクライアントの呼吸のリズムと同期する．その後，吸気に合わせて肋骨が引きあがるのをアシストするようなイメージで動かしていく（図67）．

背臥位はクロージングキャパシティが増大しエアートラッピングをより助長しやすい姿勢である．重症例では側臥位やセミファーラー位を用いるなど，クライアント自身が治療をより心地良いと感じられ，セラピストが胸郭の運動性をより引き出しやすいと感じる姿勢で行う必要性がある．

図 68　椎間関節への運動感覚入力

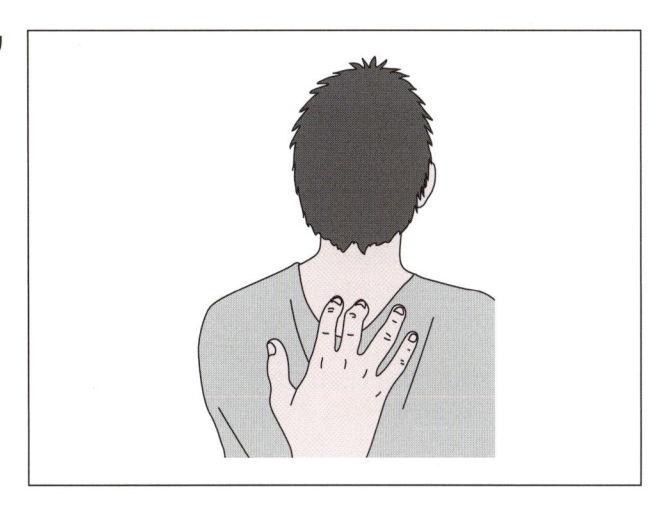

c．末梢部位の運動性

　末梢の運動性はコアスタビリティによって保障されている．しかし，臨床の場面では末梢部位を過剰固定することで活動していることが多く，それによりコアスタビリティが低下している場面が多くみられる．COPD の場合，努力性呼吸により頸部や肩甲帯周囲の過剰固定部位が生じやすく，それにより腹内側系がダウンレギュレーションし，コアスタビリティは減衰．ZOA の領域が減少していると考えられる．

　BiNI Approach では末梢の運動性とコアスタビリティの関係性を考慮し，硬度が高く運動性が低下した関節に対してさまざまなアプローチを行うことで，コアスタビリティを高めることができ，腹腔内圧の上昇により ZOA が増大することが考えられる．具体的な方法に関しては本書の第 7 章を参考にして頂きたい．

d．交感神経節

　交感神経節に対するアプローチは，まず第 1～5 胸椎の椎間関節を指でしっかりと捉えることが重要となってくる．椎間関節は示指と中指の 2 本指で脊柱を下から上方向へとずらしていくと，皮膚の上から引っかかるものを感じる（図 68）．それが椎間関節である．第 1～5 の椎間関節を触診していき，皮膚の上から組織の硬度が高くなっている部位はないか探っていく．治療では硬度が高くなっている椎間関節を柔らかい接触で触れ，引き込み合うことで硬度を変化させていく．組織の硬度が変化していくと指が椎間関節の間を深部へゆっくりと侵入していくのを感じる．一度に押し込まずに常に柔らかい接触であることを心掛け，侵入しやすい方向を探っていき，止まっては探りを繰り返していく．すると徐々に硬度は変化していき，ある程度のところまで侵入をしていくと最初に感じた硬度は消失しているはずである．クライアントには治療前後での呼吸のしやすさを比較すると，その効果を感じ取ることができる．

　神経節と末梢器官との繋がりには個人差があり，すべてのクライアントが第 1～5 胸椎で良くなるわけではなく，ずれている場合がある．そのため，臨床では評価と再評価を重ねて，最適な部位を判断し治療を行う必要性がある．

> **なるほど　呼気介助をどう考えますか？**
>
> 胸郭へのアプローチを行ううえでの注意点がある．一般的に呼吸介助として行われるような，呼気にあわせて徒手で肋骨を引き下げる動きを行うと，その間は強制的に呼気が促されるためにその場は楽になるが，手を離れた後ですぐに戻ってしまうことを臨床で経験してはいないだろうか？これは，肋間筋などに対してストレッチが加わってしまい，ストレッチされた肋間筋は伸張反射を招き，より過剰に収縮してしまう．また，胸郭に対して固定感覚が生じやすく，腹内側系のダウンレギュレーションを招くことになるため避けたい．
>
> これに対し，BiNI Approach では腹内側系のアップレギュレーションによる換気効率向上と運動耐用能向上が図れるため，安静時の SpO_2 に変化はみられなくとも呼吸が楽になり，労作時呼吸困難感が軽減していることが多い．またその効果が治療終了後も継続しやすいのが特徴である．

4）症例

症例：男性

疾患名：COPD，脳梗塞（右片麻痺）．

もともと COPD を発症していたが，さらに脳梗塞を発症し，回復期を経て在宅生活に戻られた方である．身の回りのことは介助の必要なく行えている．しかし，歩行のふらつきがあり屋内は杖歩行監視レベル．また，易疲労性で日中の活動性は低く，屋外へ出る機会はデイサービスや受診のみである．

リハ前評価では，硬度が高く運動性が低下している関節は左股関節，左足関節，両側胸郭，第1・2胸椎椎間関節であり，横隔膜の硬度は左側が高い状態．安静時 SpO_2 は97％であり，動作時に喘鳴が聞かれていた．また，「右足を持ち上げるのが重い」とのコメントがあったため，腸腰筋の筋力と L2 領域の感覚検査，脊柱の回旋の評価を行った．評価結果で，右腸腰筋の筋力低下と右 L2 領域のみの感覚低下がみられ，L2 は L3 に対して右回旋していた．歩行上の所見では右立脚期に運動の停滞があり，HAT 戦略が認められた．

本ケースは在宅での訪問リハビリであるため，介入頻度は週に1回．治療では，硬度の高い関節や組織に対して前述していた柔らかい運動感覚の入力を実施し，運動性の改善を促した．また，右 L2 の神経根絞扼が疑われたため，左側臥位にて第3腰椎を右旋誘導しながら運動感覚を入力し（※L3 に対して L2 を左回旋したいので L3 は空間においては右回旋誘導となる）L2 の解放を実施．この際も，L3 に対しては右回旋しやすい方向を探りながら柔らかい動きの感覚入力を行った．

リハ後の評価では右側の HAT 戦略は改善されており（図69），歩行は円滑に行えるようになっていた．また，症例からも「非常に足が上がりやすくなり，歩行が安定しているのがわかる」とのコメントが聞かれた．動作時の喘鳴も収まっていたが，SpO_2 の数値には変化はなかった．1ヵ月も経つと歩くことに対して自信が出はじめ，2ヵ月後には歩行器をレンタルして屋外歩行を自主トレーニングとして行えるほどになっていた．

図69 治療前後の歩行の変化

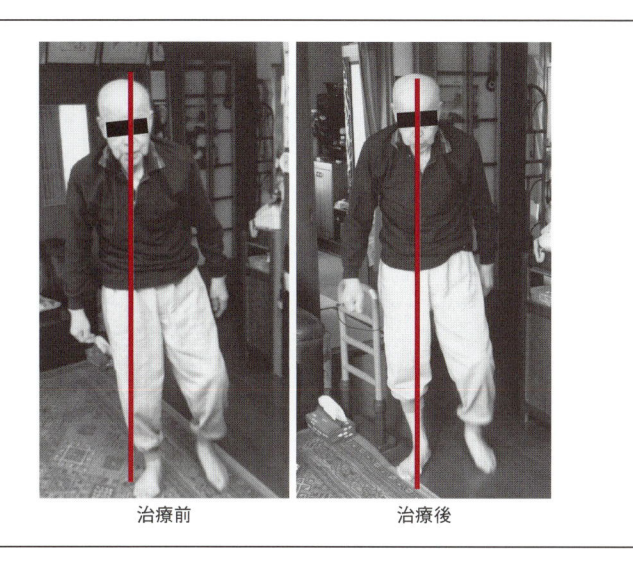

治療前　　治療後

9. 足部疾患（胼胝・鶏眼）
　　　　　　　　　　　　　　　　　　　　　　　　　　　　　　　岡　師明

1）胼胝・鶏眼

　胼胝（図70）とは一般的にたこといわれており，その病態は角質が丘状に扁平に盛り上がった状態である．鶏眼（図70）は一般的にうおのめといわれており，中央部に透明の目のような角質の塊からなる核をもつ楔形の過角化性局面である．胼胝と鶏眼の違いは，皮膚表面に丸く突出したものを胼胝といい，皮膚内部に向かって楔形に入り込むものを鶏眼という（図71）．鶏眼は楔形であるため，痛みを伴いやすい．発生機序は不適合な靴などがいわれているが，なかでも摩擦などの機械的刺激（ずり応力）に対する防衛反応として生じるといわれている．図72に胼胝・鶏眼の好発部位を示す．現在行われている治療法では，肥厚した角質を削ることが基本の治療であり角化軟化剤などを併用した治療が行われている（⇒ CHECK！①）．

　我々はこの胼胝・鶏眼の成因となる，ずり応力を生じさせる原因として足部に限局しない跛行が存在していることをすでに突き止めている．

> **CHECK!** ①高山かおる 他：第3章 多く見かける足の疾患とケア，フットケア 第2版 基礎的知識から専門的技術まで（日本フットケア学会 編），pp104-105，2012，医学書院

2）足部に生じるずり応力

　足部は我々臨床家に非常にダイナミックな表情をみせる．

　床と足底に生じるずり応力に注意をしながら，その場で足を1歩前へ踏み出し下腿を内旋・外旋して欲しい（図73）．床と足底に生じるずり応力を感じていただけたのではないだろうか？

　荷重下で下腿を内旋すると，距骨下関節（STJ）は回内し横足根関節（MTJ）は背屈・外転・内反し，第1列と第5列は背屈する（図74）．このときに横アーチは低下し，第2・3・4中

第8章

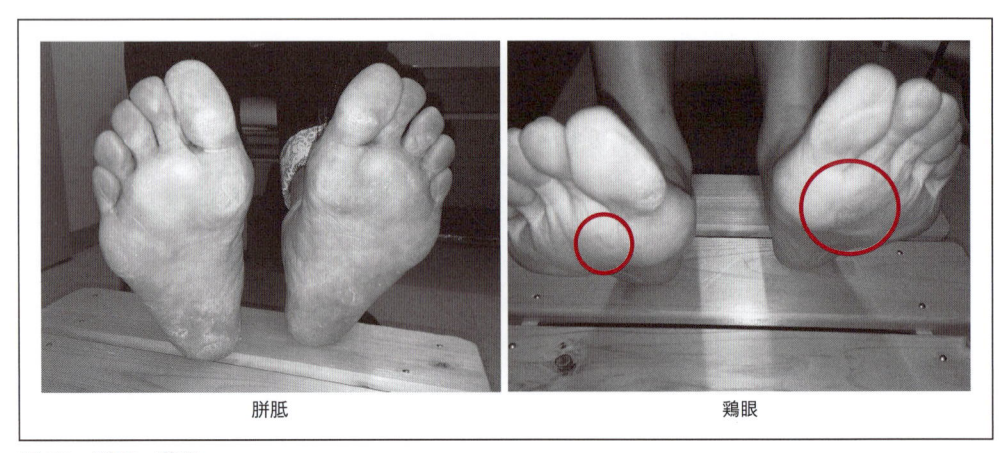

図70 胼胝・鶏眼

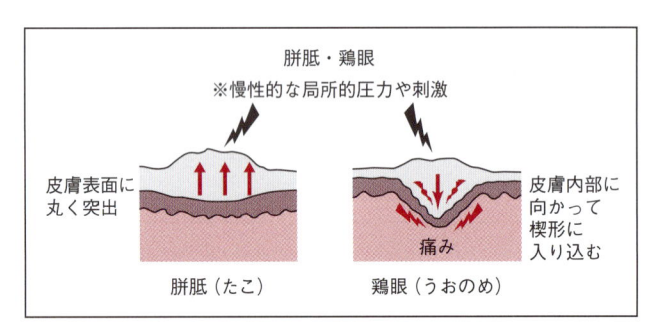

図71 胼胝・鶏眼の違い
皮膚表面に角質が丸く突出してくるものを胼胝,皮膚内部に向かって楔形に入り込むものを鶏眼という.
鶏眼は楔形をしているため,痛みを伴いやすいといわれている.

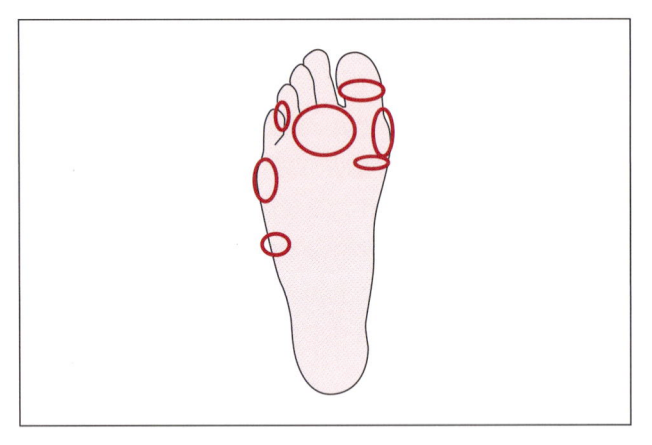

図72 胼胝・鶏眼の好発部位

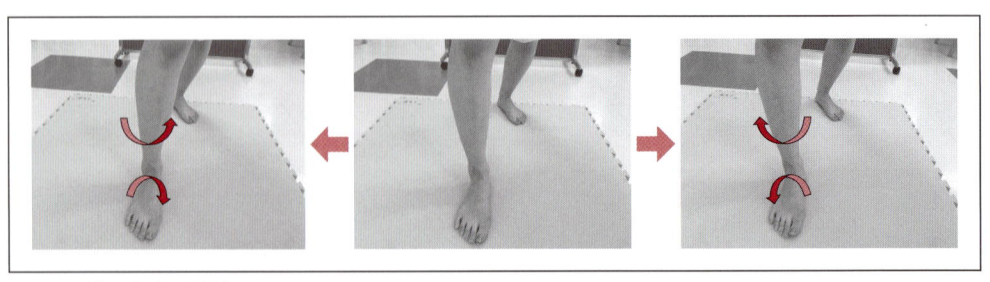

図73 ずり応力の体験
左:下腿を内旋する.床との摩擦力を体験.
中:片方の足を前方に出し下腿を内旋(左図),外旋(右)する.
右:下腿を外旋する.床との摩擦力を体験.

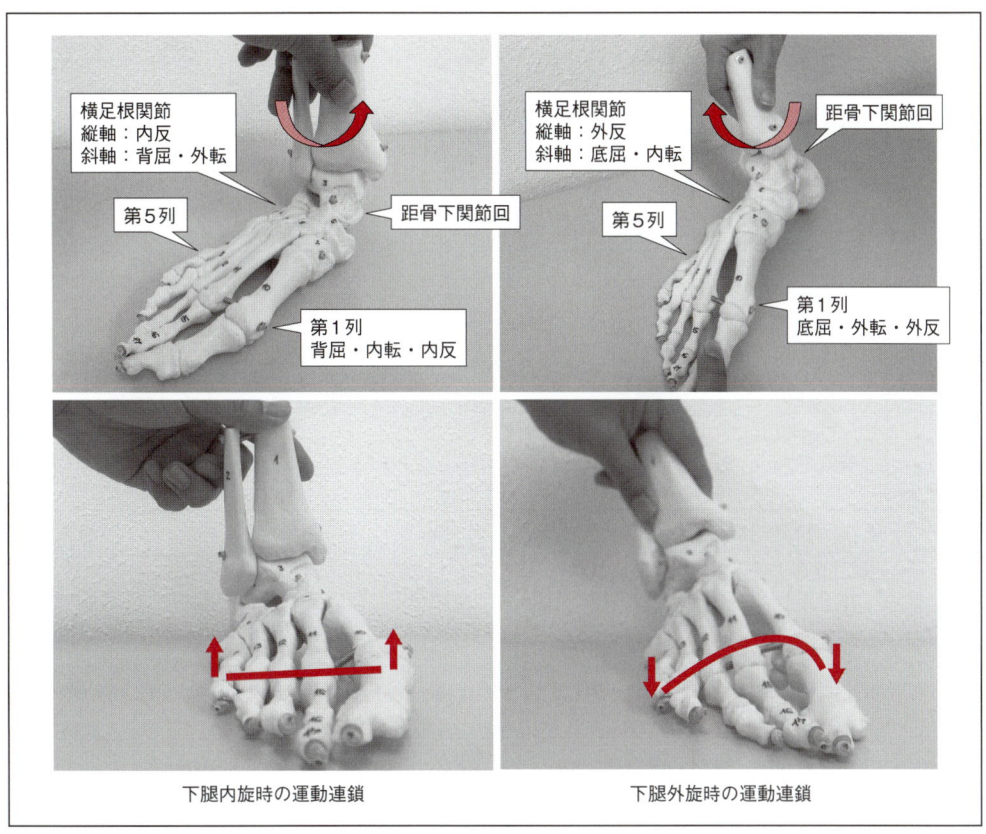

疾患別 BiNI Approach

図 74　足部の運動連鎖
左：下腿を内旋したときの足部の運動連鎖である．
下腿を内旋すると，距骨下関節は回内し横足根関節は背屈・外転・内反し，第1列と第5列は背屈する．このように運動は波及し，また，このときに横アーチは低下し，第2・3・4中足骨頭は床面からの圧を受けやすくなる．
右：下腿を外旋したときの足部の運動連鎖である．
下腿を外旋すると，距骨下関節は回外し横足根関節は底屈・内転・内反し，第1列と第5列は底屈する．いわゆるハイアーチの状態となり，より第1・5中足骨頭の床から受ける圧は大きくなる．

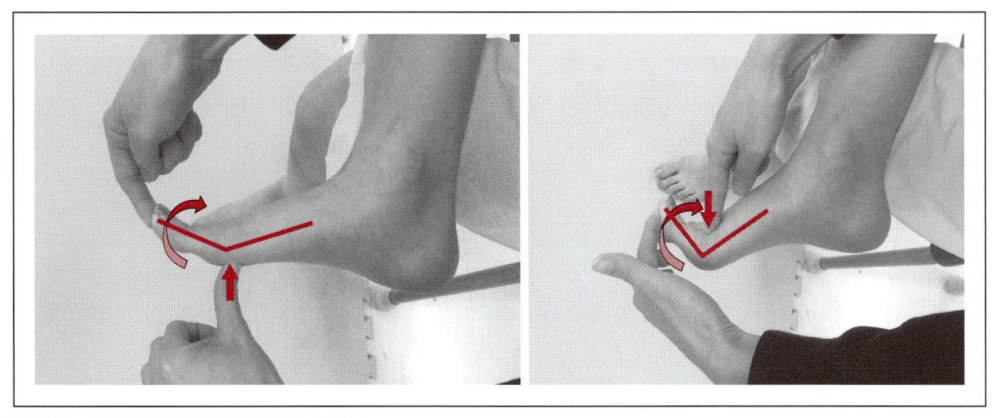

図 75　第1MP関節の可動域の違い
左：第1列を背屈させてからMP関節を伸展させる．
右：第1列を底屈させてからMP関節を伸展させる．
※このときのMP関節の伸展角度を比較する．

157

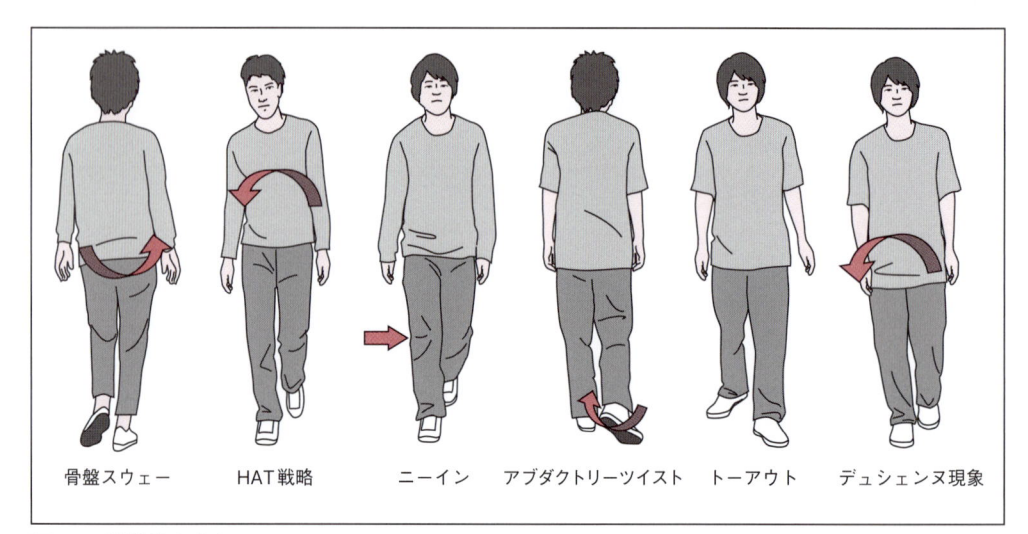

図76 特徴的な歩行
胼胝・鶏眼クライアントに特有な歩行を示す.

骨盤スウェー　HAT戦略　ニーイン　アブダクトリーツイスト　トーアウト　デュシェンヌ現象

　足骨頭は床面からの圧を受けやすくなる．またこの際に第1MP関節の伸展が制限されるため，ロッカー機能（フォアフットロッカー）を用いることができず（図75），立脚後期にて足をねじるようにして歩行する（図76）．

　荷重下で下腿を外旋すると，STJは回外しMTJは底屈・内転・外反し，第1列と第5列は底屈する（図74）．いわゆるハイアーチの状態となり，より第1・5中足骨頭の床から受ける圧は大きくなる．

　このようにしてずり応力が強く生じることとなり，皮膚を肥厚させるストレスと成り得る．臨床的にこうした現象が歩行の特徴と合わせて観察される（図76）．ゆえに我々はこれらの身体運動に着目し改善することにより，症状が寛解・消失することを確信していると共に，その効果をすでに経験している．

3）胼胝・鶏眼に対するBiNI Approachの実際

　これまで述べてきたことを踏まえて，我々がすでに経験している症例を紹介しながら運動生成アプローチという観点から，胼胝・鶏眼治療に一石を投じたい．

a．症例紹介
　症例：50代，女性
　診断名：胼胝（右第2中足骨底部），鶏眼（左第2中足骨底部）（図77）．
　主訴：皮膚が厚くなってくると歩いているときにあたって痛みが出る．
　リハビリテーション：皮膚科医が適切に処置した後に初回評価30分，その後1～2ヵ月に1度15分程度理学療法士が介入．

b．アプローチの実際
（1）歩行のチェック
　左右の立脚相にて骨盤の外方動揺があり，歩幅は小さく立脚後期にてアブダクトリーツイスト（図76のように，立脚後期にて踵を内側にねじるような歩行）が観察された．遊脚相で

図 77　罹患部位

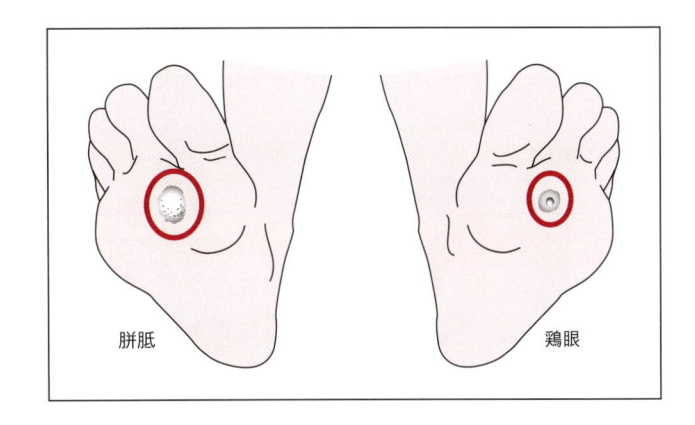

胼胝　　　　　　　　　　　鶏眼

図 78　歩行観察
右の立脚相にて骨盤のスウェーと左右の立脚後期にてアブダクトリーツイストが観察された.

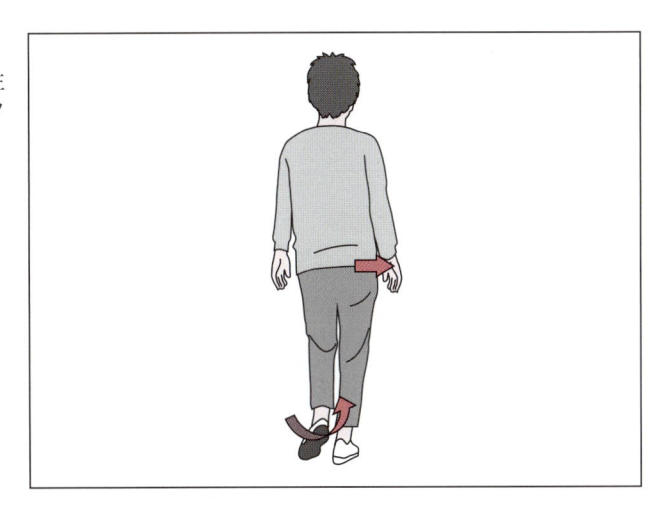

は，アブダクトリーツイストからの振出しのため，ややぶん回しているような印象を受けた．また，歩行は軽快さを欠いており停滞感が感じられた（図 78）．

(2) 並進バランステスト

　胼胝・鶏眼クライアントの多くは罹患側が減衰している．本症例は左がスコア 2，右がスコア 3 であった．治療介入後は左右ともにスコア 4 となっている．

(3) 胸郭と脊柱の評価と治療

　臨床上，罹患側の胸郭の硬度が高い場合が多く，脊柱においては腰仙関節にて回旋変位がみられることが多い．本症例は左の胸郭の硬度が高く，脊柱において胸椎レベルにて硬度の上昇は認められたが，回旋変位はみられなかった．したがって，左の胸郭に感覚入力を行って改善を図った．

(4) 骨盤と股関節の評価と治療

　胸郭と同様，罹患側の硬度が上昇していることを多く経験する．本症例も左の仙腸関節の硬度が高く，左腸骨がややアウトフレアであった．また，股関節は骨頭がやや上方かつ外側に変位し骨頭は鼠径部の組織を前方に押していた．これらに対しては仙腸関節と股関節のコンプリダクション・テクニックにて改善を図った．具体的な方法とテクニックは，第 7 章を参照されたい．

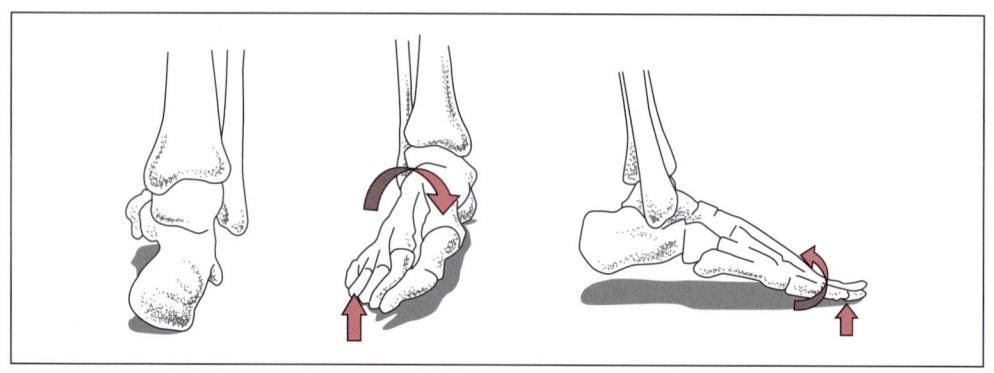

図79 症例足部が床へ適合している戦略
左：踵骨の外反制限があるため床へは内反位にて接している．
中：踵骨が内反位であるため，床に接する際には中の図のような形で接することとなる．この際に小趾側に床反力を受けるため，横足根関節は外反方向に動きが生じて床と適合している．
右：足関節の背屈制限があるため，床に接地する際には前足部に床反力を受けることとなる．そのため，第1列と第5列は背屈方向に動きが生じて床と適合している．

(5) 足部の評価と治療

足部では足関節の底背屈の制限とSTJ，MTJ，第1列，第5列の評価を主に行う．

その結果，左右共に足関節の背屈制限（-5°）とSTJの回内制限（右<左）があり，脛骨に対する距骨の外転変位（⇒CHECK！②）も認められた．さらに，MTJ・第1列・第5列の背屈方向に過可動性がみられた．すなわち，足関節の背屈制限とSTJの回内制限をMTJ・第1列・第5列の背屈方向の過可動性により補い，床と適合していた（図79）．また，足部の屈筋支帯と下腿三頭筋付近の層間の滑りが不良であった（図80）．ゆえに治療介入はこの層間の滑りを改善すると共にSTJの硬度を減少させることにて改善を図った（図80）．そうすることで，STJの回内制限と距骨の外転変位は若干改善したものの残存していた．

> **なるほど**
> **クライアントの足のタイプ**
>
> 胼胝・鶏眼クライアントの足のタイプをみると，臨床的にSTJの回内が制限されているケースも散見される．床に対して足部がどのように適合しており，どの部位に圧力やずり応力が生じているかを考えることが，胼胝・鶏眼の成因を考えるうえで重要であると考える．

CHECK！ ②山岸茂則：アプローチの実際，運動の成り立ちとは何か（舟波真一，山岸茂則 編），pp195-196，2014，文光堂

(6) 膝関節と下腿の評価と治療

両側の膝関節において外旋変位（右<左）を認め上脛腓関節・下脛腓関節共に硬度の上昇があり，腓骨が下方かつ後方に変位しており脛腓間の骨間膜の硬度の上昇が認められた（図81）．上下の脛腓関節と硬度の上昇している部位にコンプリダクション・テクニックを施行したところ（図81），腓骨の変位・脛骨に対する距骨の外転変位は共に改善がみられた．

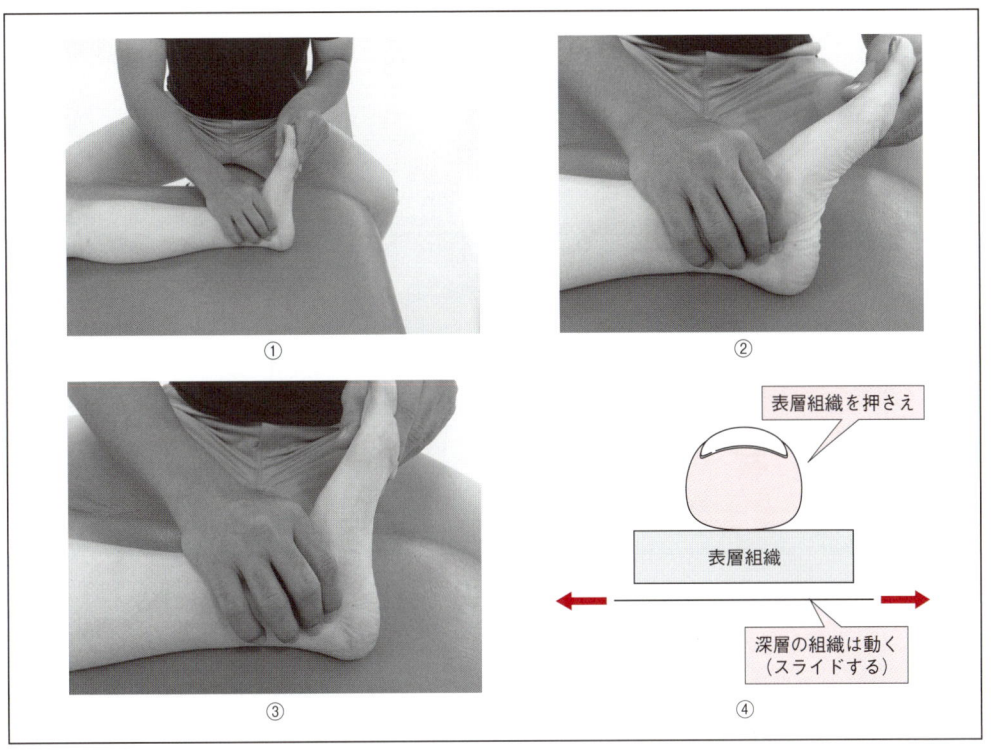

図80　層間の滑りの評価と治療

①：評価したい部位の表層組織を押さえる．
②・③：表層組織を押さえたまま底背屈運動を行う．
④：②，③のように表層を押さえて関節運動を行うことで，表層組織は止められているため，表層組織に対して深層組織が動くこととなる（層間が滑る）．

このときに，層間の滑りが起きていれば抵抗感を感じることはないが，層間の滑りが起きていない場合は，表層の皮膚が足関節の底背屈運動と共に引っ張られるような抵抗感を感じる．
治療の際には，その運動を繰り返して層間の滑りを出していく．このときに，ストレッチとならないように注意が必要である．

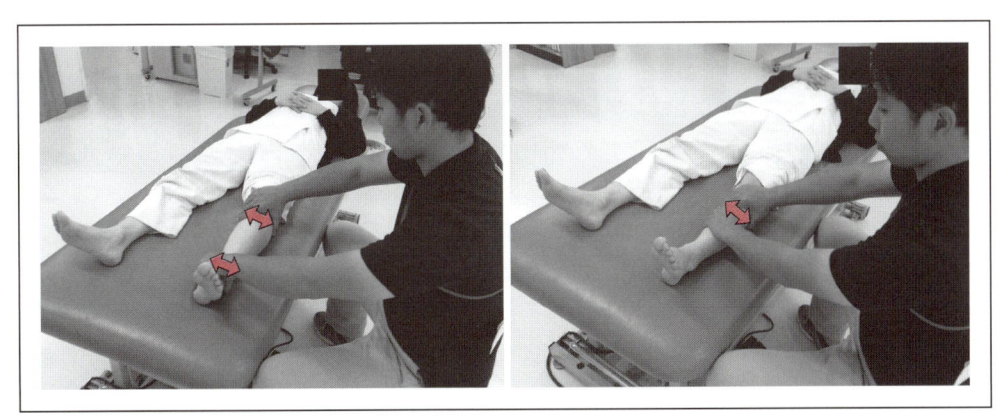

図81　下腿の評価と治療

左：上脛腓関節と下脛腓関節に対して圧縮をかけて硬度を評価している．硬度が高ければそのまま圧縮と開放を繰り返しコンプリダクション・テクニックを行う．
右：骨間膜の硬度の評価であり，脛骨を腓骨に近づけるように圧縮をかける硬度が高ければそのまま圧縮と開放を繰り返しコンプリダクション・テクニックを行う．

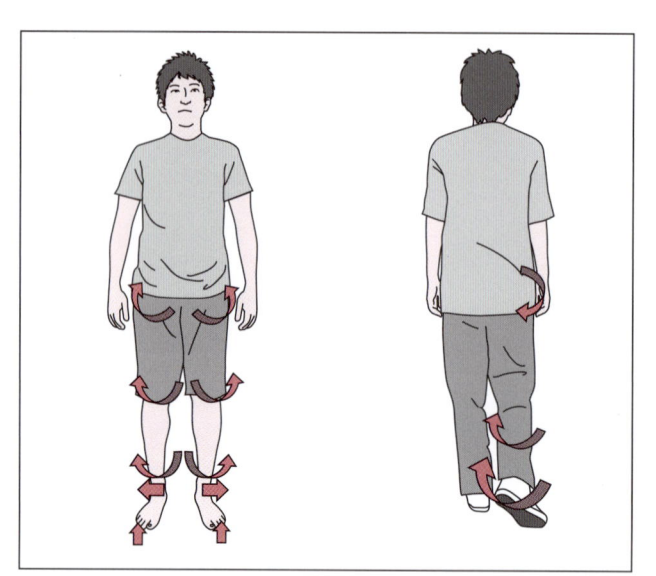

図 82　症例の身体の連鎖

(7) 考察とその後のフォロー

　これまで述べてきたことより，本症例は身体の土台となる部分の足関節の背屈制限と STJ の回内制限（層間の滑りの不良による）を生じている．すなわち STJ は回外位である．STJ 回内制限を代償して足底面を床に適合させるために，MTJ 外反可動域を使い切っても不十分であり，MTJ の背屈・外転と第 5 列背屈を過度に用いて代償し内側縦アーチは過度に低下を示した．このエネルギーにより第 1 列は背屈し，結果的に中足骨アーチの低下につながった．このとき，STJ の回内制限を MTJ 背屈・外転で代償をしているため，結果的に足部全体としては過剰回内誘導される．第 1 列背屈は第 1 MP 関節の背屈不全につながり，フォアフットロッカーを妨げることでアブダクトリーツイストを形成した．内側縦アーチの低下は同部から床反力情報が立ち上がることを意味する．内側縦アーチは腹内側系ダウンレギュレーションを招くポイントであり，これにより同側のコアは減衰して骨盤外方動揺を引き起こした．MTJ 外転のネルギーは距骨の脛骨に対する外転変位を招来して，アライメント不良の固有受容感覚がさらにコア減衰を助長していた．

　また，腸骨のアウトフレアと膝外旋変位はアブダクトリーツイストによる影響によってももたらされていると考えた．アブダクトリーツイストによる踵を内側にねじるエネルギー（すなわち足部を外転）が下腿を外旋させ，大腿を外旋させ…腸骨をアウトフレアに導いている（図 82）．

　以上のことより，中足骨アーチの低下とアブダクトリーツイストによるずり応力増大により，胼胝・鶏眼の発症にいたったのではないかと考えた．

　初回評価の後，1～2ヵ月に一度のフォローとなったが，その間に足部の層間の滑りへのデイリーメンテナンスを指導した（図 83）．経過としては，1～2ヵ月経過後は，まずは「歩きやすくなった」「つま先が引っかかりにくくなった」「疲れにくくなった」「歩くのが速くなってきた」というのが主観的な効果であった．経過と共に骨盤の外方移動・アブダクトリーツイストは軽快してきている．現在は初回介入より 5ヵ月ほど経過しているが肥厚した皮膚は徐々に薄くなってきている．

　やはり身体の硬度の変化→運動生成の変化→皮膚にかかるずり応力の変化→皮膚のターン

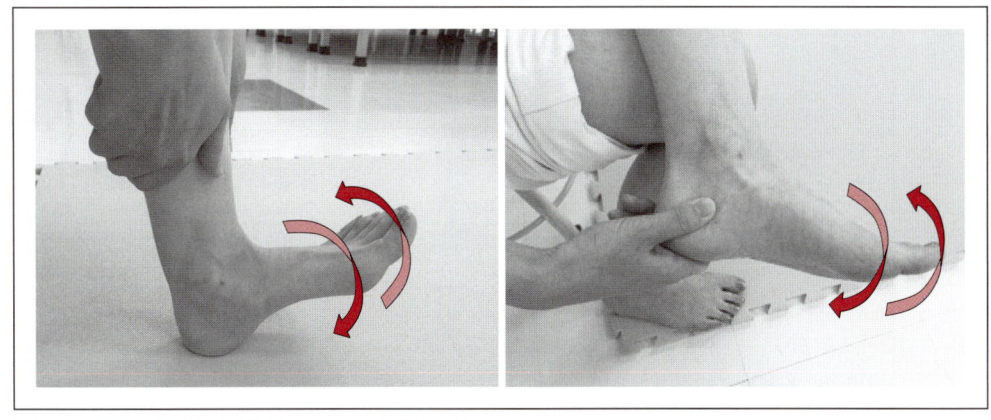

図83 層間の滑りに対するセルフエクササイズ
原則的にはいずれの部位においても，層間の滑りが不良である部位の表層組織を押さえて関節運動を行う．
左：下腿三頭筋周囲の層間の滑りに対するセルフエクササイズである．
右：屈筋支帯付近の層間の滑りに対するセルフエクササイズである．

オーバーなどの経過を考えると経過は数ヵ月に及ぶものと考える．しかし，本症例の経験から足部疾患である胼胝・鶏眼の治癒に対してBiNI Approachが有効であると改めて確信できた症例であったと思う．

10. 小児疾患　　　　　　　　　　　　　　　　　　　　　　　　石橋光平

はじめに

　筆者が一般病院に勤めていたときに外来において小児のリハビリテーションの適応のあるクライアントと接する機会があった．

　そのときに，小児のリハビリテーションの経験がなかった自分はいろいろと試行錯誤を繰り返しながらリハビリテーションを提供させて頂いていた．

　悩んでいた筆者が，BiNI Approachと出会って，小児のリハビリテーションへのアプローチが大きく変わったことを覚えている．それまでは，発達に合わせて運動をどのように誘導したらよいのか，どのような運動を行ったらよいのかと考えていた．

　しかし，BiNI Approachを学んでいくなかで運動生成はクライアント自身が行うもので，運動生成をより適切に行えるための準備をしてあげることが何よりも大切なことだと気づき，小児のクライアントに対するリハビリテーションが大きく変わった．

　ここでは，その中で経験してきたことの一部をアプローチの実際を含めて紹介させていただきたいと思う．

1) 小児の適応について

　脳性麻痺，運動発達の遅れ，重症心身障害児者などもBiNI Approachの適応となる．

2) 身体的な特徴

　子どもは発達に伴って多くのものに興味をもちはじめて，手を伸ばして触ったり，目的の

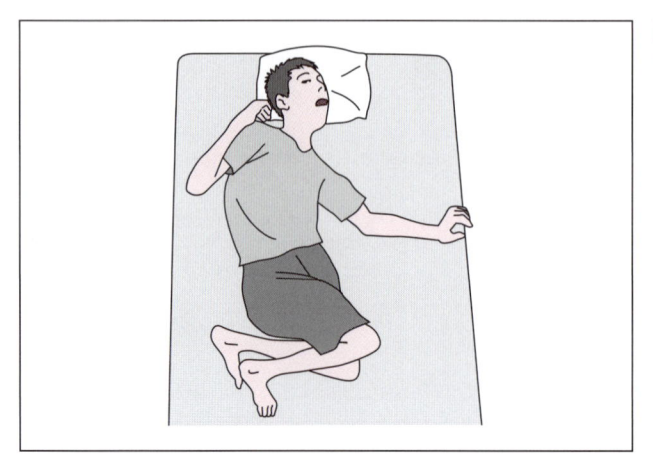

図84　重度心身障害児者の特徴的な姿勢の1例

ものに向かって何とか移動して触ろうとしたりする．そのために発達に伴って運動生成を繰り返し行い動きの獲得を行っていると考えられる．発達とは，連続した運動生成といえるのではないだろうか．

　その運動生成は何かの疾患があったとしても共通に起こるものである．しかし，脳性麻痺や運動発達の遅れなどによって，身体的に自由に動かせない部位が生じると，動かせる部位を過剰に使うことで動きを代償する．そのことが，多くの固定部位と過剰運動部位をつくっていると考えられる．さらに，姿勢保持や運動というCOPとCOGを一致させていたところから不一致させることでさらなる運動生成の獲得を行っていく必要があるが，固定部位が多くあることでCOPとCOGの不一致させることが，不安定な感覚として強く入力されてしまい，一致させた状態での運動生成をより強固に行ってしまうと考えられる．

　多くの固定部位，過剰運動部位があること，COPとCOGを一致させた状態での姿勢保持，運動生成の獲得によって，連続した運動生成時に得られる感覚情報が偏ってしまい，さらなる固定部位，過剰運動部位をつくっていってしまうと考えられる．

　上記のことは成人を迎えたクライアントには顕著にみられる．筆者は現在，重度心身障害児者の通所の施設で働いているが，特徴的な姿勢（図84）をとっているクライアントが多くみられる．これは，偏った感覚情報の中でそれでもいろいろな刺激を求めていった結果なのではないかと考えている．

3）BiNI Approach の有用性

　前述で述べたとおりに子どもは動きを制限したくても興味のある物には手を伸ばすし，遊ぼうとする．それが，運動発達においてとても大切なことだからである．ならば，その子どもがしたいと思うことを抑制するのではなく，適切な運動生成によって行えるようにしてあげることが重要となってくると考える．多くの固定部位と過剰運動部位があることで運動を学習したくても身体から得られる情報の多くが制限されてしまい，本来の身体の使い方とは違う運動学習をしてしまうことがある．BiNI Approachを行うことによって運動生成をしっかりと導いていくことが可能と考えられる．

4）アプローチの実際

　小児のクライアントと一緒に遊ぶとわかると思うが，まず「訓練だから」といっていうことを聞いてくれるクライアントは少ないと思う．

　いろいろなものに興味をもち，いろいろなもので遊びたいと思っている気持ちを「訓練だから」という理由で抑制してしまうことはよくない．その気持ちをなるべく尊重してクライアント自身がもっている興味に寄り添う形で運動生成を導いてあげられるようにしてあげることが大切なことだと考える．

　そのため，自由に遊びながら気が付いたら動きが変わってきた!!ということが自分の中では理想なのではないかと思っている．

　では，そのようにするためにはどうしたらよいのか……

　ずっと迷ってきたときにこの BiNI Approach と出会い自分の中で大きな変化を感じた．

　まず固定部位と過剰運動部位を評価していく．このことが何よりも重要である．自分の考える BiNI Approach を行うための評価のポイントをあげてみると……

①遊んでいる様子から身体の使い方，遊び方を確認する．
②①から固定部位，過剰運動部位の予測，確認を行っていく．
③優しいタッチで触って固定部位を探っていく．
※自分が大切にしていることは③を一番大切に行っていくことである．

　また，訓練を始まる前に母親からクライアントのどんな遊びが好きなのか，どんな歌が好きなのかを確認しておく必要がある．

> **CHECK!** ①山岸茂則：共通する観かたとコツ，臨床実践 動きのとらえかた（山岸茂則 編），pp 20-30，2012，文光堂
> 　遊びまわるクライアントから，固定部位・過剰運動部位を評価するための動きの見方が解説されている．

5）アプローチの手順

①最初は自由に遊んでもらうようにする（母親がそばにいるときには一緒に遊んでもらう）．その遊んでいるときに，優しくタッチをして固定部位への感覚入力を行っていき組織の構造に変化を促すのである．
　※このとき大切になるのが，セラピストの手が安心できるものだということをクライアントにわかってもらう必要があるので，優しく柔らかいタッチで包み込むように触ってあげる必要がある．
②クライアントが触られることに慣れてきたら固定部位になっている関節に対して感覚入力とコンプリダクションを行う．
③固定部位がとれてきたらフリッカー・アナライズを治療に応用したり，COP オシレーション（図 85, 86, 87）を行ったりする．
　※COP オシレーションを行うときの注意点として，最初は小さい動きから行っていく．そして，徐々に COP オシレーションの動きに慣れてきたら大きく速い動きに変化させていく．また，なかなか慣れないクライアントもいるが，その際は最初に歌を歌いながらリズムに合わせて行ったり，母親と遊んでいるところに合わせて行ったりすることも

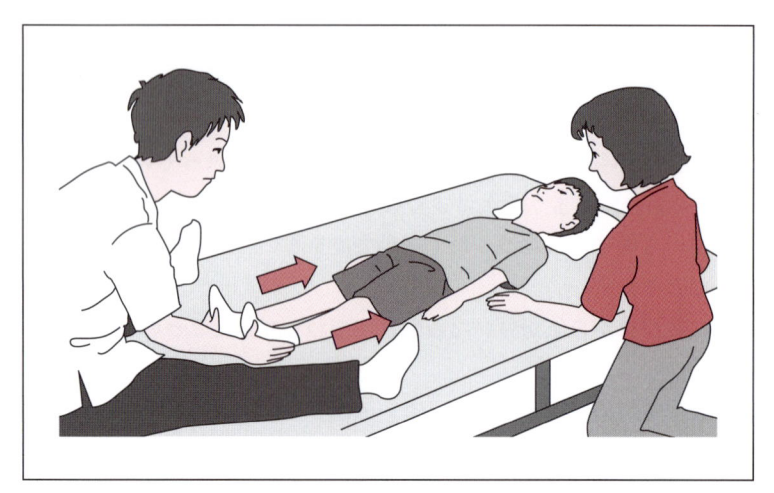

図85 背臥位でのCOPオシレーション

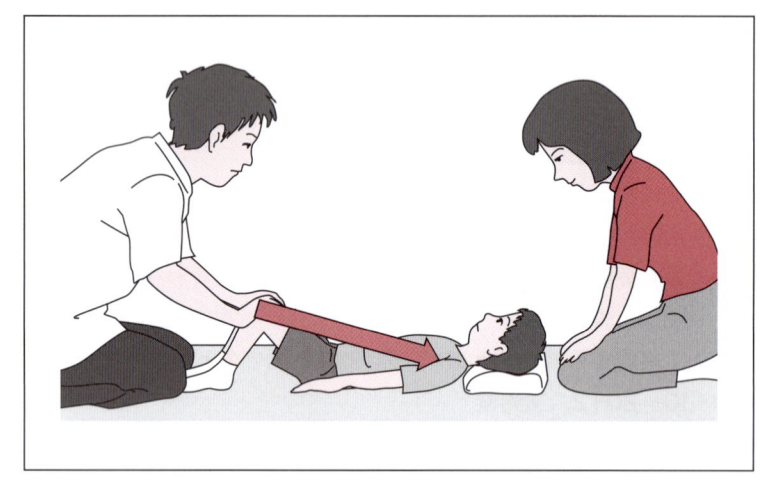

図86 背臥位での膝からのCOPオシレーション（変法）
膝から肩に向けてオシレーションを行う．
四つ這いでの移動の際の力の流れを意識して行う．

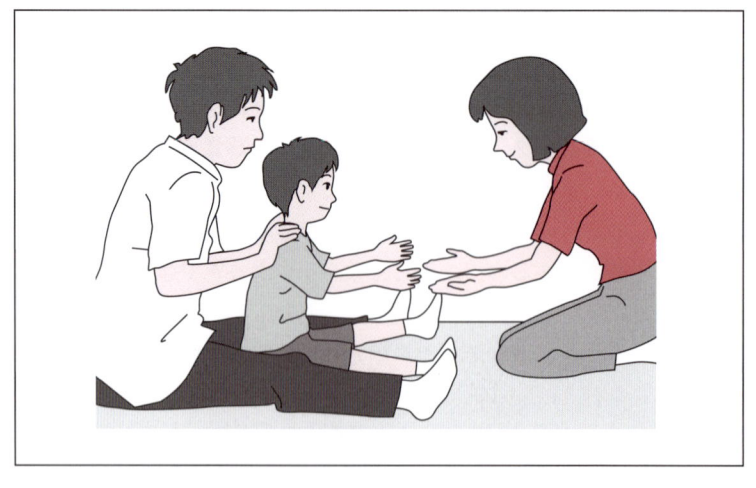

図87 長座位にて母親と遊びながらのCOPオシレーション

必要となる．
※COPとCOGの不一致感覚をしっかりと入力してあげることを意識して行っていく必要がある．

※COPオシレーションのバリエーションは図85, 86, 87のとおりである．この方法はあくまで筆者のクライアントに対して行った方法の1例なので，BiNI Approachの原則に沿っていればどのような方法であってもよく，クライアントに合わせた方法をみつけていくことが大切であると考える．

なるほど 「快」刺激の入力

セラピストの手がクライアントを包むように触れてあげることが，クライアントにとって触れられることを「快」刺激として捉えやすくなり，触れられることを拒まなくなり遊んでいても自然と触れさせてもらえるようになる．

そして，包み込むように触れることで，遊んでいるクライアントの身体の使い方がセラピストの手にダイレクトに伝わり固定部位や過剰運動部位を感じ取り評価しやすい環境になっていくと考える．

これは，クライアントにとって遊びの中で制限をかけることなく，評価を行っていくうえでとても大切なことであると考える．

CHECK! ②舟波真一，山岸茂則：第16章 運動の成り立ちとは，運動の成り立ちとは何か（舟波真一，山岸茂則 編），pp182-205，2014，文光堂

BiNI Approachの基本理論，原則的手順，アプローチの実際などが解説されている．

おわりに

動く子どもに対してそんなことできるのか？という批判もあると思うが，想像以上に容易に行えるアプローチである．コンプリダクションは運動方向に向かって関節を包んであげるように圧迫と離開を行う．

オシレーションは寝て遊んでいるならば足部や股関節から，座って遊んでいるようであれば後ろからやさしく最初は小さい動きから行う．

すべてのテクニックは小さい動きから慣れてきたら大きく速い動きへと移行していく．BiNI Approachの原則をしっかり守っていれば方法はクライアントに合わせながらいろいろと変化させながら行ってもらえればよいと考える．

クライアントに合った方法を身体の状態に合わせながら日々変化させてあげれば，あとはクライアント自身が運動生成を行ってくれ，動きが変わっていくことが目に見えてわかるはずである．

11. スポーツ障害　　　　　　　　　　　　　　　　　　　　千ヶ﨑直樹

スポーツリハビリテーションのクライアントから「8～9割は動けるようになりました．でもふとしたときにちょっと痛いんですよね」という辛辣な訴えを聞くことがある．「あと1歩」というところで取りきれなかった痛み，痛みを残したまま帰っていくクライアントの後ろ姿をみるたびに申し訳ない気持ちと悔しさがあったことを鮮明に憶えている．

そのような時期にBiNI Approachと出会い，取り入れていくことで，辛辣な言葉は影を

潜め，クライアントの笑顔をみる機会が増えていった．

今回はスポーツ障害，有痛性分裂膝蓋骨のクライアントの治療を紹介する．

日々の診療のなかで「あと１歩」のところを悩んでいるセラピストの一助になれば幸いである．

1）有痛性分裂膝蓋骨

分裂膝蓋骨は Osgood-Schlatter 病，Sinding-Larsen-Johansson 病とならび代表的な成長期での膝関節伸展機構の骨軟骨障害である．発育期である10代前半（小学生高学年〜中学生）の男子に多くみられる．その成因としては膝関節を構成する骨・筋が成熟せず不安定なため大腿四頭筋や腸脛靭帯による繰り返されるストレスとの関連が重視されている．一般的に疼痛はみられないが疼痛がみられるものを有痛性分裂膝蓋骨とされている．

基本的に治療は保存療法でパテラサポーターの装着と体育・スポーツ活動の一時中止が有効であるとされている（⇒ CHECK！①）．

> CHECK! ①龔炎培，井形高明，高井宏明，他：有痛性分裂膝蓋骨の予後について，中四整会誌，8(2)：263-266，1996

2）症例紹介

症例：13歳，男性．サッカー部．ポジション；左ミッドフィルダー
主訴：走ったり，ジャンプをしたりすると膝が痛い．去年は左膝を痛めたが治った．

3）身体機能評価

右膝関節屈曲120°で右膝関節前面辺りに痛みあり．左膝関節は制限なし．
右股関節屈曲100°，外転25°，内転20°，外旋50°．
右足関節底屈50°，背屈25°，底屈時に足関節前面に重い抵抗感を感じた．

右前足部は内側縦アーチが高い．横足根関節では踵立方関節・距舟関節の運動性も低下していた．第１列では底屈制限がみられる．足根中足関節において中足骨は底屈位にあるが，第１列を底屈方向に動かすと足背部に重い抵抗感を認め，特に第１列での距舟関節周囲にみられていた．舟状骨と内側・中間・外側楔状骨での運動性も低下している印象があった．第２・３中足骨は足根中足関節に対して底屈位であり，背屈方向に誘導するも舟状骨と内側・中間楔状骨間で抵抗感を感じた．また，第２・３中足骨頭の足底部には胼胝も確認できた．第４・５足根中足関節では中足骨の外反を認め，前足部外反の可動域が大きく横アーチの低下が著明であった．足背部では伸筋腱が浮き出ており足趾は伸展位で固定されている．伸展が強くみられる．特に趾伸筋の腱が浮き出てきている．また，足底腱膜の硬化，後脛骨筋の緊張も確認できた．左足部にも右足部と同様に横足根関節の運動性低下，第１列の底屈制限を生じていたが，比較的運動性は保たれていた．その他，左下肢に著明な可動域制限はみられなかった．

4）歩行評価（図88）

主な問題点は，①右下肢遊脚後期の toe off がみられず，アブダクトリーツイストが認めら

図 88 歩行での問題点
①アブダクトリーツイスト．
②右下肢分回し歩行．
③右体幹の潰れ．
④左上肢の振りがない．

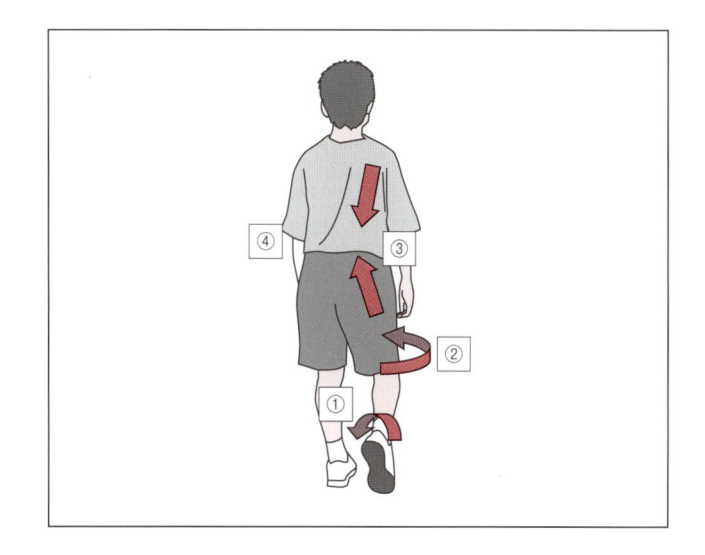

れる．②右下肢の遊脚期が分回し様．体幹の回旋はなく，右体幹の潰れが著明に認められる．③左上肢の振りがみられない，とした．

> **Reference　アブダクトリーツイスト**
>
> 歩行周期における立脚中期後半からの距骨下関節の過剰回内が起こり，離床期に足部が外転し，踵が内側へ入り込む状態のこと．もともとは義足の異常歩行時にみてとれる現象である．原因はさまざまあるが，今回の症例は横足根関節，舟状骨と楔状骨間，第1列の可動域制限，第4，5足根中足関節の外反，前足部横アーチの低下が考えられる．

5）スクワット評価（図89, 90）

　スクワット評価にて全身の関節・筋の主として可動している部分，可動していない部分を把握するために評価を行った．ジャンプ動作やサイドステップといった動作の基本姿勢であり，また，スクワット評価により全身の衝撃緩衝能力を評価でき，さらに膝関節伸展機構の障害があれば膝関節の著明な問題点を抽出できると考えている．

　矢状面では体幹伸展位で動作を行い，膝関節の屈曲を中心として動作を行っている．体幹に対し下腿の前傾が大きく，重心は後方にあり膝関節に対する負担が大きい印象を受けた．重心が後方にあることにより，膝関節伸展機構に対する負荷が増大していると考える．前額面では左下肢を中心に荷重をかけ，体幹も左側へ偏位し右下肢への荷重は乏しい．骨盤は右回旋をし，右足部は回内をしている．

6）アプローチの実際

　週1回，40分の治療で計5回実施し症状が消失し，部活動への復帰が可能となった．治療部位・治療方法について述べる．

　アプローチはBiNI Approachの原則的手順に基づいて実施した（⇒ CHECK！②）．

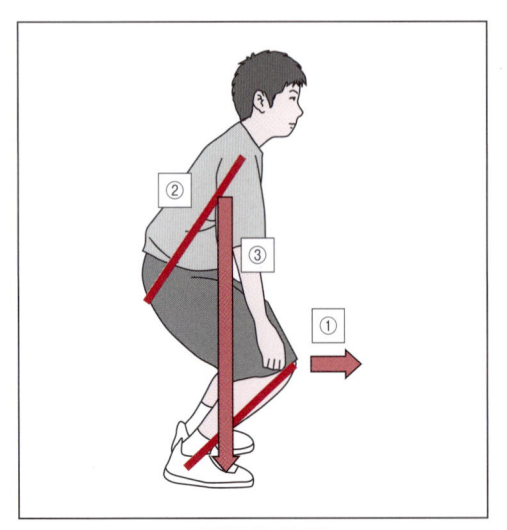

図89　スクワット評価（矢状面）
①膝関節中心での動作のため膝関節が前方へ移動.
②体幹と下腿の傾きが平行でない.
③重心は後方にある.

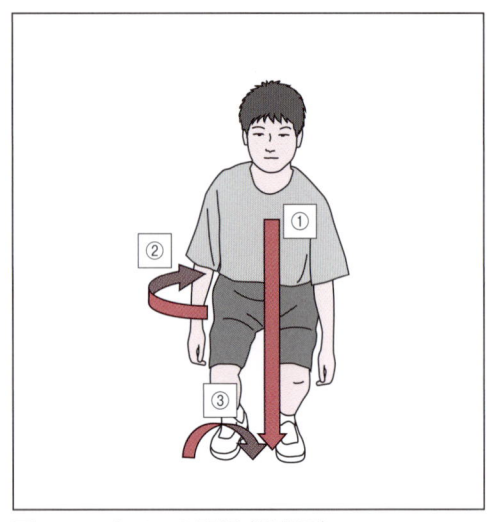

図90　スクワット評価（前額面）
①重心左側偏位.
②骨盤右回旋.
③右足部回内.

> **CHECK!** ②山岸茂則：BiNI Approach の原理と基本手順，運動の成り立ちとは何か（舟波真一，山岸茂則 編），p187，2014，文光堂

a．膝関節に対する評価と治療

　安静臥位において脛骨の外旋が大腿骨に対して大きく，屈曲に伴う脛骨の内旋が伴いにくい印象であった．膝蓋骨の外側に圧痛がみられ，軽い圧迫でも顔を歪めるほど痛がる様子が見受けられた．

　両膝関節に膝蓋上嚢，膝蓋下脂肪体の柔軟性低下を認めた．膝蓋上嚢，膝蓋下脂肪体は膝関節伸展機構に大きく関与している．膝蓋上嚢は大腿骨顆部と膝蓋骨をつなぐ滑液包であり，膝関節伸展の効率化に関与している．膝蓋下脂肪体は大腿骨顆間窩から脛骨上縁にある滑膜ひだの内部にある．柔軟性が低下していることで膝関節の運動制限を伴いやすく，疼痛が出現しやすい印象がある．これらの柔軟性の低下により，膝関節の運動制限と疼痛が出現しやすくなっていると考えた．改善するために，膝蓋上嚢はしっかりとつまむようにし両母指・示指の押圧を均等にするように意識をする（⇒ CHECK！③）．熱エネルギーを利用し，軟部組織の柔軟性を高めていく．指先の感覚で上嚢がグニグニするような感覚が出てきたら少しずつ上下左右に動かし，運動性を高めていく．また大腿骨から少し引き上げるように動かし，動きの幅をつくっていく．膝蓋下脂肪体は関節裂隙から膝蓋腱にかけて指をつまむようにし両母指・示指の押圧を均等にするように意識をする．指先の感覚で膝蓋下脂肪体がグニグニするような感覚が出てきたら少しずつ上下左右に動かし，運動性を高めていく．これらを行う際にはエンドフィールを突き破るほど大きく動かさないように十分に注意する．また，膝関節にコンプリダクション・テクニック，膝蓋半月靱帯の調整で半月板のアライメントを整え，膝蓋骨の運動性を引き出した．

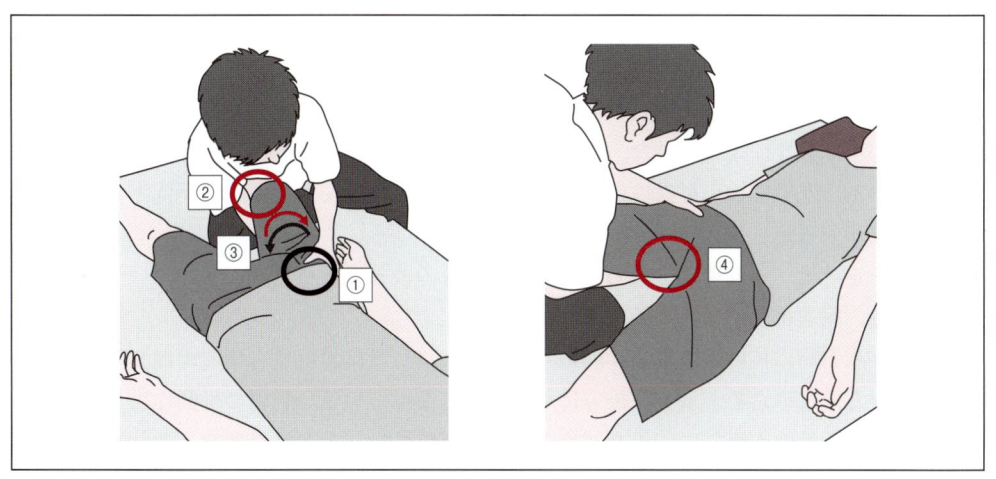

図91 股関節へのオシレーション・テクニック

股関節へのコンプリダクション様に①左母指で大腿骨頭をイメージして手を当てる．右手は大腿を抱えるようにし，④右母指・示指間の水かきの部分で坐骨結節を触れていく．そしてセラピストは②胸骨でクライアントの膝蓋骨に触れて軽く臼蓋に対して圧をかけていく．十分に引き込み合ったら，③胸骨から左右方向に揺れていく．臼蓋に対し，大腿骨頭が滑らかに動く範囲で行う．

> **CHECK!** ③山岸茂則：アプローチの実際，運動の成り立ちとは何か（舟波真一，山岸茂則編），pp195-197，2014，文光堂

b．足関節に対する評価と治療

足部は脛骨・腓骨に対して距骨が前方に引き出ていている印象があり，底背屈時にエンドフィールとして感じ取れる．背屈時での距腿関節前面の詰まるようなエンドフィールは下腿骨間膜での柔軟性の低下により距骨滑車が後方に入り込めないためと思われた．下腿骨間膜は足関節からの衝撃を緩衝する際に非常に重要な役割をもっていると考えている．特に距骨は前方が幅広くなっている構造であるため，上下の脛腓関節の動きが重要になってくると思われる．そのため，下腿骨間膜のコンプリダクション・テクニック，距腿関節へのコンプリダクション・テクニックを行った．

前足部に対しては距舟関節・舟状骨と内側・中間・外側楔状骨間での運動性の低下に対してアプローチを行い，第1列の底屈可動域の拡大を行った．各関節間だけでなく，隣接する骨に対してもコンプリダクション・テクニックや加速度を伴わない運動感覚入力を行い運動性の拡大を図った．第4・5足根中足関節の外反に対しコンプリダクション・テクニックや加速度を伴わない運動感覚入力を各関節・骨に行った．

c．股関節に対する評価と治療

股関節は大きな可動域制限を示してはいないが，歩行・スクワット動作において股関節の動きが伴いにくい．背臥位にて右股関節の内旋が強くみられ，大腿部では大腿四頭筋・腸脛靱帯の緊張が高く感じ取れた．これらの問題点に対し股関節に対する感覚入力が必要と考え，股関節に対しコンプリダクション・テクニック，オシレーション・テクニックを行った．股関節へのオシレーション（図91）は大腿をしっかり把持し，対側は大腿骨頭を触れていくようにする．大腿骨頭を触れながら大腿部を内外旋させていく．このときにもエンドフィール

d．仙腸関節に対する評価と治療

　スクワット動作時に右下肢への荷重が少ないこともあるが，左股関節に対する体幹の荷重が不十分な印象を受けた．骨盤は右回旋をし，体幹は左へ崩れデュシャンヌ様に代償をしている．左股関節の可動性は保たれているため，仙腸関節の運動性が低下し荷重を受けられる場所が限定されていたと考察する．仙腸関節に対しコンプリダクション・テクニックを行い，荷重感覚・運動感覚を入力しながら運動性の改善を行った．

e．胸腰椎に対する評価と治療

　歩行時に体幹の回旋が伴いにくく，スクワットにおいても体幹の伸展を強めながら行っている．このため，重心が後方に残りやすくなっている．胸郭の可動性乏しく，特に右胸郭中部の柔軟性が乏しい印象を認めた．固定部位に対して運動感覚を入力し柔軟性を高めた．胸肋関節・肋椎関節に対し，軽い押圧を加えエンドフィールを突き破らないように上下左右に運動感覚を入力した．また，背臥位で胸郭を左右から押圧し左右に揺らすオシレーション・テクニックを用いた．

f．頸椎に対する評価と治療

　スクワット時に頸部は伸展を強め，重心が後方に残りやすくなっている．頸部は右回旋，C0～1間での柔軟性の低下を感じた．頸部ではC3～4間で急激に左回旋していた．C0～1間では特に左側での固さを感じた．C0～1間，C3～4間それぞれに対してチーズを溶かすようなイメージでゆっくりと筋の柔軟性を高めた．C3～4間では急激な左回旋であるため，C3は右の関節柱，C4は左の関節柱の指を当て行う．柔軟性を高めた後は頸部に対しコンプリダクション・テクニックを行い，アライメントを調整した．

g．眼球に対する評価と治療

　眼球は歩行・スクワット時に固定させてしまう傾向があった．特に右上方に固定をしやすいため頭頸部の伸展を助長させやすい．アプローチとしては眼瞼に指を置き，柔軟性を高めるイメージにて眼球の運動性を改善させる．指からはズブズブと埋まっていく感覚がある．焦らずじっくりと行っていくと眼球の動きはスムーズとなる．この後すぐに起きて動作を行おうとするとふらついたりすることがあるため安全を確保したうえで行うとよい．

h．アライメントの統合

　最後に背臥位・座位・立位においてCOPオシレーションを行い，アライメントの統合を行っていく．特に胸郭の硬さもあったため胸郭に対するプレッシャー・テクニックも用いながら行った．螺旋軸での動きを確認しながら行った．

i．動作の統合

　立位でのCOPオシレーションをクライアント自身に行ってもらい，自己組織的な運動生成として体幹の崩れがみられないか，踵への踏み込みが不足していないか観察をしていく．また，背臥位や腹臥位での股関節外転外旋練習など爬虫類的な運動を行ってもらい，全身が協調した動きを楽にスムーズに行えるか観察をする．腹臥位での爬虫類的な動きにより，体幹の選択的な活動が増え腹内側系のアップレギュレーションが見込まれる．これらの練習を行った後に，歩行での動きの確認をして全体の動きを捉える．歩行時での疼痛がみられなくなればスクワット・ランジ動作での確認を行う．体幹と下腿の傾きの程度や足関節の背屈制限，knee-in toe-outなどが確認できる．スクワット・ランジ動作が安定してきたらサイド

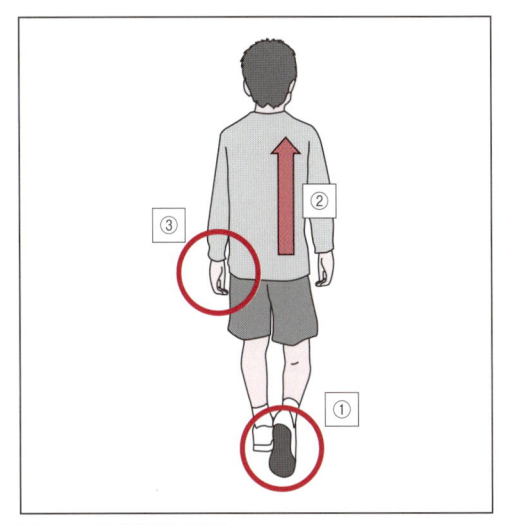

疾患別 BiNI Approach

図 92　歩行最終評価
①アブダクトリーツイストの消失．
②右体幹コアスタビリティのアップレギュレーション．
③左上肢の振りの出現．

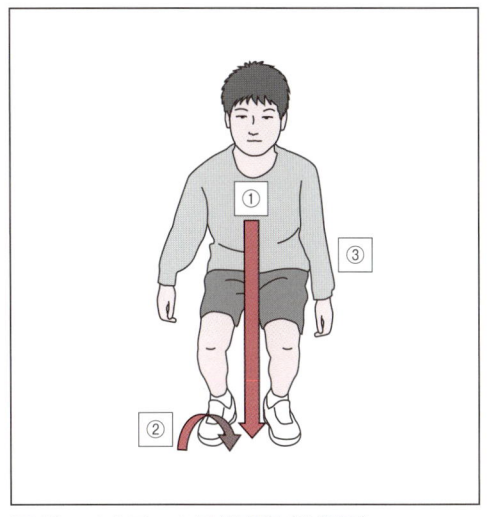

図 93　スクワット最終評価（前額面）
①重心はほぼ正中位に近づく．
②右足部の回内は軽度残存．
③左体幹が固定されている．

ステップやジャンプ動作など部活動で必要と思われる動作を確認する．サイドステップなどの動作の際にも体幹と下腿の傾きの程度や足関節の背屈制限，knee-in toe-out などを確認し，さらに螺旋軸での動作や衝撃緩衝能を確認していく．動作の確認時には症例に対して「膝が内側に入っている」「股関節が曲がっていない」といった注意は行わない．パフォーマンスをみて，評価をすることが重要である．何回か繰り返していくことで，クライアントの組織の性質や統合されたアライメントという感覚を取り込んで，自己組織的に動作の変容がみられるからである．もし変化がみられなくても，本人には伝えず，気になる部位を再度評価し治療を行い，動作確認を続けていく．

7) 最終評価

　今回のクライアントは 1 回目の介入にて右膝関節の可動域は改善し非荷重下での疼痛はみられなくなったが，動作における荷重時の疼痛が残存していた．動作を確認すると問題点は膝関節だけでなく，隣接する関節や頸部や眼球と全身へ波及していた．できる限り問題点を解決し，良好な感覚を入力することで動作の変容を促した．歩行では両股関節への荷重が増え，全身で衝撃を緩衝できるような弾性と腹内側系のアップレギュレーションが得られ，アブダクトリーツイストが消失した (図 92)．スクワット動作では右足部の回内は残存しているが，右股関節への加重が増え下肢がスムーズに動作を行えるようになった．重心も初期評価時よりも前方にある (図 93，94)．サイドステップやジャンプ動作においても全身で衝撃を緩衝できている印象があった (図 95，96)．複合的な動作での疼痛がなく，動作自体の協調性・速度性・安定性も認められたためリハビリテーションフォローは終了となった．

　根本的に治療を行い自己組織的に動作の変容を促すことが再発予防であると考える．今後，1 人でも多くのクライアントを笑顔で見送ることができるよう精進していきたい．

第8章

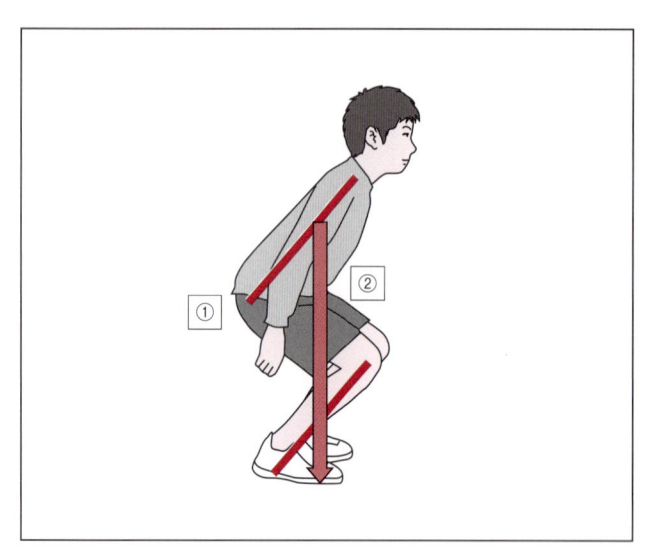

図94　スクワット最終評価（矢状面）
①体幹と下腿の傾きが平行．
②重心は前方に移動し，膝関節と重心線の距離が短くなり，関節モーメントの軽減が考えられる．

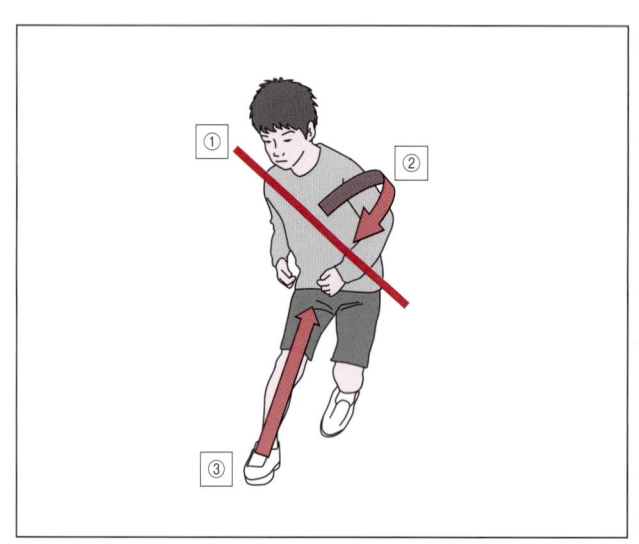

図95　サイドステップ動作
①左旋軸．
②左旋軸に対し，左上肢が flexion rotation している．
③右下肢からの床反力が，身体重心へきちんと返っている．

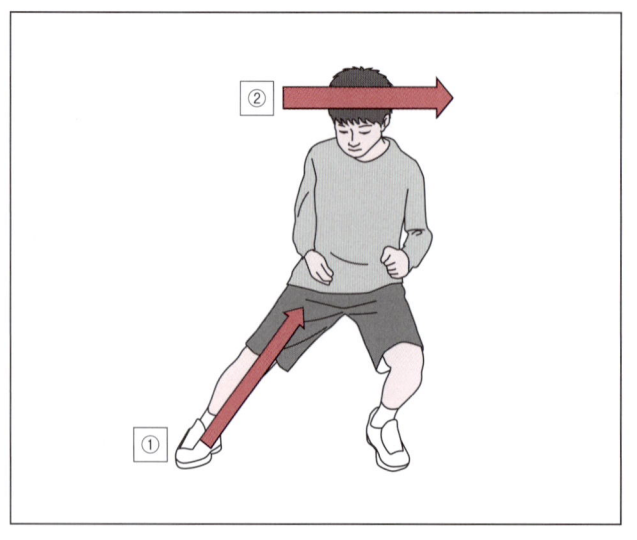

図96　反復横跳び
①右下肢でしっかりと床を捉え，反力が身体重心へ返っている．
②反力を生かし，左方向への動作がスムーズ．

12. 脳卒中急性期

小峯大樹・小峯春香

　脳卒中急性期におけるリハビリテーション（リハ）については，脳卒中ガイドラインにおいても重要視されており，「発症後早期から積極的なリハビリテーションを行うことが強く勧められる（グレードA）」や「急性期の訓練量を多くすることにより，死亡率は変わらず，その後の機能予後も良い傾向にあった（Ⅰb）」と記載されている．しかし，量的な内容の記載がされている一方，質的な内容に関するエビデンスについてはあまり触れられていない印象を受ける．

　脳損傷後は急速に神経回路の再編が起こり，感覚野の活動が亢進し，この領域での学習は強固なものになることが明らかとなっている．また，2012年には半球間抑制についての詳細なメカニズムが解明されている（→ Reference）．脳卒中急性期のリハにおいては，このような脳損傷後に起きる脳の活動やメカニズムを理解し，それを念頭に置いたプログラムの立案が重要であると考える．

　プログラムを考えるうえで重要なのは，「人の動き，運動を変えたければ，『感覚』を変えなければならない」（⇒ CHECK！①）という BiNI Approach の大原則に立脚することである．統合的運動生成概念に照らし合わせて，また BiNI Approach の発展とともに発見された法則性に基づき，良好と考えられる感覚入力は，合理的な運動へとつながる．損傷後に感覚野の活動が亢進している状態での「良好な感覚入力」は，今後の機能回復の促進に有効と考える．また，運動の決定には中枢神経・身体・環境が相互に影響しあっているということも意識しながら，治療を進めていく必要がある．

　今回，発症直後から介入した脳幹梗塞の症例を通して，感覚入力と中枢神経・身体・環境を考慮し，統合的運動生成概念に基づいた，BiNI Approach の実際を紹介する．

> **CHECK！** ①舟波真一：中枢神経系は環境からの情報をどうやって受け取るのか？，運動の成り立ちとは何か（舟波真一，山岸茂則 編），p11，2014，文光堂

1）症例紹介

　症例：80代，男性
　診断名：左橋梗塞（図97）．
　家族構成：妻と2人暮らし．
　病前生活：ADL は自立．日課として1km 程度散歩していた．
　趣味：俳句．
　リハビリテーション：発症後2日目から集中治療室にて PT・OT・ST による介入が毎日行われた．1回40分．全体のリハの3割程度が BiNI Approach による介入．23週間継続し自宅退院に至った．

2）アプローチの実際

　介入時，JCS 2桁．SIAS 40点．腹内側系のダウンレギュレーションによりコアスタビリティの働きが著明に低下し，それにより基本動作に中等度～重度の介助を要した．寝返りや起き上がり，座位では非麻痺上肢で柵を把持しようとする場面がみられた．立位は全介助レ

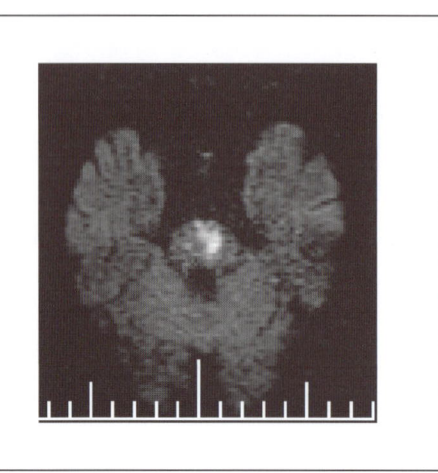

図97　左橋梗塞

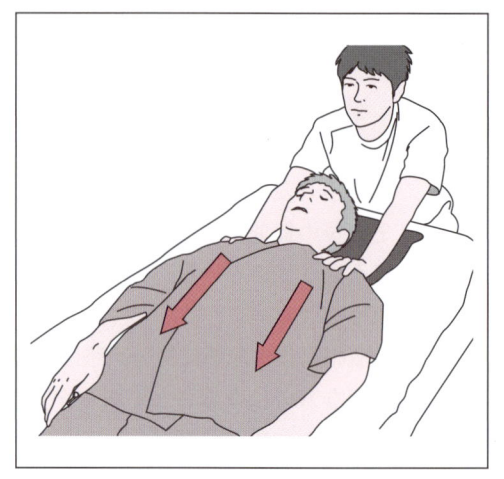

図98　フリッカー・アナライズ
肩甲帯から揺れを与え，硬度が高い部位を判別できる．振動感覚は硬度の低下に有効であるためこれが治療にもなる．

ベルで両下肢に膝折れを認めた．

評価・治療

「BiNI Approach の原則的手順（⇒ CHECK！②）」に則り，評価・治療を進めていく．

(1) 固定部位の評価と治療

　固定部位とは，動作時に動きが認められない部位のことである．固定部位はアライメント異常や，運動効率の低下を引き起こす．またそれを代償するように他部位に過剰運動部位が出現し，機械的ストレスを発生させる．今回固定部位の評価にはFlicker Analyze：フリッカー・アナライズ（図98）を用いた．この評価は身体を揺らすことにより，硬度が高く動きが少ない部位を判別できる簡易的な評価である．その他に触診も併せて行い，さらに詳細な硬度のチェックを行った．

　本症例では肩甲帯から揺れを起こした結果，上部胸郭，特に右側に固定部位がみられた．さらに，触診では右上部胸郭の前面・背面ともに硬度の高さを認めた．また，腰部が過剰運動部位となっており，疼痛の訴えも聞かれていた．治療では，右上部胸郭を前面・背面からパックし（図99），アクセスポイントにも触れながら振動感覚入力を行った．それにより組織の硬度低下と，固定部位の改善を図った．固定部位が改善されると，過剰運動部位も改善していき，疼痛の訴えもなくなった．

　次に頭頸部の評価を行った．触診では，特に環椎後頭関節のすべりが乏しく，硬度が高いため，そこが固定部位になっていると判断した．治療はcompreduction technique：コンプリダクション・テクニックを用い（図100），すべりの改善と硬度の低下を図った．

> CHECK! ②山岸茂則：BiNI Approach の原則的手順，運動の成り立ちとは何か（舟波真一，山岸茂則 編），pp187-189，2014，文光堂

図99　胸郭に対する振動感覚入力
硬度の高かった胸郭上部をパックし，引き込み合ってから振動感覚を入力していく．

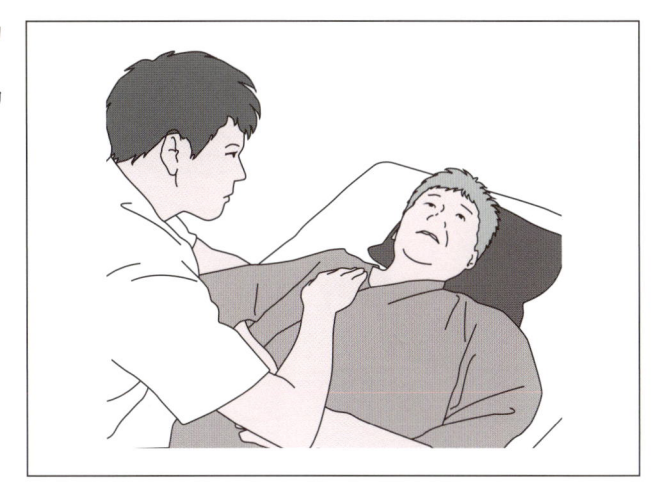

図100　頭頸部の評価と治療
アライメントやすべりの程度などを評価しコンプリダクション・テクニックを用い治療する．

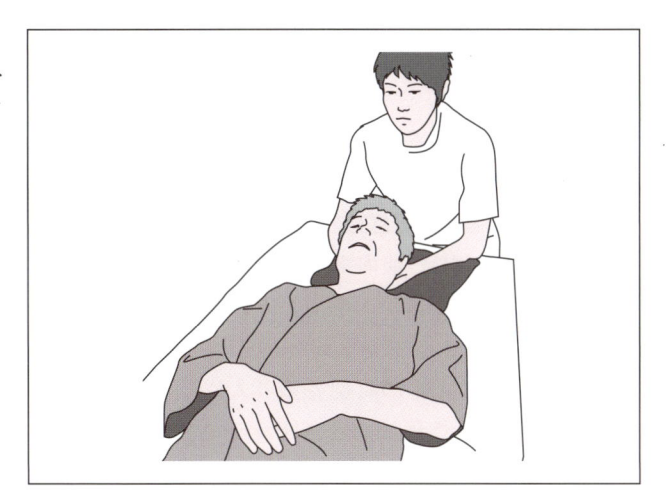

(2) 麻痺側への感覚入力

　人間の身体には腱，筋膜など弾性を有する組織が存在することにより衝撃緩衝というシステムが備わっている．そのため，組織に圧縮をかけると元に戻ろうとする運動エネルギーが生じる．これを治療に活用するため，初期から積極的に麻痺側での側臥位をとっていった．方法としては，まず肩甲帯や上部肋骨の潰れ具合や疼痛の有無を確認した後，背臥位から麻痺側にゆっくり圧をかけるように側臥位へ誘導した（図101）．これにより，麻痺側から床反力を立ち上げるとともに，運動エネルギーを生じさせることが可能である．もちろん，肩や他の部位に疼痛が生じる場合は禁忌だが，脳卒中超急性期で麻痺側肩関節の亜脱や疼痛が出現することは少ない．それらは，病棟やセラピストの管理不足などで生じることがほとんどだからである．そのため，麻痺側での側臥位は超急性期から行っていくべきであると考える．

(3) 背臥位でのOscillation Technique

　本症例は初期時，声掛けをしなければすぐに閉眼してしまい，覚醒が低い状態であった．しかしそのような状態でも，身体に入力されるさまざまな感覚情報は脳というコンバーターで変換され出力に変わる．つまり感覚を入力すれば運動に変わるということであるが，ここで歪んだ感覚を入力すれば歪んだ運動に変わる．

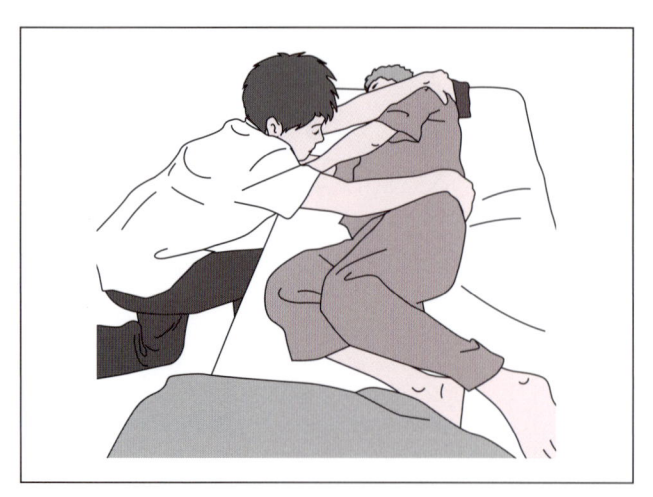

図 101　側臥位での感覚入力
ベッドに麻痺側をしっかり押し付けながら床反力情報を立ち上げていく.

　重要なのは，身体にとって「良い感覚」を入力することである．本症例に対しては，交互性に，リズミカルな感覚を足底から立ち上げることで，NRGが駆動している状態と類似した感覚をつくり，歩行時の床反力様の感覚を入力していった（図102）．さらに，入力回数を麻痺側3回に対し非麻痺側1回にすることで，半球間抑制の改善を図った．

(4) 端座位での感覚入力

　本症例は，腹内側系のダウンレギュレーションにより体幹の伸展が乏しく，動的な座位ではすぐにバランスを崩してしまう状態であった．そこで，端座位での感覚入力はPressure Technique：プレッシャー・テクニック（第7章, 5）とInertia Technique：イナーシャ・テクニック（第7章, 6）を取り入れた．これにより，腹内側系をアップレギュレーションさせ，コアを活性化し，APAセッティングを行った．

(5) 立ち上がり誘導方法

　立ち上がりにおいて重要なことは，慣性力の生成である．慣性力とは加速度と逆向きに働くみかけ上の外力である．この慣性力を生成することで，身体重心移動を最小限に抑え，効率的な動作を提供することができる．

　本症例は，体幹機能の低下により十分な体幹前傾の加速度を発生することができず，股関節伸展筋での急激なストップによる慣性力生成が困難であった．そこで，まず体幹の屈曲を促すためCOPを下後方へ立ち上げた．その後，加速度を入れながら体幹を前方へ屈曲させ，その動きをセラピストが急激にストップする（図103）．それにより慣性力を生成し，坐骨をセラピストに引きつけるようにしながら伸展相へ移行させる．この動作を反復して行っていった．

(6) 立位での感覚入力

　通常我々が行っている歩行は準動歩行といい，片足の支持基底面内に身体重心が収まることは一度もなく，身体重心の移動が少ない歩行となっている．しかし，片麻痺の既成概念的な治療においては，静歩行や片脚立ちなど支持基底面内に重心を落とし静的な安定を求めるものが多い．そしてこの治療こそが何十年も前から変わらぬ片麻痺像の原因だとは考えられないだろうか．静歩行は身体重心の移動が大きく大変効率の悪い歩行である．さらにCOPとCOGが一致するような感覚は腹内側系をダウンレギュレーションさせるといわれている（⇒ CHECK！③）．

図102　背臥位でのオシレーション・テクニック
両側の踵骨から交互性に感覚入力していき，リズム生成を促通する．半球間抑制の是正のため麻痺側の入力を多く行う．

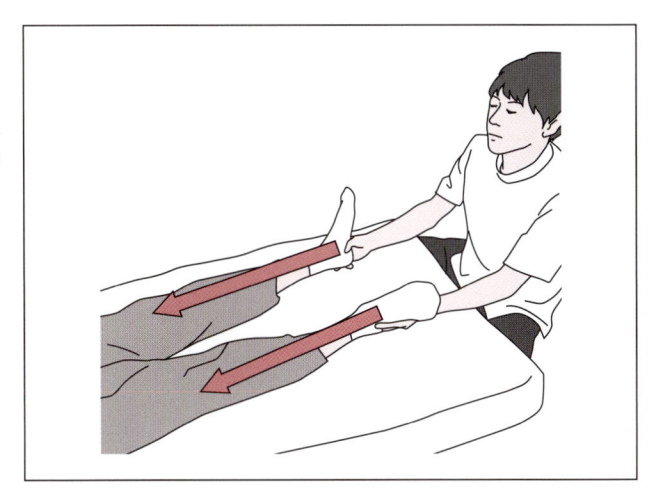

図103　立ち上がり誘導方法
COPを下後方へ立ち上げた後，加速度を入れながら体幹を前方へ屈曲させ，その動きをセラピストが急激にストップする．それにより慣性力を生成し，坐骨をセラピストに引きつけるようにしながら伸展相へ移行させる．

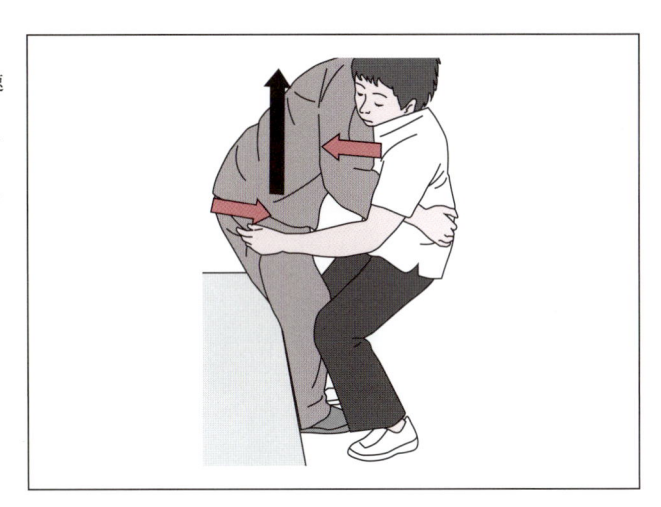

　本症例は，安定を求めCOPとCOGを一致させるような立位をとっていた．そこで，オシレーション・テクニック（第7章，4）を用い，COPとCOGを一致させずリズミカルに左右交互性に床反力を立ち上げていった．このとき，麻痺側の下肢は膝折れがみられたため，床反力がしっかり上まで立ち上がるように，セラピストが膝関節を支持した．このとき，骨破壊が伴わないよう十分に注意しながら膝関節をロッキングすることで，床反力や慣性力といった外力を生成し，その感覚を入力するように行った．また，この状態からさらに強く床反力を立ち上げるため，セラピストが足踏みをし，それに合わせてクライアントが足踏みをし始めたら麻痺側下肢を軸にして回転した．これにより，歩行困難であった本症例に対し動歩行様の感覚が入力されるため，積極的に行っていった．

> **CHECK!** ③舟波真一：第7章　先行随伴性姿勢調節（APA）の本質，運動の成り立ちとは何か（舟波真一，山岸茂則 編），p74，2014，文光堂

(7) 歩行
　BiNI Approachでは，長下肢装具などを用い，振出しを介助するような歩行訓練は行わ

第8章

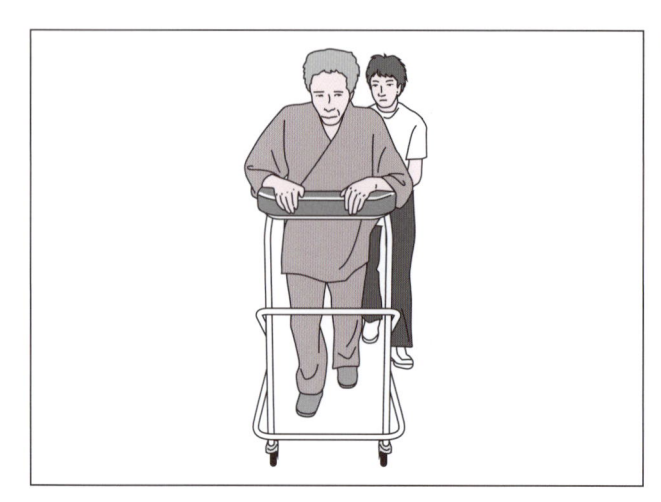

図 104　U 字型歩行器歩行
下肢の振出しが可能となった段階で，動歩行を実現するために歩行器を使用した．このとき歩容や筋出力を求めるような口頭支持は避ける．

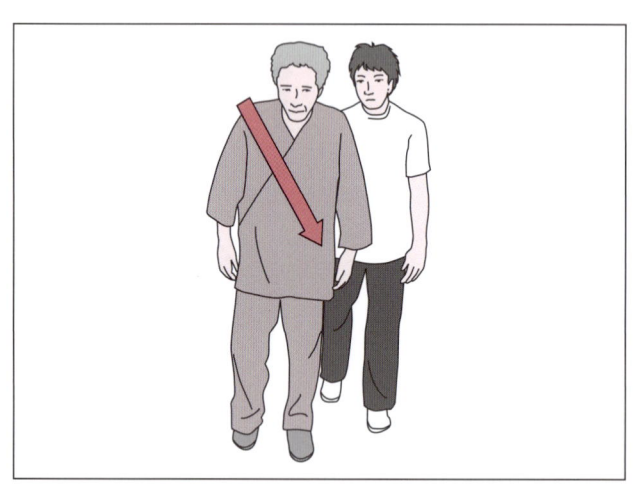

図 105　螺旋軸を利用した感覚入力
左立脚時に右肩峰から左の坐骨に向けて感覚入力を行う．

ない．なぜなら長下肢装具使用で起こる，ぶん回し歩行により慣性モーメントが大きくなり，コアが減衰するような感覚が入力されるからである．また，Lotze らは「可塑的変化の誘導には，セラピストによる他動的な運動よりもクライアント自身の自動運動が重要」と述べている（⇒ CHECK！④）．これらのことを考慮し，本症例に対しては，下肢の振出しと下肢の支持性が得られるまではオシレーションで対応し，それらが得られた段階で歩行訓練を開始した．

　意識的な静歩行はバランス向上や歩行安定といった効果は得られにくいとされている（⇒ CHECK！⑤）．そこで，無意識的な動歩行を実現するために歩行器を用い，セラピストの手や口頭指示はできるだけ加えずに歩行してもらった（図 104）．当初は下肢の引きずりや骨盤の崩れがみられていたが，前述の BiNI Approach により徐々に自己組織化していき，NRG が駆動した状態をつくり出した．その結果スムーズな交互性の動歩行が得られた．

　その後独歩へと移行した．当初は若干 HAT 戦略がみられていた．そこで螺旋性の法則を考慮し，左下肢の接地時に右の肩峰から左の坐骨に向けて感覚入力を行った（図 105）．これにより，腹内側系をアップレギュレーションし，COP と COG の不一致の中で動的安定を生成できるように導いていった．

[CHECK!] ④Lotze M, Braun C, Birbaumer N, et al：Motor learning elicited by voluntary drive. Brain. 126 (Pt 4)：866-872, 2003
[CHECK!] ⑤鈴木克彦：CPGとは？, 運動の成り立ちとは何か（舟波真一, 山岸茂則 編）, p124, 2014, 文光堂

おわりに

本症例に対しては, 発症直後から在宅復帰まで前述したBiNI Approachにより, 腹内側系をアップレギュレーションさせるような感覚入力と, 中枢神経・身体・環境の3つを考慮した治療を展開してきた. これにより, コアの活性やNRGの駆動が促進された. また, 慣性力を使った円滑な運動を生成することができた. その結果, 全介助であった基本動作はすべて自立レベルとなり, 動作緩慢も改善された. 歩行においては, COPとCOGの不一致の中で動的安定を生成することが可能となり, 独歩近接監視レベルとなった.

今回, 今まで行っていた脳卒中の既成概念的治療を一掃し, 運動の真理に迫る新たな治療を行ってきた. 結果として, 本症例を通しここまでの回復を目にすることができた. そして「生きている＝運動」というシステムを理解したうえで, 築いてきた臨床経験から「人における法則性」をみつけ出し治療をプログラムしていく必要があることを知った. これからも留まることなく進んでいく医療技術に置いていかれぬよう, 学び, 新たな発見を続けていきたい. すべては目の前のクライアントのために.

なるほど 病棟との連携

入院クライアントは, リハビリの時間よりも病棟生活の時間が長いことは明白である. そのため, 良い感覚をできるだけ多く入力していくには, 病棟との連携が重要であると考える.
本症例は基本動作時に柵や手すりが目に入ると, 握りこみ, 引っ張ってしまう場面が多くみられていた. しかし, そのような運動はAPAを減衰させることがわかっている (⇒ CHECK！③). そこで, 基本動作時それらが目に入らないよう配慮してもらうことを病棟に伝えた. また, 「とりあえず離床」という形で車いすにただ座らされているところを目にすることが多いが, それは上肢活動を伴わない静的座位にあたり, APAを減衰させる. 逆に上肢活動が伴うと, それが外乱となりAPAが賦活する. そのため, 病棟での車いす乗車時は趣味である俳句を書いてもらうなど, 上肢活動を取り入れるよう関わってもらった. このように, 少し病棟と連携を図るだけで, 病棟生活においてもAPAを賦活させることが可能になると考える.

Reference 半球間抑制

理化学研究所はラットを生きたままの状態でさまざまな研究手法を駆使して観察, 実験を行った. 結果, 右足の刺激によって左脳の5層錐体細胞から右脳へ伝わる興奮性の情報は, 右脳の抑制性の神経細胞を活性化させ, 抑制性神経伝達物質であるGABAを脳内に放出して, 5層錐体細胞の樹状突起のGABA$_B$受容体に作用し神経活動を抑制させるという, 一連の流れを明らかにした (図106).
非麻痺側の過剰使用により, 損傷側の神経活動が抑性される. これを防ぐには急性期から積極的に交互性の感覚を入力していくことが重要である.

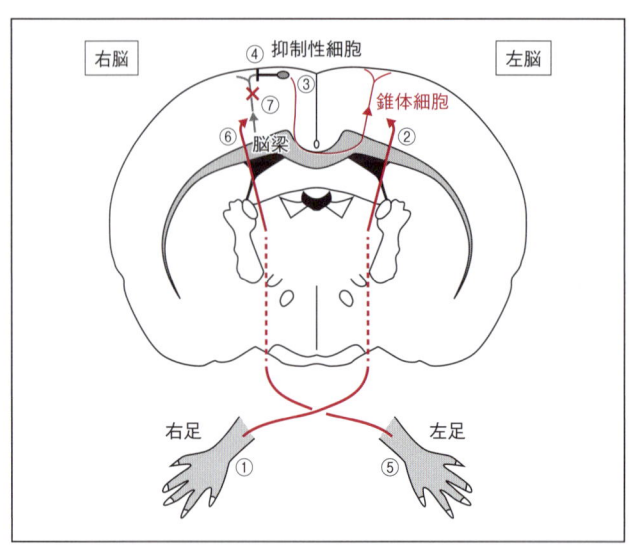

図106　半球間抑制の神経回路メカニズム

独立行政法人理化学研究所：左右の脳が抑制し合う神経回路メカニズムを解明［internet］．http://www.riken.jp/pr/press/2012/20120224_2/［accessed 2014-9-10］より引用

13. 脳卒中回復期

植竹駿一

1）回復期における BiNI Approach の効果

　回復期は，脳内活動の低下と安定の後にニューラルネットワークの再構築と可塑性が向上してくるとても大切な時期である．BiNI Approach の関節テクニックを用いて結合組織にアプローチを行う場合，結合組織の変化にある程度の時間が必要になってくる場合が多い．急性期を経て回復期に入院し ADL を早期に改善することを重視するあまり，非麻痺側を過剰に使用することや脳卒中による痙縮などにより固定部位が生じやすい．そのため，回復期のように固定部位に対する治療と動作統合を行う時間を多く取れ，かつ毎日介入できることのメリットはかなり大きい．

> **Reference　片麻痺は我慢‼（図107）**
>
> 治療の中でクライアントの回復過程は一直線ではなく，日差変動を伴いながら徐々に良くなっていくが，ある日を境に昨日できなかった動作が急にできるようになることを経験する．しばらく変化がみられないクライアントがいたとしても，愚直に治療を継続していくことが片麻痺の改善の近道になるのかもしれない．

2）脳卒中の問題点と治療

　舟波は「感覚が運動の原動力であると同時に，運動が感覚の原動力でもある」（⇒ CHECK！①）と述べており，運動＝感覚（図108）であり，脳はむしろ身体の奴隷でありコンバーターである．変換器である脳が障害される脳卒中では，感覚情報の取り込みと運動生成の問題が起こる．治療に際して，合理的な運動生成がなされているときの感覚情報を入力することで，滑らかな運動生成を促していく必要がある．感覚情報の中には，床反力などの外力や腱の粘性・弾性などの変化も含まれる．そのため，BiNI Approach で用いられる，

図 107　回復過程のイメージ

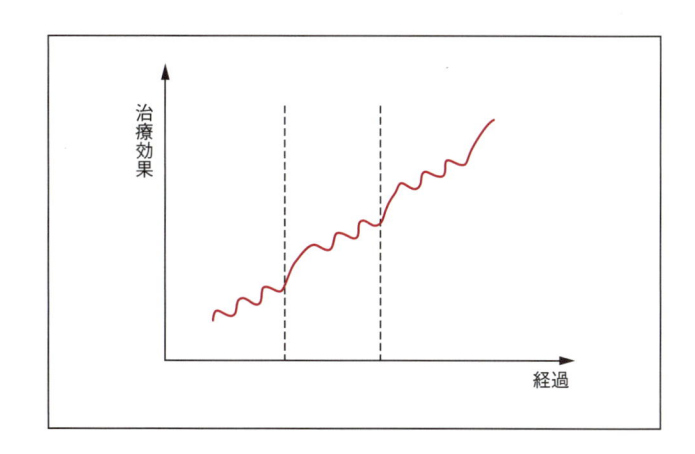

図 108　感覚―運動連環
「舟波真一：神経学的視点から，臨床実践 動きのとらえかた（山岸茂則 編），p104，2012，文光堂」より引用

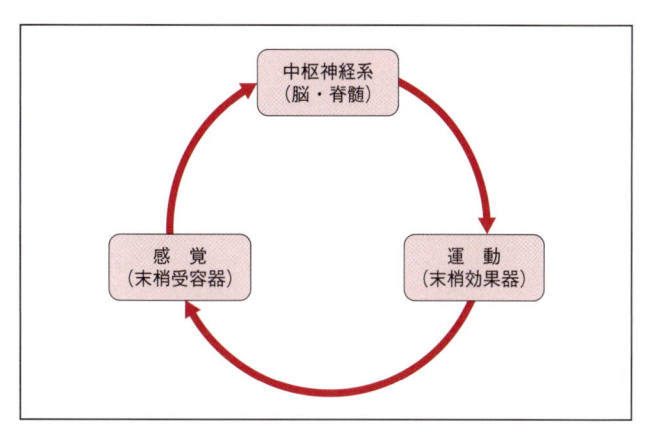

COP オシレーションやコンプリダクション・テクニックは有用である．

CHECK! ①舟波真一：神経学的視点から，臨床実践 動きのとらえかた（山岸茂則 編），p104，2012，文光堂

3）回復期脳卒中におけるアプローチの実際

　脳卒中後に出現する症状は障害された部位により異なり，片麻痺，失調，高次脳機能障害などさまざまである．そこでここでは，大きく「片麻痺」と「失調」に分けて具体的なアプローチを紹介する．

a．片麻痺

　急性期と比較してできる動作が増えてくる一方で，非麻痺側を過剰に使用した動作から背外側系優位となり固定部位が生じ，腹内側系の活動が低下しさらなる固定部位が出現するという悪循環に陥っているクライアントも多い．そのため，固定部位の運動性改善により腹内側系の活性を行い動作統合につなげていくために，片麻痺の場合アクセスポイントの確認を行っておく必要があると考えている（図 109）．

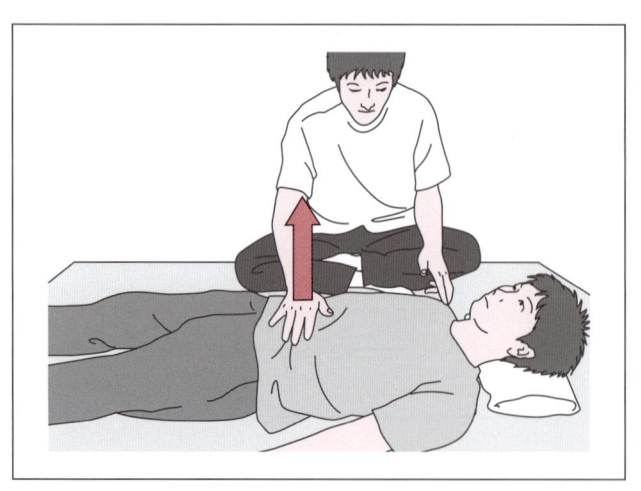

図 109 アクセスポイントの確認
腹部を触診した状態で肩峰や踵骨などのアクセスポイントを触り腹圧の状態を確認する．
正しくアクセスポイントクラッチが行えている場合，腹部に置いた手が上に押し出される感じを受ける．

> **なるほど**
>
> **アクセスポイントは姿勢によっても変化する？**
>
> 身体には触ることで腹内側系の活動がアップレギュレーションする，アクセスポイントが多く存在する．しかし，アクセスポイントに触れることで腹内側系の活動が向上しないクライアントもいる．アクセスポイントへの感覚入力の方向や力，現在の姿勢によっても変化しうるものであると考えている．実際に，背臥位ではどのアクセスポイントも腹内側系の活動の変化はみられなかったが，側臥位ではアクセスポイントの接触により，腹内側系の活動が向上したため固定部位へのアプローチをすべて側臥位で行ったクライアントを経験している．そのため，クライアント1人1人に対し，介入した後に生じた反応を真摯に受け止め原因を追究していく姿勢を忘れてはならない．

(1) **身体機能の評価**

固定部位を探す方法として，1つ1つの関節を動かしていくことは大切であると考えているが，身体は全体が結合組織でつながっており，また運動出力はニューラルリズムジェネレーター（NRG）を介して1つの解として身体に表出されるため，全身を同時に評価することも必要である．足底からCOPオシレーションを行っている際に，固定部位では運動が頭側に波及しない場合や，下から圧を加えた際に押し返されるような抵抗を感じることがある．このように評価と治療を同時に行うことは合理的である．

(2) **治療の実際の1例**

(a) **下肢伸筋群の促通（図110）**

片麻痺では，非麻痺側の活動が過剰になっている場合，半球間抑制によって麻痺側の活動が抑えられてしまう可能性がある．そこで，COPオシレーションを行う前に，背臥位において麻痺側足底から麻痺側の床反力情報を高めて伸筋群の促通を行うことで，抑制されている麻痺側の活動を向上させる方法をとる．その後，麻痺側の伸筋群の活動が向上したのちに，COPオシレーションを行う方が腹内側系の活動の向上につながる．

(b) **立位でのCOPオシレーション（図111）**

片麻痺の場合，一度立位から座位につなげる方が座位動作を行いやすいことが多いため，

疾患別 BiNI Approach

図 110　下肢伸筋群の促通
麻痺側踵骨と膝関節を把持し，膝関節を軽度屈曲位にした状態で右の肩峰へ向けて圧を加える．この状態で，膝関節が屈曲しない範囲で徐々に圧を強めていく．圧が強すぎる場合，膝関節が屈曲してしまうことがあるが，その場合は，一度状態を戻し再び圧を強めていく．これを繰り返す．

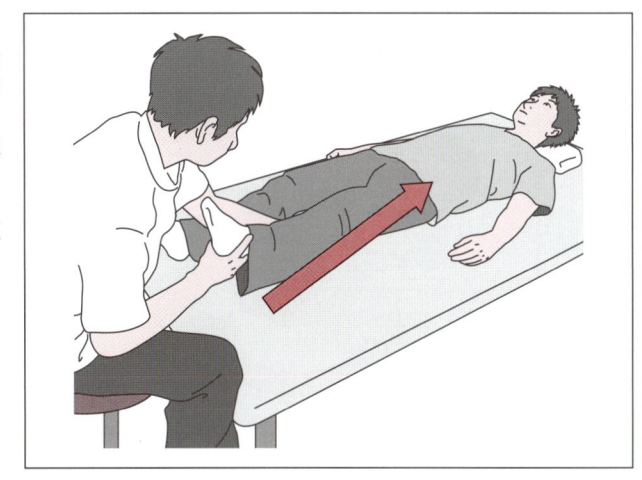

図 111　立位での COP オシレーション
麻痺側膝関節を前方から押さえ，両方の坐骨結節を支え，できるだけクライアントとの接触を図り，クライアントとの引き込みを待つ．この状態で，麻痺側を軸足にして後ろ向きに回転をする．

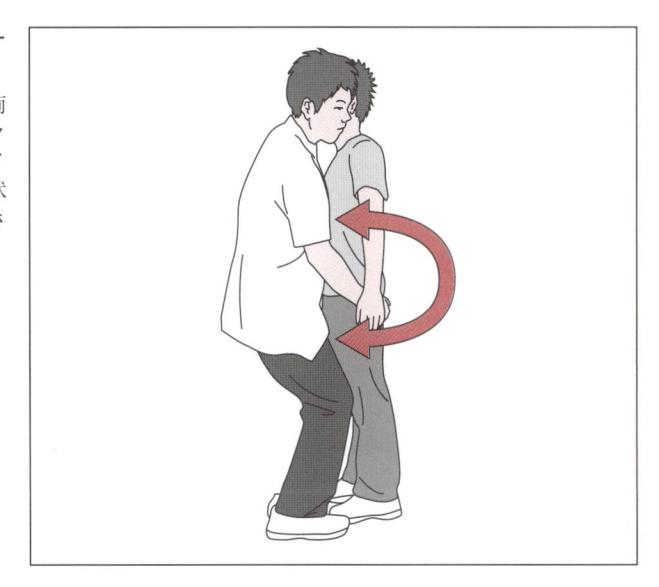

立位にしてしまう．立位にて COP オシレーションを行っていくと，麻痺側に荷重をかけた際に弾むような感覚を受けることがあり，そこから 1〜2 分ほど継続して行うと効果の持越しが起こることが多い．

> **Reference　Hebb 則と治療効果の持越し**
>
> 臨床的に腹圧の高まりを感じてからすぐに治療を終えてしまうのではなく，Hebb 則を考慮して，そこからもうひと押し介入を続けることで効果を繋ぎとめやすくなり，自己組織化につながりやすいと考える．

(c) **加速度を伴った起き上がり（図 112）**
　片麻痺では床反力と重心を一致させて動作を行うことが多く，反動をつけて起き上がりを行う場面をあまりみかけない．体位の変換によりめまいや血圧の低下が生じない場合，積極

185

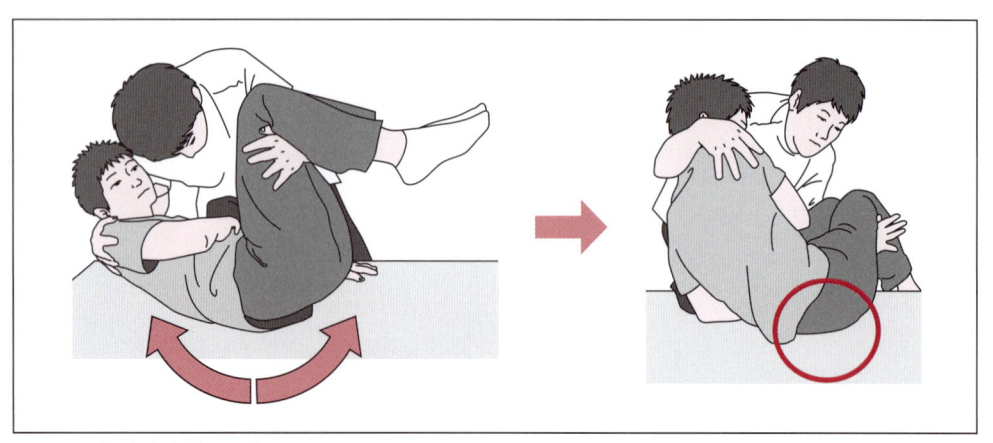

図112　加速度を伴った起き上がり
麻痺側の肩関節周囲の緊張が低い場合は，上肢を支えるようにする．両下肢を抱えるように持ちゆりかごのように揺する（左図矢印）と，徐々に脊柱全体の柔軟性が現れる．柔軟性が現れ始めたら起き上がる側の股関節を支点にして止まらずに座位まで起こす．また，背臥位に戻るときもゆっくりではなくスピードを伴いながら寝ていく．これを繰り返し行い加速度をつけながらの動作を練習していく．

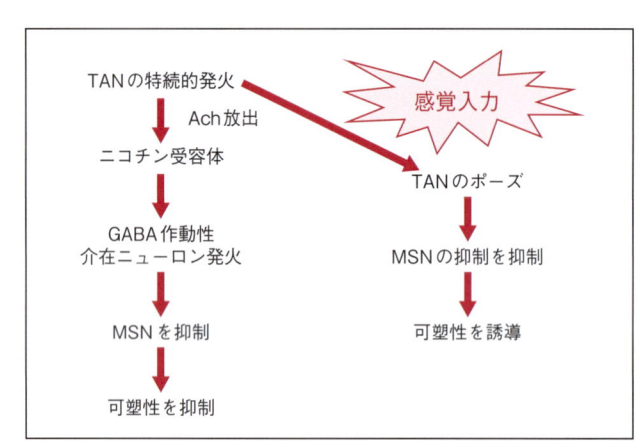

図113　TANのポーズ
生物学的に重要な感覚入力が起こると右方向の矢印に移行する．
Ach：アセチルコリン，MSN：線条体の中型有棘神経細胞，TAN：持続発火型ニューロン
「小林俊輔：ドパミン，アセチルコリンと可塑性．Clinical Neuroscience, 29(7)：769-772, 2011」より許諾を得て作成

的に加速度を伴った動作を取り入れるようにしている．特に，起き上がりでは，前後左右だけではなく，回旋の要素が入るため必ず行うようにしている．

> **Reference　TANのポーズ（図113）（⇒ CHECK！②）**
>
> 線条体にはアセチルコリン作動性の持続発火型ニューロン（TAN）が存在している．TANは線条体の2％にしか過ぎないが，線条体全体にアセチルコリンを供給する．このTANは感覚刺激の呈示などに対して一瞬発火が停止する（TANのポーズ）．生物学的に重要な感覚入力に対するTANのポーズにより線条体の中型有棘神経細胞の活動抑制が解け，可塑性が誘導させる機会が開かれるとされる．
> 感覚入力を用いてクライアントの運動生成を変化させるBiNI Approachにおいて，重要な知見ではないだろうか．

図114 失調に対する背臥位での感覚入力
交互のリズミカルな運動を行わせる場合，一側の下肢を持ち上げるがその際に，反対側の下肢をベッドに押し付け床反力の感覚を立ち上げるようにすると持ち上げる側の下肢の運動が滑らかになる．これを交互に繰り返し行う．

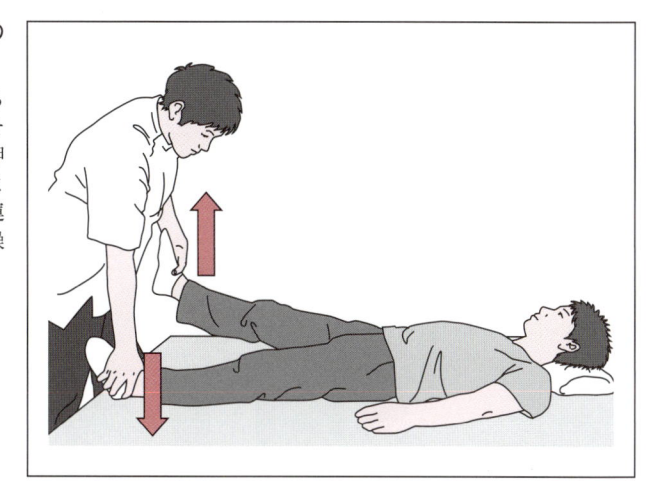

> **CHECK!** ②小林俊輔：ドパミン，アセチルコリンと可塑性，Clinical Neuroscience，29(7)：769-772，2011

b．失調

運動を行うための筋力はあるが，運動の調節ができない状態である失調において，BiNI Approachは有効であると考えている．運動を制御下に置くのではなく自己組織的に運動生成を促すため，治療の効果が目に見えて変化することも多い．

> **なるほど 安定性限界は機械がなくてもわかる？**
>
> 安定性限界は床反力を立ち上げられる最大の範囲であるため，「外乱を加えた際に床などから抵抗が感じない」や「姿勢を保持しようと身体の筋活動が増える」などの運動の表出として感じることができる．そのため，治療の前後で外乱を加えた際の床反力の立ち上がり方に変化を感じることができる．

(1) 身体機能の評価

失調症状があるクライアントは重心の制御をするために過剰に筋活動を高めている．そのため，床反力情報をうまく取り入れることができず，ぎこちない運動を行ってしまう．失調を呈する場合の評価・治療をする際は，感覚の方向や強さによりどのような過剰な筋収縮を引き起こすか，どのような感覚入力に対してなら取り込みが行えるかを見極めることが大切となってくる．

(2) 治療の実際の1例

(a) 背臥位での治療（図114）

背臥位でのCOPオシレーションでは足底からの感覚情報を用いることが多いが，頭側へ向かう圧情報だけでなく，前後・左右・回旋の情報を左右で逆に入れることで感覚の取り込みがしやすくなることを経験する．失調の場合，背臥位での治療の方が支持基底面が広くな

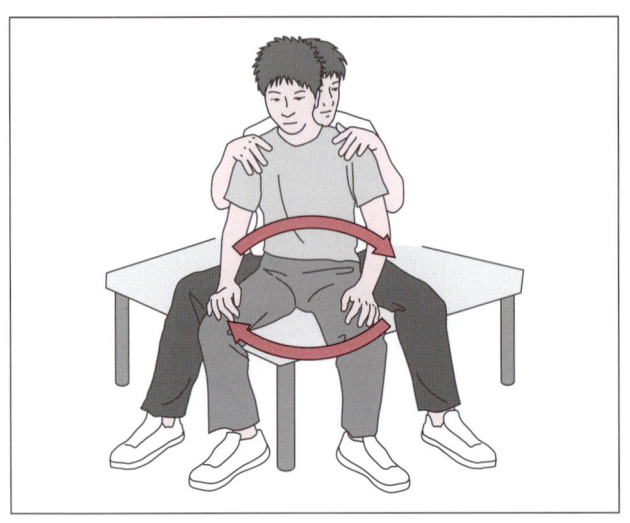

図115　座位での安定性限界の広げ方

ベッドの端を跨いだ状態で後方から接触する．できるだけクライアントと離れないようにして，お互いが引き込み合う状態を待つ．セラピストの手の置く位置は，肩峰・上前腸骨棘・大腿・胸骨などお互いが引き込みやすい部位に接触をもつようにする．この状態で，円を描くように体幹を揺らし，さらに上下に揺すりを入れることで床反力情報を入れていく．円を描く際に強い抵抗を感じた場合，安定性限界を越えている可能性があるため抵抗がない範囲で感覚を入れていく．

るため，背臥位で治療を行っておくと座位や立位動作につながりやすい．

　寝返り・起き上がりの際の下肢の床反力の使用がうまく行えない方や，歩行時におけるリズミカルな運動が行えない方に用いることで滑らかになる場合がある．

(b) 座位でのCOPオシレーションを用いての安定性限界の広げ方（図115）

　失調を呈するクライアントでは，床反力の取り込みが歪み，筋力を使用して重心の制御を行おうとするクライアントが多い．このような場合，床反力を立ち上げる感覚を繰り返し入れていく必要がある．

おわりに

　脳卒中を片麻痺と失調に分けて述べてきたが，環境から受け取った情報を感覚として取り込み，脳や脊髄にあるNRGに取り込まれ運動として出力される．この過程の中で治療介入できるところはクライアントの感覚の取り込みを変化させることであり，運動を運動として変化させることはできない．従来の治療のように意識した筋収縮のタイミングを学習させたり，COPとCOGを一致した運動を繰り返し練習したりするのではなく，本来人が生活してきた中で常に動的に自己組織化されたものを求めていかなくてはならない．

　必要なことは，セラピストが感覚を入力したことにより，どういった運動生成が生じたのかということを常に考察していくことであり，バイオメカニクスに参照される感覚を入力していくことで脳の可塑性を生み出していくことがこれからの片麻痺の治療である．すぐに治療の効果が出なくとも焦るのではなく，常に動的に我々1人1人が同じフィールドで治療を積み重ねることで必ず片麻痺は治ると信じてやまない．

14. 訪問リハビリテーション①
有路光暁

　今回アプローチするクライアントの疾患は肺結核後廃用症候群である．

　廃用症候群とは安静臥床により生じる身体のさまざまな障害が起きることをいう．これには筋力・体力・呼吸機能・循環血流量の低下があり，精神的な情緒不安定なども含まれる．

これらの障害によってさらに不活動な状態となり便秘や関節可動域の低下，褥瘡になることもある．Gogiaら（⇒CHECK！①）は5週間の安静臥床にてヒラメ筋が24％，下腿三頭筋が26％，足関節背屈筋が8％，膝屈筋が8％，膝伸展筋が19％，肘屈筋が7％低下する，としている．

> **CHECK!** ①Gogia P, Schneider VS, LeBlanc AD, et al：Bed rest effect on extremity torque in healthy men. Arch Phys Med Rehabil. 69(12)：1030-1032, 1988

1）基礎情報

a．基本情報
男性，84歳，体重48.3kg．Key personの奥様（腰痛あり）と息子世帯の5人暮らし，住宅は2階建てだが，主な居住スペースは1階．

b．身体的情報
疾患名：慢性閉塞性肺疾患（chronic obstructive pulmonary disease：COPD），肺結核，廃用症候群，糖尿病，（訪問看護指示書には記載のない脊柱管狭窄症）．

c．血液データ（データ上著変のあるものだけ記載）

日付	5/19	6/16	7/14	8/11	10/6
CRP	2.94	1.13	1.11	0.58	0.48

d．主訴
なんだか歩くときにふらふらしているよって家内から言われる．あと，右の肩が痛いね．この間転びそうになって支えてもらった時からだね．

e．HOPE
クライアント：お風呂は独りで入りたい．むせ込みなく食事が取れる．体力がついて酸素吸入がなくなればいい．奥様：入浴が安全に独りでできて，日中散歩ができれば良い．

f．現病歴
クライアントは重喫煙者であり，COPDとなっていたが未治療であった．体調不良，発熱にて受診．喀痰より菌の検出が認められたため肺結核と診断され，約2ヵ月という入院期間中の長期臥床によるADLの低下と，COPD，肺結核による呼吸不全の悪化が認められつつも在宅酸素（酸素吸量（以下 O_2）2 l/分）導入にて退院．在宅では食事量は入院前と比べ半分以下しか食べられず，寝たり起きたりの生活が続き体力低下を認めた．退院2ヵ月後から訪問看護ステーションから入浴時の状態管理を目的とした看護と週1回，1回当たり40分のリハビリテーションが開始となった．また，ケアマネジャーとの相談で，いつも過ごしている居間は和室で掘り炬燵であり，床からの起立が困難であることから昇降座椅子を導入した．

g．ADL情報
食事，更衣，排泄，整容はほぼ動作自立であるが，更衣はベッド上で行う．入浴時，浴槽への移動は伝い歩きで近位監視レベル．洗体は手の届かない背部は一部介助である．

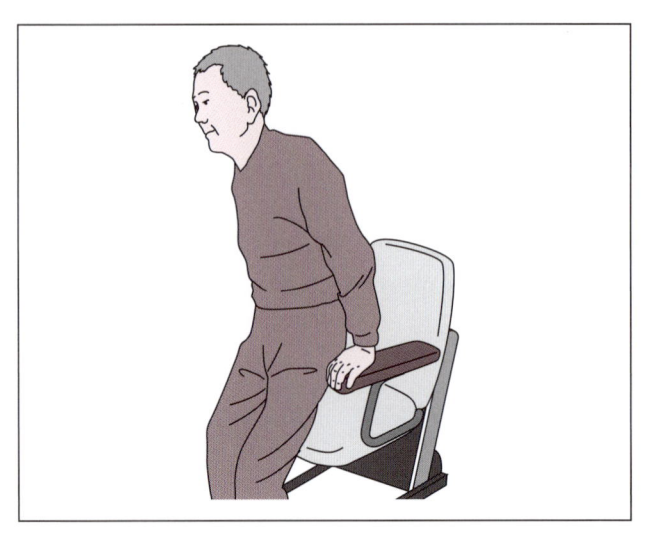

図116 初期時の昇降座椅子からの起立動作

起立時両手で肘掛けを利用し腰を上げる必要があった．また，膝に手を置いては全く腰が椅子から離れず立ち上がれなかった．

2) リハ開始時評価

初期評価時では，眼球の評価は視力が極端に悪く疲労が強かったため評価できなかった．頸椎（cervical：C）評価では特に左右の回旋や硬度に異常はないため割愛した．

a．MMT，ROM-T，下肢感覚テスト，下肢伸張テスト

昇降座椅子からの起立は近位監視レベル（図116），歩行は独歩だが，ふらつきが強く左立脚中期で左へ動揺があった．また，立脚後期にかけ左股関節伸展と左足部の底屈運動が不十分であった．左股関節，足関節の可動域には問題なく，徒手筋力テストでは両股関節外転筋・両大殿筋，両下腿三頭筋を計測したが，計測部位も特に極端な筋力低下はなかった．左足部に触れるとやや痺れがあった．靴下を余計に履いている感じとのことであった．数値評価スケール（numeric rating scale：NRS）で9/10程度．そのため，坐骨神経の伸張テストを行うと左側で陽性であった．右肩のROMは120度で制限・疼痛があった．

b．フリッカー・アナライズと衝撃緩衝系を用いた評価（⇒CHECK！②, ③）

フリッカー・アナライズを用いて身体の硬度の高さを確認した．右胸郭上部，腰部に硬度の高さを感じた．またCOPオシレーションを行い高度の高さを評価した．その際やはり右胸郭上部，腰部，足部に硬度の高さを感じ取ることができた．そのため詳細な評価を行った．

> **CHECK!** ②山岸茂則：アプローチの実際，運動の成り立ちとは何か（舟波真一，山岸茂則編），pp191-198，2014，文光堂
> **CHECK!** ③舟波真一：アプローチの実際，運動の成り立ちとは何か（舟波真一，山岸茂則編），pp198-205，2014，文光堂

c．胸郭・脊柱の詳細な評価

今回のクライアントはCOPDと肺結核後であり，初回介入時O_2 2l/分での安静時経皮的動脈血酸素飽和濃度（SpO_2）は93％とやや低い．さらに深呼吸時には胸郭の可動性が不十分なため胸郭から確認していった．胸部評価では胸部6部位に分け左右の上・中・下で硬度・弾性を確認した（図117）．右上部胸郭が他部位よりも硬度が高かった．脊椎評価は側臥位の

図117　胸郭評価
胸郭を6部位に分け左右の上・中・下で硬度・弾性を確認する.

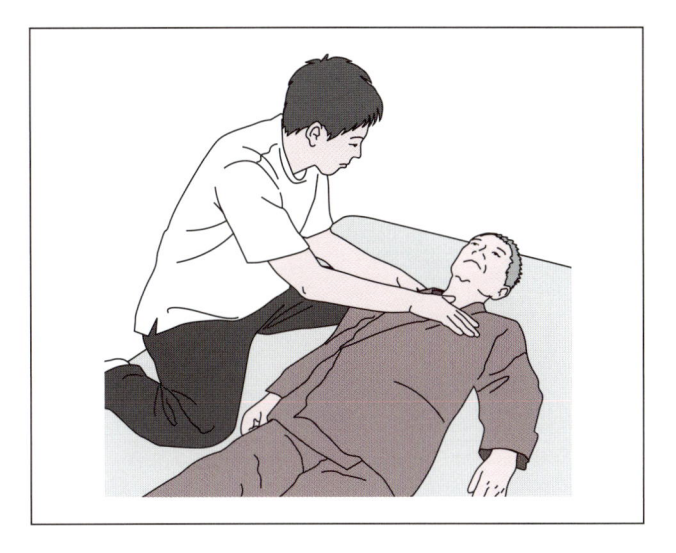

状態で評価した．第9胸椎（thoracic：Th），第3腰椎（lumbar：L）の硬度が高く，L3～5に脊柱管狭窄症の手術痕が認められた．

d．足部の詳細な評価

足部構造評価では前足部の内転変位がみられ，距骨は脛骨に対して外転していた．また，足根洞と左右共に第4中足骨頭背側に圧痛を認めた．それぞれNRSで3～4/10であった．

3) アプローチ

初回介入時，運動負荷に対する呼吸動態をみるために，また筋力強化運動が可能かどうかを判断するためにスクワットを行った．10回行うとSpO$_2$が81％まで低下した．クライアントから「こんなにきついことはやりたくない」という発言もあった．そのため筋力増強を目的とした抵抗運動による筋力強化訓練は必要だったが，食事量の低下から考えても，良好な信頼関係を築くうえでも，良好な運動感覚を入力するためのBiNI Approachを行うこととした．なぜならBiNI Approachを通し良好な運動感覚が入力されることでクライアントの身体の振舞いが変化し，寝たり起きたりという生活リズムを正常の生活リズムへと変化させうると考えたためである．

まず胸郭に対して感覚入力を行った．胸郭を前後で挟み込むように手を置き，暖かさを伝えていく．胸郭の硬度が低下し柔らかくなっていくのを指先と手掌で感じていく．確認した段階で胸郭に対し運動感覚入力を行い硬度が低下するのを確認する(⇒CHECK！②，第7章, 3, C参照).またうつ伏せでTh9, L3が高硬度であることを確認し，胸郭同様手掌でTh3～7と腰仙関節とを挟み込むように触れていき，運動感覚入力を行う．その際硬度を低下するのを確認する(図118)．次に足部に対し，足部に対する運動感覚入力と足底圧触擦法を実施する．始めに足部のニュートラルポジションで感覚入力を行う．その際距骨下関節，足関節へのコンプリダクション・テクニックを行い硬度の低下を確認する．また屋内での移動は裸足で歩行する症例であったことから，週1回の訪問日以外でも足部へ良好な運動感覚を入力するため，ヒラメ筋の皮膚反射が促される位置に直接テープを貼付する(⇒CHECK！④，第7章, 3, E参照).

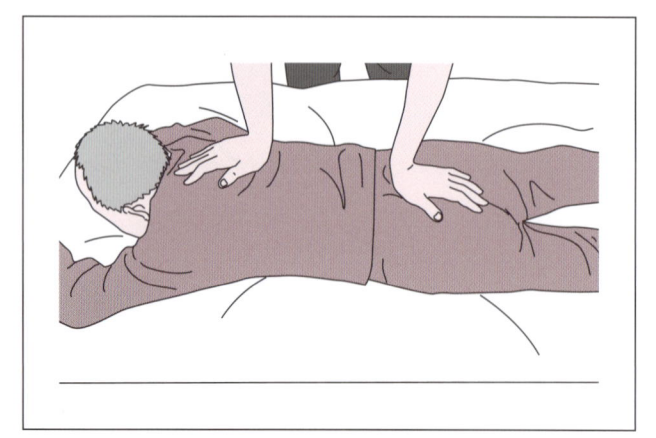

図118 脊柱への運動感覚入力
アクセスポイントである腰仙関節とTh3〜7棘突起に対し触れていく．そこで圧縮と開放を柔らかに加えていくことで硬度が低下するのを確認する．

> **CHECK!** ④須賀康平：感覚入力位置特異性，運動の成り立ちとは何か（舟波真一，山岸茂則 編），pp131-136，2014，文光堂

　初回介入40分の間で胸郭と背部の硬度低下がみられ，第4中手骨頭背側と足根洞の疼痛は消失した．クライアントから足部は「痛みはなくなったが周囲よりも感じる（敏感な感じは残る）程度だ」と，胸郭は「呼吸がしやすくなった」と発言あり．しかし完全に消失した訳ではなく，時折痛みの訴えがあった．

　6月中旬に肺結核に対する定期受診の際，食事が美味くないとのことで味覚障害と診断され亜鉛の錠剤が処方された．さらに食事量が増加しないことから栄養素を確保するため，栄養補助ドリンクを追加した．徐々に味覚が良くなるに従い食事摂取量も回復した．7月中旬，少しずつ起きている時間が長くなったと喜んでいたが，クライアントによると原因不明の全身の痛みが突如出現したとのお話があった（NRSで6〜7/10）．動作確認にて頸部は寝違いによる痛みであること，脊柱管狭窄症による腰部痛，両股関節周囲（特に大腿直筋）に筋性の疼痛があった．この理由は，座っている時間が長くなり腰部に負担が掛かったことと，運動範囲と活動範囲が拡大し筋肉痛が出現したことであると解釈した．そのため頸部に対し硬度の評価を行った．C3以外の頸椎の関節柱はやや右回旋位でなだらかに正中へと近づいていたが，C3のみ左回旋位となり，硬度が高い状態がみられていた．そのためC3〜4間のコンプリダクション・テクニックを行った（⇒ **CHECK！**③，第8章，2，1）参照）．

なるほど
頸椎も螺旋性の法則に従う

BiNI COMPLEX JAPANでは，「運動の成り立ちとは何か」の中で背臥位における胸腰椎の螺旋性の法則を述べているが，頸椎も同様に螺旋性の法則に従うことを法則性として発見した．正常な人体の構造として背臥位でのCT断層やMRIでは環椎後頭関節からTh1まで右回旋であり，下位頸椎に移行するにつれて次第に正中に近づく．Th2で正中を通り越し左回旋となる．ちなみに筆者のCT画像も同様に右回旋していた．

図 119　床からの起立動作
座卓に手をついてではあるが昇降座椅子を利用せずに起立が可能となっている．

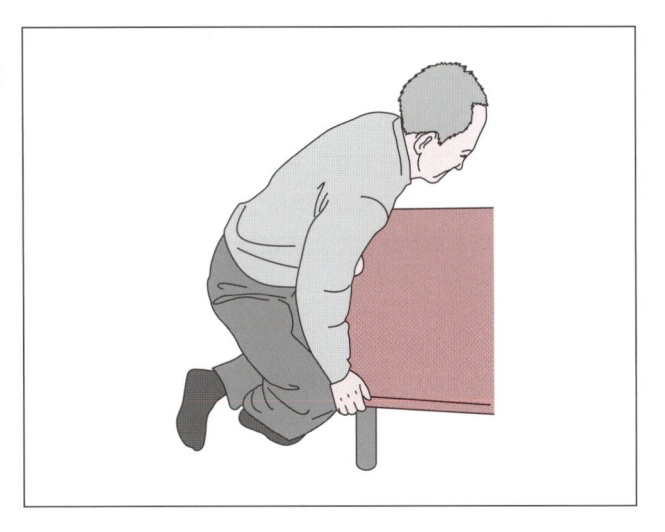

　また，腰部痛については両股関節と仙腸関節に対し運動感覚入力を変化がみられるまで行った（第7章，3，D参照）．一度では痛みを取り払いきれなかったものの，大分楽になったとのこと（NRSで3〜4/10）．週1回のペースで3回の治療ですべての痛みは消失した．このころには訪問リハビリテーションが始まったころと比べ日中寝室で眠ることもなくなり，自宅の中を以前よりも良く動くようになった．9月に入り食事量も少しずつ増加してきていた．屋内歩行中のSpO$_2$は93〜95％を維持しているため屋外歩行練習を開始し，連続30m程度可能となった．また10月半ばにはO$_2$ 1.75l/分で屋外歩行訓練を行うと連続70m程度可能で，SpO$_2$は93〜95％維持しているため，在宅生活上1.75l/分で生活できるまでとなった．入浴後のSpO$_2$は90％台を維持しており，さらに日中居間に座っているときは酸素カニューレをはずしていても95％を維持している．11月初旬にO$_2$ 1.5l/分，11月半ばにはO$_2$ 1.0l/分で入浴以外の屋内での日常生活ができるようになり，さらに11月末には昇降座椅子を返却し自力で床からの起立ができるまでになった（図119）．また屋外はO$_2$ 1.5l/分でSpO$_2$ 93％以上を維持し歩行が可能となっている．

　肺疾患で高齢者，廃用症候群という方は多いが，筋力トレーニングや呼吸練習，日常生活動作に主眼が置かれ，ルーチンになっていないだろうか．本症例を通して全身を丁寧に評価・治療し，BiNI Approachを実践し即時効果を得ることができ，生活リズムを変化させることができることを確認できた．
　執筆に当たりご協力頂いた利用者様，ご家族様に感謝致します．

15. 訪問リハビリテーション②　　　　　　　　　　　　　　　　　　　　古川雅一

1）介護保険における訪問リハビリテーションの定義と必要な考えかた

　介護保険での位置づけとしての「訪問リハビリテーション」および「介護予防訪問リハビリテーション」を考えてみると，利用されるクライアントによっては日常生活の自立や今後発生するであろう要介護状態を予防するため，介入に際し心身機能の回復を第1優先とし治療

的介入を行われる必要性があることがよく理解できる．しかし，介護保険における訪問リハビリテーションの利用は原則的に週6回（120分）までと限りがあり，またクライアントの中には平日の昼間に仕事をされている影響から週に1度の介入しか行えない場合もある．回復期リハビリテーション病棟で治療・訓練を受けていた時期と比較すると頻回なリハビリテーションを受けられないのが現状である．そのため，心身機能の維持回復を図り，日常生活の自立を目指していくためには日常のホームエクササイズを実施していただくことが必要不可欠となる．

Reference　介護保険における定義（介護保険法　第八条の5）

訪問リハビリテーション	介護予防訪問リハビリテーション
居宅要介護者（主治の医師がその治療の必要の程度につき厚生労働省令で定める基準に適合していると認めたものに限る）について，その者の居宅において，その心身の機能の維持回復を図り，日常生活の自立を助けるために行われる理学療法，作業療法その他必要なリハビリテーションをいう．	居宅要支援者（主治の医師がその治療の必要の程度につき厚生労働省令で定める基準に適合していると認めたものに限る）について，その者の居宅において，その介護予防を目的として，厚生労働省令で定める期間にわたり行われる理学療法，作業療法その他必要なリハビリテーションをいう．

2）クライアントを通して BiNI Approach を基にホームエクササイズを考える

BiNI Approach の原理（原則）のなかには，良好な感覚入力を積み重ね，持続的に効果が発揮できるようデイリーメンテナンスし運動学習に導くことの重要性が記載されている．本項においては統合的運動生成概念に基づく BiNI Approach を基に考案したホームエクササイズを実施していただいている訪問リハビリテーション利用中のクライアントを紹介する．

a．クライアントの紹介

症例：59歳（2014年現在）

性別：男性．

診断名：脳動静脈奇形に対する手術後の左半側麻痺．

現病歴：脳動静脈奇形に対する摘出術施行．術後に左片麻痺を呈される．回復期リハビリテーション病棟での半年間のリハビリテーションを実施後に t-cane 歩行自立にて自宅退院し職場復帰もされる．訪問リハビリテーションは「左上下肢の機能向上により日常生活の不便さを改善したい」とのクライアントの希望により自宅退院より2年10ヵ月後，ケアマネジャーの提案にて当院より開始する．その1年後，前担当より引き継ぎ3年6ヵ月，筆者が BiNI Approach を学び治療に取り入れてから7ヵ月を経過している．

訪問リハビリテーションは月2～3回ほどの介入頻度．

b．評価

脳卒中機能評価法（Stroke Impairment Assessment Set：SIAS）（表5）．

> **CHECK!** ①千野直一, 他：2章 脳卒中機能評価法（SIAS），脳卒中の機能評価—SIAS と FIM［基礎編］（千野直一, 椿原彰夫, 園田 茂, 他 編著），pp40-67, 2012, 金原出版

表5　脳卒中機能評価法（SIAS）

麻痺側運動機能	上肢近位テスト（膝・口テスト）	3
	上肢遠位テスト（手指テスト）	3
	下肢近位テスト（股屈曲テスト）	3
	下肢近位テスト（膝伸展テスト）	2
	下肢遠位テスト（足パット・テスト）	2
筋緊張	上肢腱反射（上腕二頭筋・上腕三頭筋）	2
	下肢腱反射（膝蓋・アキレス腱）	1A
	上肢筋緊張	2
	下肢筋緊張	2
感覚機能	上肢触覚	2
	下肢触覚	1
	上肢位置覚	1
	下肢位置覚	1
関節可動域	上肢関節可動域	3
	下肢関節可動域	3
疼痛	疼痛	3
体幹機能	腹筋力	2
	垂直性テスト	3
視空間認知	視空間認知	3
言語機能	言語機能	3
非麻痺側機能	非麻痺側大腿四頭筋力	3
	非麻痺側握力	3

（**CHECK！**① p.42 より引用）

その他の評価
- コミュニケーションは良好
- 左上下肢および胸郭部は全体的に組織硬度が高い
- 左足関節の素早い背屈運動に対し伸張反射誘発されやすい
- 左側への荷重・重心移動にて距骨下関節の回外が顕著であり左足部は底屈・内転・内反し足趾は握りこむ
- 立位重心は右側に偏位している
- 右立脚期に右股関節部に回避動作が出現しない程度の疼痛あり
- 歩行は自立（屋外歩行は t-cane は常時使用，短下肢装具は必要に応じ使用）
- ADL は自立（階段・入浴は手すり使用）

c．歩行（t-cane のみ使用）（図 120）

　左足関節は臥位での低角速度で行われる背屈運動に対しては可動域制限を認めないも荷重や速い背屈運動に対しては距骨下関節の回外が顕著であり足部の底屈・内転・内反と足趾の握りこみが出現し固定部位となってしまう．そのため左立脚期における下腿の前傾不良が生

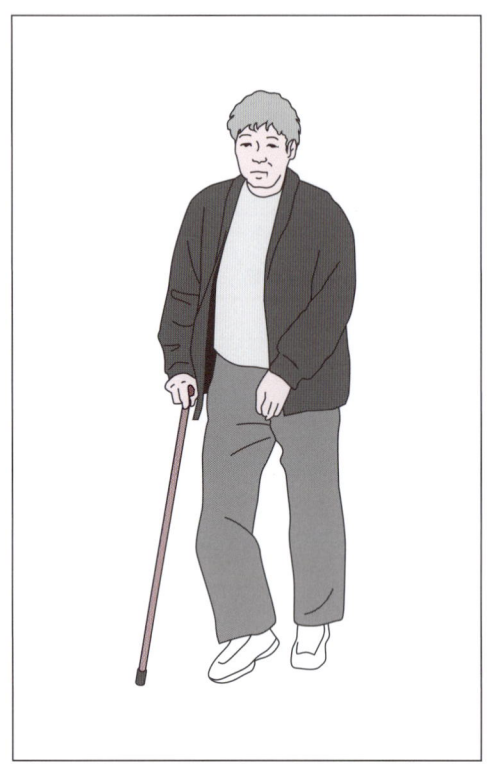

図120　t-cane 歩行の様子

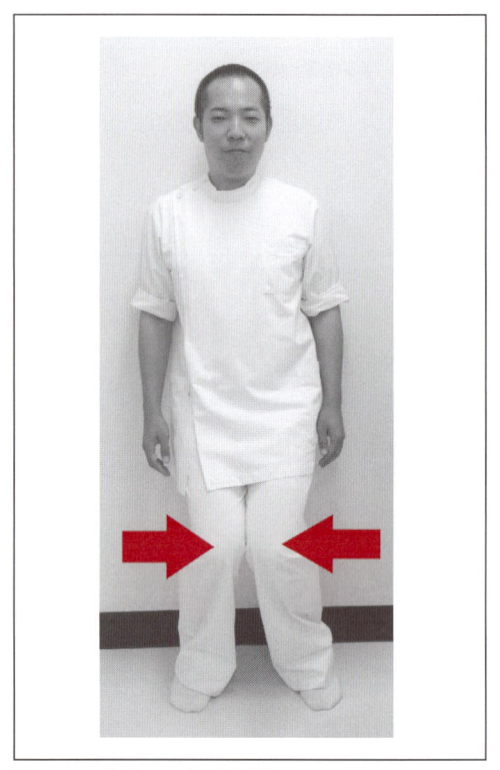

図121　内股での屈伸運動
荷重下において股関節を屈曲・内転・内旋させることで下腿は内旋，距骨下関節は回内する．これにより足部の背屈・外転・外反が生じ剛性を低下させる．足部は歩行周期のなかで剛性を変化させているため，この剛性変化の振り幅を作る方法を考えることは大切である．

じアンクルロッカーが破綻，それにより左骨盤帯の後退および膝関節での過剰な伸展と内反が出現してしまう状況となっている．これにより遊脚期に移行する際，足部の蹴り出しと股関節屈筋群の弾性要素による振出しが行えないため意識的・努力的に股関節屈曲が行われている．また荷重感覚も乏しいため左側への重心移動もより不良となっている．努力的な動作様式から杖にて体重を支える右上肢をはじめ左上肢や上部体幹は緊張が高まり固定部位となっており分節的な運動を阻害．角運動量の大きい上部体幹の影響で下部体幹は過剰運動部位となっている．

d．ホームエクササイズを考える

今回のクライアントにおける歩行能力低下を「距骨下関節回外および足部の底屈・内転・内反，足趾握り込みによる固定状態」と「表在・深部感覚低下による右側への重心偏位」の2つの問題に着目し必要なホームエクササイズを考察し指導を行った．これらについて以下に詳細を記載する．

(1) ホームエクササイズ①

距骨下関節回外および足部の底屈・内転・内反，足趾握り込みによる足部固定の改善を目的とした距骨下関節回内を伴う内股での屈伸運動（図121）．

BiNI Approachでは足部の状態を非常に重要であると考えており，また今回のクライアントにおける歩容改善のためホームエクササイズを考えていくうえでは足部の状態に着目する必要性はきわめて高い．歩行において足底は唯一地面との接点である．また足部の状態により上行性の運動連鎖が生じ股関節や体幹での運動も変化させてしまう（⇒CHECK！②）．本症例は歩行中に左距骨下関節は回外し左足部は底屈・内転・内反，足趾は屈曲位となっており，この構造体の変化から歩行周期全体の運動が規定されてしまっている．足部は歩行という素早い動きの中で形態を変え剛性を変化させている（⇒CHECK！③）．距骨下関節が回外し足部が底屈・内転・内反しているのは足部剛性が高まっている状態である．この状態を改善させ過剰固定を低下させるためには距骨下関節回内（背屈・外転・外反）の動きを出現させていく必要があると考えられる．足部の状態が股関節や体幹の運動を規定してしまうように，足部の運動も上部にある体幹や股関節の状態から下行性運動連鎖の影響をうけ変化する．この連鎖を利用することにより距骨下関節回内の柔軟性を向上させることができるのではと推察した．距骨下関節回内は下腿の内旋による荷重連鎖の影響をうけている．この下腿と足部の動きを満たす動作としては内股での屈伸動作を行うことが選択できる．

> **CHECK!** ②山岸茂則：運動連鎖とは？，実践MOOK 理学療法プラクティス 運動連鎖～リンクする身体（嶋田智明，大峯三郎，山岸茂則 編），p6，2011，文光堂
> **CHECK!** ③宮本大介：人の骨格がすでに運動を規定?!，運動の成り立ちとは何か（舟波真一，山岸茂則 編），pp101-102，2014，文光堂

Reference　過剰回内や足部内での代償には注意が必要！

足部は歩行周期のなかで適切に剛性を変化できることが大切である．しかし「後足部のアライメント異常によって過剰に回内した足は，立脚相の75％程度を占める「硬い足」を作りにくい構造をもち，ほとんどの相で回内した状態を余儀なくされる」（⇒CHECK！④）．
今回のホームエクササイズの指導では足部の柔軟性を改善させる目的で足部の回内を誘発しうる動作を選択したが，足部回内制限がないクライアントに対してやみくもに用いることは，過剰回内による弊害が発生する可能性が示唆される．
また片麻痺では足部内在筋の痙縮などで足部内の剛性が確保されてはいるが，通常では距骨下関節が固定部位となっている場合，荷重下での回内運動を強調すると横足根関節での内反や背屈・外転，第1列背屈などで代償し過剰運動部位が出現する可能性がある．
実施の際は常に足部の状態変化を確認することが必須である．

> **CHECK!** ④山岸茂則，水口慶高：偏平足・外反母趾の実際，実践MOOK 理学療法プラクティス 膝・足関節障害（嶋田智明，大峯三郎，杉原敏道 編），p196，2010，文光堂

(2) ホームエクササイズ②
　オシレーション・テクニックを参考とした天井プッシュによる床反力情報の入力（図122）．
　今回のクライアントにおける歩行では麻痺側である左下肢への重心移動が少なく，右側に偏位していることも特徴的である．このため右立脚期に身体重心（center of gravity：COG）

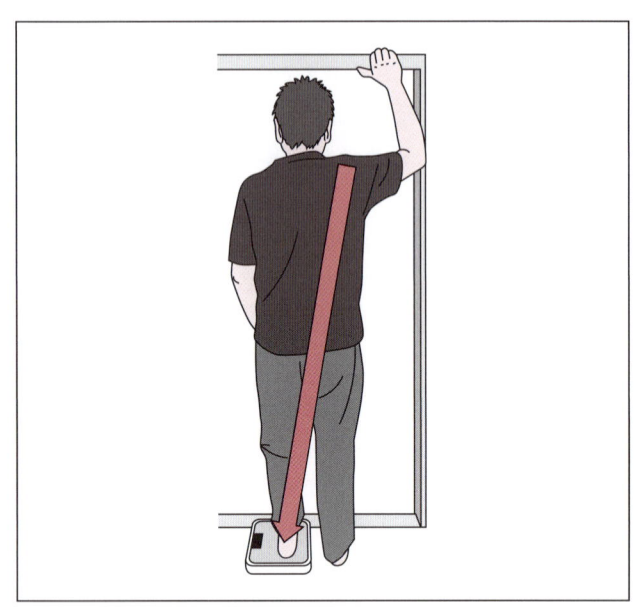

図122 天井プッシュによるCOP感覚入力
ヘルスメーターを確認することで現在生成可能な床反力の大きさを確認することができる．また両脚支持にて広い安定性限界を確保できるため左右足底への交互性のリズミカルな荷重が行える他，片脚立位で実行する場合と比較し姿勢保持のための不要な緊張亢進を避けることができる．

と床反力作用線が立ち上がる際の圧の中心点（center of pressure：COP）が一致に近づき，歩行動作が停滞しリズムが不均衡となっている．COGとCOPがしっかりと逸脱した歩行の獲得のため右側重心を解消していく必要がある．このことに関して左下肢の感覚低下が生じていることに着目できる．正常歩行では床反力鉛直成分は最大で体重の1.2～1.3倍になるといわれている．この，床反力情報は中枢神経系に取り込まれ運動出力に変換されているはずであるが，感覚低下の影響により中枢神経系に取り込まれている床反力情報に歪みが生じ，それにより左立脚期に求められる力学的課題に相応しい筋出力が生成されず左下肢での支持への信頼性が低いことから右側への重心偏位を起こしていると予測できる．事実，クライアントからは「左で踏ん張るときの感じが一定せず違和感がある」との訴えが聞かれている．正確な床反力情報を中枢神経系に入力できるよう繰り返しアプローチをすることで，左立脚期に求められる力学的課題に相応しい運動出力を生成できる状態に近づくのに必要な変化が生じることが予測できる．床反力情報の入力としてBiNI Approachでは背臥位や立位でのオシレーション・テクニックが行われるが，それらを参考にして天井プッシュによる左足底からの床反力情報の入力を行っていただいている．

CHECK! ⑤ 山岸茂則：第3章 姿勢・運動の力学的課題，運動の成り立ちとは何か（舟波真一，山岸茂則 編），pp18-25，2014，文光堂
荒井康祐：第9章 内なるパワー?!ポテンシャルエネルギー，運動の成り立ちとは何か（舟波真一，山岸茂則 編），pp87-95，2014，文光堂

実施方法は図122を参照していただきたい．クライアントの体重は75kgであり歩行におけるCOPから発生する床反力鉛直成分は最大で体重の1.2～1.3倍であることから，90～97.5kgの床反力を生成できる必要があると考えられる．そしてこの課題を達成するには最低90kgかかった際の感覚を経験する必要があると推測できる．この自主練習の実施期間お

表6　天井プッシュでのCOP入力

経過	開始時	1ヵ月後	2ヵ月後	3ヵ月後	4ヵ月後
床反力鉛直成分	70kg	82kg	85kg	83kg	87kg

および生成可能な床反力量の変化は表6を参照していただきたい．ホームエクササイズ開始4ヵ月後で87kgまで生成できるようになってきている．右上肢を多用してしまうが，螺旋軸を圧迫しかつリズミカルに左足底から床反力を立ち上げることができるため腹内側系のアップレギュレーションにも良好な運動感覚入力であると思われる．

e．ホームエクササイズ①および②を併用し行っていただいてからの変化

ホームエクササイズを併用し行っていただくようになってから4ヵ月が経過している．SIASの項目において下肢腱反射（膝蓋・アキレス腱）が1A→2，下肢触覚が1→2へと変化を認めている．足部の柔軟性向上から歩行における足部の底屈・内転・内反，足趾の握り込みは幾分出現しにくくなっている．この構造体の変化から左骨盤帯の後退や膝関節の過剰な伸展や内反も出現機会が減少し右遊脚期において右下肢が左下肢を追い越す幅は拡大している．また，左下肢への可重量増加から重心右側偏位は幾分改善．右立脚期におけるCOGとCOPの一致する時間も短くなっておりリズミカルな歩行が行えるようになってきている．クライアントからは「右脚の痛みはなく疲れにくくなった」「踵が地面につく感じが以前よりわかるようになり，左足で踏ん張るときの違和感が少なくなった」「屋外の登り坂が楽に登れるようになった」「幾分歩きやすくなった」などの体感を聞くことができている．

16. 嚥下障害　　　　　　　　　　　関塚修久

1）摂食・嚥下障害を考える前に―多要因の関与―

摂食は先行期（認知期），準備期（咀嚼期），嚥下は口腔期，咽頭期，食道期に分けられる（⇒CHECK！①）．いずれかの期に問題があっても摂食・嚥下障害とされる．したがって呼吸，姿勢，認知面，障害部位（球麻痺の有無）などの要因が関与する．本項では解剖学・運動学の観点から"嚥下運動障害＝嚥下運動の自己組織的生成を阻害している身体的構造"として捉えて，主に臨床上障害を多く経験する準備期・口腔期・咽頭期に焦点をしぼりアプローチを考察していくことにする．

> **CHECK!** ①植田耕一郎：「食する」と高齢者の口腔ケア，PTジャーナル，47(10)：921，2013

2）嚥下運動の各フェイズにおける神経経路と解剖・運動学から考える治療

準備期から咽頭期までの主な神経経路は図123のようになる．準備期～咽頭期までのそれぞれの期にアプローチを提示する．

a．準備期

口唇，歯によって食物を口に取り込む時期のことである．

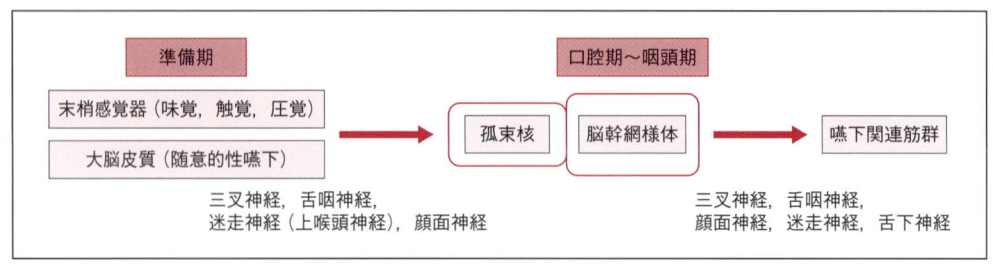

図123　準備期から咽頭期までの神経回路

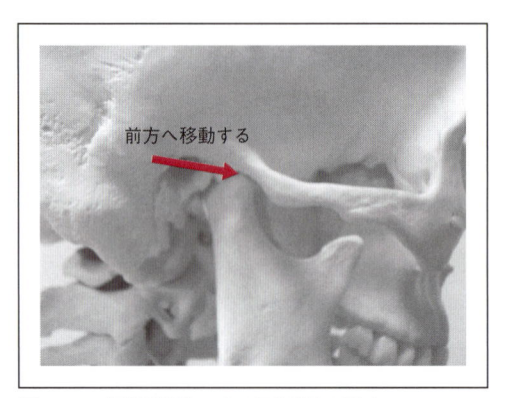

図124　顎関節開口時の下顎頭の動き

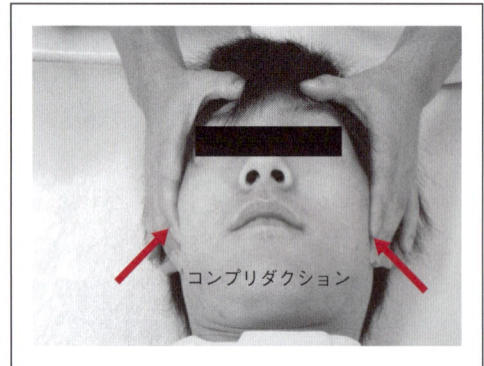

図125　コンプリダクション

(1) 神経経路

　準備期において口腔内に食塊が入り温度・触覚・圧覚は口腔粘膜から三叉神経を介して大脳皮質体性感覚野に伝わる．また，味覚は味蕾から顔面神経（舌前2/3）・舌咽神経（舌後1/3）・迷走神経（舌の奥・喉頭蓋付近）を介して延髄孤束核に伝わる．大脳皮質ではこの感覚情報を解析して咀嚼筋・表情筋などが働き下顎運動が起こる．

> **Reference　咀嚼にも存在するCPG**
>
> "ガムを噛みながら話すなど意識をしないでも咀嚼運動が起こる" など咀嚼運動も歩行と同様にCPG (central pattern generator) が存在するといわれている（⇒ CHECK！②）．口腔粘膜や舌運動により賦活されるとも考えられている．

CHECK！②山田好秋：嚥下を制御する神経機構，新潟歯学会誌，29 (1)：1-9，1999

(2) 開口・咀嚼に対する治療
① 顎関節

　開口時は下顎頭が下顎窩に対して前方に移動する（図124）．下顎窩に対して下顎頭のコンプリダクションを行う．側頭筋・咬筋などの緊張により下顎窩に対して下顎頭の位置関係が症例により異なるのでコンプリダクションは三次元的方向を考慮しながら行う．ただし，下

図126 外舌筋の構造
「西尾正輝：口腔構音器官，ディサースリアの基礎と臨床 第1巻 理論編，p50，2006，インテルナ出版」より引用

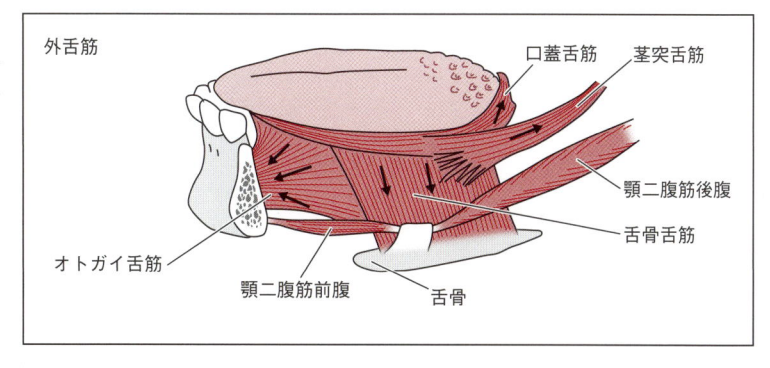

顎の運動は表情筋や頸椎の影響を受けることが多いので顎関節単独のアプローチでは改善しにくいことも多く経験することから同時に表情筋や頭蓋・頸椎の筋や結合組織の評価・治療も行うことが重要になる．

アプローチ前後で左右の下顎頭の動きのタイミングの変化や開口距離を評価する．

b．口腔期

食塊が舌の運動により口唇から舌根部へと移動する時期である．

(1) 神経経路

食塊形成された食物は舌の運動により随意的に舌根部へと送られる．舌の動きは舌下神経支配で延髄の舌下神経核から起こるニューロンである．舌下神経核からは上位の大脳皮質運動野からのニューロンが反対側から入る．舌下神経核より上位で神経障害が起こると障害側と反対側に舌筋の麻痺が起こる．

(2) 食塊を送り込む機能に対する治療

① 内舌筋

口腔内から観察できる一般でいう"舌"の部分．舌体の幅を狭めたり，挙上したりして舌の形を変える機能をもつ．内舌筋に対しては直接食物を用いて，口腔内および舌に対して感覚入力する方法が最適であると筆者は考えている．

② 外舌筋

内舌筋の下方に位置し，内舌筋と連続性をもつ．下顎骨，舌骨，茎状突起，軟口蓋といった舌以外の部分に少なくとも1つ以上の付着部をもつ．主に舌の位置を変える．オトガイ舌筋，茎突舌筋，舌骨舌筋，口蓋舌筋から成る（図126）．

治療：外舌筋（オトガイ舌筋）へのアプローチ

顎二腹筋の位置から中枢側に術者の第2，3指で舌に対して穏やかに圧を加え感覚入力を行う．このとき指腹でゆっくり押圧することが重要であり指には過剰な力は入れないよう注意する．開口すると（外舌筋にアプローチするので）内舌筋が挙上しているのが確認できる（図127，128）．

c．咽頭期

(1) 神経経路

咽頭に入った食塊が食道に至るまでの時期のことで運動はすべて嚥下反射により行われる．食塊が飲み込める十分な硬さに調節された後，咽頭，喉頭蓋，軟口蓋の粘膜中に分布する感覚受容器が刺激され舌咽・迷走神経を介し延髄網様体の孤束核に入る．疑核，三叉神経核，

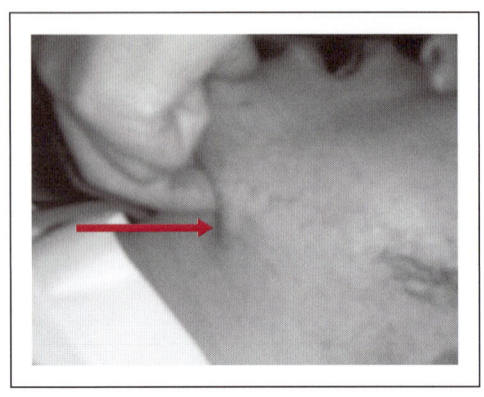

図127 矢状面からみた外舌筋アプローチ

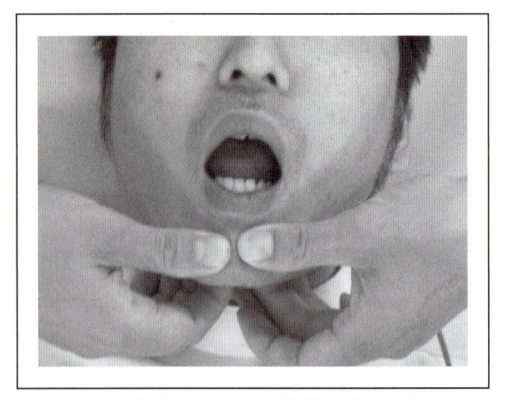

図128 外舌筋を介した内舌筋の挙上
外舌筋を押圧すると内舌筋が挙上するのが口腔内から観察できる.

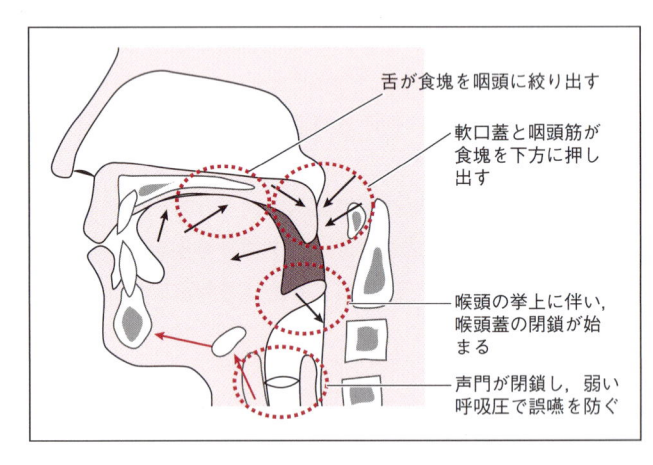

図129 咽頭期における喉頭蓋の閉鎖
「山田好秋:嚥下反射,よくわかる摂食・嚥下のしくみ,p51,1999,医歯薬出版」より引用

舌が食塊を咽頭に絞り出す
軟口蓋と咽頭筋が食塊を下方に押し出す
喉頭の挙上に伴い,喉頭蓋の閉鎖が始まる
声門が閉鎖し,弱い呼吸圧で誤嚥を防ぐ

舌下神経,顔面神経核より嚥下反射が惹起される.喉頭蓋が気道を防ぎ(図129)気道への侵入を防ぐ運動が惹起されるとその後の知覚入力の影響をほとんど受けない.

(2) 合理的な嚥下反射による治療

① 舌骨の挙上

舌骨喉頭蓋靱帯で連結している喉頭蓋が閉じ,気道への流入を防ぐ.舌骨上筋群の円滑な収縮が嚥下運動にとって重要である.舌骨上筋群は姿勢筋に分類され赤筋を多く含む筋肉である(⇒ CHECK!③).特徴として他の姿勢筋と同様に不介入であると筋の伸張性が低下するという性質がある.摂食・嚥下時の姿勢の改善が必要である.

CHECK! ③Schünke M, Schulte E, Schumacher U:姿勢筋と運動筋,プロメテウス解剖学アトラス 頸部/胸部/腹部・骨盤部(坂井建雄,大谷 修 監訳),p40,2008,医学書院

なるほど　舌骨喉頭蓋靱帯

舌骨と喉頭蓋は解剖学的に連続性がある（図130）．舌骨が挙上すると喉頭蓋が気道を塞ぐメカニズムになっている．舌骨上筋群の収縮の円滑性が誤嚥を防ぐキーポイントであると考えられる．

図130　舌骨喉頭蓋靱帯
「Moore KL, Dalley AF, Agur AMR：8 Neck, Clinically Oriented Anatomy 7th Ed., p1025, 2013, Lippincott Williams & Wilkins, Philadelphia, PA」より一部改変して引用

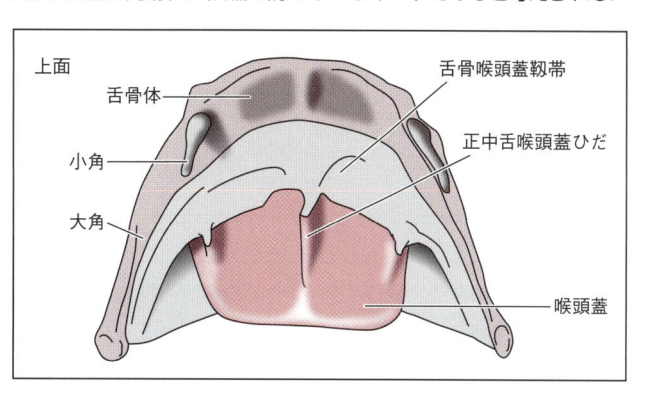

治療：顎二腹筋前腹付着部に対するアプローチ

舌骨上筋群の中でも顎二腹筋は舌骨に付着し舌骨が滑車の役割をすると考えられる（図131）．嚥下障害を有する症例は臨床上，伸張性が低下していることが多く姿勢筋として代償作用を強いられていることが多い．触診をして顎二腹筋付着部の硬度が高い場合は，ごくごく軽い持続的押圧を用いて感覚入力していく（図132）．感覚入力によって硬度が減少するのに時間がかかる症例は姿勢筋として代償作用を強いられている期間が長く舌骨挙上の収縮効率が阻害されていることも考えられる．図133, 134のように甲状軟骨位置（＝舌骨の位置）の改善もみられるようになる．

② 頸椎可動性

頸椎は上・中・下咽頭収縮筋と筋膜で結合している（⇒ CHECK！④）．解剖学的知見から考慮すると頸椎のmobilityが低下すると咽頭期において食塊を送り込む上・中・下咽頭収縮筋の収縮効率に影響を与えることも考えられる（図135）．

CHECK！ ④Kim CL, Juile ML, Kellie LS：咽頭の解剖学，摂食・嚥下メカニズムUPDATE（金子芳洋 訳），p49, 2006, 医歯薬出版

筆者が行った研究では頸椎の可動性が制限されているほど嚥下障害が重度であるという傾向であることが考えられた（⇒ CHECK！⑤）．臨床上，嚥下障害の症例は後頭下筋群の硬度が高く頸椎の可動性が障害されていることを多く経験することから頸椎に対するアプローチも必要になってくる．同時に頸椎の可動性が低下するような頸椎以下の身体構造に対してのアプローチも必要であり，特に坐骨支持による腹内側系が賦活するような座位姿勢は頸椎の動的安定性をもたらし，嚥下機能の円滑化には必要な要素である．

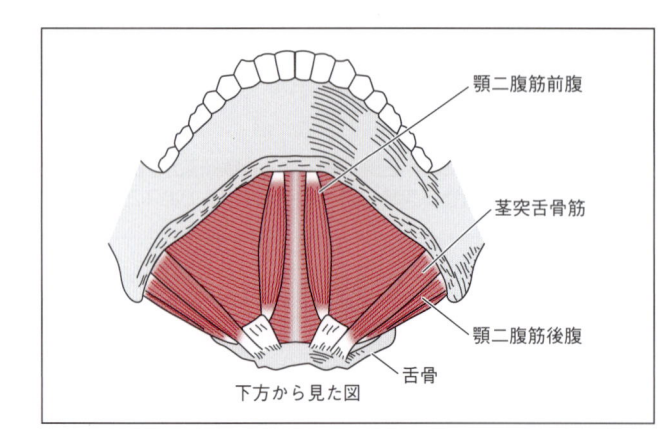

図131 舌骨上筋群の構造

オリジナル「Kim CL, Julie ML, Kellie LS：Examination of the Pharyngeal Component of the Swallow Mechanism, Clinical Anatomy & Physiology of the Swallow Mechanism, Thomson Delmar Learning, 2005, Clifton Park, NY」
「Kim CL, Julie ML, Kellie LS：舌骨喉頭挙上, 摂食・嚥下メカニズムUPDATE（金子芳洋訳），p57，2006，医歯薬出版」より引用

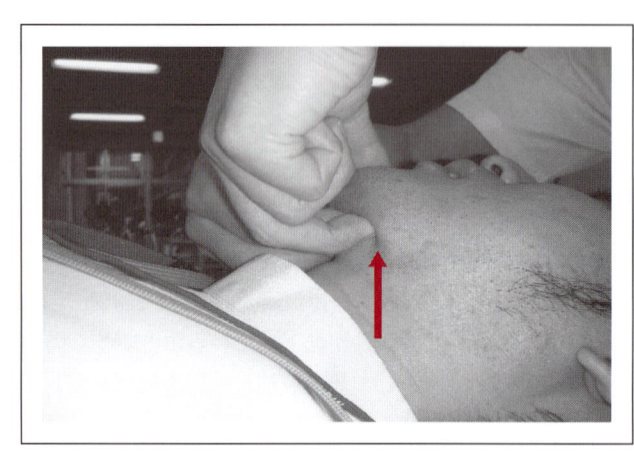

顎二腹筋前腹
茎突舌骨筋
顎二腹筋後腹
舌骨
下方から見た図

図132 顎二腹筋前腹への徒手的アプローチ

顎二腹筋前腹下顎骨付着部に対して軽く押圧し感覚入力をする．外舌筋へのアプローチとは押圧方向が異なることに注意する．耳側へと下顎骨に沿って同様の手技を行うと唾液腺を刺激し唾液の分泌を促すことができる．

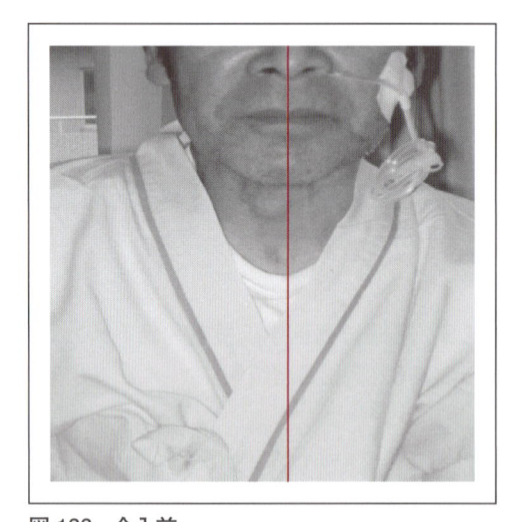

図133 介入前
甲状軟骨が右側偏位している

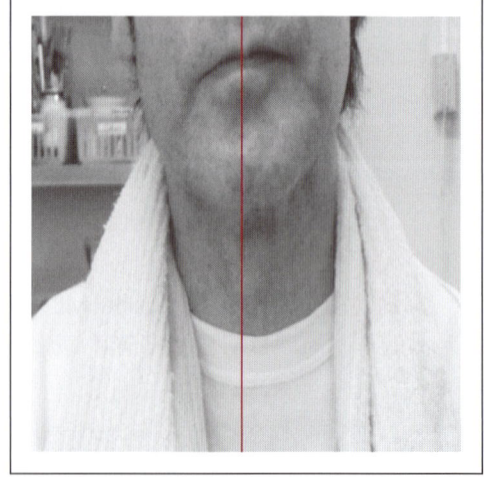

図134 介入後約1ヵ月
甲状軟骨の位置が正中位に近づいている．

CHECK! ⑤関塚修久，二木保博：嚥下時における頸椎可動性と誤嚥重症度との関係，理学療法学，40（suppl-1）：p168，2013，第48回 日本理学療法学術大会，名古屋

図 135 咽頭収縮筋
「山田好秋：嚥下反射，よくわかる摂食・嚥下のしくみ，p76, 1999, 医歯薬出版」より引用

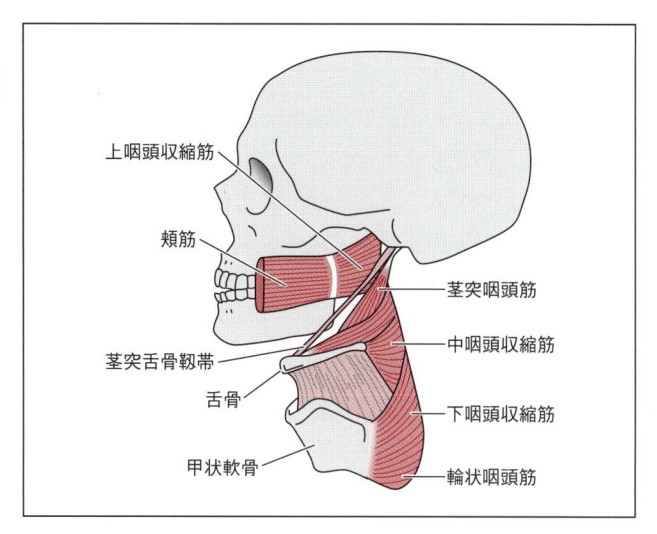

3) 嚥下障害に対する徒手的介入の考えかた

　嚥下障害に対する徒手的介入に関する文献は多くないように感じる．嚥下障害の原因が多岐にわたり，徒手的介入のみでは解決できないことが多いことも原因の1つとして考えられる．しかし，口腔内の感覚入力に対して咀嚼運動・嚥下反射が起こるには骨・筋などの組織が関与して運動生成を成すことから考えると，嚥下運動障害には運動の自己組織化を阻害している身体的構造が必ず存在していると考えらえる．

　さまざまな原因から成る嚥下障害に対して他分野の知識を駆使し，無意識で起こる嚥下反射に対して嚥下運動を自己組織化できるアプローチを今後も創造していきたいと考えている．

17. 精神科領域　　　　　　　　　　　　　　　　　　　　浜谷美那子

　従来の精神科リハビリテーションは，診療報酬上の制約やその歴史的背景から，作業・集団療法中心のアプローチが主流であった．近年，精神科リハビリテーションにおいても個別的介入の重要性が提言されてはいるものの，科学的根拠に基づく体系的なアプローチ法は未だ存在しない．

　筆者は理学療法士であり，身体障害を合併した精神科疾患をもつクライアントにBiNI Approachを実践してきた．その実践の中で，クライアントが身体症状のみならず，情動の問題や社会性の障害という精神科疾患の症状そのものを回復していくプロセスを経験することができた．その実践を踏まえ，ここに「心理生成」という概念に基盤を置く，今までに類例のない精神科リハビリテーション法を提案する．

1) 心理生成

　近代科学は要素還元論的なアプローチにより発展してきた．要素還元論とは「対象を細かな要素に分割し，その要素の構造・機能を解き明かしていけば対象全体を理解できる」とする考え方である．人を対象とした科学でいえば，「人間機械論」にあたる．これは，人を内臓系，筋骨格系，神経系などの要素に分けて研究し，さらにそれら組織を形成する蛋白質やその設

計図となる遺伝子の機能を解明するなど，人体の構成と機能を細分化して理解するアプローチ法である．しかしながら，生命や自然という複雑な事象の理解のためには，要素還元論的なアプローチ法では限界があることが認識され，新たな思考体系が模索されている．例えば，部分の足し合わせが必ずしも全体にはならないことを，複雑系の科学が教えてくれる．

かつて人のこころは心臓に宿るものとされ，現在では脳に宿るという考え方が一般的である．種々の脳機能イメージング法の発展により脳活動が可視化されるようになり，脳の機能局在やネットワークが次々と明らかにされてきた．しかしながら，脳の機能がすべて解明されたとしても，こころのすべてが解き明かされることはないだろう．そこには「身体」という重要な視点が欠けているからである．人というシステムは脳と身体の分離を許さず，こころは身体の状態に規定されうる．

身体とこころの不可分性を，ウィリアム・ジェームズは著書『心理學』の中で次のように述べている．「吾々が若し或る強い情緒を想像して，次にその意識の中からその身体的徴候の感じを全部抽き去ってみようとすれば，後に何物も残らぬことを発見する」（⇒ CHECK！①）．例えば，全身の筋が弛緩した状態で，自らが精神的緊張下にあるといえるだろうか．心拍数の上昇や浅い呼吸なしに，不安や恐れを抱いているといえるだろうか．ほとんどの場合，情動が認識される際には何らかの身体的変化も生じている．脳活動により生まれた情動が身体的変化を生じさせるのか，筋や内臓，ホルモンなど身体内部の働きの変化により情動が生まれるのかは長らく議論されてきたが，未だ明確な答えはない．本来，身体とこころは双方向性に影響を与えるものであり，「脳活動が先か，身体的変化が先か」という二者択一的な思考をする必要はないと思われるが，近年では運動やこころの生成に関して脳機能に答えを求める態度が主流となり，人の身体性に対する意識が希薄になっているように感じられる．我々は「脳に操られる身体」というパラダイムを脱し，脳と身体を相互作用するものとして並列に捉えなおさなければならない．

実際に，身体からの感覚情報がこころに及ぼす作用を紹介しよう．ペン・テクニックと呼ばれる実験手法がある．これは唇がつかないように歯で横向きにペンを噛むことで，被験者に意識させずに「ほほ笑み」の表情を生じさせる手法である．この状態で読書などの課題を行うと，「楽しかった」などのポジティブな気分を表出する割合が増えることが報告されている．ペンを横に口にくわえる際の表情筋の動きが，ほほ笑み表情の口角を引き上げる動きに類似しているため，「自分が何か行動している際に，笑顔を作る筋肉が働いている．つまり自分は楽しいのだ」と脳が解釈したといえるだろう．「口角を引き上げた（ほほ笑みを作った）」という顔面筋からの感覚入力が，「楽しいこころ」を生じさせたのである．

また，姿勢とこころの関係も研究されており，背中を丸めてうつむいた姿勢をとると，憂うつさなどのネガティブな気分が強まることが報告されている．加えて，菅村らは近赤外線分光法（NIRS）で姿勢と前頭葉活動の関連について認知課題を用いて調査しており，直立姿勢の際には前頭葉の活性化がみられたが，うつむき姿勢の際には前頭葉の活性化がみられなかったことを報告している（⇒ CHECK！②）．姿勢という身体感覚が，認知機能という高次のこころの働きにまで影響しているという１例である．

CHECK! ①William J：情緒，心理學 下巻（今田 恵 訳），p178，1939，岩波書店

> **CHECK!** ②菅村玄二：科学研究費補助金研究成果報告書 自律神経系及び中枢神経系活動にみる姿勢の対自機能[internet], http://kaken.nii.ac.jp/pdf/2010/seika/jsps/34416/20830123seika.pdf, [accessed 2014-10-29]

　このように，こころの状態は脳活動や自己を取り巻く外部環境のみならず，身体の状態に大きく規定されうる．頭蓋骨に守られて脳脊髄液の中に孤独に漂う脳は，自分では見ることも聴くことも，触れることもできない．脳が参照できるのは，ただ，身体から立ちのぼる感覚情報である．脳はその発生において，感覚情報を効率的に処理して適応的行動を創発するために，身体よりも後に出現した器官である．それゆえに，身体から入力される感覚情報があって初めて機能できる存在でもある．そうであるならば，身体から中枢神経系に入力される感覚情報をコントロールすることによって，こころの振舞いを変容させるアプローチも成立するのではないか．その疑問に対する答えを，症例を通して提示しよう．

2) 認知症に対するBiNI Approach：認知症における周辺症状に改善が得られた症例

a．症例紹介
　症例：80代，女性
　診断名：アルツハイマー型認知症．
・物盗られ妄想，家族への暴言などの周辺症状により介護家族が体調を崩し入院．
・病棟では帰宅願望が強く，徘徊や暴言，物盗られ妄想による行動障害がみられた．
・身体的合併症は特にないが，腰痛の訴えあり．
・ADLに関しては，失禁があるほかは身の回りのことは自分で可能．

b．アプローチ内容
・腰部・腹部への触感覚入力．
・前胸部（胸骨周囲），胸椎への触感覚入力．
・背臥位でのオシレーション．
※時間配分：触感覚入力10分，オシレーション10分．

c．即時効果
　情動・感情面での効果をVisual Analogue scaleで測定すると，アプローチ直後より不安感や焦燥感，抑うつ感といったネガティブな感情が減少し，一方で幸福感や安心感などのポジティブな感情の増大がみられた．アプローチ前には漠然とした不安感や気分の落ち込みなどもみられたが，途中から「胸のあたりがぽかぽかしてきて気持ちいい」「すっきりした気分だ」など自分の身体状況についての具体的な表出が可能となり，笑顔で穏やかに過去の話を始める場面もみられた．

d．長期効果
　介入開始日より周辺症状の軽減は得られていたが，2週間後には徘徊や暴言・暴力行為，不穏状態といった症状はほとんどみられなくなった．ケアに携わる病棟スタッフからも，「最近目立った症状がみられなくなった」などの意見が聞かれ，周辺症状がほぼ消失したために自宅退院となった．この間，薬物調整は行われておらず，BiNI Approach以外の新規の治療的介入も行われていない．症例でみられた情動安定・周辺症状の改善効果は，BiNI Approachによるものといえるだろう．

3) 統合失調症に対するBiNI Approach：心気状態，依存性に改善が得られた症例

a．症例紹介
症例：60代，女性
診断名：統合失調症，腰椎圧迫骨折．
- 身体的な不調を訴え入退院を繰り返すも，その都度身体的問題はみつからず．
- 腰椎圧迫骨折の既往あり，腰痛増悪前より食事にも介助を求めるほど依存的であった．
- 入院中に腰痛訴え寝たきりとなり，リハビリテーション処方となる．

b．アプローチ内容
- 疼痛部位・苦痛部位への穏やかな触感覚入力．
- 前胸部・腹部・脊柱への穏やかな触感覚入力，その他固定部位へのアプローチ．
- オシレーション．

c．介入経過
　介入当初は強い腰痛の訴えがあり，指示動作は不可能であった．表出は「痛い」「死にたい」「もうダメだ」などの悲観的な発言を，1～3単語程度で繰り返すことがほとんどだった．治療に関して，主治医や病棟スタッフに対する暴言も聞かれた．その一方で，自室に1人でいる際は円滑に寝返りをしたり，腕を枕にして足を組んだリラックスした姿勢で寝ていたりと，疼痛と矛盾するような所見もみられた．

　そこで，まずは疼痛緩和と不安感の軽減のために，穏やかな接触刺激を用いたアプローチを行った．疼痛部位や症例が苦痛を訴える部位より触感覚入力を開始し，徐々に自律神経系と関係が深い胸部，腹部，脊柱へと穏やかな感覚入力を行った．疼痛への過敏性や強い不安など，セロトニン神経系の障害も考えられたため，背臥位でのオシレーションを行った．オシレーションは歩行様のリズミカルな感覚入力を特徴とするため，セロトニン神経系の賦活効果が期待できると考えられる．

　1日1時間のアプローチを週5回，約3ヵ月間継続したところ，身体機能面で向上がみられたばかりでなく，精神面でも大きな変化が得られた．悲観的な発言や希死発言が聞かれることはなくなり，病棟内ADLは入浴に見守りを要する他は自立，依存性も目立たなくなった．疼痛や不調を訴えることもほとんどなくなり，多訴的な面もみられなくなった．疎通性も改善され，介入終了時には「自分の調子とうまく付き合っていかなければならないんですね」など，文章レベルでの表出が可能となっていた．他患との交流もみられるようになり，病棟内では一定の生活リズムを保って穏やかに過ごすことができるようになった．

　注目すべきは，3ヵ月のリハ期間中，精神科薬の調整が行われなかったことである．つまり本症例に新規に行われた治療はリハ介入が中心であり，この結果はBiNI Approachが情動や社会性の障害という，精神科疾患の症状そのものに効果をもつ証左であるといえよう．

4) BiNI Approachの精神科疾患に対する有効性：その科学的検証

　このように，BiNI Approachは情動や社会性障害，認知症の周辺症状など，精神症状そのものに対して大きな効果を発揮する．BiNI Approachが情動安定・社会性改善効果をもたらした理由としては，接触刺激により副交感神経系に活性が得られたことに加え，オキシトシンとセロトニンという2つの神経伝達物質の関与が考えられる（図136）．以下にオキシトシンとセロトニンの作用と，精神科疾患との関連について述べる．

図136 精神科疾患におけるBiNI Approachの効果

柔らかなタッチによりオキシトシンが，オシレーションによりセロトニンが分泌されて，こころの振舞いが変容する．セロトニンとオキシトシンは協調関係にある神経伝達物質であり，相互に促通しあうと考えられている．

```
┌─────────────────────────────────────────────────────┐
│  ┌──────────────────┐      ┌──────────────────┐     │
│  │ BiNI Approachに  │      │ オシレーションに  │     │
│  │ おける穏やかな    │      │ よる左右交互の    │     │
│  │ 触感覚入力        │      │ リズミカルな感覚入力│    │
│  └────────┬─────────┘      └────────┬─────────┘     │
│           ▼                          ▼               │
│  ┌──────────────────┐      ┌──────────────────┐     │
│  │  オキシトシン分泌  │      │ セロトニン神経促通 │     │
│  │ 不安軽減，疼痛閾値 │ 協調  │  覚醒の向上       │     │
│  │ の上昇            │ 作用  │ 疼痛・ストレス耐性 │     │
│  │ 筋緊張減少        │◄───►│ の向上            │     │
│  │ ストレスホルモン値 │      │ 精神的安定        │     │
│  │ の低下            │      │ 前頭前野機能の    │     │
│  │ 個体間の接触増加   │      │ 維持・向上        │     │
│  │ 好奇心の増加，    │      │ 抗重力筋群の促通   │     │
│  │ 学習能力の向上    │      │                  │     │
│  │ 他者との信頼関係の │      │                  │     │
│  │ 構築              │      │                  │     │
│  │ 社会性改善（自閉症 │      │                  │     │
│  │ における報告）    │      │                  │     │
│  └──────────────────┘      └──────────────────┘     │
└─────────────────────────────────────────────────────┘
```

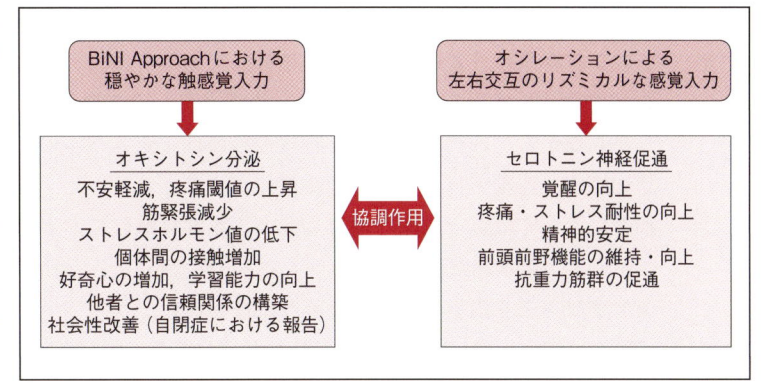

a．オキシトシン

従来オキシトシンは出産・授乳にかかわるホルモンとされてきたが，近年，オキシトシンの神経伝達物質としてのさまざまな機能が報告されている．その機能は不安軽減などの情動への作用の他，ストレスホルモン値の低下，他個体との接触頻度の増加や信頼関係の構築など広範囲にわたる（⇒ CHECK！③）．オキシトシンは社会性動物である人に欠かせないさまざまな機能を担っている．

軽い圧での皮膚への接触刺激はオキシトシン分泌を促すことが知られており，BiNI Approachにおける情動安定・社会性改善効果は，持続的で穏やかな接触感覚入力により脳内でオキシトシンが分泌されたことによるものと考えられる．特に認知症においては，疎通性の改善や他患との交流増加などの行動変容が即時的に観察されることも多い．これはBiNI Approachにおけるタッチがオキシトシン分泌を促したために，クライアントの周辺症状を引き起こしていた不安・混乱が軽減され，それと同時に他者との関係を構築するという社会的行動が促進されたためといえるだろう．さらに，自閉症スペクトラム障害のコミュニケーション能力や統合失調症の陽性症状がオキシトシンの鼻腔内投与により改善されることが報告されており，これは精神科疾患におけるBiNI Approachの社会性改善効果が，オキシトシン分泌によりもたらされたという仮説を補強しうるものと考えている．また，自閉症児・多動性障害児における症状がマッサージにより軽減することも知られており，穏やかなタッチを特徴とするBiNI Approachは，発達障害を含めたさまざまな精神科疾患に効力を発揮する可能性がある．

> **CHECK!** ③Moberg KU：オキシトシンと触覚刺激，オキシトシン　私たちのからだがつくる安らぎの物質（瀬尾智子，谷垣暁美　訳），pp140-146，2008，晶文社

b．セロトニン

セロトニンは精神・運動機能両面に作用する神経伝達物質であり，精神科疾患と非常に関連が深い．うつ病，パニック障害，不安障害などさまざまな疾患で脳内セロトニン濃度を増やすSSRI（選択的セロトニン再取り込み阻害薬）が効果的であることからも，精神科疾患におけるセロトニンの重要性は明らかである．実際，自殺したうつ病患者の脳内セロトニン濃度を測定すると，健常者に比較して低下していることが報告されている（⇒ CHECK！④）．

セロトニン神経系には，リズミカルな運動により促通されるという特徴がある．このセロトニン神経系の性質に基づき，精神科医である有田秀穂氏は呼吸法や歩行運動によりうつ病などの精神科疾患を治療することを提唱され，その効果を報告している（⇒ CHECK！⑤）．しかしながら，これらの運動を行うためには一定レベルの情動的な安定と指示理解のための認知機能，運動実行のための身体機能が要求されるため，精神科急性期のクライアントや高齢者においては実行困難な場合も多い．精神科病院においては，急性期から負担なく行うことができ，指示理解が困難なクライアントも含めて広く適用できる，新たなリハビリテーションアプローチを構築していかなければならない．

そのアプローチとして非常に有効な方法と考えられるのが，BiNI Approach のオシレーションである．特に背臥位でのオシレーションによるリズミカルな歩行様の感覚入力は，脊髄介在ニューロン群に存在する CPG（Central Pattern Generator）を促通すると考えられる．CPG によるリズム運動はセロトニン神経系を賦活し，また，セロトニンはリズム運動を担う運動ニューロン群を促通するため（⇒ CHECK！④），CPG とセロトニンは双方向性に作用しているといえる．したがって，CPG を賦活する感覚入力は，セロトニン神経系の活性化に大きく貢献する可能性がある．例えば，覚醒の向上はセロトニンの重要な機能の1つであるが，傾眠がちな症例がオシレーション後に声をかけるとすっきりと覚醒することを多く経験しており，これはセロトニン系の促通効果によるものと考えられる．また，上述の症例にみられたような情動的に安定した生活の獲得やストレス耐性の向上などの長期効果は，オキシトシンの作用だけでは説明が困難であり，セロトニン神経系の機能改善によるものと考えられる．有田秀穂氏がその著書の中で，セロトニン神経系の機能向上には 100 日を要すると述べているが（⇒ CHECK！⑤），上記症例の3ヵ月という期間はまさに氏が述べられている期間に一致する．もともと身体機能の低い高齢者や，うつ病急性期で意識的な運動が負担となる症例などでは，背臥位という安楽な姿勢での接触刺激によりセロトニン神経系の賦活が期待できるオシレーションは，まさに最適のプログラムであろう．

セロトニン神経系を賦活する際に注意しなければならない点は，セロトニン神経系にはネガティブフィードバック機構が作用するという点である．セロトニン濃度の上昇が一定の範囲を超えると，セロトニン神経系は抑制作用を受けるため，セロトニン神経系賦活には実施時間が重要である．呼吸法施行時に脳波の測定を行った研究では，リズム運動開始約5分後よりセロトニン神経系の活性が得られ，10〜15分程度でピークに達する可能性が示唆されている．また，呼吸法開始後 20〜30 分ほどで脳波が不安定になることも報告されており，このときセロトニン神経系には抑制性のフィードバック制御が働いていると考えられる（⇒ CHECK！⑤）．したがって，精神症状の改善を目的にオシレーションを施行する際は，5〜15 分程度の施行時間が妥当であろう．

> **CHECK!** ④有田秀穂：セロトニン神経系，脳内物質のシステム神経生理学―精神精気のニューロサイエンス，pp6-13，2006，中外医学社
> **CHECK!** ⑤有田秀穂：4章 α（アルファ）波が現れる，セロトニン欠乏脳―キレる脳・鬱の脳をきたえ直す，pp83-88，2003，日本放送出版協会

本来，人はオキシトシンやセロトニンのように，ストレスに対応して心身を安定させるためのシステムをもっている．しかし，ストレスがあまりに強い場合や長期に及んだ場合には，ストレスに対処するための生体システムが破綻し，統合失調症やうつ病などの精神科疾患の発症にいたると考えられる．これまで述べてきたように，BiNI Approach は触感覚入力を通して，オキシトシン・セロトニンという精神症状の改善をもたらす神経伝達物質の系を賦活するアプローチである．そのため，目を見張るような情動や社会性に対する効果をこころにもたらす，類例のない精神科リハビリテーション法となっている．

　こころは身体から立ちのぼるさまざまな感覚情報により生み出され，それゆえこころは身体の状態に規定されうる．身体への感覚入力を通してこころ・行動の変容を生む BiNI Approach は，精神科リハビリテーションとして非常に画期的なものである．苦悩の中にある人が，すこやかに生きるためのこころの基盤を整え，再び他者・社会の中で安定した生活を送る土台を作るため，BiNI Approach は大きな役割を果たすものと日々実感している．

9 BiNI Approach 応用編

1. 超音波
山岸茂則

1）物理療法以外の治療は存在しない！

　　我々はクライアントに干渉することによって治療を成立させる．クライアントの身体を触れたり動かしたりすることは当然力学的作用による変化を期待するものである．また触れずとも電磁波（光）によるエネルギーを用いて干渉することが可能である．聴覚刺激でオーダーを出すこともあるがこれは空気の振動という運動エネルギーがクライアントの耳に伝わることで成立する．視覚的刺激を利用することもできるが，これは可視光という電磁波（光）のエネルギーがクライアントの網膜を刺激することで可能なのである．

　　いわゆる治療機器を用いなくとも，我々の治療はすべて物理学で語られるエネルギーによってなされるものであり，そういった意味では物理療法以外の治療は不可能である．反対に世に存在する一見治療に応用できそうにない機器であっても，物理的なエネルギーに置き換えて考察することで治療に広がりをみせる可能性を秘めているといえる．BiNI Approach の原理に照らし合わせて，安全で良好な感覚入力になりうるものであれば，どのような機器であっても積極的に利用していこうという姿勢が我々にはある．

　　ここでは，我々が比較的頻繁に利用する超音波治療器に焦点をあてて，機器の概説とBiNI Approach における固定部位に対する治療例を紹介する．

2）超音波の原理と特徴

　　超音波は，熱が貯留されずに他に伝達されるため，金属が挿入されていても照射できる深部加熱可能な唯一のジアテルミーであると考えられる．

　　超音波は媒質となる気体または液体分子を介して，最大で重力加速度の実に30,000倍の加速度をもった縦波の振動を伝える（図1）．人の可聴範囲の振動周波数上限は16,000～20,000 Hz であるが，超音波治療器はそれを超える周波数を出力する．一般的に普及している超音波治療機器は，結晶に電圧をかけることで変形する逆ピエゾ効果による結晶の細かな振動によって超音波をつくり出しており（図2），主として1M（1,000,000）Hz と 3 MHz が用いられる．一般的に1 MHzでエネルギーが高くより深部に到達するのに対し，3 MHzは浅部の治療に用いられる．時間照射率は　照射時間/（照射時間＋休止時間）を表したものであり，この設定によって生体における超音波ヘッドの接触面に直接温熱作用を及ぼすかどうかを決定可能である．接触面に直接温熱作用を及ぼさない非温熱効果を用いる場合は，時間照射率10～20％の間歇的照射を用いる．

図1 超音波は縦波

「木山喬博：Ⅲ 超音波療法，標準理学療法学 専門分野 物理療法学 第2版（網本 和 編），p74，2005，医学書院」より引用

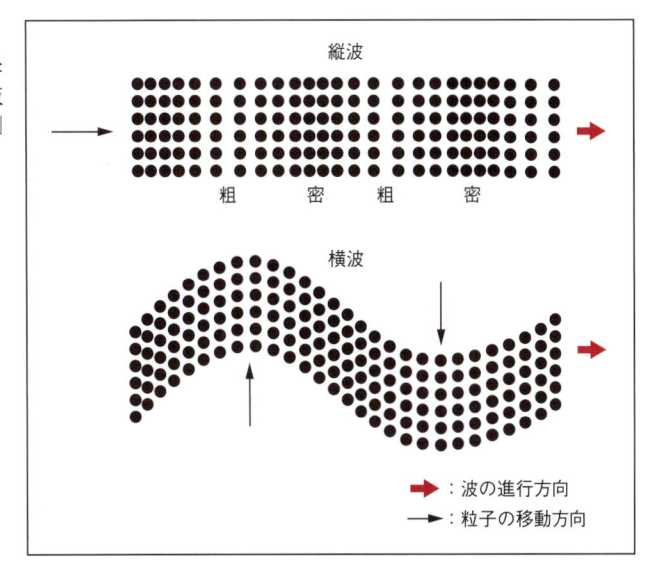

図2 結晶体の圧電効果

矢印方向に圧縮すると結晶が歪み，電気を発生する．
「木山喬博：Ⅲ 超音波療法，標準理学療法学 専門分野 物理療法学 第2版（網本 和 編），p70，2005，医学書院」より引用

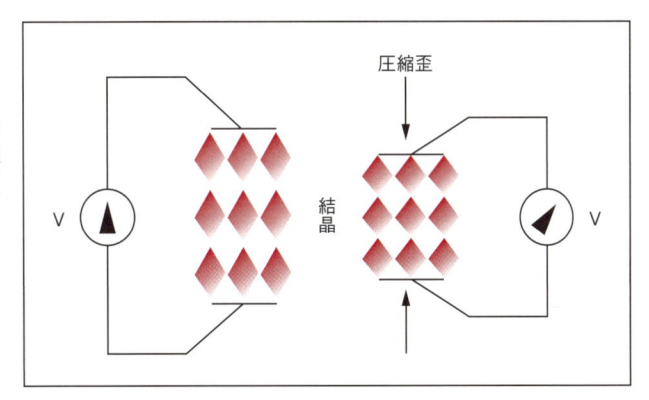

　ホットパックなどの伝導加温では体表面で熱エネルギーが消費されてしまい深部に熱エネルギーが伝導しないが，超音波は振動という運動エネルギーを生体深部に伝えられ，吸収された生体組織で熱エネルギーに変換されうることが魅力的である．

　超音波治療器のヘッドから出力されている振動強度は均一ではなく不均等であり，部分的に高いところと低いところがある（図3）．

　超音波はヘッドからは全方向に均一に放射されるわけでなく，特定の方向に強く放射される指向性をもつので，狙った組織にエネルギーを集中させることが可能であると考えられる．

3）BiNI Approach への適応

　生体深部まで到達した振動という運動エネルギーがその組織で吸収され熱エネルギーに変換されることが BiNI Approach にとっての最大の魅力となっているが，超音波の特性を理解したうえで臨床での試行錯誤を重ね効果的な利用を開発してきた．我々が標準的に用いる超音波の利用方法とその根拠を以下に述べることとする．

　指向性が高い特性ゆえ，固定性がみられる分節のうち最も硬度が高い位置を厳密に特定して，そこに対して超音波の照射ベクトルを合わせるのが効果的である．また超音波ヘッド内

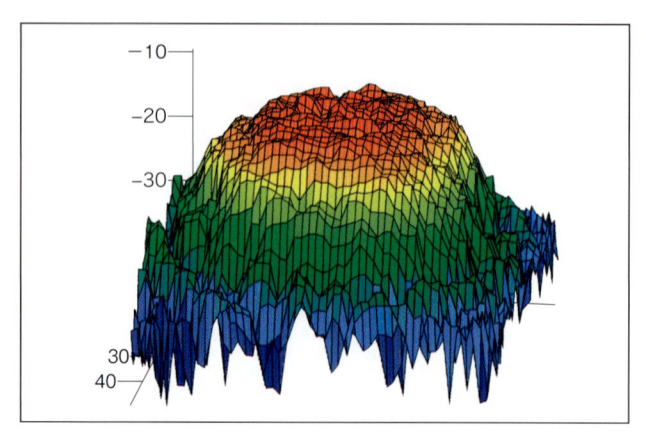

図3　超音波は振動強度分布
超音波の強度の不均等を示す指標をビーム不均等照射（BNR）という．BNR＝1は均等であり，BNRが高いほど不均等率が高い．
「メディカル事業部：超音波治療器 UST-770 [internet], https://www.itolator.co.jp/medical/products/ust770/index.html [accessed 2015-01-19], 伊藤超短波株式会社」より許諾を得て転載

での振動強度が不均等であるので，ヘッド位置と照射部位の接点は移動させない固定法を用いることで照射部位に加わる振動エネルギーの強度が極力変化しないようにしている．

　超音波の吸収は骨＞皮膚＞筋肉＞脂肪＞神経の順に大きいので，連続的に高い強度を用いると皮膚での吸収が大きく皮膚に対して侵害刺激になってしまうため，治療の合理性を欠く．したがって侵害刺激にならない程度の強度（0.1〜0.3 W/cm^2）と時間照射率（10〜20％）を用いる．また深部に対する治療に用いることが多いので1 MHzを用いることが多い．

4) 治療の具体例

　距骨周辺の組織に対する超音波を用いた感覚入力を例に具体的な方法を提示する．距骨は血液供給が非常に疎であり，しばしば遷延治癒が問題になる．さらに筋の起始や停止をもたないため能動的な位置調節が困難であるうえに，脛骨・腓骨・踵骨・舟状骨との間に関節をもち，多方向からの運動エネルギーを受ける．このため，距骨周辺の結合組織の硬度のバランスが大きく崩れ，下腿に対して外転変位を呈することが良く観察される．距骨は足部と下腿のリンク機構（第9章, 4参照）に影響を及ぼし，機械的な運動の波及に不具合を生じさせる．このような距骨の変位は，アメリカ足病医学で教示されるところの距骨下関節ニュートラル（第7章, 3, E参照）を観察するときに確認可能である．正常では距骨下関節ニュートラルにおいて下腿の下1/3の彎曲の延長線上に第2中足骨頭が位置するが，距骨外転変位ではこれがより内側に位置するようになる（図4）．距骨の変位を認めた場合，超音波を用いて距骨周辺の結合組織の最も硬度が高い部位に感覚入力することで，アライメント調整可能である．

　まず，両下腿骨と踵骨を包み込みすべての骨を距骨に対して集めるようにゆっくりと押圧する．その状態でゆっくりと微妙な回旋刺激を加えることで距骨の周辺組織の中で最も硬度が高い部分を特定する（図5）．超音波の設定は1 MHz，時間照射率20％，強度0.2 W/cm^{2}で開始する．特定されたら超音波のヘッドを治療対象の部位に最も近い表面にあてるが，ヘッドの接触は第7章, 1に準ずる．本当にわずかずつヘッドの向きを変化させ対象部位に照射ベクトルを合わせる．照射ベクトルが合致するとヘッドを操作する手に微妙な反力を感じ取ることができる（図6）．ヘッドの接触部位を移動させず，照射ベクトルを保持しながら片手で照射強度を0.1〜0.3 W/cm^{2}の間で変化させ，対象部位の硬度減少が最も速い強度に調整する（図7）．反応が悪いと感じたら，時間照射率10％で行ってみる．ヘッドを通して感じ取っていた反力が消失したら終了とする．通常30秒から数分で終了することができる．

BiNI Approach 応用編

図 4 距骨の外転変位
厳密な指標ではないが，下腿の彎曲をたどっていくと，通常第 2 中足骨頭付近に到達する（左図）．しかし下腿骨に対して距骨外転変位を認める場合は，第 1 中足骨頭またはそれより内側に到達する（右図）．
「山岸茂則：骨関節疾患編，運動の成り立ちとは何か（舟波真一，山岸茂則 編），p196，2014，文光堂」より引用

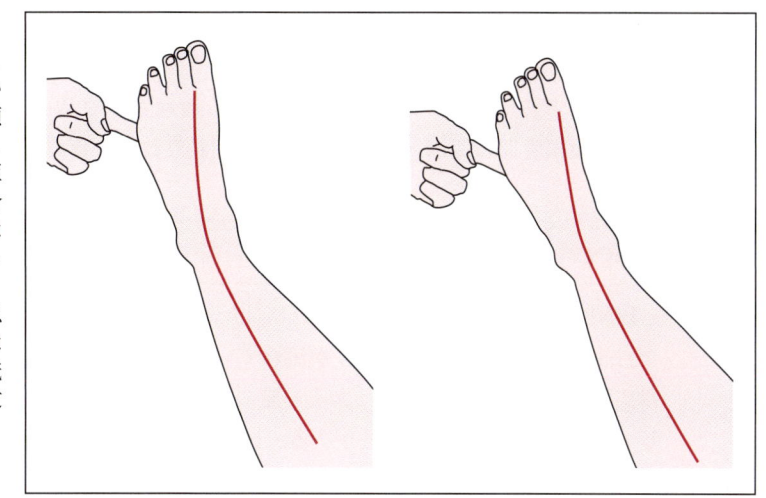

図 5 距骨周辺の硬度の調査
左：両下腿骨と踵骨を包み込み距骨に向けてゆっくりと押圧する．
右：その状態でゆっくりと踵骨を回旋させて硬度が高い部位を確認する．

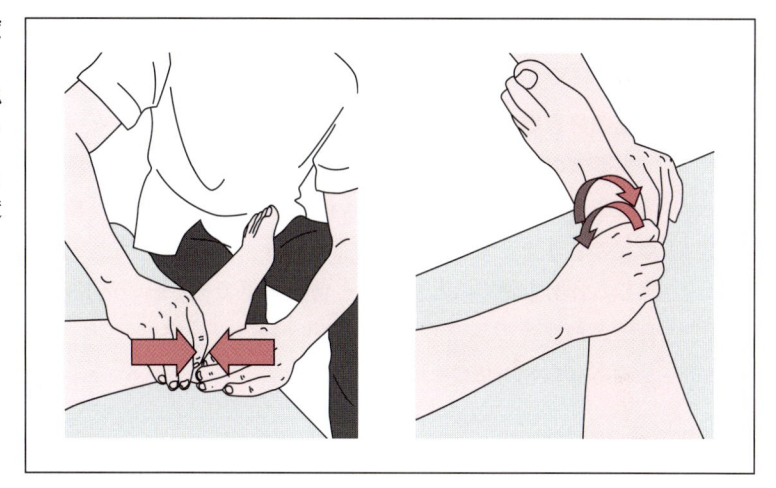

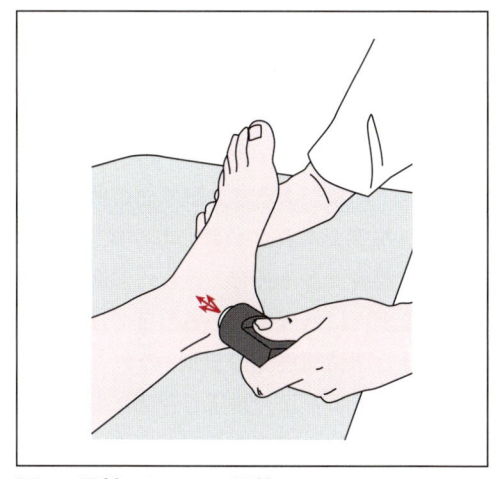

図 6 照射ベクトルの調整
ヘッドの向きを微妙に変化させて照射ベクトルを調整する．
片方の手はアクセスポイントである第 5 中足骨底にあてている．

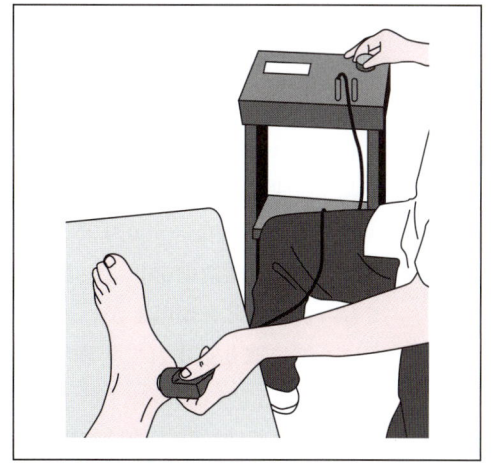

図 7 照射強度の調整
一方の手で照射ベクトルを微調整しながら，もう一方の手で硬度の減少が最も早い強度に調整する．

終了したら再度距骨下関節ニュートラルの位置を確認して，距骨変位が改善したことを確認する．

同様の方法で脊柱，第2肩関節における通過障害やWeitbrecht孔の閉塞，膝関節・距腿関節・足根骨間の関節・指節間関節など運動性改善や疼痛改善に効果をあげている．

2. BiNI Sound System

有路光暁

　BiNI COMPLEX JAPAN主催のセミナーに参加すると，必ずバックグラウンドミュージック（background music：BGM）が流れている．BiNI Approachでは，人体における法則性を蓄え治療に応用しているが，ある一定の音楽を聴くことによっても腹内側系がアップレギュレーションするという法則性がある．確かに，R＆Bなどの音楽が流れていることによって，自身の動きやクライアントへの治療が良い方向に向かう傾向にあるが，その疑問に対し明確な科学的根拠はまだない．そこで今回，音楽とパフォーマンスの関係性を少しでも解明しつつ，BiNI Sound Systemとして，治療の1つのツールにしていきたいと考えている．

1）音楽の好き嫌いで運動は変わるのか？

　実際どのような音楽を聴けばよいのか．快と感じる音楽と不快に感じる音楽とではより賦活しやすい脳部位が異なるという（⇒CHECK！①）．また一般的に人は好みの音楽が違うためどのような音楽を聴けば一番パフォーマンスが向上するかという言及はできないが，快と感じる音楽を聴くことで感覚・情動中枢である脳の活動が変化するのである．それはつまり，音楽という音のエネルギーから生起される「感覚」により中枢神経系を変化させたということである（⇒CHECK！②）．

> **CHECK!** ①Koelsch S, Fritz T, V Cramon DY, et al：Investigating emotion with music：an fMRI study. Human Brain Mapp. 27（3）：239-250, 2006
> **CHECK!** ②舟波真一：身体心理学，運動の成り立ちとは何か（舟波真一，山岸茂則 編），pp153-156，2014，文光堂

　事実，筆者は作業するときにBGMを流している．英語など自分が言語として理解できないような曲を掛けても作業は気にならずにできる印象があるが，日本語の曲になると作業にうまく集中できない気がする．「聴覚であれ，視覚であれ，われわれが読む，聴く，書く，話すなどの言語活動をしているときには，非言語音である純音，雑音，器楽曲を同時に聴いても，言語脳と音楽脳とが，言葉と音楽などを別々に処理しているわけではなく，言語脳の方に一緒に取り込まれて処理されるという，「言語情報優先の原則」のあることを確かめたわけである」（⇒CHECK！③ p93より引用）というように，言語と音楽における大脳半球優位差については，基本的に言語や計算などは左脳優位，五感を通した感性・感覚は右脳優位とさまざまな左右の脳機能の違いがいわれている．また，Yasuiら（⇒CHECK！④）は「一次聴覚野のすぐ前方の聴覚野において，旋律エラーでは右半球優位の活動がみられ，歌詞エラーでは左半球優位の活動優位にみられた（⇒CHECK！⑤ p1215より引用）」としていることから，日本人にとって半球間抑制を考えると，空間認知や五感を通した感覚を優位に統合

している右大脳皮質が抑制されない日本語が入っていない曲を聴取する方がパフォーマンスに良い影響を与えるのではないかと考えられる．

> **CHECK!** ③角田忠信：日本人と音楽，日本人の脳 脳の働きと東西の文化，pp90-101，1978，大修館書店
> **CHECK!** ④Yasui T, Kaga K, Sakai KL：Language and music：differential hemispheric dominance in detecting unexpected errors in the lyrics and melody of memorized songs. Human Brain Mapp. 30(2)：588-601, 2009
> **CHECK!** ⑤安井拓也，酒井邦嘉：言語と音楽の脳科学，J Otolaryngol Head Neck Surg, 27(8)：1212-1216, 2011

2) 並進バランステストと「音楽」

「音楽」を聴く直前と聴いている最中での腹内側系の変化を調べるために並進バランステストを用いて評価を行った．日本人のみを対象とし，一般成人男性4名，女性5名を対象とした．また，英語の歌を聴取することから，第2外国語習得を行った場合はその言葉についても言語野（左半球）の関与が大きくなると予想されるため，実験に際し今回は英語を実用的に話すことができるかどうかを確認したうえで，実用的に話すことができないと回答した方のみを抽出した．方法としてマスキュレーター（OG GIKEN社製）を使用し，肩峰に鉛直下向きに掛ける圧力を測定（単位：kgf）し，数値化することで並進バランステストの変化を視覚化した．音楽の種類として以下の4群について一元配置分散分析を行い，さらにholm法での多重比較を行った．

A：何も聴取しない状態．
B：カラオケバージョン（歌が入っていない曲）を聴取した場合．
C：Bと同じ曲であるが日本語の歌を聴取した場合．
D：Bと同じ曲であるが英語の歌を聴取した場合．

4群にした理由は，英語の場合は特に日本語を母音として生活している日本人にとっては言語野が賦活されにくいのではないか．よってカラオケバージョンと変動がない，もしくはカラオケバージョンよりも音が重なり合うためより振動のエネルギーは大きいと推定され，より抵抗力は強いと考える．それに対し，日本語の場合は言語中枢が優位に活動すると考えられる．それは半球間抑制がかかり五感の感覚入力が抑制されやすくなるため，並進バランステストの抵抗力は何も聴取しない状態と変化が起こらないもしくは弱まると考えたからである．

しかし，各個人の並進バランステストはコントロール群においても3.7～15.8 kgfとばらつきが大きく，そのまま群間を比較できなかった．そのためコントロール群からの変化量をそれぞれで比較することとした．変化量は以下の計算式で求めた．そのうえで群間を無料統計ソフト「R」を使い一元配置分散分析と多重比較holm法（$p<0.05$）で検討した．

変化量＝音楽を聴いている最中の抵抗力－コントロール群の抵抗力

結果，左右共に英語の歌を聴きながら並進バランステストを行った方が日本語の歌を聴きながら行った方よりも優位に抵抗力は増大した（右：$p=0.011$，左：$p=0.013$）（図8, 9）．

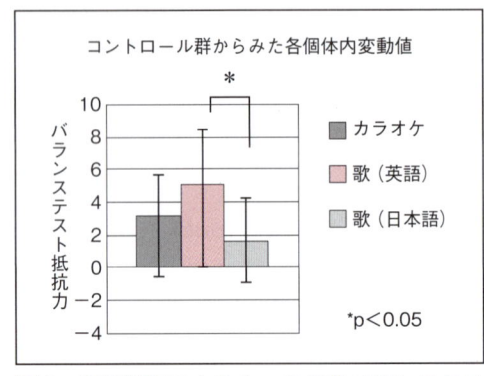

図8 音楽聴取による右への並進バランステストの抵抗力変化量

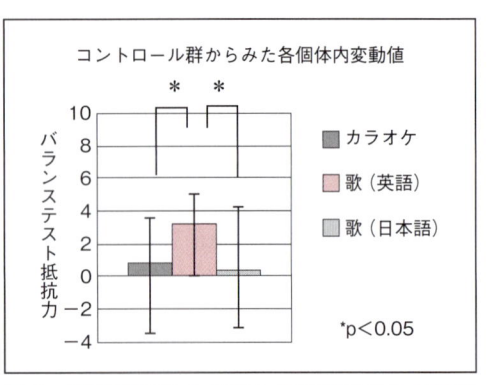

図9 音楽聴取による左への並進バランステストの抵抗力変化量

また，左側についてはカラオケバージョンを聴きながらよりも英語を聴きながら行った方が優位に抵抗力は増大した（$p=0.027$）（図9）．図9では何も聴取しない状態と比べ抵抗力が上がったり下がったりすることから日本語が入っていると人によって腹内側系がダウンレギュレーションするということがわかる．そのため半球間抑制を考えると空間認知や五感を通した感覚を優位に統合している右大脳皮質が抑制されない日本語の歌がないBGMが，さらに，他と比べ英語の歌は今回の被験者において第2言語として習得していないため半球間抑制がかかりにくく，より腹内側系をアップレギュレーションしやすい良好な感覚入力となりえたのではないか．

3）音のエネルギーは人体と引き込み合うのか？

音楽とパフォーマンスについて，Fritzら（⇒ CHECK！⑥）の研究では「参加者の大部分は運動にあわせて自分で音楽を作り出すような経験について緊張感を和らげる効果があると感じていた．偶然にも，測定したデータでは，音楽の最中では筋肉が少ないエネルギーで作動していた事と，物理的により効率的な動作をしていた事を示唆していた．この事はつまり，音楽による陶酔感が運動神経により好ましい影響を与えている可能性がある事が示唆されている」（⇒ CHECK！⑦より引用）．ではなぜパフォーマンスが向上するのだろうか．音楽とは音の集合である．音のエネルギーは空気分子の振動エネルギーであり，その振動は人体を振動するエネルギーとなりうる（第4章参照）．さらに「感覚受容器によって電気信号に変換された環境や身体の情報を周波数として引き込み，干渉・同期し共鳴することで1つの解として全身のα運動ニューロンに伝達するのである」（⇒ CHECK！⑧ p185より引用）つまり音は振動として感覚入力されることで身体を変化しうるのである．

> **CHECK!** ⑥Fritz TH, Hardikar S, Demoucron M, et al：Musical agency reduces perceived exertion during strenuous physical performance. PNAS. 110(44)：17784-17789, 2013
> http://www.pnas.org/content/110/44/17784 [accessed 2014-11-25]

> 📖CHECK!⑦音楽は運動効率を上げる［internet］，http://www.nutritio.net/linkdediet/news/FMPro?-db=NEWS.fp5&-Format=detail.htm & kibanID=42110&-lay=lay&-find［accessed 2014-11-25］，LINK de DIET
> 📖CHECK!⑧舟波真一：第16章 運動の成り立ちとは，運動の成り立ちとは何か（舟波真一，山岸茂則 編），pp182-186，2014，文光堂

4）臨床応用に向けて

　音楽をかけるだけでの変化は一時的とも考えられるため，音楽のみでの治療ができるとはいい難い．しかし，我々セラピストは触覚を通じて評価，治療を行っているが，触れているときには圧力のみならず，「手に把持したものの長さについて固有振動数の検知を行える」という研究結果もある（⇒CHECK!⑨より引用）．また，神崎らは「運動強度の増大および疲労の進行に伴い共鳴周波数は増大した」また，「共鳴周波数の変化は，筋固有の硬度のみならず，運動単位の動員パターンや直列・並列弾性要素の粘弾性や代謝的要因に影響を受けることが明らかとなった」（⇒CHECK!⑩ p10より引用）としている．これにより共鳴周波数は変化することが裏付けられ，逆に触覚を通じて得られた固有振動数と同期させることでクライアントの周波数変化が起き，筋固有の硬度のみならず，運動単位の動員パターンや直列・並列弾性要素の粘性・弾性や代謝的要因をも変化させられうるのではないかと考える．さらに，無毛マウスでの研究ではあるが，表皮のバリア機能の回復過程について音（10，20，30kHz）による加速効果があるとしている（⇒CHECK!⑪）．また，耳で聴こえる範囲と耳で聴こえない範囲の音を含むガムラン音楽で α 波の賦活と左視床と脳幹の血流が向上する（⇒CHECK!⑫）．これらは音が感覚入力されることで身体を変化しうるという考えに示唆を与えてくれるものであると考える．つまり，術後のクライアントに対しクライアントの術創部に対して治療を行う際や，脳血管疾患に対する治療の際に音楽を聴かせながら行うことで効果が高められる可能性を示唆しているのではないかと考える．

> 📖CHECK!⑨朝尾隆文（研究代表者）：筋固有感覚に基づいたダイナミックタッチにおける知覚メカニズムの解明，http://kaken.nii.ac.jp/pdf/2012/seika/F-19/34416/23700154seika.pdf［accessed 2014-11-27］
> 📖CHECK!⑩神崎素樹（研究代表者）：筋の共鳴周波数の定量解析を用いた「筋の凝り」の評価法の開発―機械的振動刺激法および筋音図法からの検討―，第4回2006年度一般財団法人上月財団「スポーツ研究助成事業」報告論文，2006
> 📖CHECK!⑪Denda M, Nakatani M：Acceleration of permeability barrier recovery by exposure of skin to 10-30 kHz sound. Br J Dermatol. 162(3)：503-507, 2010
> 📖CHECK!⑫Oohashi T, Nishina E, Honda M, et al：Inaudible high-frequency sounds affect brain activity：hypersonic effect. J Neurophysiol. 83(6)：3548-3558, 2000

3. 視覚眼球テクニック

植竹駿一

はじめに（図10）

眼球は球関節様の運動を起こし，眼球運動の制限は視覚からの感覚情報の取り込みに問題を生じさせる．視覚・迷路・固有感覚からの情報は神経振動子群（NRG）に集約され，1つの運動として表出される．そのため，眼球も感覚入力の窓口であると考え眼球に対してもアプローチを行うことにより，全身の運動を変化させることができると考えている．

> **なるほど**
>
> **頭部と眼球運動の関係**
>
> 後頭下筋群を触診しながら眼球を左右に動かしてみよう．すると，眼球の動きによって後頭下筋群が自動的に収縮していることがわかる．このことからも，眼球の動きが頸部の動き，さらには前庭系の働きと密接に関係してくることが想像できる．

1）視覚眼球テクニックの前に押さえておきたい解剖

a．外眼筋の構造

外眼筋は上直筋・下直筋・外側直筋・内側直筋の4つの直筋と上斜筋・下斜筋の2つの斜筋に分けられる．速筋だけではなく遅筋も含まれ，哺乳類で最も早く動く筋である．

下斜筋以外の外眼筋の起始は視神経を取り巻いている総腱輪（図11）であり，外眼筋の緊張が視神経にまで影響を及ぼす可能性がある．外眼筋は，眼球の強膜とプリーと呼ばれる結合組織に付着する．

b．眼球と視神経

視神経は間脳から直接発生しているため，脳の一部である．脳は硬膜・くも膜・軟膜に包まれており，視神経もこれらの膜が名称を変え強膜という膜に包まれている．さらに強膜は，眼球の前では角膜という名前に変化し，さらに結膜と名称を変える（図12）．

つまり，外眼筋へのアプローチが，視神経を介して硬膜などの脳を包んでいる膜にまで影響を与える可能性があると考えられる．

c．眼球運動とともむき筋

表1のように，外眼筋は視線を変化させるために左右の筋が共同して働く．例えば，右方に眼球を向ける際には，右の外側直筋と左の内側直筋が働く．このとき，主動筋に拮抗する右の内側直筋と左の外側直筋の弛緩が同時に起こっている．

眼球の解剖を踏まえて，我々が考えている眼球運動の制限因子として，①眼球とつながっている外眼筋の緊張，②眼球および視神経を包む結合組織の硬化，③上眼窩裂を含む頭蓋の結合組織の硬化が考えられる．

2）眼球運動システム（⇒ CHECK！①）

眼球の運動をみるうえで必要となる眼球運動のシステムがある．

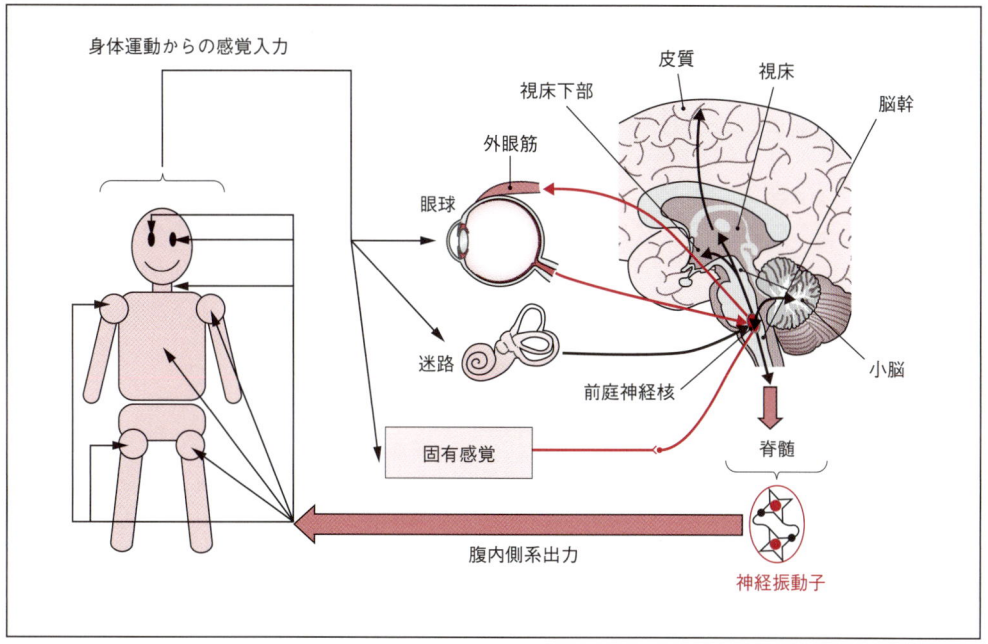

図10　眼球システムと身体
「Schünke M, Schulte E, Schumacher U：12.22 Vestibular System, THIEME Atlas of Anatomy：Head and Neuroanatomy（Ross LM, Lamperti ED, Taub E eds.），p369 B, 2010, Georg Thieme Verlag, Stuttgart」より一部改変して引用，作成

図11　総腱輪の構造
「Drake RL, Vogl AW, Mitchell AWM：8 Head and neck, Gray's Anatomy for students 3rd Ed., p935, 2014, Churchill Livingstone, Philadelphia, PA」より一部改変して引用

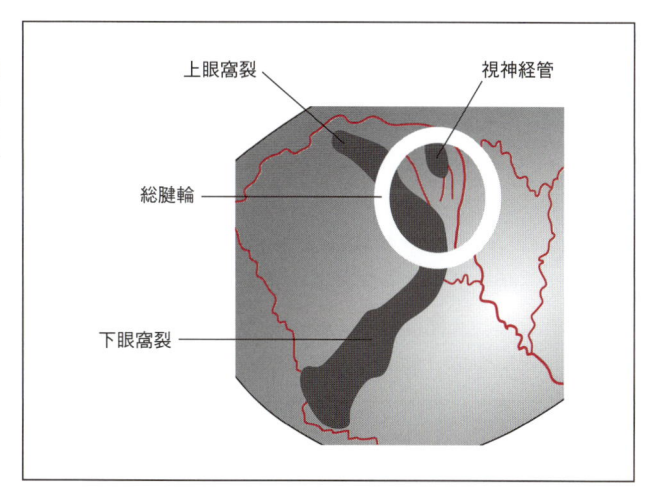

a．サッケードシステム（衝動性眼球運動）

　周辺視野にある興味のある対象を中心窩で捉える急速な眼球運動のことである．しかし，人は止まっているものの間を連続して追えない．特に，小脳の虫部―室頂核との関係が深いといわれている．眼球運動の最大速度は700°/秒にもなる．
　　例：2人でお互いに向かい合い，一方の人が両手でそれぞれのペンを顔の左右で持つ．ペンを持たない人が向かいの人の左右のペンを交互に見る（サッケード）．しかし，間の顔を認識することはできない．

図12 視神経と硬膜

「Drake RL, Vogl AW, Mitchell AWM：8 Head and neck, Gray's Anatomy for students 3rd Ed., p936, 2014, Churchill Livingstone, Philadelphia, PA」より一部改変して引用

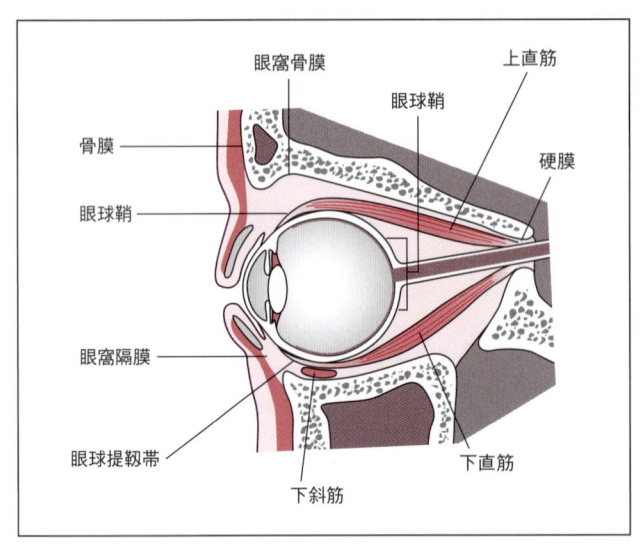

表1 外眼筋とともむき筋

	右眼	左眼
右方視	外側直筋	内側直筋
左方視	内側直筋	外側直筋
右上方視	上直筋	下斜筋
右下方視	下直筋	上斜筋
左上方視	下斜筋	上直筋
左下方視	上斜筋	下直筋

b．固視システム

　静止した対象像を中心窩に捉えるシステムのこと．サッケードシステムを抑制して，現状の視線を維持し続ける．前頭眼野・上丘・オムニポーズニューロン(外転神経根に挟まれた正中近くにある中位縫線核に存在)がこのシステムに関係する．

　例：目の前で動いたものを目の動きで追っていく．それが注視していなければならないものの場合は，他の対象が現れていてもそちらに眼を向けないで注視し続けることができる．

c．パシュート(追従眼球運動システム)

　サッケードシステムで中心窩に捉えた対象が動く際に，対象を中心窩に捉えるシステムのこと．人間は対象が中心窩からずれてしまうと著しく解像度が低下するためにパシュートを利用する．最大速度は30°〜100°/秒．

　例：目の前の資料を早く動かすと文字は読めないが，資料を固定し頸部の回旋をしても文字が読める．

d．前庭動眼反射システム

　頭部が動いた場合に視線の方向を一定に保つように頭部が動いた方向とは逆の方向に眼球を動かすシステムのこと．頭部の動きから目の動きまでの時間遅れは0.01秒程度といわれている．

　頭部の傾きを半規管で感知し，前庭神経核にその情報が入り，外転神経核を介して頭部の傾きに対して眼球を動かす．さらに，前庭神経核に入った情報は小脳に入力され，再び前庭神経核に入る側副路も存在している(図13の1〜3が前庭動眼反射，4〜9が側副路を介した眼球運動の制御)．

　例：資料をみながら頸部を側屈させても文字を捉えられる．

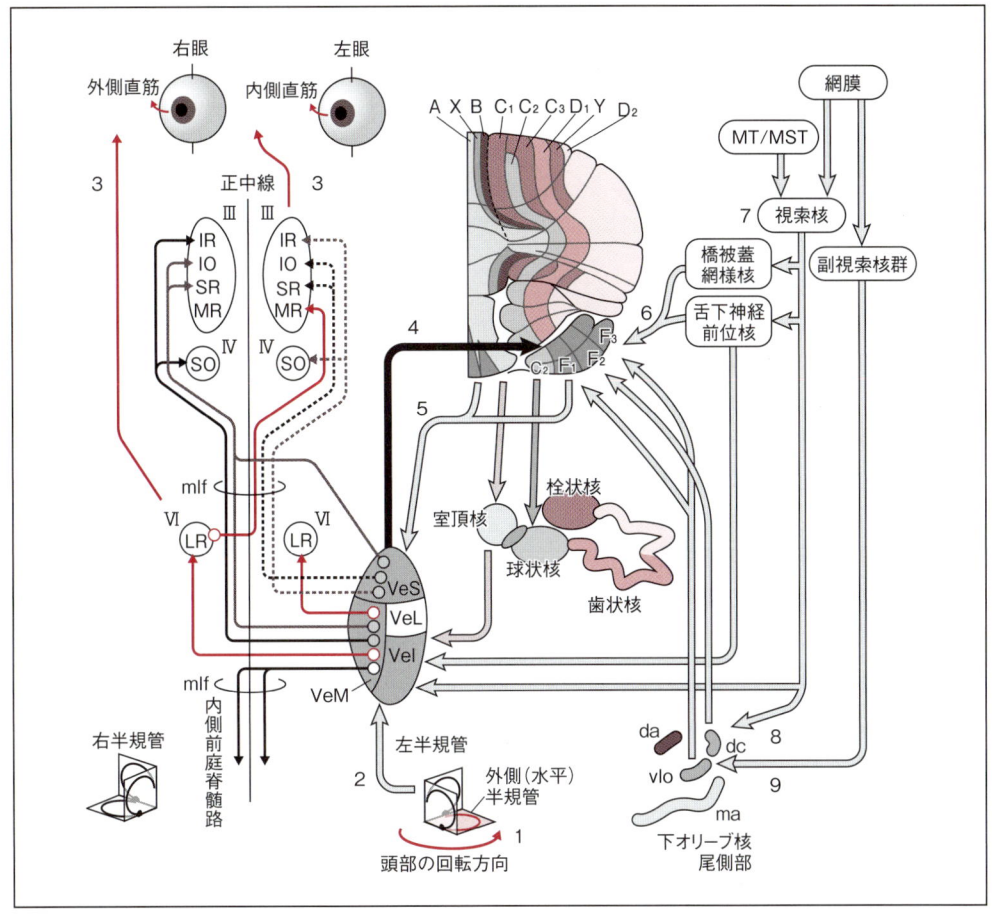

図13 前庭・小脳・眼球の関係
「小林 靖, 寺田純雄：前庭小脳とその入出力, Clinical Neuroscience, 32 (7)：717, 2014」より引用

　前庭動眼反射は回転が遅い場合には頭部の運動を完全に相殺させるほどには眼球を回転させない．BiNI Approachにおける視覚眼球テクニックでは，頭部の素早い動きを入れる方法をとることがあるが，これは，前庭動眼反射システムも利用されているかもしれない．

e．視運動性眼振システム

　視覚刺激がある時間の間持続して与えられると視覚刺激を除去してもすぐに眼球運動が停止するわけではなく，減衰しながら持続する眼球運動システムのこと．このシステムは前庭動眼反射の出力路を経由する．

　　例：電車に乗っているときに外の景色を見るときなどに起こる．電車に乗っている人を外から見ると眼球が震えている．普段は感じない．

f．輻輳・開散システム（まとめてバージェンス）

　対象が奥行き方向に移動したときに左右眼の視軸の角度を変化させる非共同性運動である．輻輳は両目が内側へ向かう運動，開散は両眼が外側へ向かう運動である．輻輳は一般的にいわれている寄り眼のこと．

　　例：ペンを持ち顔の前で遠ざけたり近づけたりする．このときの眼球の動き．

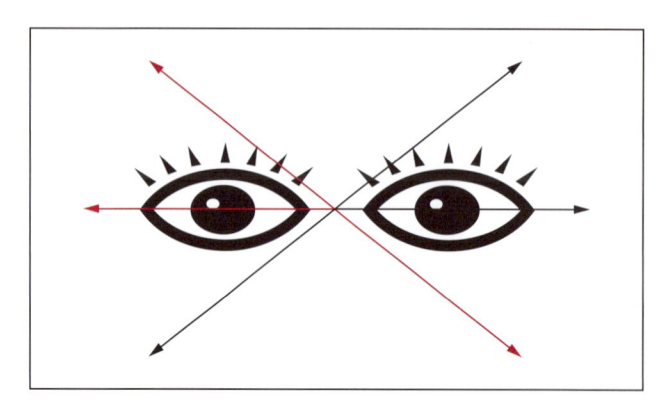

図14　螺旋軸との関係
「BiNI Aproach 視覚眼球テクニック資料」より引用
赤は螺旋軸，黒は逆螺旋軸優位のときの動き．

> **CHECK!** ①吉田 寛：眼球運動システムの概説，Clinical Neuroscience, 28 (1)：18-23, 2010

3) 視覚眼球運動の法則性

a．眼球運動と腹内側系の関係

　眼球も球関節様に捉えているため，注視（固視）し続けることは，運動の停滞を引き起こし腹内側系のダウンレギュレーションを生じさせる．床を見つめて歩行をするクライアントをよくみかける．一点を見つめて歩行することで腹内側系の活動が低下し，滑らかな運動を阻害する因子となりうる．そのため，クライアントには遠くを見るようにしてもらうことも重要な要素となってくる．

b．眼球運動と頸椎アライメントの関係

　眼球運動の評価で，右側方へ眼を動かした際に滑らかではなく引っかかるような動きをした際には，上位頸椎に対して下位頸椎が左回旋変位を起こしている場合が多いという臨床的な経験がある（第7章，3, A参照）．特に，硬膜は大後頭孔の周囲で連結されており，後頭骨（C0）と第1頸椎（C1）で形成される環椎後頭関節のアライメントの変化は，結果的に硬膜の緊張に影響を与えると考えられる．視神経は硬膜に包まれているため，硬膜の緊張により眼球運動に影響を与える可能性もあると考えられる．逆もまた同様に，頸椎の可動性が低下することで迷路情報が歪み眼球運動に変化をもたらすとも考えられるため，眼球運動と頸椎の可動性は切り離せない関係にあるといえる．

c．両眼視・片眼視と腹内側系

　視覚情報が前庭に取り込まれ，NRGを介して全身の運動として表出されるということは，両眼で見た場合と片眼で見た場合では視覚情報が変化するため，運動生成が変化する可能性がある．例えば，片眼に問題がある場合は，同側性の腹内側系の活動が低下することが多くみられる．

d．眼球運動と足部アライメント

　足部に問題があるクライアントの中の治療後に眼球運動が改善することがある．これは，足部の硬度の変化により感覚情報の取り込みが変化し，前庭系が刺激されたことで眼球運動が変化した可能性があると考えらえる．

e．螺旋性と眼球運動（図14）

　螺旋軸（もしくは逆螺旋軸）に沿った方向で眼球運動が制限されることが比較的多い．例

えば，赤い線上で眼球運動の問題が起こっている場合は，頸部の右回旋（＋左側屈）の可動域が低下，右内側縦アーチの減少，逆螺旋軸優位の活動が起こることが多いという法則があると考えている．

現在のところ以上のような法則性を発見しているが，これから新しい知見によって法則性が増えていくと考えている．

4）眼球テクニックにおける評価と治療

a．眼球運動の評価

背臥位・座位・立位などで，上下・左右・斜め方向に眼球運動が滑らかに行えるかを検査する．実際に問題がある場合の眼球運動としては，眼で追ってもらう対象のスピードについてこられない，眼球が動く方向にカクカクしたような動きになるなどの現象が起こる．右方向への眼球の動きが低下している場合，並進バランステストなどの腹内側系の活性を評価するテストを行うと，同側の結果が悪くなっていることが多い．

> **なるほど**
> **姿勢変化を利用した評価**
>
> 座位では眼球運動に問題はみられないが，立位で眼球運動に問題が生じることがある．これは原因として，座位に比べ立位では膝関節と足部が動作に関与してくるため，立位で眼球運動に問題が生じた場合に膝関節・足部に問題があり眼球運動に異常が生じていると考えることもできる．このように，姿勢による変化を利用して評価を行うことも問題点を知るうえで必要なことである．

b．眼球の硬度の確認と感覚入力（図15）

セラピストの母指をそれぞれの眼球の上にやさしく置いていく．眼球を圧迫しすぎるとアシュネル反射が起こり心拍数が低下するため熱を伝えるようなイメージで触れるようにして感覚入力を行う．このとき，硬度が高い方の眼球は眼窩に沈み込んでいかない感覚がわかる．

治療は，硬度が高い部位に熱を伝えるようなごく軽い圧迫を加える．そうすることで徐々に硬度が低下してくるのを感じ取ることができる．治療効果の判定として，治療の前後で並進バランステストを評価し，眼球の硬度の低下により腹内側系の活性に変化がみられることを感じられる．

c．迷路刺激を利用した眼球運動へのアプローチ

右側への眼球運動が低下している場合，頸部の右回旋と左側屈を同時に速く速度をつけて行うことで右側への眼球運動が改善する．

d．下肢固有受容感覚を利用した眼球運動へのアプローチ（図16）

右側への眼球運動に問題が生じている場合を例にとって説明をする．ここでいう身体感覚情報とは身体構造の変化を含むため，ただ下肢を触れるなどの感覚を入れるよりも，硬度が高い部位に対して治療をして結合組織に変化をもたらした方が治療の持越し効果を期待できる．

e．眼球運動を用いた頸部運動性の改善（図17）

上位頸椎と眼球運動とは密接な関係がある．そこで，眼球運動を利用した頸椎の運動性改善の方法を紹介する．頸椎は問題となることが多い部分であるが，非常に繊細なところであり無理に動かさないように注意する．

第9章

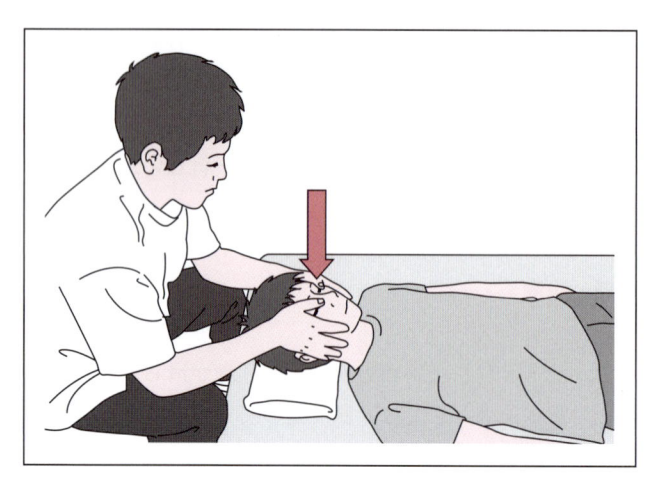

図15 眼球の硬度の確認

両眼球の上に母指を置き，眼窩の方向に熱を伝えるイメージで触れていく．さらに，右方から左方へ，上方から下方など上下左右から眼球の動きを確認し，硬度の違いを確認していく．

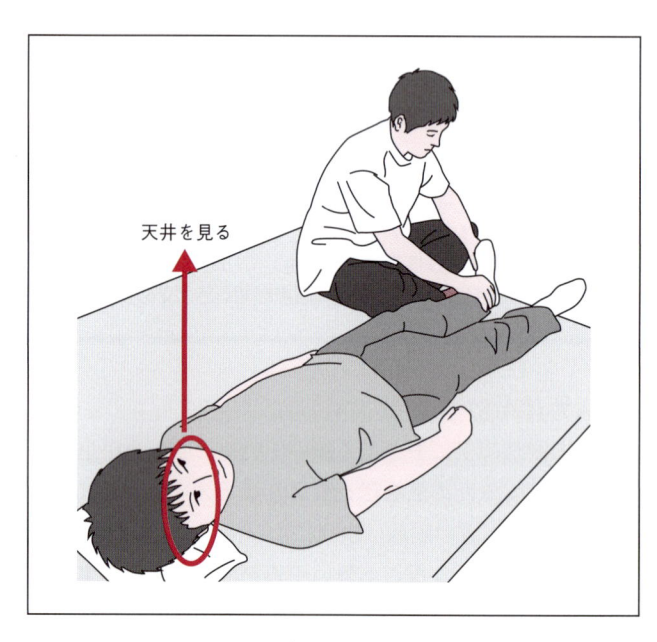

図16 固有受容感覚を利用した眼球運動へのアプローチ

図のように頭部を回旋させ，眼球を左側へ動かした場合と同じような状態をつくる．この状態で，下肢を触れるなどの身体感覚情報を入れることで眼球運動に変化をもたらすことができる．天井などに目印をつけておくと視線を誘導しやすい．

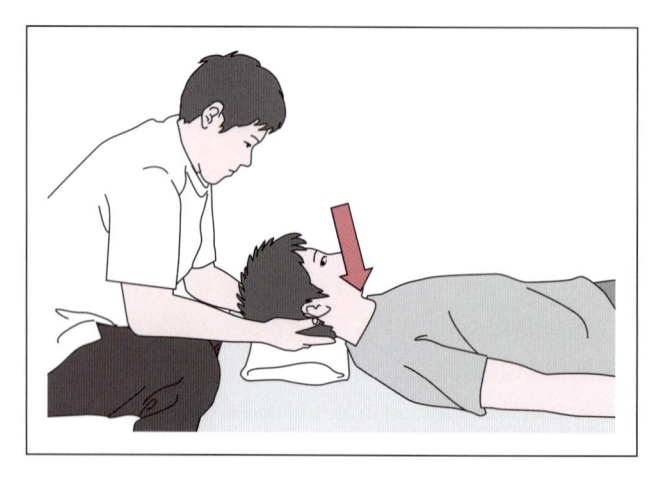

天井を見る

図17 眼球運動を用いた頸部 mobility の改善

左回旋変位をしている頸椎を触診する．下位頸椎の右横突起をセラピストの左手に当て，右手を上位頸椎の左横突起（もしくは乳様突起）に当てる．その状態でクライアントに右方向へ眼球を動かすことを繰り返すと徐々にセラピストの手の中で左回旋変位がなくなってくることが実感できる．

おわりに

　ここまで評価・治療の方法を述べてきたが，眼球という身体構造を修正し，変化した構造から入力される感覚により運動が出力され，クライアントの運動も変化する．例えば，小脳の変性疾患でバージェンスシステムがうまく行えず焦点が合わせられないようなクライアントに対して眼球テクニックを行うことで，歩行時の過剰な動揺が減少することもある．また，右側への注意が過剰となっている左半側空間無視の場合，左側への眼球運動が拙劣で硬度が高くなっている場合がほとんどであり，硬度を低下させることで左側への注意を向けるきっかけになることもある．このように，今までは「退行性の変性疾患だから」とあきらめていたり，「高次脳機能障害だからまずは机上の物で治療を」とされたりしてきた疾患に対しても，眼球という今まであまり目を向けられなかった身体構造に変化を与えることで，新たな展望を開くきっかけになるのではないだろうか．

4. 運動生成と足部の関係

水口慶高

　足部は全身のアライメントそして身体運動そのものに，多大な影響を及ぼす部位である．しかし，臨床の現場や装具の処方においては，下肢の末梢にある1つの「塊」として扱われてしまっている感は否めない．立位での身体運動の評価や指導が適正に導かれるためには，土台である足部の構造とその運動性を理解することが必須であると考える．

　ここでは，その緻密な構造と繊細かつ強烈なリンク機構を解説し，臨床における身体運動全般の評価と介入に昇華するアイディアを考えていくこととする．

1）足部主要関節の構造とその役割

　ここで取り上げる足部主要関節（足関節，距骨下関節，横足根関節，第1列，第1MP関節）の構造と機能は下肢バイオメカニクスに基づく身体運動の理解を深めるためにとても重要な知識となる．取り上げるそれぞれの関節や部位がいくつかの役割を持ち合わせていることはいうまでもないが，ここでは足部の運動性を語るにおいて特に注目すべき特性をピックアップし，考察を深めることとする．

a．足関節（距腿関節）のピックアップポイント⇒「ほぞ継ぎ構造」！

　足関節は，脛骨と腓骨で形成された凹部，果間関節窩と距骨とが成す関節である．この関節は，木工建築などでみられる「ほぞ継ぎ構造」を形成している（図18）．この仕組みから，足関節には回旋の可動域はほぼないことがわかる（底屈時にやや内転し，背屈時にやや外転する動きがあるが内外転の動きは関節軸の配置による）．

　この構造により，下腿と距骨は水平面上の動きでは常に同期し，CKCにおいて下腿の回旋運動と足部アライメントの変化は直接的に関わりをもつということがいえる．

b．距骨下関節のピックアップポイント⇒「トルクコンバーター・システム」

　距骨下関節は下腿を受け止める距骨とその下にある踵骨とが成す関節である．前・中・後の3つの関節面で構成され，複雑な3平面上の複合された動きをもつ．距骨下関節の動きはその3平面運動を統括した回内，回外である．CKCにおける動きは複雑で，回内⇒距骨の内転，底屈，踵骨の外反，回外⇒距骨の外転，背屈，踵骨の内反となる．距骨下関節の場合床に接している踵骨の形状が丸いため，可動域は小さいが転がるという動き（踵骨の外反，

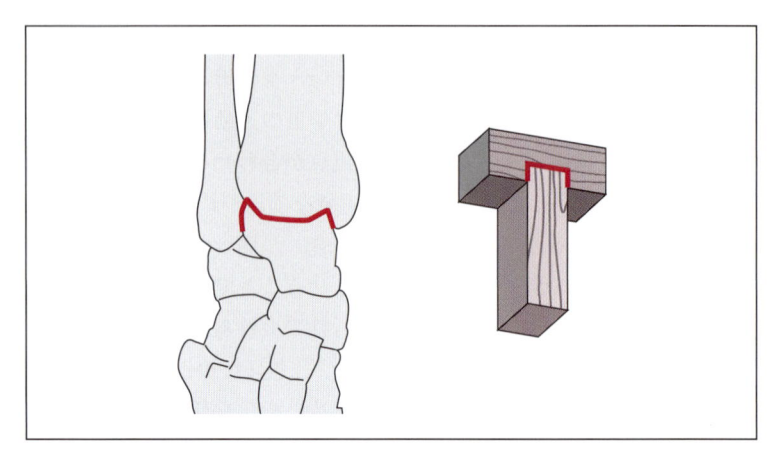

図18 足関節ほぞ継ぎ構造

この構造により，CKCにおいて下腿の回旋運動と足部アライメントの変化は直接的に関わり合う．

内反）が伴う（⇒ CHECK！①）．

> **CHECK!** ①泉 有紀：足の基礎的バイオメカニクス，臨床実践 動きのとらえかた（山岸茂則 編），pp190-193，2012，文光堂

　CKCにおける回内・回外運動では「距骨が動く」ということが特に注目すべき点であろう．「距骨が動く」はつまりは「下腿も動く」である．特に，距骨の水平面上の動きは下腿の内外旋の動きと強固に同期する．なぜなら，距骨と下腿の関係は「ほぞ継ぎ構造」だからである．
　また，次に紹介する横足根関節は距骨と踵骨がそれぞれ前足部の骨（舟状骨，立方骨）とでなす関節であることから，距骨下関節の動きが直接的に前足部のアライメントを変化させる．最もわかりやすい現象として，内側アーチの高さと前足部の幅の変化はこの仕組みによるものである．
　このように，距骨下関節の特筆すべき機構は下腿と前足部の動きや位置，また，足部骨格の配列を同時にかつ瞬時に変化させるという強力な「変換器」の役割をもつことであるといえる．この機能をトルクコンバーター・システムという（図19）．

c．横足根関節（ショパール関節）のピックアップポイント⇒「距骨下関節との連動性および前足部ロック機構」

　横足根関節は，足部内側に位置する舟状骨が距骨となす関節「距舟関節」と外側の立方骨が踵骨となす関節「踵立方関節」の2つの関節の総称である．2つの運動軸において前額面上での内反外反（縦軸），矢上面，水平面が合わさった背屈外転，と底屈内転（斜軸）という動きをもつ．CKCにおける実際としては2つの運動軸に対する動きが同時に複合的に機能する．
　また，後足部の距骨，踵骨と接していることから距骨下関節の回内・回外運動と密接に同期し，前足部全体の骨配列や関節の動きをつくる役割をもつ．
　この関節の特徴として，内側の距舟関節は球関節に近い構造でとても動きやすく，逆に外側にある踵立方関節は鞍関節状に近くしっかりとかみ合う構造をもっている．この構造と機能は柔軟と堅固という相反する足部骨格の状態を生みだす仕組みとして足部運動性の効率を高めるために重要な役割を担っている．横足根関節の動きは，距骨下関節の動きと関連づけることでより理解を深めることができる．以下，その関連性を解説する（⇒ CHECK！②）．

図19 距骨下関節トルクコンバーター

距骨下関節は足部のアライメントと下腿の動きや位置を同時にかつ瞬時に変化させる変換器の役割をもつ.

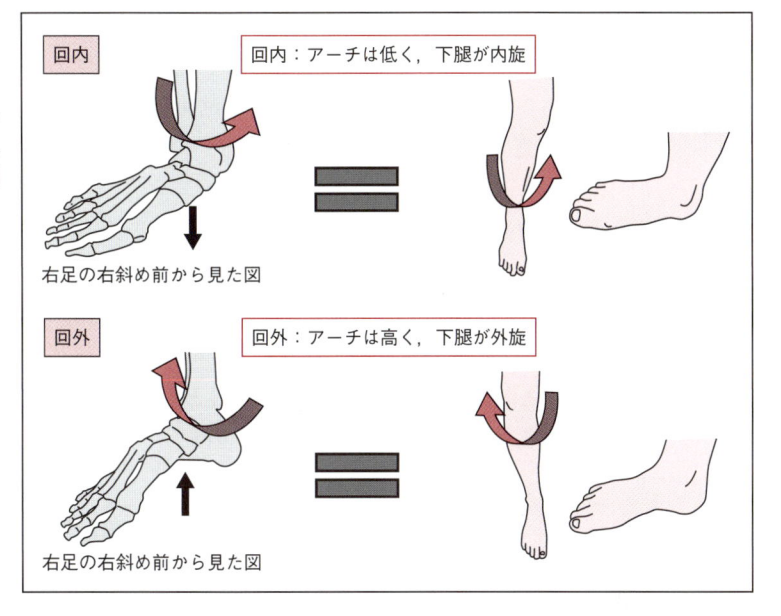

回内：アーチは低く，下腿が内旋

右足の右斜め前から見た図

回外：アーチは高く，下腿が外旋

右足の右斜め前から見た図

図20 横足根関節アンロック

①距骨下関節が回内すると荷重は足部内側にかかっていく.
②上から床に押し付けられることで，床側からの圧力も（床反力）足部内側が大きくなる.
③主に距舟関節が内反することで，横足根関節はアンロック⇒軟弱な構造の足となる.

アンロック

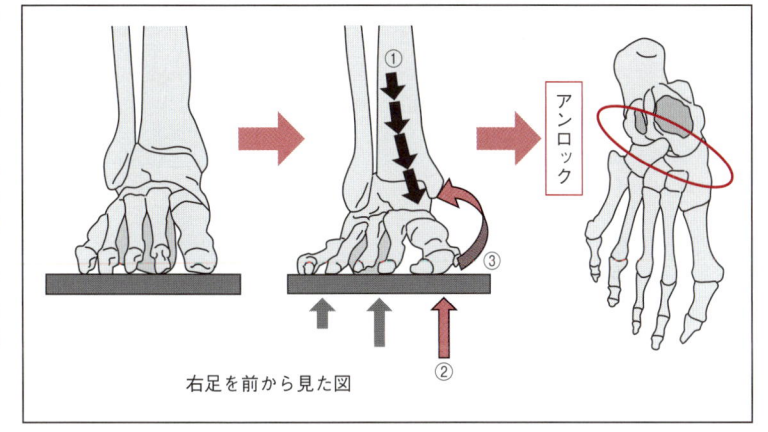

右足を前から見た図

図21 横足根関節ロック

①距骨下関節が回外すると荷重は足部外側にかかっていく.
②上から床に押し付けられることで，床側からの圧力も（床反力）足部外側が大きくなる.
③主に踵立方関節が外反することで，横足根関節はロック⇒堅固な構造の足となる.

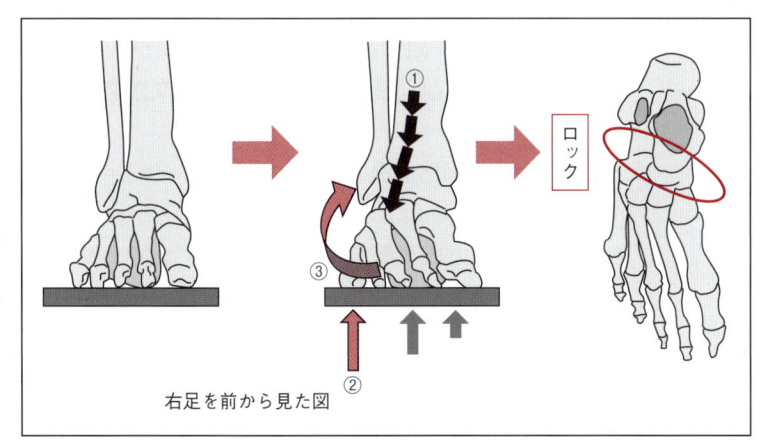

ロック

右足を前から見た図

①距骨下関節の回内の場合：距骨の内転⇒下腿の内旋⇒荷重は足部内側にかかる⇒床からの突き上げ（床反力）により，横足根関節は内反する⇒動きやすい構造の距舟関節が内反することで前足部における骨格の結束は弱まり，柔軟な構造の足（柔らかい足）となる⇒内側アーチは低くなる＝前足部アンロック（接地期の衝撃吸収などに有効な構造）（図20）．

②距骨下関節の回外の場合：距骨の外転⇒下腿の外旋⇒荷重は足部外側にかかる⇒床からの突き上げ（床反力）により横足根関節は外反する⇒ロックしやすい構造の踵立方関節が外反ロックすることで前足部における骨格の結束は強まり，堅固な構造の足（硬い足）となる⇒内側アーチは高くなる＝前足部ロック（蹴りだし期などに有効）（図21）．

※注：①と②は歩行時の運動連鎖の解説としてではなく，あくまでも距骨下関節を基点とした位置と運動の関連性を表現している．

Reference 距骨下関節と前足部の連動性は「扇の開閉イメージ」で捉える

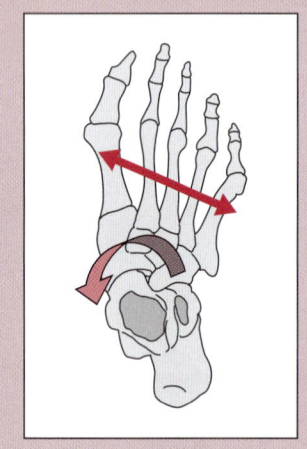

扇イメージ距骨内転
前足部開く

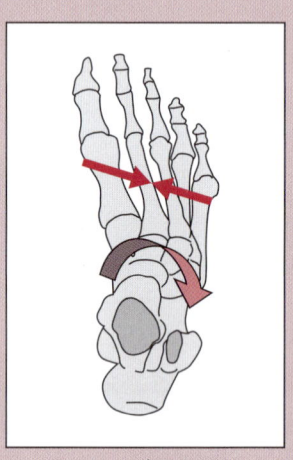

扇イメージ距骨外転
前足部閉じる

距骨の内転・外転の動きは，内転では距骨頭が踵骨から離れ，それぞれの関節を成す舟状骨と立方骨も離れていくことになり，前足部は水平面上においても骨同士の結束が緩むことがわかる．逆に，外転では距骨頭が踵骨に近づき，舟状骨，立方骨も近づくことになり，骨同士の結束は強まり足部全体が堅固な構造体になる．この連鎖は，距骨下関節を要（かなめ）とした扇を開閉するイメージで捉えることができる．

CHECK! ②泉 有紀：足の基礎的バイオメカニクス，臨床実践 動きのとらえかた（山岸茂則 編），pp194-195，2012，文光堂

d．第1列と第1MP関節のピックアップポイント⇒第1列と第1MP関節の条件付連動性

(1) 第1列

第1列を構成する内側楔状骨と第1中足骨は強い靱帯構造をもち1つのユニットとして働く．主な動きは背屈と底屈であるが，それぞれ背屈時には内転，内反し底屈時には外転，外反の動きが現れる．1つの関節の動きというより中足部全体の骨の動きと連動する．

また，内側縦アーチの主要部分に位置するユニットであり，アーチ状の形を成すという点では，主役に値する部位であるといえよう．

第1列の動きは内側縦アーチそのものの動きとなるので，アーチの高さや前足部の形状は第1列の位置や運動の現れであると考えると理解しやすい．

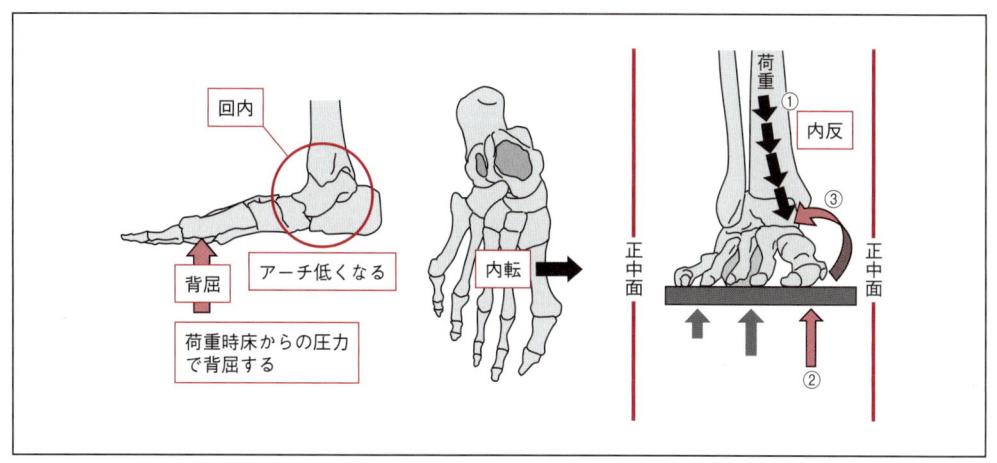

図 22　第 1 列背屈
①距骨下関節が回内すると荷重は足部内側にかかっていく．
②横足根関節はアンロックとなり，第 1 列は床反力により下から押し上げられる形で背屈するとともに内転，内反する．
③内側アーチは低下し，前足部の幅は広がる（柔らかい足）．

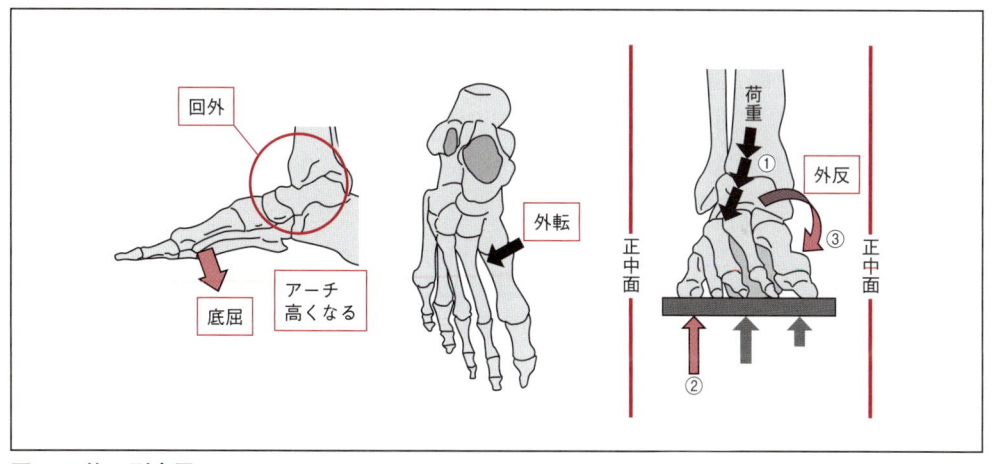

図 23　第 1 列底屈
①距骨下関節が回外すると荷重は足部内側にかかっていく．
②横足根関節は外反ロックし，第 1 列は骨連鎖とともに，長腓骨筋，後脛骨筋などの第 1 列の底部に付着する筋腱が底屈方向に牽引することで，底屈し，同時に外転，外反する．
③内側アーチは高くなり，前足部の幅は狭まる（硬い足）．

　CKC における第 1 列の動きを，距骨下関節，横足根関節の運動と関連づけて整理していくと，足部の機構がさらに紐解けてくる．
　①距骨下関節の回内の場合：距骨の内転⇒下腿の内旋⇒荷重は足部内側にかかる⇒床からの突き上げ（床反力）により，横足根関節は内反しアンロック⇒同時に第 1 列前方も持ち上げられ背屈，内転，内反する⇒内側アーチは低くなり，前足部の幅は広がる（図 22）．
　②距骨下関節の回外の場合：距骨の外転⇒下腿の外旋⇒荷重は足部外側にかかる⇒床からの突き上げ（床反力）により横足根関節は外反しロック⇒同時に第 1 列は底屈，外転，外反⇒内側アーチは高くなり，前足部の幅は狭まる（図 23）．

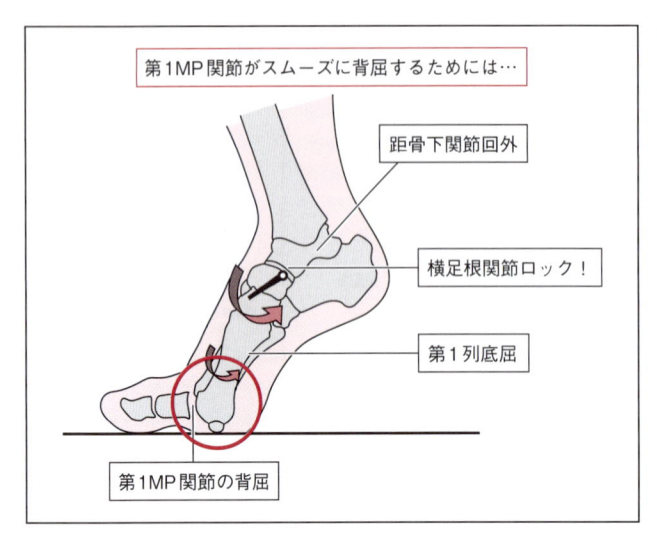

図24 第1MP関節背屈条件

正常な走歩行における，第1MP関節の背屈運動には隣接する第1列が必ず底屈しなければならない．したがって，第1列が底屈するための条件（下腿外旋，距骨下関節回外，横足根関節ロック）も満たさなければならない．

このように，第1列の位置や運動は後足部，特に横足根関節のロックシステムと密接に関連している．

※注：①と②は歩行時の運動連鎖の解説としてではなく，あくまでも距骨下関節を基点とした位置と運動の関連性を表現している．

(2) 第1MP関節

第1MP関節は，第1中足骨頭と第1趾基節骨とがなす関節．主な動きは背屈と底屈である．CKCにおけるこの関節のスムーズな背屈運動は，立位でのあらゆるステップワークの基点となる．

正常な走歩行においてCOPの軌跡は足部外側から母趾側に抜ける．このとき，第1MP関節がストレスなく背屈することで並進運動が滞りなく成立する．ただし，このタイミングで第1MP関節がスムーズに背屈するためには，必須条件として第1列が底屈していなければならない．つまり，足部の回外運動により，前足部がロックし，アーチが高くなり，骨構造が堅固になった蹴りだし期に最適な「硬い足」の条件下でのみこの関節は軽やかに背屈するのである（図24）．

2足歩行を手に入れた人間が，その足に宿した実に精密で理にかなった機構であるということは，特筆に値するであろう．

Reference　回内した足と回外した足

「回内」・「回外」は距骨下関節の運動を示す用語であるが，回内また回外したときに起こる足部構造の変化またその状態を総称として「回内した足」「回外した足」と表現することがある．

回内した足（距骨下関節回内，横足根関節アンロック，第1列背屈・内転・内反）
　⇒アーチは低くなり，前足部の幅は広がり，下腿は内旋
回外した足（距骨下関節回外，横足根関節ロック，第1列底屈・外転・外反）
　⇒アーチは高くなり，前足部の幅は狭くなり，下腿は外旋
※本項においても，足部構造を表す言葉として，以下この表現を使用することとする．

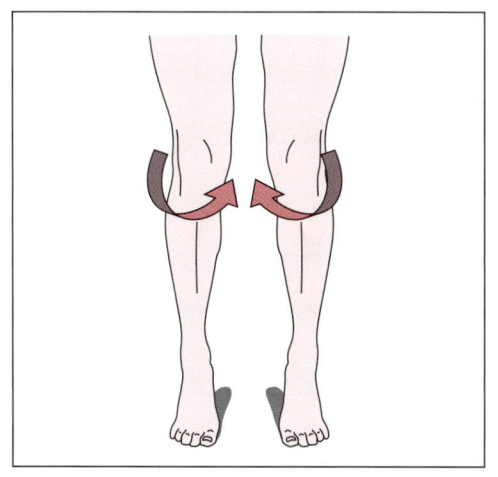

図25　第1MP背屈可動性検証　回内つま先立ち
◆回内した足で検証
膝をやや内側に向け，一気につま先立ち！
下腿の内旋⇒アーチの低下⇒柔らかい足

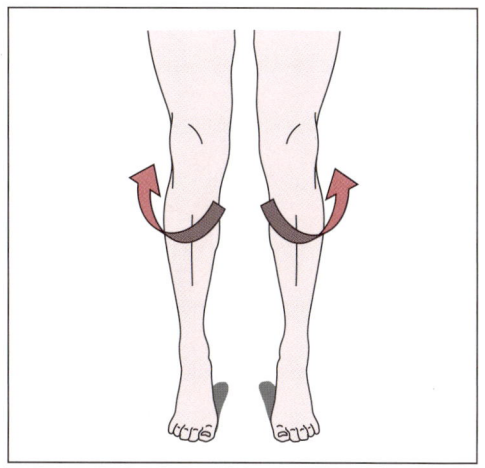

図26　第1MP背屈可動性検証　回外つま先立ち
◆回外した足で検証
膝をやや外側に向け，一気につま先立ち！
下腿の外旋⇒アーチが高まり⇒硬い足

> **なるほど**
> **第1MP関節の背屈運動が第1列の背屈時，底屈時において，その可動性が異なることを体感してみよう！**
>
> 第1列背屈の条件は，「回内した足」であることそして，底屈の条件は「回外した足」であることはすでに解説した．回内，回外それぞれの動作環境で「つま先立ち」をしてみよう．
> まずは，回内した足をつくるために膝を内側に向けた状態から一気につま先立ちを行う（図25）．
> 次に回外した足をつくるために，膝を外側に向けた状態から一気につま先立ちを行う（図26）．
> ※足関節のほぞ継ぎ構造により下腿の内旋は足部回内，外旋は足部回外となる．回内した足ではMP関節は無理やり背屈するものの母趾をはじめとした指先に負荷がかかり床を掴んでしまうような立ち方になってしまうはずである．一方，回外した足の場合，MP関節はストレスなく背屈し，中足骨頭の列に立っていることが体感できるはずである．
> このように，小さな部位であるが第1列の位置と第1MP関節の関連性は立位での運動において多大な影響を及ぼすことになる．

2）転がる足と転がらない足＝過剰回内のリスク

足部の機構と運動性を歩行運動の評価および誘導に落とし込むための考察を深める．

a.「柔らかい足・硬い足」と「転がる足」

前述の「柔らかい足と硬い足⇒足部の回内・回外運動」と「転がる足⇒ロッカーファンクション（⇒CHECK！③）」という2つの機構を関連づけて理解することは歩行の評価・誘導の質を高めるうえで有用性のある指標となる．

ロッカーファンクションは，ヒールロッカー，アンクルロッカー，フォアフットロッカー，トゥロッカーと4段階の転がる仕組みで構成される．それぞれの段階において，足部の回内・回外運動がどのように関連しているかを整理する．

①ヒールロッカーは並進運動生成の機構としての見方であるために，踵の形状が起こす前方への転がりに焦点があてられるが，回内・回外運動の側面からみると，同じく踵の形状が

第9章

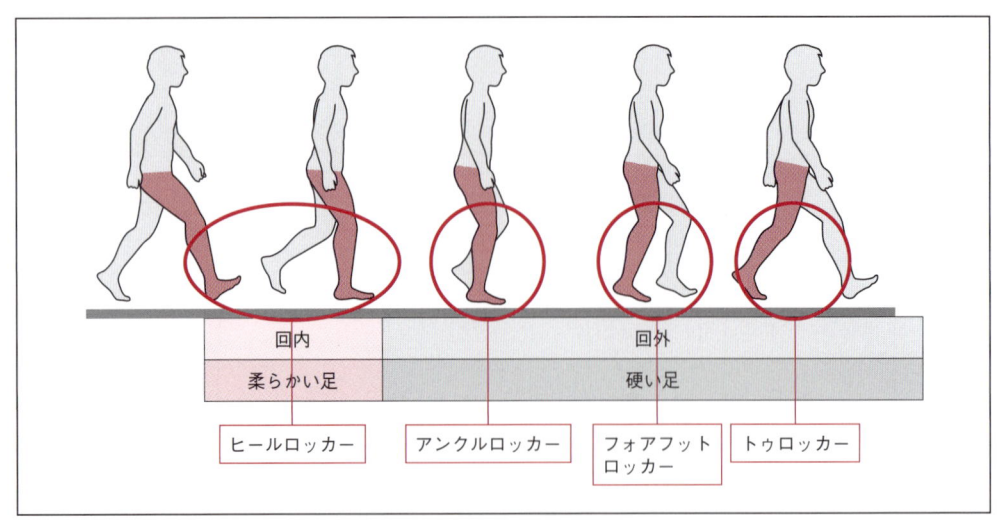

図27 回内・回外運動とロッカーファンクションの相関
回内・回外運動が歩行サイクルのどこでどのように表れ紡がれていくのかをロッカーファンクションに照らし合わせることは，足部運動性を適正に理解するためにとても重要なポイントである．

起こす内側への転がり（踵骨の外反）が同時に起こっているということになる．つまり，踵骨の外反（回内運動）＝「柔らかい足」が衝撃吸収のための役割をこのタイミングで果たしている．

> **なるほど**
> **運動をコマ送りで捉えないこと!! ヒールロッカーと回内運動は流動的かつ瞬間的な現象**
>
> 一般的に歩行周期の解説はコマ送りのように，各相を切り取った表現を使うことが多い．その中でも，「衝撃吸収」という言葉には一種「停滞感」を覚えることはないだろうか？つまり，歩行周期における回内運動だけを切り取ってイメージしてしまうと流動的な身体運動を適正に見分けることができなくなってしまう．ヒールロッカーと回内運動が同時に起こっているということは「衝撃吸収」の相は勢いよく推進している最中に起こる瞬間的な現象であるということを再認識する必要がある．

②アンクルロッカーは荷重応答期から推進期に移行する段階で起こる．このとき，足部は回内運動から回外運動へ切り替わることで，衝撃吸収のための「柔らかい足」から，推進期に必要なテコの力をまとった「硬い足」に移行する．このプロセスは，ロッカーファンクションという機構自体が成立するために必要不可欠な条件であるといえる．

③推進期において，足部は下肢全体の外旋方向のトルクがより強く働き，さらに回外していく．前足部は外反ロックし，第1列が底屈することで内側アーチは高くなり，足部骨格の結果もより堅固な状態となる．このとき足関節は底屈，「硬い足」のテコで生み出された力を解き放つために軽やかにMP関節が背屈する．そして，身体は前方に大きく投げ出される．歩行評価における指標の1つに歩幅の変化を観察することがあるが，これはフォアフットロッカーの働きが適正であるか否かという視点での評価ともいえる．

④トゥロッカー時も回外運動は続き，引き継いできた推進する力をフォロースルーすることで離地し，遊脚相へ移行する．自然な遊脚は適正な接地が行われるためにも重要な相である（図27）．

図28 ファンクショナルオーソティックス

前足部ロックを導き出し,足部の適正な動き生成するノースウェストポディアトリックラボ社製ファンクショナルオーソティックス.
「写真提供:㈱インパクトトレーディング」

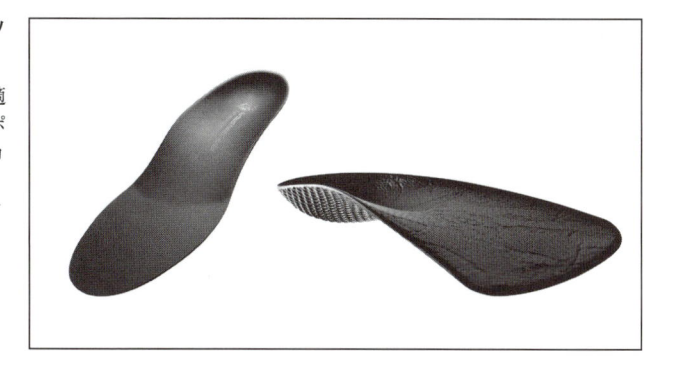

「柔らかい足・硬い足」と「転がる足」を複合的にイメージすることは歩行における流動的な足部運動性を理解するうえで,また質の高い歩行運動の評価をするうえで最も重要な見方であると考える.

> **CHECK!** ③須賀康平,鈴木克彦:ロッカーファンクション,運動の成り立ちとは何か(舟波真一,山岸茂則 編),pp126-130,2014,文光堂

なるほど　歩行誘導は「運動をさせる」のではなく「運動が生成される」ためのきっかけづくり

一般的に歩行や走行は,足部で地面を捉え,踏みしめ,蹴りだすという随意的なイメージが先行しがちであるが,「転がる足」の上を体幹が通り過ぎるだけでこれだけの緻密かつ強烈な推進システムが自動的に生成されているのである.歩行誘導を行う際に最も大切なことは「運動をさせる」という働きかけではなく,人に本来備わっている,このような自動的なシステムを呼び起こす「運動生成」のためのアプローチが必要なのではないだろうか? そのためには,バイオメカニクスの理解と合わせ,神経科学の側面からもその知識を駆使しクライアントの意識や感覚を導いていく必要がある.

b.転がらない足⇒過剰回内(オーバープロネーション)

現代人が抱える足部の問題に「過剰回内(オーバープロネーション)」がある.距骨下関節の回内に伴う横足根関節との骨連鎖が過剰に崩れてしまっている状態という理解が必要とされる.つまり,足部全体の状態を表す「過剰に回内した足」という捉え方が望ましい(→ Reference 参照).

歩行周期において,過剰に回内した足は適正な回内・回外運動ができなくなる.そうなると,ロッカーファンクションが機能する条件を満たすことができないため,「転がる足」のシステムが十分に発揮できない状態に陥る.特に,「硬い足」が必須条件の第1MP関節の動きには機能的な制限がかかってしまい,歩様自体に大きな影響を及ぼす.このことから,フォアフットロッカーが機能しているかどうかを観察することで,運動の効率や足部の状態を推察することも可能になる.

> **Reference** 運動生成を目的とした機能的足底板の有用性
>
> 過剰回内による歩行の問題を矯正するために足底板を使用することも，有効な手段といえる．一般的に内側アーチを直接持ち上げサポートするものが主流であるが，先にも解説したように内側アーチはCKCにおいて床反力により距舟関節が内反し第1列が背屈することでアーチ形状を崩す．足底からアーチを直接持ち上げることはアーチの主要部である距舟関節の内反，第1列の背屈をさらに助長することとなり，本来のアーチの機能を果たすことができない．過剰回内を改善することはすなわち適正な回内，回外運動を生成することである．この場合，アーチ構造はその高さを常に変えながら機能している．つまり足底から足部の運動を制限するものではなく，足部本来の機能（動き）を導き出すことが必要なのである．
> 足部の「動きを制限する」のではなく，「動きを生成する」ための足底板として，ファンクショナルオーソティックス（図28）がある．この足底板の最大の役割は，動的環境における距骨下関節と横足根関節の連動性を改善することにある．特に前足部のロック機構を適正なタイミングで機能させ，足部本来の働きを呼び起こすことを主眼に置いた機能的な足底板である．主に，カーボングラファイトなどの硬質な素材を使用しているが，深いヒールカップが踵の脂肪層を包み込み天然の衝撃吸収材の力を増幅させることで，衝撃吸収力も向上させる構造も特徴の1つである．
> ※なお，後脛骨筋腱断裂など，構造的にアーチを支えることができない場合は，足底から内側アーチ部を包み込むようなデバイスを使用する．その他，構造上の重篤な問題に限っては，足部の運動性よりも構造的にサポートすることを優先する処方が必要となる．

3）過剰回内からの脱却のための歩行誘導

ここでは，過剰回内が原因と考えられる症状をもつクライアントに対して，足部の本来の機能を発揮させるために有効な歩行誘導方法を紹介する．

ポイントは「動歩行」に導くことである．動歩行では，COPとCOGが逸脱し続けることで，遊脚側の骨盤の回旋が起こりやすくなり，立脚側の下肢全体の外旋運動を誘発することで，足部の回外運動を生成することが期待できる．

以下，動歩行へ導くために有効なアプローチを紹介する．

a．左足から踏みだす

左足から踏みだすとほとんどの場合歩幅が広くなる．左足から踏みだした歩行の直後，右足から始める歩行に切り替えると強い制動がかかることが体感できる．また，右足から踏みだす歩行では，体幹と下肢の逆方向へのローテーションが強まり，COPにCOGが重なろうとする動きに陥ってしまう．つまり，制動要素の強い静歩行の体を要するようになる．

b．2軸感覚での歩行

自然な歩隔で立ち，両足の先端から先にラインがあることをイメージし，左は左，右は右とそれぞれのライン上に接地していく歩行を行う．ここでも相反する条件，1本のライン上を歩行する場合と比較をしてみると，aと同じ理由で歩行の動的安定が得られない状況に陥りやすい．

c．蹴り足ではなく，遊脚が推進を生む

スイング時に膝頭を先行させるイメージに導き，接地時ではなく，脚の振出しが始まるタイミングでカウントを取りながら歩行する．同じく，歩幅が広くなり，骨盤の回旋が起こりやすい．相反する歩行を検証する場合は，学校で習った行進のように接地時にカウントを取るとやはり静歩行に誘導されやすいことがわかる．

BiNI Approach 応用編

> **なるほど** 歩行によって体幹安定性が変化することを確認してみよう!!
>
> a〜cとそれぞれの相反する行為を検証する方法として，体幹安定性の評価に有用な並進バランステスト（⇒ CHECK！④）を行ってみるとたいへん興味深い結果となる．
> ・左足から踏みだす，2軸感覚，脚のスイングでカウント⇒コアスタビリティが賦活
> ・右足から踏みだす，1軸感覚，接地するときのカウント⇒コアスタビリティが減衰
> となるはずである．

　また，ファンクショナルオーソティックスは装着することにより，並進バランステストで良好な結果が出る．a〜cの誘導方法と合わせて活用することで高い確率で動歩行に導き過剰回内を要因とするさまざまな症状の改善に有効に働くことが期待できる．また，足部に問題があるクライアントが常に装着しデイリーメンテナンス（⇒ CHECK！⑤）することで，良好な感覚入力を積み重ね運動学習効果が期待できる．

> **CHECK!** ④倉島尚男：並進バランステストの臨床的意義と信頼性，運動の成り立ちとは何か（舟波真一，山岸茂則 編），pp76-78，2014，文光堂
> 　　　勝山友紀：Activity からみた並進バランステストの有用性，運動の成り立ちとは何か（舟波真一，山岸茂則 編），pp206-209，2014，文光堂
> **CHECK!** ⑤山岸茂則：BiNI Approach の原理と基本手順，運動の成り立ちとは何か（舟波真一，山岸茂則 編），pp190-191，2014，文光堂

　足部は足部以外の状態を反映し，その逆もしかりであるということを再認識してもらいたい．例えば，手首の腱鞘炎でさえも足部の問題をスクリーニングすることで改善の大きな手掛かりになる可能性がある．反対に上述したようなイメージなどを用いて身体全体の動きに働きかけることで足部の症状が改善することも少なくない．

　足部の緻密で強烈なリンク機構を機械的な観点だけでみるのではなく，構造の変化は感覚入力の変化であるという神経科学の見地を携えることで，このような結果を合理的に説明することが可能になる．

5. 動作における感覚入力の基礎

A. 寝返り
田中佳紀

はじめに

　寝返り動作は基本動作の中で根源的動作であると考えられ，重症から軽症のクライアントまで幅広い層に必要な動作といえる．また，治療場面では寝返り動作を通して，身体に床反力の捉え方や，身体の各関節の柔軟性を引き出すことで動作方略に変化を与え，座位保持や歩行動作の改善を図ることもできる．以上のことから，寝返り動作の評価を行い考察し，治療にあたることは大変意義があると考える．この項では背臥位から側臥位までの寝返り動作に必要なポイントや要素を押さえていきたい．

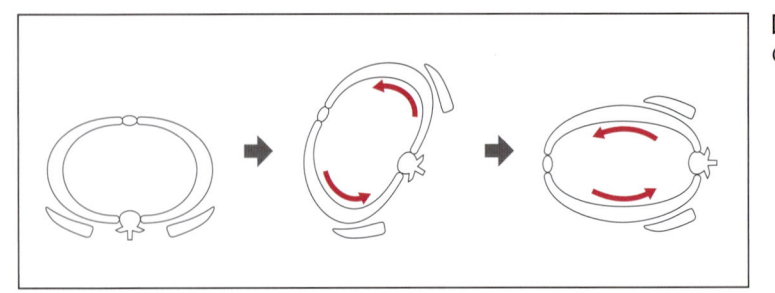

図29 寝返り動作時の胸郭と肩甲骨の動き

1）評価・治療のポイント（球関節と肩甲胸郭関節）

　寝返り動作は身体を回転させる運動が主であるため，自由度が高い球関節の運動性に対する評価・治療の重要性は高い．一般的に球関節というと肩甲上腕関節や股関節があげられるが，BiNI Approachではさらに眼球と上位頸椎も球関節の1つとして捉えている．また，肩甲上腕関節においては，寝返る側の肩甲帯が前方突出し肩甲骨や上腕骨を身体内部に受け入れるようにして動くが，さらに胸郭に柔軟性があり重力を受け入れるように撓むことも重要である（図29）．肩甲上腕関節と胸郭に柔軟性があることで，慣性モーメントを減じ運動が停滞することなくスムーズに行われ，かつ肩関節を痛めることなく効率的に側臥位になることが可能となる．臨床で多くみられるパターンとしては，肩甲胸郭関節や胸郭の過剰固定部位が存在し肩甲帯を乗り越えるようにして寝返ってしまい，寝返りの動作が困難や停滞する場合が多い．

なるほど

頸椎と眼球のリンク

環椎後頭関節と環軸関節を組み合わせて考えると，上位頸椎の自由度は3つの自由度を要する1つの球関節と捉えることができる．また，眼球は眼窩に収まっており，綺麗な球関節を形成している．眼球は運動器として機能していないが，眼球と頸部の連動性は強く関連している．試して頂ければわかるが，後頭下筋を触診しながら眼球運動をすると連動して後頭下筋が収縮するのを感じることができる．
以上のことから上位頸椎と眼球はリンクが強く球関節と捉えることができる．寝返り動作において上位頸椎と眼球の動きの重要性は，頸部または眼球が寝返る方向と逆に向いた方で寝返りやすさの変化を体験して頂ければ一目瞭然である（⇒ CHECK！①，②）．

CHECK! ①Kapandji AI：37．頸椎固有の特性，カパンジー生体力学の世界（塩田悦仁 訳），p329，2014，医歯薬出版

CHECK! ②Kapandji AI：22．コッドマンの逆説の説明，カパンジー生体力学の世界（塩田悦仁 訳），p161，2014，医歯薬出版

図30 右側への寝返りの誘導

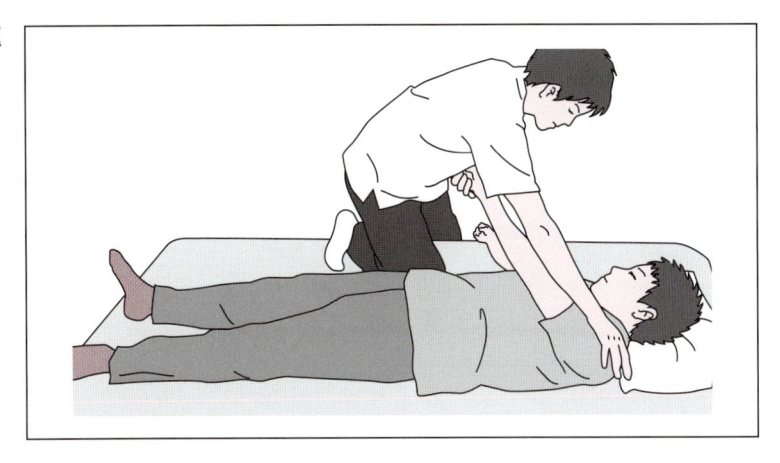

　以上のことから，寝返り動作における評価のポイントとして，上位頸椎，眼球，股関節，肩甲上腕関節，胸郭，肩甲胸郭関節があげられる．実際の評価では寝返りにくい側の各関節の運動性をみていく．運動性が低下している関節に対しては，コンプリダクション・テクニックを行い，その改善を図っていく．コンプリダクション・テクニックの方法に関しては第7章と視覚眼球テクニックを参照して頂きたい．

2）動作誘導：螺旋性の法則とCOPオシレーション

　人間は一見，左右対称であるように感じられ，治療を行ううえで左右対称にすることを基準として考えている人も多いかと思われる．しかし，人間の身体には約1.5kgの肝臓が右側に存在し，人間は左右のバランスをとるために，共通して少しだけ身体を左側へ偏らせている（⇒CHECK！③）．このように，構造的な面からいっても人間はそもそも非対称的であり，構造が違えば当然運動にも左右の特異性が存在する．つまり，人間が活動するうえでは左右は非対称であり，ここに1つの法則が成り立つ．人間は右肩から左下に向けて軸を形成し，左回旋すると体幹は伸展し，右回旋すると体幹は屈曲する法則性がある．統合的運動生成概念ではこれを螺旋性の法則と呼んでいる．

　寝返り動作においても，螺旋性の法則により左右では寝返り方が異なる．右側への寝返りでは体幹が屈曲しやすく，左側への寝返りでは体幹の伸展を伴いやすい．そのため，寝返り動作の治療には，螺旋性に基づいた感覚入力と動作誘導を行う必要性がある．

　右側への寝返り動作では体幹の屈曲を伴いやすいため，クライアントにとっては右尾側（45°）への運動を行うことになり，COPの初期移動は左頭側へ移動する．そのため，誘導ではセラピストはクライアントの左手を左手で把持して，左肩にセラピストの右手を当てるようにする（図30）．左肩を床面に向けて軽く押圧し，COPとCOGの不一致の感覚入力を行う．胸郭の背面は船底様の形状を成しているため，押圧した左肩を離すと自然と右側へ重心を移動してくる（図31）．重心の移動にあわせ，ついてくる範囲で左手を手前方向に誘導し，体幹の屈曲を伴った右回旋へと導いていく．誘導する際のポイントとして，床面に対して平行に行うのではなく，床面に対して下方向で押し付けながらボールを転がすようなイメージで行うと寝返りがしやすい（図32）．一度で寝返りを完成される必要はなく，何度か押圧と解放を繰り返し，少しずつ重心移動を増やしていってもよい．このとき，無理に左手を引いて

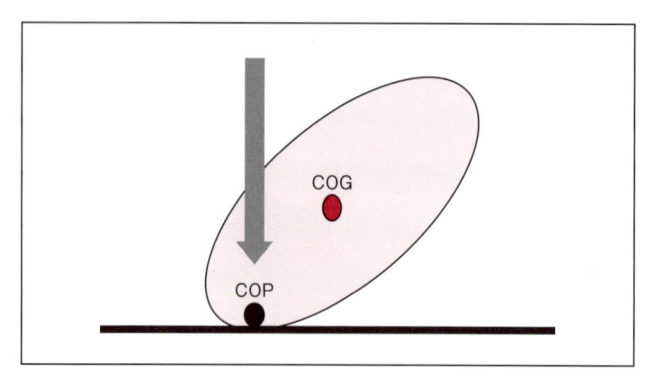

図31　COPとCOGの不一致

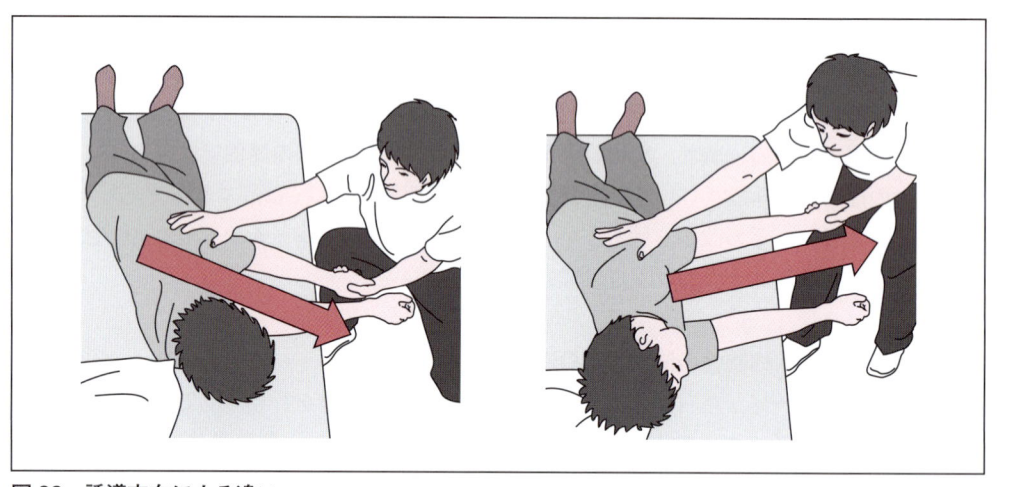

図32　誘導方向による違い
左：誘導方向が右下方向．誘導に対し，全身がスムーズについてきてくれている．
右：誘導方向が右水平方向．被験者の頸部と骨盤が残ってしまい，運動が停滞してしまっている．

しまうと骨盤と体幹が分離してしまうことや，クライアントが上肢を引く力で寝返ってしまい固定感覚が生じてしまう．

　左側への寝返りで右側への寝返りとの違いは，体幹の伸展を伴いやすく，骨盤が残りやすいことである．誘導方向は真左方向（90°）で良いが，骨盤が残ってしまうと逆螺旋軸となってしまうので注意をする必要がある．そのため，誘導ではセラピストはクライアントの右手を右手で把持し，右上前腸骨棘を左手で触れる（図33）．COPの初期移動は身体の右側へ移動するため，セラピストは右上前腸骨棘を上から床に対して軽く押圧し解放する．右上前腸骨棘への押圧解放後は，左前腕を左上前腸骨棘につけながら，骨盤を床面へ押し付けるようにする．骨盤も胸郭と同様に舟底様の形状をしているため，床面へ押し付けながら誘導すると転がりやすい．上肢の誘導は骨盤の回旋と一緒に行い，真左方向へ誘導をする．また，右側同様に下方向へ誘導することで寝返りは誘導がしやすくなる（図34）．

　軽症例の場合，頭頸部からの操作によって寝返りを誘導することが可能である．まず両側の乳様突起岩様部を両側母指球で把持し，手の平で外後頭隆起を包み込むようにする．頭頸部からの誘導を行う場合でも，誘導方向には螺旋性の法則を意識する．右側へ寝返る場合は，

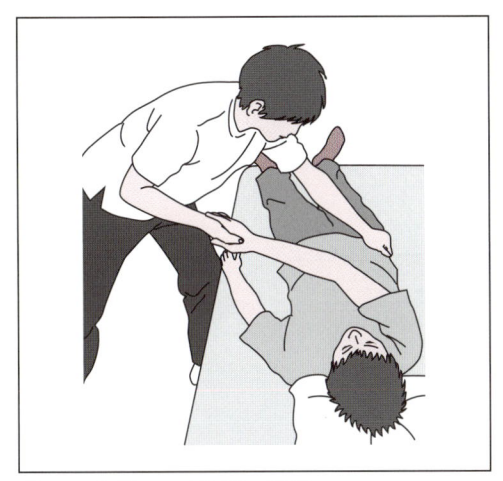

図33 左側への寝返りの誘導

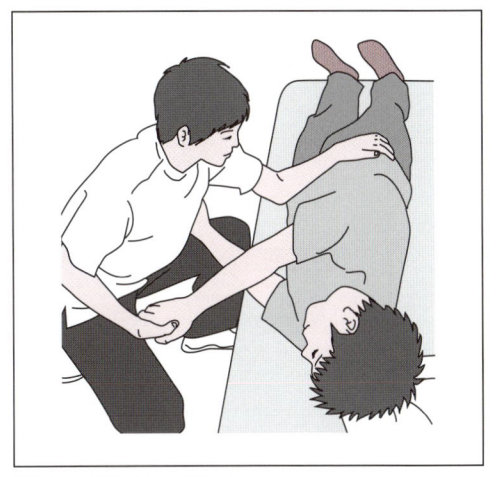

図34 寝返りの誘導方向

図35 頭頸部からの誘導

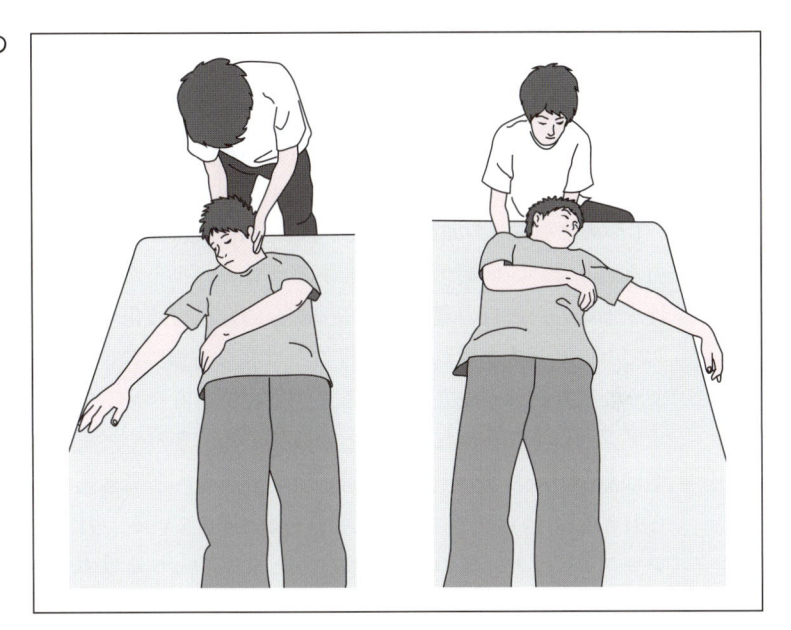

頸部を屈曲し右回旋をさせながら誘導していく．このとき，あまり頸部の屈曲を強めずに，天井に対して垂直に頭部をリフトして，クライアントの顎が引けるように頸部を屈曲させるほうが良い．左側への寝返り動作では，セラピストの左手は岩様部へ，右手はクライアントの右肩甲骨を下から支えるようにしながら顔面が真左に向くように誘導する．頸部のみの誘導では体が残ってしまいやすく，頸部への過度なストレスにならないよう注意しながら，肩甲骨から体幹の回旋を一緒に誘導させていく．

> CHECK! ③山岸茂則：第15章 螺旋性の法則，運動の成り立ちとは何か（舟波真一，山岸茂則 編），pp173-179, 2014, 文光堂

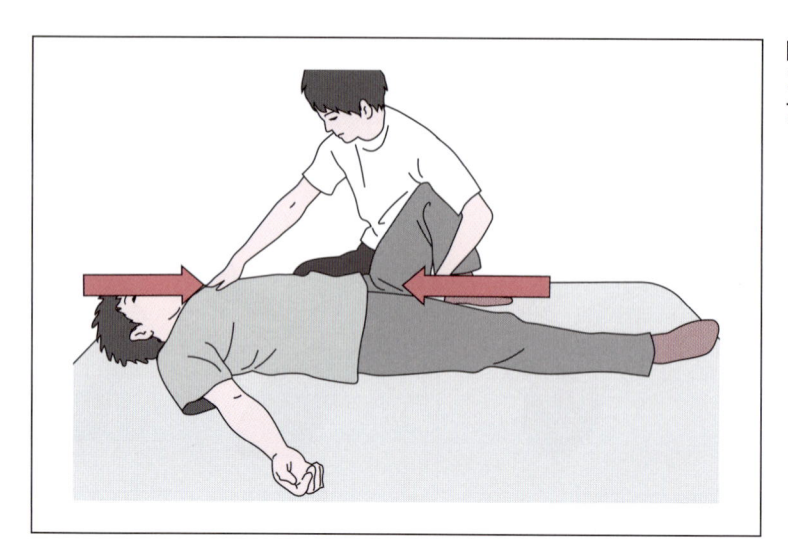

図36 アクセスポイントによる腹内側系のアップレギュレーション

3) 誘導のポイント

　寝返り動作のCOPオシレーションを何度か行っても，身体が重く感じたり，頸部や胸郭がついてこないと感じたりするときがある．ここでは，寝返り動作の誘導を行うときのポイントをいくつかあげていく．

　1つめは引き込み現象である．BiNI Approachでは，動的な場においておのおのの振動は引き込み合い，同期する現象であるグローバル・エントレインメントに，さらに臨床的法則性を加味した独自の理論である，統合的自己組織化理論を提唱している．クライアントに対してセラピストが触れるということは異なる振動の干渉であるため，2つの振動が同期するような引き込みが成立しているかが重要である（⇒ CHECK！④）．引き込み合いはまずクライアントの身体と触れ合うことから始まる．きわめて柔らかいタッチで触れ，感覚的な表現ではあるが，お互いの皮膚が溶け合い，深層へと引き込まれていくような感覚が感じられたら引き込み合いができている状態であると考えている．引き込み合ってから再度COPオシレーションを行うと，体の重さの変化などを感じられるはずである．

　2つめはアクセスポイントの利用である．人間には触れることで腹内側系を活性化するポイントがいくつか存在し，ここでは2箇所のポイントを紹介する．触れるべきポイントは肩峰と坐骨結節である．寝返りが困難な方の肩峰と坐骨を柔らかいタッチで挟み込むように押圧し，数秒間触れる（図36）．触れることで腹内側系のアップレギュレーションが図れるため，その後の寝返りは体幹が安定し，動作に対して末梢の関節は柔軟に対応することができる．

　3つめはCOPオシレーションでついてこないなと感じた部位に対してのオシレーションである．例えば，胸郭がついてこない感じがする場合は，対側胸郭への十分なCOPが移動していないことが疑われるため，胸郭に対して何度かCOPオシレーションを行う．その後，先程と同様な方法で寝返りの誘導実施し，実施前後でオシレーションした部位の動きに変化があるかを確認して頂きたい．

　以上の3点が誘導を行ううえでのポイントだが，いずれも実施前後の評価や感じ取れる状態にあるということが前提であるため，試行錯誤を繰り返して経験を積んで頂きたい．

> CHECK! ④舟波真一：第14章 Global Entrainment, 運動の成り立ちとは何か（舟波真一，山岸茂則 編），pp167-172，2014，文光堂

B. 起き上がり

太田浩貴

はじめに

　自分の起き上がり方について理解できている人はいるだろうか？リハ学生時代，動作指導の授業で自分がモデル役になったとき，普段どおり起き上がるように指示されたが，いざとなると普段の起き上がり方がわからなかった経験がある．いろいろな起き上がり方をしてみたが，意識した起き上がり方すべてに不自然さを感じた．今でも自分の無意識な起き上がり方の再現は困難であると思える．

　起き上がりは冗長性に富んだ動作課題であり，その人の身体構造，状態によって変化しやすく周囲の環境によっても影響を受けやすい特性をもつ．この冗長性に富んだ起き上がりを制御の視点から単純な動作パターンにて指導することは大変困難であり，本来指導するためには効率的で自由な視点が要求される動作課題であると考える．

　本項では，制御ではなく自己組織化に立った視点で起き上がりにおける動作誘導の実技について述べる．

1）起き上がりの力学的課題

　本項では実技について述べるため，起き上がりについての詳しいメカニズムについては成書にてご確認いただきたい．

> CHECK! ①村上貴史：バイオメカルな視点から，臨床実践 動きのとらえかた（山岸茂則 編），pp116-126，2012，文光堂
> CHECK! ②三橋弘昌：神経学的視点から，臨床実践 動きのとらえかた（山岸茂則 編），pp127-133，2012，文光堂

　起き上がり動作に要求される力学的課題は，身体を鉛直方向へ動かす運動量を生み出すことである．この課題をクリアにするためには，必要とされる運動量をいかに生み出し，抵抗を最小限に留め経済的に運動を遂行するかということが要求される．

　起き上がる方向と反対側の床面に向かって床反力を立ち上げAPAセッティングをしたのち，加速度をつけ起き上がる．加速度がついた起き上がりに急激なブレーキをかけて慣性力を生成させる．この慣性力が身体を後下方から前上方へと押し出してくれるため，少ない運動量で座位に移行することが可能となる．このとき，脚を上げてから下ろして反動として利用しても構わない．脚を浮かすことで床との身体接触面が狭小化し自動的に床反力は頭側に移動する．股関節を支点に浮かせた脚を下ろすことで，より加速度は増す．

　身体に著明な固定部位がなく，眼球を含めた球関節が機能し，オプティックフローによる視覚刺激が取り込まれ，頭部の回旋や加速度を検知する前庭感覚と統合されることができれば，発生した慣性力に対する抵抗が少ない状態，つまりは経済的に最小限の運動量にて動作課題を遂行することができる．

また，起き上がり動作をフェーズに分けCOGの真下にCOPを一致させようとする運動や手すりに捕まっての起き上がりはAPAがダウンレギュレーションするため，努力的な筋活動を要することとなり運動量の増大が考えられる．

2）軽症例

　クライアントの頭側より頭部を抱える．両側の中指を外後頭隆起に引っかけ，母指は乳様突起に添え頭部の重さすべてを預けてもらうようにする．頭部を真上に上げ頭部軽度屈曲位であるchin in姿勢をとる．このとき，頭部屈曲方向に押し込むと頸にストレスがかかるため注意する．頭部に対する手の大きさに合わせて持ち方を変えたり，外後頭隆起にあてる指が変わっても構わない．

　外後頭隆起と乳様突起はアクセスポイントであり，この状態で頭部のセラピスト側にCOPをしっかりと立ち上げ，コアが賦活してくるようにAPAセッティングが働いてくるのを待つ．抱えている手の中で頭部が軽くなり体幹とのつながりを感じることによってコアが賦活することを確認する．

　注意すべきは，頭部を抱えているときに自分が楽な姿勢ではなく，努力的な姿勢になってしまうことである．クライアントに自分の緊張が伝わってしまうとコアは賦活されにくくなり，手や指先に力が入ると頭部が軽くなる感覚を触知できない．頭部を抱える手は手首や肘だけで調整せず身体全体を使って行い，自分が努力的にならずにすむ姿勢を探索する．頭部の重さも手先だけで感じず身体全体で感じるようにする．

　頭部が軽くなる感覚を感じることができれば，慌てず起き上がらせるように頭部を持ち上げるが，頑張って起こそうとchin in姿勢を強めるような頭部屈曲方向に押し込まず，起き始めはあくまで真上方向に持ち上げる．頭部を起こし前方誘導していく段階で螺旋軸をイメージし体幹を軽度右回旋させながら起こすように誘導する．起き上がりが進むにつれ，クライアントの身体が前方に移動することで頭部からセラピストの手が離れても構わない（図37〜40）．

> **なるほど**
>
> **3種類で試してみよう**
>
> 軽症例の起き上がり誘導で，①逆螺旋軸（左肩峰から右坐骨を結ぶ）をイメージし軽度左回旋させた方向，②真上の方向，③螺旋軸（右肩峰から左坐骨）をイメージし軽度右回旋させた方向，の3種類で比べてみると，②に比べ③の誘導の方がやや軽く，①では重く感じられはしないだろうか．
> 一方，正常人の約2割の方では，逆螺旋軸での運動が優位であるため，上記の反応が逆になることも想定される．
> 螺旋軸の法則を利用することでコアが賦活され動作のしやすさが変化することを経験してみよう（図41）．

CHECK! ③山岸茂則：第15章 螺旋性の法則，運動の成り立ちとは何か（舟波真一，山岸茂則 編），pp173-179，2014，文光堂

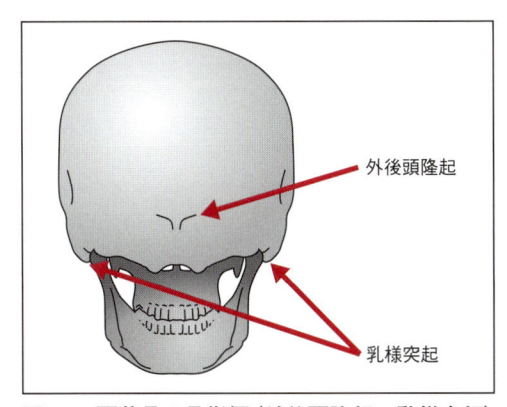

図37 頭蓋骨の骨指標（外後頭隆起, 乳様突起） 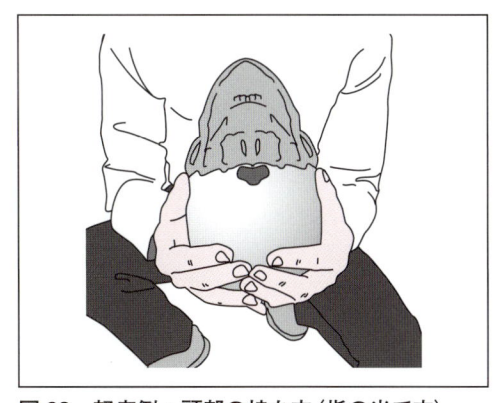　　図38 軽症例：頭部の持ち方（指の当て方）

図39 軽症例：頭部を持つ位置（感覚）
メロンを手の上にのせてポンポンポンと弾ませられるような位置.

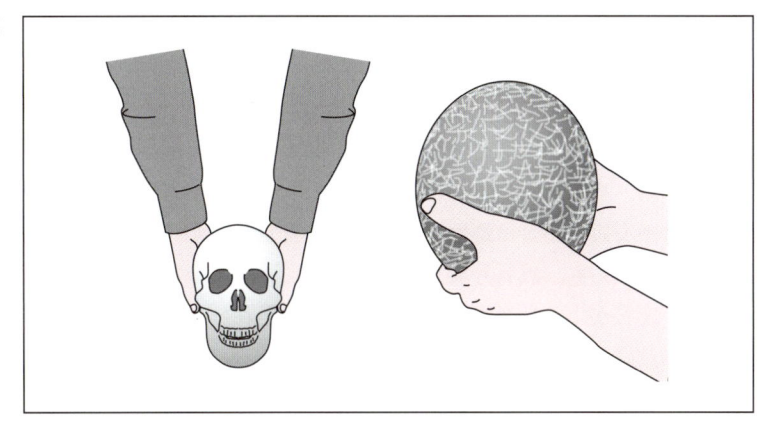

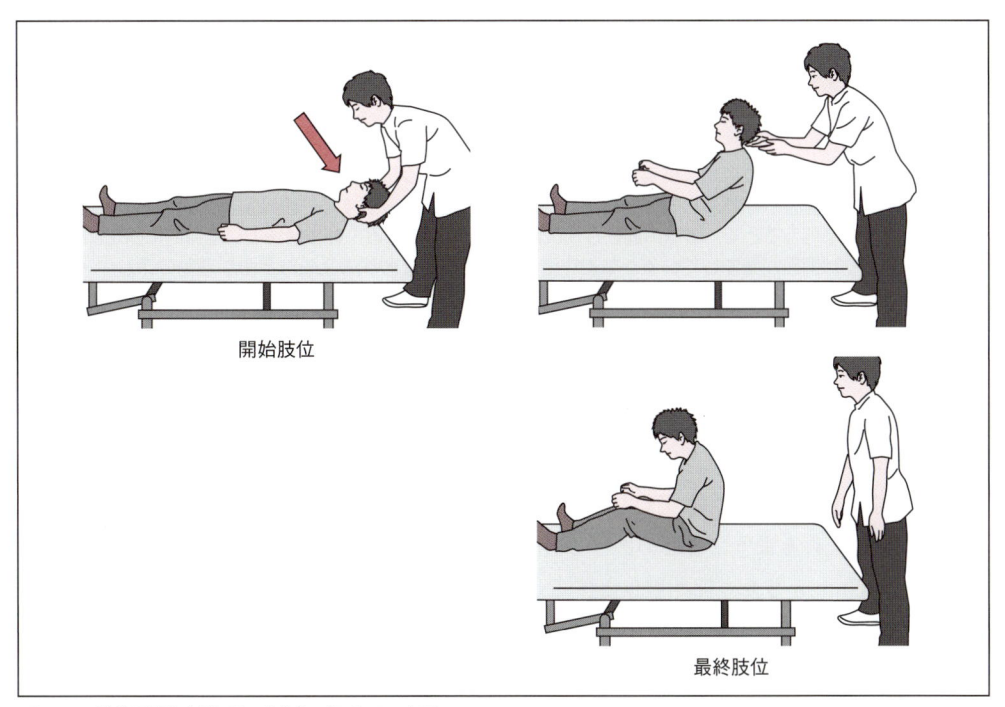

開始肢位

最終肢位

図40 動作誘導方法（軽症例の起き上がり）
赤矢印：COPの方向.

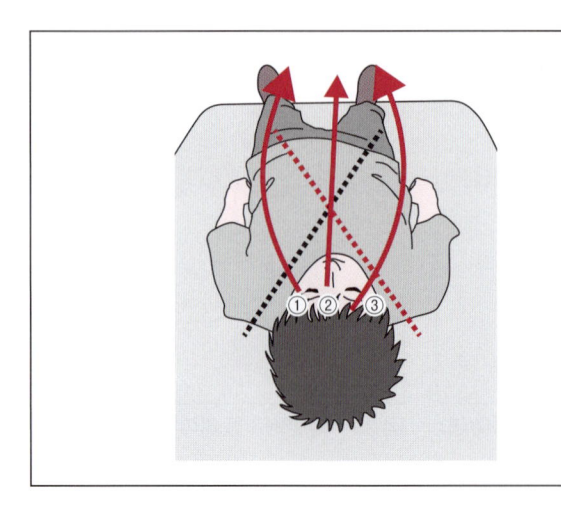

図41 3種類で試してみよう
矢印①：逆螺旋軸に対する起き上がり方向，矢印②：直上方向，矢印③：螺旋軸に対する起き上がり方向，赤点線：螺旋軸，黒点線：逆螺旋軸．

3）中等度〜軽度の重症例

　加速度，慣性力の感覚入力を強調して行う起き上がりの誘導方法である．小脳疾患の急性期，めまいの症状など迷路情報の取り込みを制限すべき時期や脳卒中急性期など循環動態が不安定な場合は避け，循環動態が安定してから行う．一方，子どもは速度の情報を喜ぶ傾向がみられ，感覚も取り込みやすい．脳卒中の急性期でも，覚醒状態が十分ではなくとも循環応答がよくリスクが問題ない場合であれば，固定部位がない状態から動作統合を行うことで良好な感覚入力を期待することができる．回復期以降では，側臥位からの努力的な起き上がり方を学習していて固定部位が多い症例も少なくないため，動作統合を行う前にあらかじめ固定部位に運動感覚入力を行い，運動性を回復しておくことは大原則である．

> **なるほど**
> **眼球運動のチェック**
>
> 起き上がりの動作誘導で反射的に身体が強張るクライアントも眼球テクニックを行うことで身体の強張りが軽減し動作誘導がしやすくなることを経験する．眼球運動の固定部位に運動感覚入力を行うことで，眼球の運動性が改善するためと考える．動作誘導前に全身的に固定部位がないか，球関節が機能しているかなどを確認すると同時に眼球の上転など眼球運動のスムーズさについて評価することはオプティックフローにより正常な視覚刺激が取り込まれるためにも必須である（第9章，3参照）．

a．右側からの起き上がり

　クライアントの右側に立ち，左手は左肩峰へ伸ばし頭部を腕にのせるようにして左肩甲帯周辺を支え，右手は立てた両膝の下を通し左大腿外側で両下肢をまとめるように把持し，身体を丸めるようにまとめあげる．セラピストの左肘を浮かしクライアントの頭部を起こし軽くchin inさせ，開始肢位とする．このとき身体がクライアントから離れてしまうと手先で操作することとなり努力的になりやすく動きが伝わらない．覆いかぶさるように身体を密着させクライアントに安心感を与え，自分の身体全体で動きを伝えるようにする．

　右肩峰から左坐骨を通る螺旋軸を意識しながら，左の肩峰に向けて抱えた両下肢を持っていくことで，左肩峰の下にCOPを立ち上げる．左肩峰に寄せては元の状態に戻し，揺する

図42 COPの方向（中等度～軽度重症例：右側からの起き上がり）
赤矢印：COPの方向，赤点線：螺旋軸．

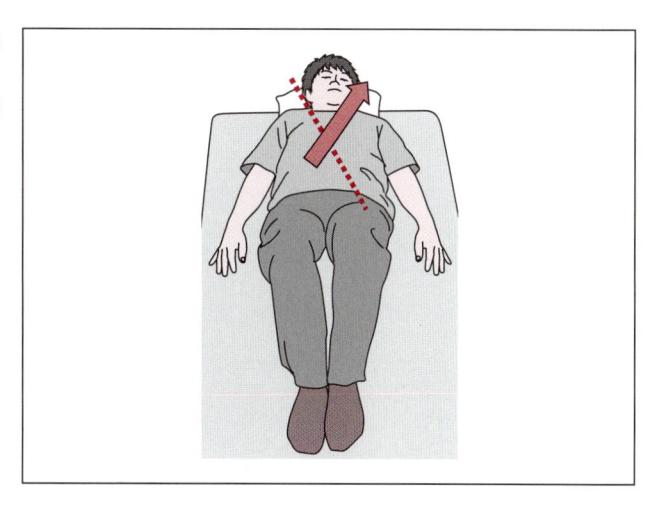

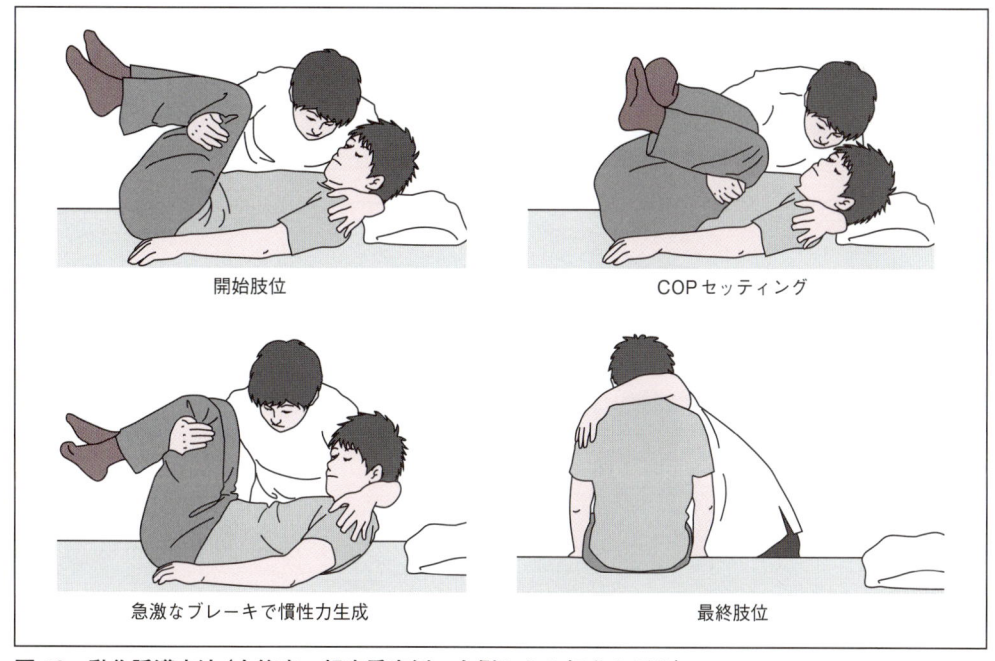

図43 動作誘導方法（中等度～軽度重症例：右側からの起き上がり）
開始肢位／COPセッティング／急激なブレーキで慣性力生成／最終肢位

ように繰り返す．繰り返し揺り戻しをしているだけでもCOPオシレーションとなり良好な感覚入力が行われる．

　左肩峰の下にCOPを立ち上げ，APAセッティングをしたのち，加速度をつけた揺り戻しをセラピストが急激にストップさせることで慣性力が生成される．この慣性力を利用し球関節である右股関節を支点に回転させて起こし端座位へ誘導する．このとき，努力的に身体を引き起こしたり，両下肢を引くイメージだと運動が過剰になり殿部が手前にずれてきてしまう．揺り戻しの動きを急激に止め慣性力をつくることが誘導をスムーズにするポイントである．

　また，端座位から開始肢位に戻るように誘導し，開始肢位からまた起き上がることを繰り返すことも感覚入力として有効である（図42，43）．

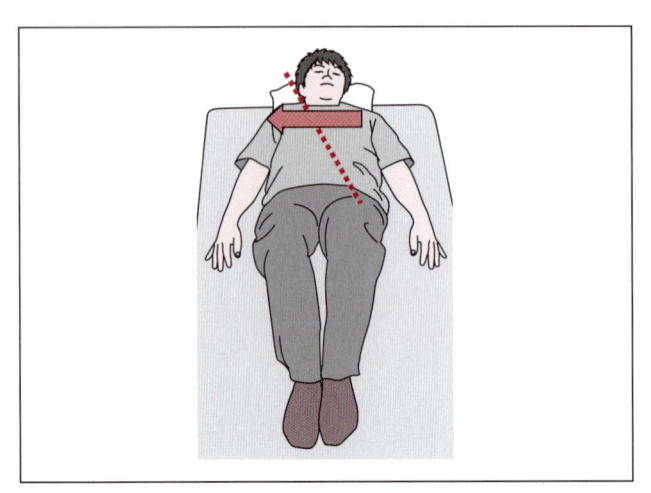

図44 COPの方向（中等度～軽度重症例：左側からの起き上がり）
赤矢印：COPの方向，赤点線：螺旋軸．

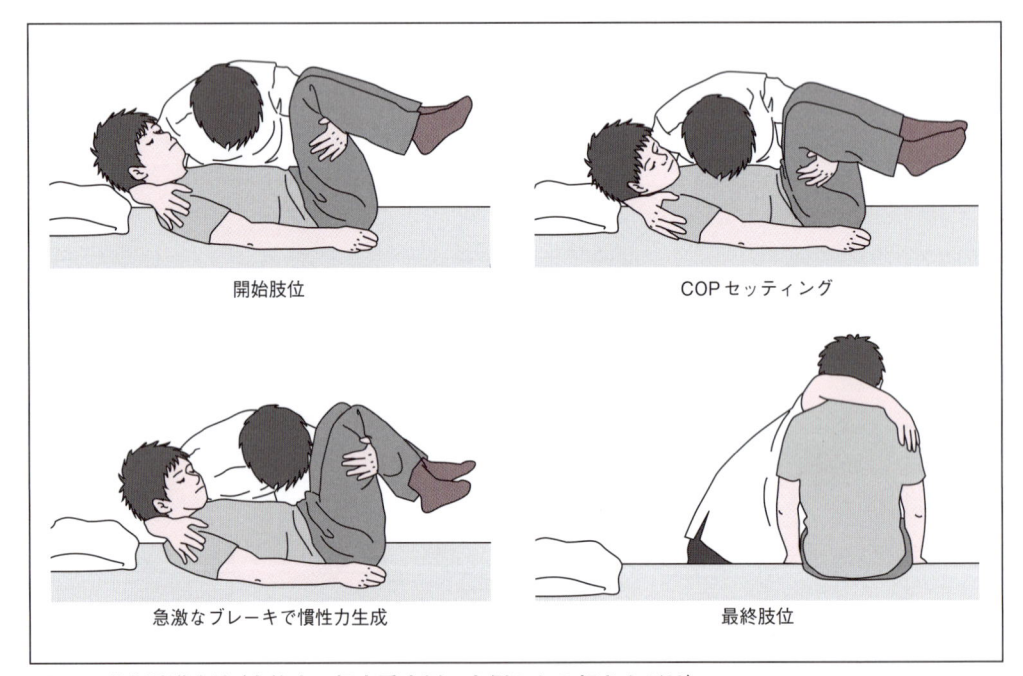

開始肢位　　　　　　　　　　　　COPセッティング

急激なブレーキで慣性力生成　　　　最終肢位

図45 動作誘導方法（中等度～軽度重症例：左側からの起き上がり）

b．左側からの起き上がり

　基本的には右側の逆パターンであるが，異なる点が2つある．まず1点目はCOPの立ち上げる方向，2点目は骨盤を先行させた起き上がりを誘導することである．
　クライアントの左側に立ち，右手は右肩峰へ伸ばし頭部を腕にのせるようにして右肩甲帯周辺を支え，左手は立てた両膝の下を通し右大腿外側で両下肢をまとめるように把持し，身体を丸めるようにまとめあげる．セラピストの右肘を浮かしクライアントの頭部を起こし軽くchin inさせ，開始肢位とする．右側のときと同じように覆いかぶさるように身体を密着させ，自分の身体全体で動きを伝えるようにする．
　セラピストがクライアントの奥側に向かうイメージで，まとめあげたクライアントの身体

を右側に揺らし，クライアントの右背面の下にCOPを立ち上げる．右背面に寄せては元の状態に戻し，揺するように繰り返す．

　右背面の下にCOPを立ち上げ，APAセッティングをしたのち，加速度をつけた揺り戻しをセラピストが急激にストップさせることで慣性力が生成される．この慣性力を利用し骨盤，両下肢を先行させ，右肩峰から左坐骨を通る螺旋軸を意識しながら，球関節である左股関節を支点に回旋させて起こし端座位へ誘導する（図44，45）．

> **なるほど 体格差について**
>
> 体格の小さいセラピストが体格の大きいクライアントに介入する場合，必ずしも起き上がりの動作誘導に固執する必要はなく，寝返りや立ち上がりなど別の動作統合のアプローチをしても構わない．しかし，クライアントとセラピストの体のサイズが合えば感覚入力としては効果的であり，左右両側ともに肩峰に手が届かない場合でも両下肢だけを持ってそれぞれのCOPを立ち上げる方向に緩やかに揺り戻しを行うだけでも良好な感覚入力が期待できる．

C．立ち上がり

岡　師明

1）立ち上がるということ

　立ち上がり動作とは，それまでとっていた座位から，前方への支持基底面と身体重心の変化を伴いながら，両側の足部でつくられた小さな支持基底面へ移動し，同時に身体重心の上下方向への移動を両立されることによって行われる（図46）．この立ち上がるということは，難易度の高い動作といわれている．現に臨床経験的に，立てないけど立たせてもらえば歩ける，立てないけど，寝返りや起き上がりはできるというクライアントを担当したことが一度はあるのではないだろうか？　この難易度の高い動作である立ち上がりは，我々の日常生活に深く関係している．例えば食卓の椅子からリビングルームのソファへ移動する際，また日常を車いすで生活されている方であれば車いすとベッド間の乗り移りなど，立ち上がり動作ができないと著しく生活範囲は制限される．本項では，立ち上がり動作の運動戦略とメカニズムを述べた後に立ち上がり動作に対する感覚入力の基礎を述べていく（⇒ CHECK！①，②）．

> **CHECK！** ①石井慎一郎：起立・着座動作の概要，動作分析 臨床活用講座 バイオメカニクスに基づく臨床推論の実践（石井慎一郎 編著），pp122-123，2013，メジカルビュー社
>
> **CHECK！** ②水野智明：立ち上がり動作のシークエンスとクリニカルイベント，臨床実践 動きのとらえかた（山岸茂則 編），pp134-135，2013，文光堂

a．立ち上がり動作の運動戦略

　立ち上がりの戦略としては大きく分けると2つの方法がある．1つはstabilization strategy（安定戦略）であり，もう1つはmomentum strategy（運動量戦略）である（図47）．しかし，これらはときに混在しており，その置かれた状況により選択的に利用されている．

　どちらの戦略が優れているというよりも，状況によりバリエーションをもたせることがで

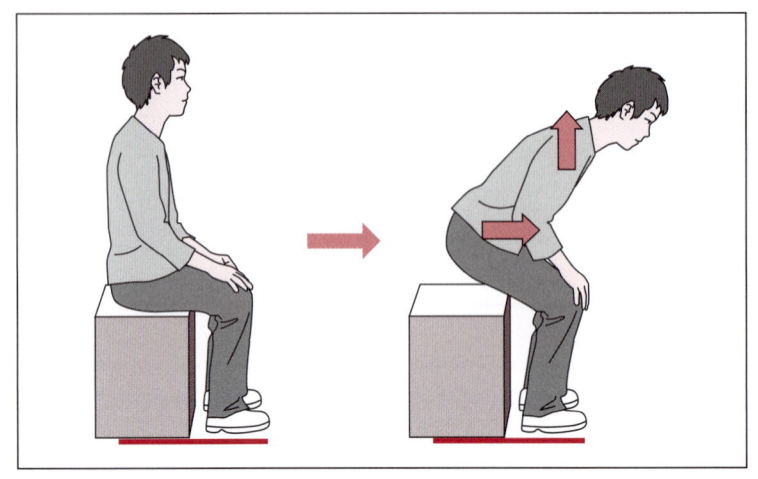

図46 支持基底面と身体の移動
座面と足部で囲われた支持基底面から足部で囲われた支持基底面への移動.

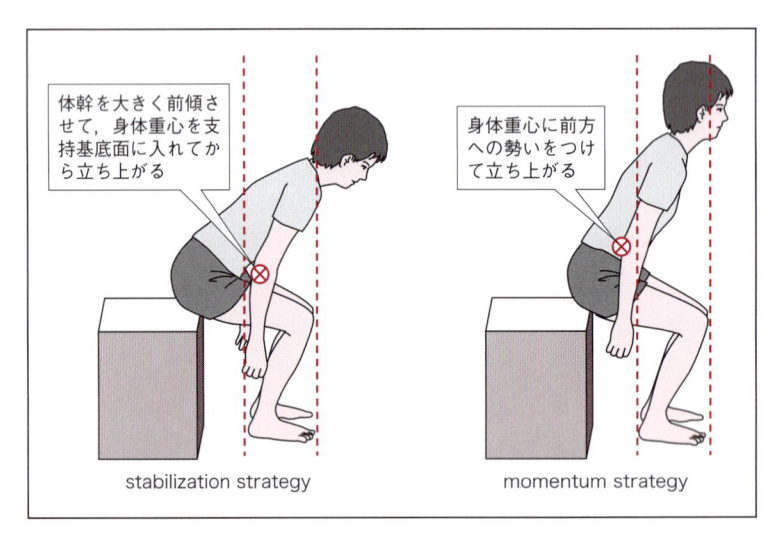

図47 起立動作における2つの重心制御方略
「石井慎一郎:起立・着座動作の概要,動作分析 臨床活用講座 バイオメカニクスに基づく臨床推論の実践(石井慎一郎編著),p124,2013,メジカルビュー社」より許諾を得て作成

きることが大切である.

b.立ち上がり動作のメカニズム

立ち上がりは3相に分けられる(図48).

第1相は重心の前方移動期であり,機能的準備肢位から,殿部が離床するまでの期間を指す.この時期には身体重心を,両足部で囲われた支持基底面上へと移動させるために体幹の前傾が生じる.この時期の体幹の前傾は股関節の屈曲による骨盤の前傾の結果生じるものであり,頸部,体幹はほぼ中間位を保持される.このときに,骨盤が前傾する際には腰椎—骨盤—股関節が動的に安定している必要がある.この動的な安定性を保障するうえでコアスタビリティが重要である.また,骨盤が前傾する際には先行的に働くCOPの後方への先回りシステムが働いており,その結果骨盤の前傾が生じているのである(図49).このCOPの先回りシステムこそ,先行随伴性姿勢調節(APA)といえる.

第2相は殿部離床期であり,第1相より引き続いて殿部の離床から足関節が最大背屈位となるまでを指す.この時期はまさに慣性力を使った離殿の相といえる.この時期に重要なメカニズムは2つある.1つは前脛骨筋による下腿の固定作用である.仮に下腿が固定されていない状態で身体重心を移動させることと同時に膝関節を伸展した場合には大腿と下腿が,

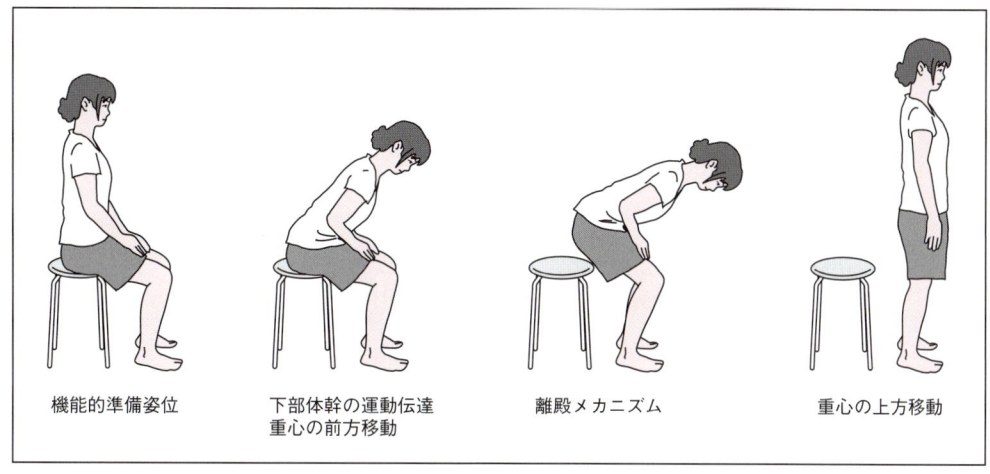

| 機能的準備姿位 | 下部体幹の運動伝達 重心の前方移動 | 離殿メカニズム | 重心の上方移動 |

図48 立ち上がり動作のシークエンスとクリニカルイベント
「水野智明：立ち上がり動作のシークエンスとクリニカルイベント，臨床実践 動きのとらえかた（山岸茂則 編），p135，2013，文光堂」より引用

図49 骨盤の前傾と坐骨結節の後方移動
「石井慎一郎：動作を可能にするメカニズム，動作分析 臨床活用講座 バイオメカニクスに基づく臨床推論の実践（石井慎一郎 編著），p130，2013，メジカルビュー社」より許諾を得て転載

立ち上がりの第1相における身体重心の前方への加速は，骨盤が回転する力によって生み出される

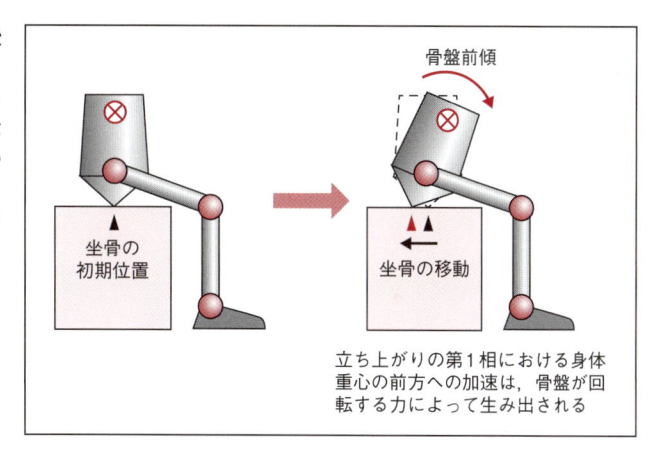

図50 殿部離床のメカニズム
「石井慎一郎：動作を可能にするメカニズム，動作分析 臨床活用講座 バイオメカニクスに基づく臨床推論の実践（石井慎一郎 編著），p132，2013，メジカルビュー社」より許諾を得て転載

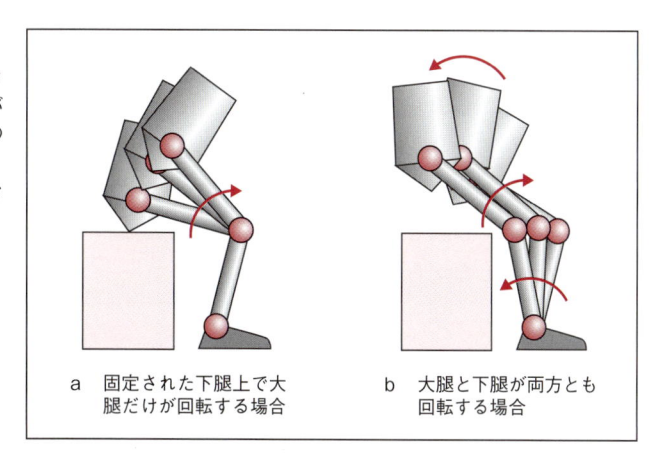

a 固定された下腿上で大腿だけが回転する場合　　b 大腿と下腿が両方とも回転する場合

両方が動いてしまい身体重心は後方へ動いてしまうため，立ち上がることができない（図50）．前脛骨筋が下腿を固定しているからこそ，大腿だけを前方に回転させながら身体重心を移動させることができる．

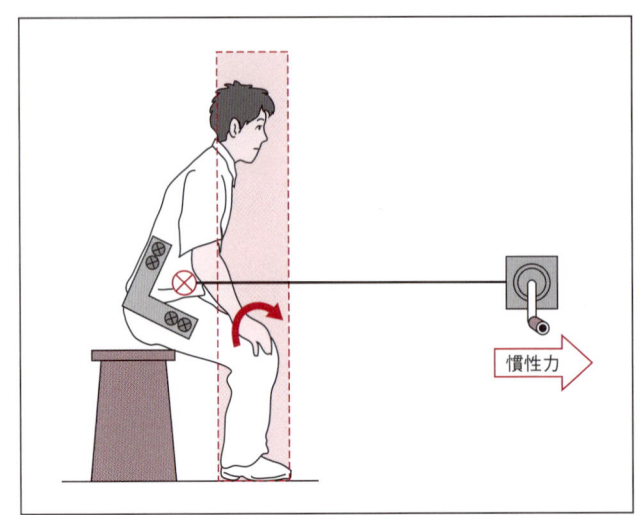

図51 立ち上がり動作におけるパワートランスファー

股関節が屈曲しないように固定した状態で，慣性力が身体重心を前方に牽引すると膝の伸展運動に転換される．
「山岸茂則：第3章 姿勢・運動の力学的課題，運動の成り立ちとは何か（舟波真一，山岸茂則 編），p26，2014，文光堂」より引用

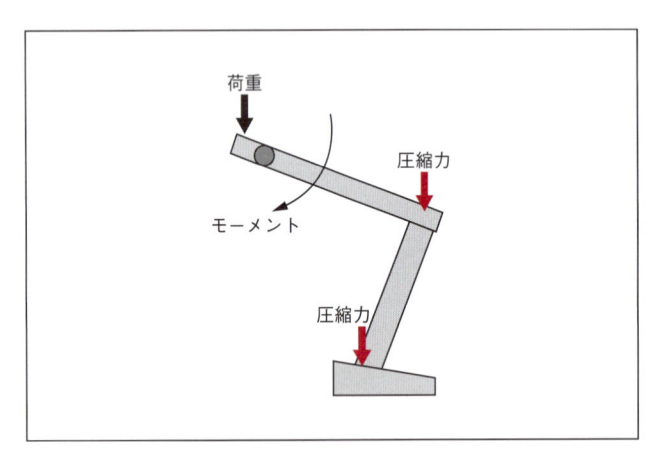

図52 股関節の伸展モーメントにより安定した下肢のモデル

「水野智明，細井 淳：起立・立位の場合，膝・足関節障害（嶋田智明，大峯三郎，杉原敏道 編），p23，2010，文光堂」より引用

　もう1つのメカニズムは，慣性力を生じさせるメカニズムである．骨盤前傾による前方への運動に対して，大殿筋が働き急速に股関節屈曲運動を止める（図51）．大殿筋により進行方向と逆方向の加速度が加わることで，前方へ向かう慣性力が生じ，結果として身体重心を前方へ牽引し，膝関節の伸展運動に転換させる．また，大殿筋が収縮することにより，床に対して下肢を安定させる（図52）．これらのことにより，離殿が行われる．
　第3相では足関節最大背屈位から股関節伸展終了までを指す．この時期には，身体重心が上方へ移動し，股関節と膝関節が伸展されて，身体重心が支持基底面から逸脱しないように調整しながら動く（→ Reference）．

> **■Reference　筋力が問題か？**
>
> 立ち上がりの治療を行っている際に，よく図53のように最後まで伸展してしきれないことがある．果たしてこれは筋力が弱いからなのだろうか？
> 　重心が高いと：力は有利であるが，バランスが不利である．
> 　重心が低いと：力は不利であるが，バランスが有利である．
> このように考えると図53のような立ち上がりは，筋力が問題ではなく，バランスが問題であると考えられる．

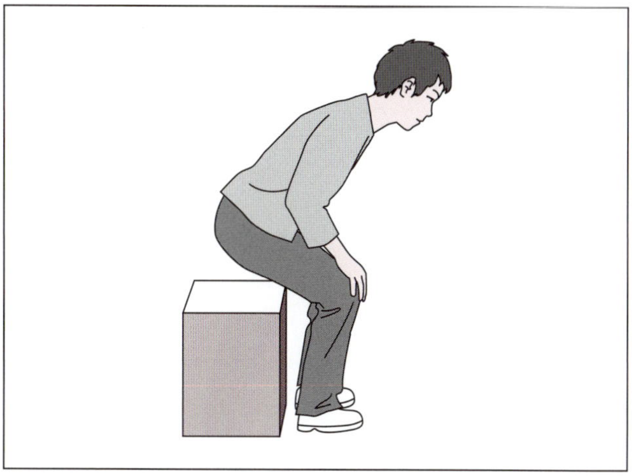

図 53　最後まで伸展しきれていない様子

2) 立ち上がりに対する BiNI Approach

　立ち上がりの際の第 1 相にて COP の先回りシステムが働いており，その結果骨盤の前傾が生じていること，第 2 相では，慣性力によって身体重心を牽引し膝関節を伸展させることは前述した．立ち上がりの際にはこの COP の先回りシステムと慣性力を重要視しており，感覚入力として応用している．いわゆる APA セッティングである．アプローチの実際を述べていく前に強調しておくが，我々は運動の一部を切り取って反復した練習や強い意識を強要するような治療方法は用いていない．運動とは自己組織的に紡がれていき，生成されるものであると考えている．以下にアプローチの実際を述べていく．

a．立ち上がる前の準備

　立ち上がる前の準備段階として，前方からの操作によるプレッシャー・テクニックを用いている（図 54）．両側の肩甲骨上部より圧縮を掛けていく．そうすることで殿部後方に COP が移動し，次第にコアはアップレギュレーションされ，反力が強く返ってくるようになる．ちょうど感覚としてはゴムマリを潰しているような感覚である．その後，圧縮ストレスを開放する．これを繰り返していくことにより，体幹の抗重力的活動が活性し，骨盤が前傾しやすくなってくる．こうして，COP の先回りシステムを賦活していき立ち上がりの前の準備段階とする．

b．立ち上がりに対する動作誘導の実際

(1) 軽症例の場合

　図 55 の①のようにクライアントに密着して腰かけ，クライアントのアクセスポイントに接触する．複数のアクセスポイントを同時に接触しながら操作を行うことをアクセスポイント・クラッチと呼んでいる．図 55 の②〜④のように，体幹を前後に誘導し，図 55 の②の際に COP が殿部後方に立ち上がるように圧縮を加えながら行う．図 55 の⑤では慣性力を生じさせるため，体幹を前傾していった際に，急激に後方に加速度を加える（急激に前傾運動を止める）．そうすることで，慣性力が生じて身体重心が牽引され膝関節の伸展運動が生じる．図 55 の⑥では⑤に引き続き下肢を伸展していって支持基底面内に重心を落して立位となる．

第9章

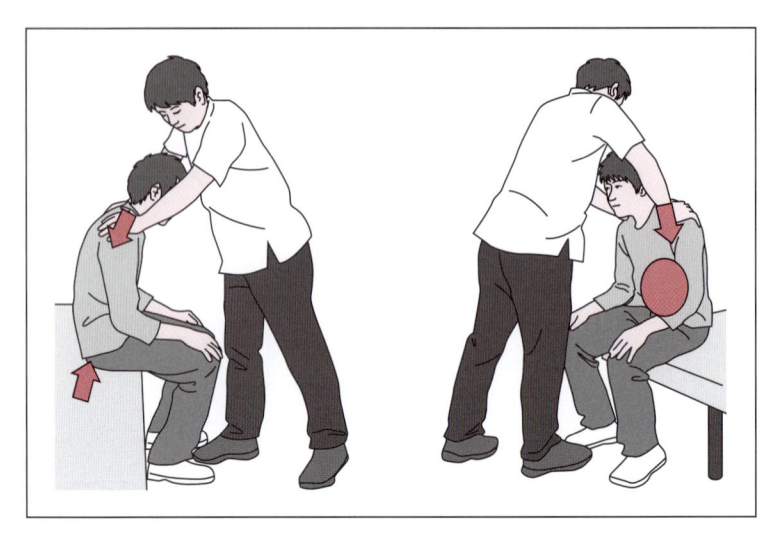

図54 COPの先回りシステムに対するアプローチ

両側の肩甲帯より圧縮を掛けていく．そうすることで殿部後方にCOPが移動し，次第にコアはアップレギュレーションされ，反力が強く返ってくるようになる．その後，圧縮ストレスを開放する．繰り返していくと，徐々に骨盤は前傾をしてくるようになり，体幹はアップライトしてくるようになる．

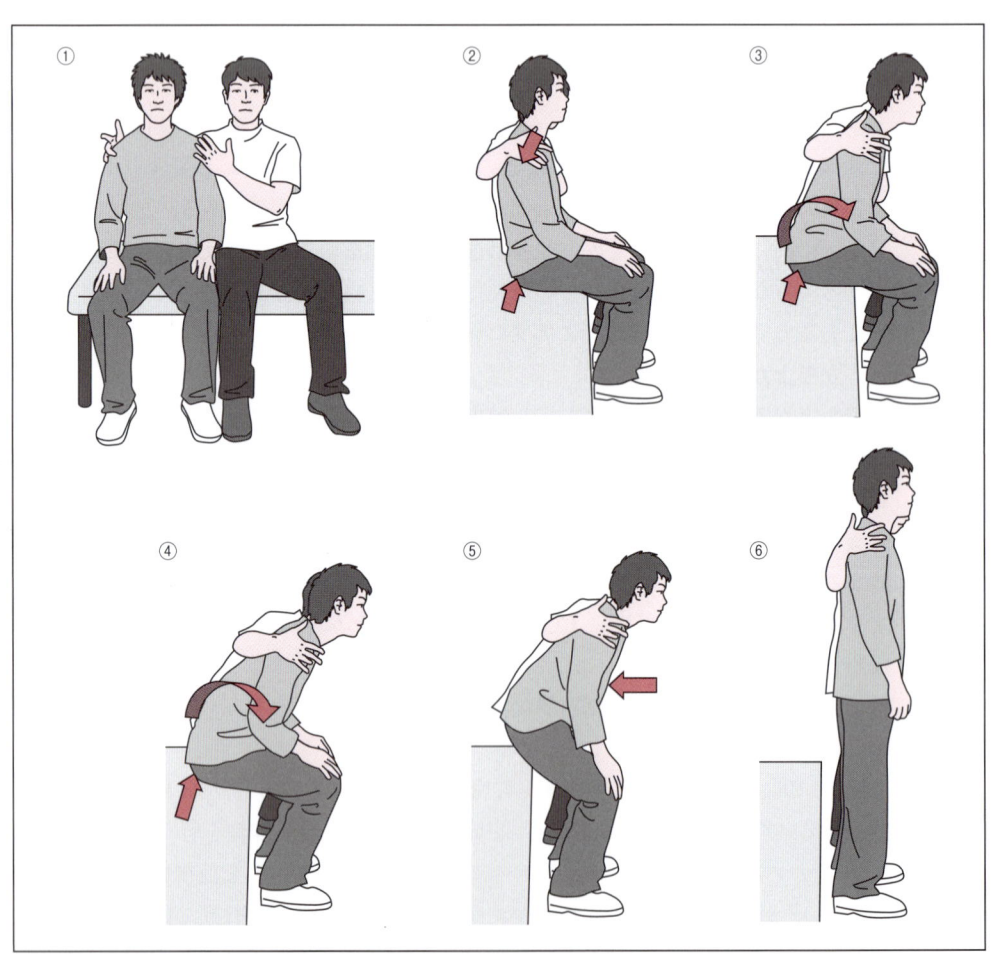

図55 軽症例の立ち上がり動作誘導

①図のようにクライアントと密着して腰かけ両側の肩峰に手を当て，アクセスポイントクラッチを行う．
②〜④体幹を前後に誘導し，②の際にCOPが殿部後方に立ち上がるように殿部後方にかけて圧縮を加えながら行う．
⑤慣性力を生じさせるため，後方に加速度を与える（急激に前傾を止める）．
⑥下肢を伸展していく．

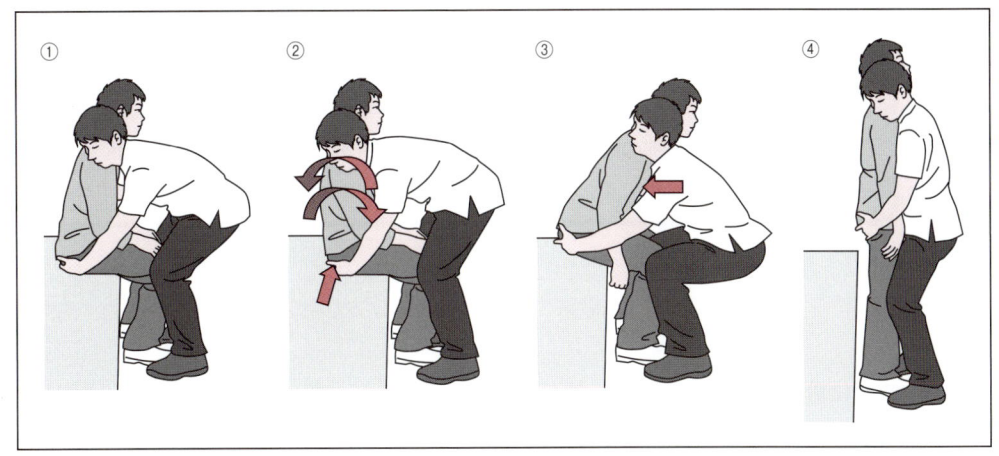

図 56　重症例に対する動作誘導
①アクセスポイントである坐骨結節を把持し，下腿をセラピストの下腿で挟み込みロックする．
②体幹を前後に揺すりながらCOPを殿部後方へ立ち上げる．
③前傾運動に対して後方への加速度を加えて慣性力を生じさせ，離殿する．
④下肢を伸展していき立位となる．

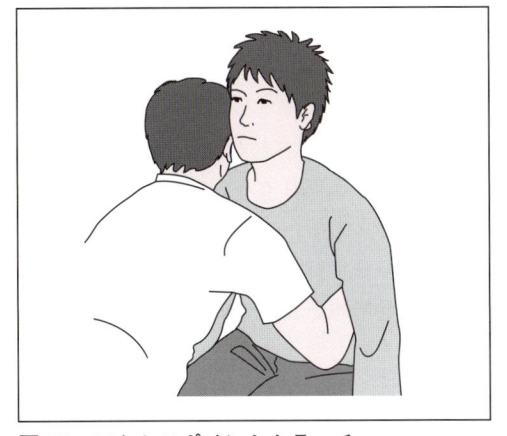

図 57　アクセスポイントクラッチ
セラピストの肩甲帯にてクライアントの胸骨柄にアクセスしている．

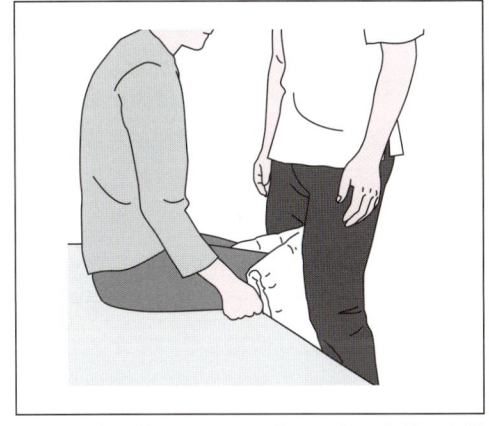

図 58　膝関節のロックの際に，痛みを伴った場合
タオルを挟み込んでも良い．

(2) 重症例の場合

　原則的には，軽症例の場合と同様で，COPを後方へ立ち上げ，離殿の際に慣性力を生じさせるような感覚を入力していく．

　図 56 の①アクセスポイントをできるだけクラッチしてクライアントになるべく密着するようにする（図 57）．図 56 の②体幹を前後に揺すりながらCOPを殿部後方へ立ち上げる．図 56 の③急激に後方への加速度を生じさせ，慣性力を生じさせることにより身体重心が牽引される．図 56 の④下肢を伸展していき立位となる．

> **なるほど**
> **痛みがある場合**
> 重症例の場合で膝関節のロックを行った際に痛みを伴った場合はタオルなどを間に挟んでも良い（図58）．

D. 歩行

秋田谷昂

1）歩行における感覚入力

　歩行は中枢神経系と身体，環境との相互作用により成立する運動の集大成ともいえる．地面からの感覚情報を身体が受け取り，ニューラルリズムジェネレーター（NRG）である中枢神経系がコンバーターとなり運動が出力される．歩行は日常生活の中ではほぼ無意識的に行われており，意識下で制御しながら生活している人はいないと思われる．しかし，実際の訓練場面では歩行戦略を分析し，うまく機能していない筋に対して筋トレを行うなど意識的制御によって訓練が展開されてしまっていることが多い．幼少期に体育の授業などで逆上がりの練習をしたことを思い出して欲しい．このときに上腕二頭筋の筋トレを指導した先生はいただろうか？そうではなく先生からコツのようなものを教わる，先生が補助をして成功する感覚をつかむなどの指導を受けた人が大多数であろう．そうしていつのまにかできるようになっている．自己組織的に環境と身体と中枢神経系が相互作用され学習された結果である．歩行においても同様である．運動は自己組織的に生成されるものであるから，意識的な制御を教えるべきではない．歩行に必要な感覚情報を入力し，自己組織的な運動生成を導いていくべきである．目の前のクライアントがとっている歩行戦略はすでに取り込まれた感覚情報に対する結果であるから，歩行を変えるには感覚情報を変えていくしかないのである．そしてその感覚情報こそバイオメカニクスで語られる外力や人の身体構造から生起される運動感覚であり，考えるべきなのはそれらの入力である．

　また，運動はCOPとCOGの不一致から生成される．ゆえに支持基底面内にCOGを落とし込むような静歩行は指導すべきではない．その静歩行の運動感覚を学習してしまう可能性が高いからである．COPとCOGの逸脱から生成される動歩行に導いていくことが重要である．そのためには身体構造の問題点へのアプローチやCOPオシレーションなどで動歩行の感覚を入力していくことが必要である．また可能であれば歩行器などを用いて交互性の動歩行に移行していく．その際にも腹内側系がアップレギュレーションするような感覚を入力していく必要がある．このときに身体分節の具体的な動きに対する言語指示や視覚における感覚入力は意識に昇りやすいため行わずに，体性感覚情報を中心に入力していく．たとえ歩容が崩れていたとしても，それはすでに取り込まれた感覚情報に対する運動出力，つまり結果である．良好な感覚を提供するためにも，安全を保障した状態でCOPとCOGの逸脱を入力し続けていくことが重要である．

2）歩行の1歩目の誘導

　身体重心（COG）は立位においてわずかに左に偏倚していることが多い．臨床においても

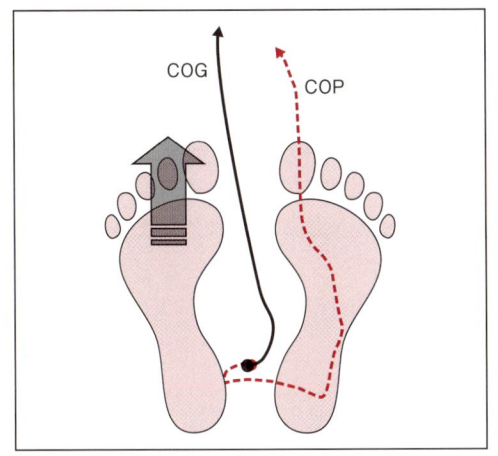

図59 左足から歩き始める際のCOGとCOPの軌跡

黒の線がCOG，赤線がCOPの軌跡である．左足から歩き出すためには，COPを左に立ち上げる必要がある．
「山岸茂則：姿勢・運動の力学的課題，運動の成り立ちとは何か（舟波真一，山岸茂則 編），p22，2014，文光堂」より引用

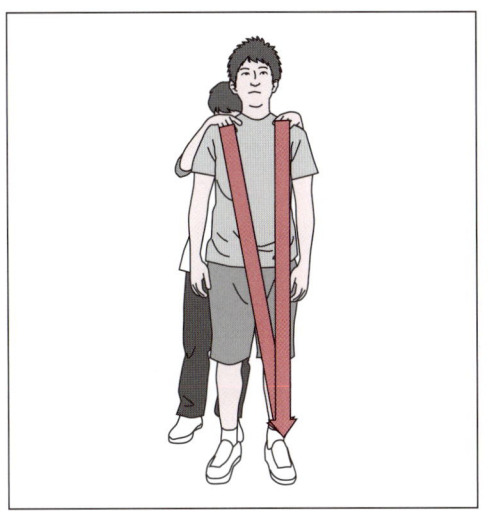

図60 歩行の1歩目を誘導する際のAPAセッティング

①両方の肩峰に接触する．
②右の肩峰から左の踵骨に向けて（螺旋軸に沿って）圧を加える．同様に左の肩峰から左の踵骨に向けて圧を加える．

　上部胸郭が骨盤に対して前額面上にて左側に偏倚している場合をよく経験する．この背景には臓器の中で一番重い肝臓が右側に存在していることが関係していると想像できる．つまり肝臓の重さをキャンセルし，COGを重心線に近づけるためと考えられる．また仙腸関節においても構造的に左右異なる点がある．臨床的には，立位時において上前腸骨棘は右側が低くて左側が高い場合が比較的多く見受けられる．これは右の腸骨の方が左の腸骨に対して前傾しているためだが，仙骨に対する腸骨の動きは，左は後傾方向に動きやすく右は前傾方向に動きやすい．つまり左右の仙腸関節は構造的に動きやすい方向が存在すると推測されるのである．このように構造的に左右は異なり，それには必ず意味があると考えられる．上部胸郭の偏倚や骨盤の左右の違いからみても，人においては左側に軸をつくる方が良いように解剖学的にも感じられる．

　これを歩行の歩き始めで考えてみる．構造的に左右異なるということは歩き始めにおいても左右で違いが生じると予測される．実際，左足から踏み出して歩行した後に並進バランステストを行うと，スコアが上がることが大変多いことがわかる．逆に右足から踏み出して歩行した後は，腹内側系はダウンレギュレーションして耐えられなくなる．図59のように左足から踏み出す際にはCOPを左に立ち上げる必要がある．つまり左側に軸ができる感覚が入力されるのである．螺旋軸を考慮すると左側に軸ができるのは人体にとって良好な感覚入力となるので，腹内側系が活性化しコアの活性などが見込めるのである．

　このように構造的に考えても螺旋軸を考慮しても左足から歩き出す方が人体にとっては有益であると考えられる．身体の法則的にそうであるから，この考え方は障害側にとらわれない．

　そこで歩行の1歩目を誘導するために，歩き出す前にAPAセッティングを行うことが多い（図60）．これは左踵骨にCOPを立ち上げ，螺旋軸をつくってあげるイメージで行う．しっ

かりと APA セッティングした後に歩き出してもらう．このとき言語指示は必要としない．重力下で生きているのであれば物理法則に従うので，身体構造がしっかりとしていて，COPが立ち上がっていれば図59のように自然と左足が出るはずである．それでも臨床においてなかなかうまくいかないことはよく経験するが，その場合は身体構造的に問題があることを意味する．よって身体の評価を行うと良い．特に足部に問題がある人はこの歩き出しがうまくいかない人が多いため，必ずチェックする．また逆螺旋軸の動作になってしまっている人もうまくいかないことが多い．その場合はCOPオシレーションなどをしっかりと行い，COPを立ち上げていく．このようにして歩行の1歩目を誘導することが重要である．

3）歩行動作中の感覚入力

運動は自己組織的に生成されるものであるから，歩行においても同様である．目の前で行われている歩行は，すでにクライアントの身体が取り込まれた感覚情報からだした1つの「解」であるため，その運動を変えるために運動を求めてはならない．また，言語指示などによって制御を求めるのも好ましくない．与えるべきは良好な体性感覚入力である．

歩行中は，螺旋軸に沿って左立脚時に右の肩峰から左足部に向けてタッピングを加えていくことがある（図61）．これは左側への軸感覚および螺旋軸の感覚が入力されると考えられる．他にはセラピストがクライアントのアクセスポイントを触れながら歩行していただく場合もある（図62）．アクセスポイントは皮膚反射レベルで発火する腹内側系の活性化が起こると考えられるため，そこを触れて歩いていただくだけでも変化がみてとれる．

重症例で上記のようなことがむずかしい場合は，COGとCOPの不一致による運動感覚や歩行のリズム生成のためにCOPオシレーションをしっかりと行っていく．それにより動歩行の感覚を導いていくのである．また歩行器の利用も有効である（第10章参照）．クライアントに密着して一緒に歩行することも有用である（図63）．密着することにより周波数の同期が生じてくるため，クライアントに歩行感覚を伝えながら歩行できると考える．しかし，このとき介助により固定するのはよくない．固定感覚にならないように一緒に歩行することによって運動感覚を入力することができる．

> **なるほど**
> **杖のメリット・デメリット**
>
> BiNI Approachでは歩行器などを用いることが多い．しかし，病院内や日常生活の中ではスペースの問題や家屋環境などの理由で採用されにくく，杖を必要とする場合も多いかと思われる．杖も1点杖（T字杖），4点杖，サイドケインなど種類があり，その選択に悩むセラピストは多い．図64のように安定性が高いというメリットは，逆に自由度が低いというデメリットにも繋がるのである．自由度が低いということは固定感覚に繋がり，APAの減衰要件にもなってしまう．安定しているものがよいとは身体への影響という面では一概にはいえないのである．だが，転倒の恐怖感があると減弱するという報告もあり（⇒ CHECK！①），視覚や情動の面でもAPAは影響するので安定感が逆に良い影響を与えることもありえるのである．メリット・デメリットを把握したうえで，そのクライアントにとって良好な感覚入力となるような補助具を選定しなければならない．補助具も環境である．

図 61　歩行動作中の感覚入力

左立脚期と同時にタッピングを矢印の方向に加えながら歩行していく．

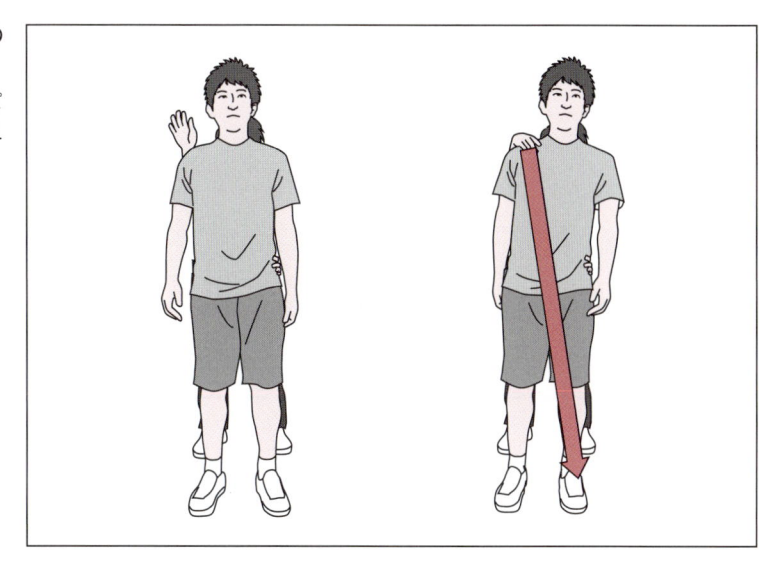

図 62　歩行動作中に触れやすいアクセスポイントの 1 例

①肩峰，烏口突起
②胸骨柄・体
③第 3～8 胸椎
④上前腸骨棘
⑤腰仙関節，第 1・2 仙椎

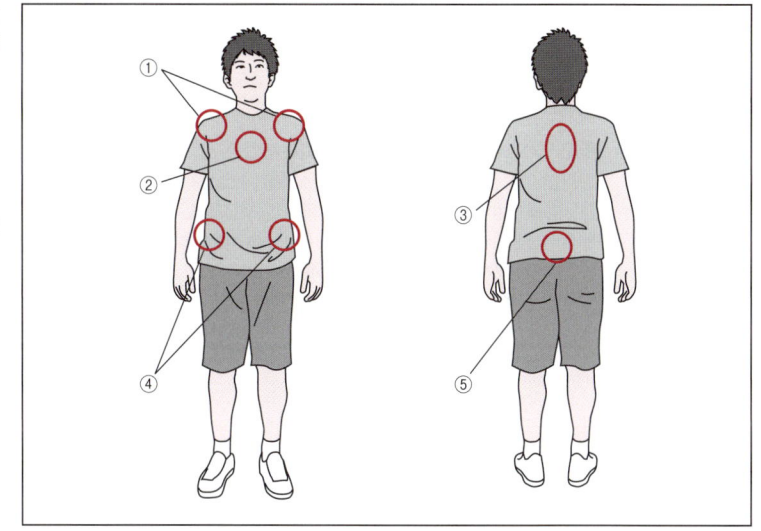

図 63　重症例に対しての歩行練習の 1 例

クライアントの身体のシェイプに密着するように位置し，同期した後に一緒に歩行していく．このとき図 62 の箇所に触れながら行うと良い．図では右手で胸骨，左手で上前腸骨棘，顔面で胸椎に接触している．

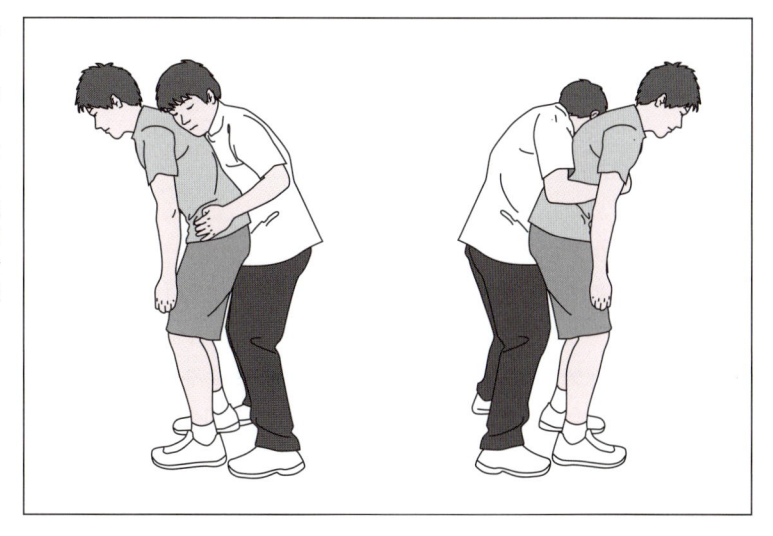

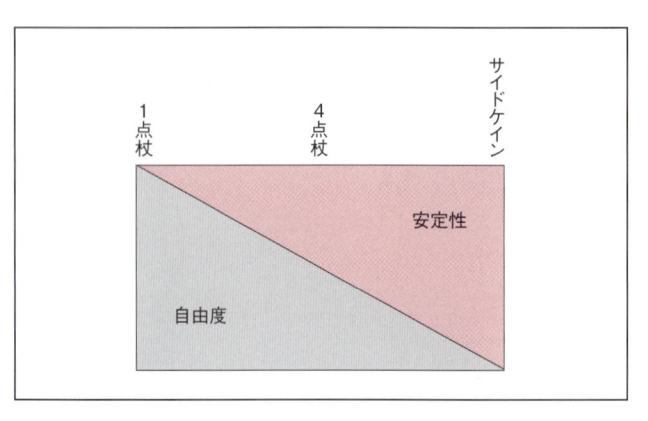

図64 杖のメリット・デメリット
安定性と自由度は相反関係である.

CHECK! ①Adkin AL, Frank JS, Carpenter MG, et al：Fear of falling modifies anticipatory postural control. Exp Brain Res. 143(2)：160-170, 2002

なるほど セラピストの状態も大切！

感覚入力において，周波数を同期しあうことでクライアントに大きな変化を生じさせることができるが，セラピストの心身の状態が悪いとそれはクライアントにも伝わってしまう．セラピスト自身の腹内側系も活性化した状態で診療に望むことが大切である．また，感情のもち方も重要である．「絶対よくするんだ！」という想いは大切ではあるが，脅迫的感情となってしまうと努力的になり，クライアントとの同期が生じない．逆もしかりでクライアントに負の感情をもっても同様である．心身ともに肩の力が抜けた穏やかな心理状態でいることが大切である．

6. 歯科と身体構造の関係について

井出　徹

　筆者は歯科医になって30数年が経過し，もうすぐ還暦を迎えようとしている．今から20年ほど前より通常の歯科治療をしても，主訴として来院した問題が何も解決されないクライアントに数多く遭遇するようになった．そして，1つの虫歯でも歯科医師がいう原因ではなく，全く異なる原因が存在することに気がつき現在に至っている．歯科医師が考えなくてはいけないことは大きく分けて3つあると考えている．1) 口腔ケア，2) 口腔リハビリ，3) 歯科的な諸治療，である．1つ1つ解説していく．

1) 口腔ケア

　一般的には歯ブラシで虫歯，歯周病の原因とされているプラークを除去することである．また，クライアント自身ではブラッシングに限界があるため歯科医院に定期的に来院して頂きプロフェショナルなクリーニングを受けることである．虫歯，歯周病には細菌が関わっている．今はまだ細菌を除菌，あるいは殺菌と称して取り除くことが重要だと思われている．しかし，それらの細菌は口腔内の常在菌である．体にとってパートナーである．細菌が存在することで感染することは違うと考えている．ではなぜ虫歯などの病的な状態となってしま

うのであろうか？ある人にとっては悪であるが，ある人にとっては悪さをしないのは，身体の状態に起因していると考えられる．つまり，身体構造や心理的問題である．ブラッシング自体を否定しているわけではないが，これだけでは虫歯，歯周病の理屈は成り立たないと考えている（⇒ CHECK！①）．

> **CHECK!** ①井出 徹：第1章 それもこれも、実はTMDだった！，ちょっと待って！その歯の痛み、8割は削らなくても治ります！，pp16-23，2014，すばる舎

2）口腔リハビリ

今から20年ほど前になるがアメリカの文献でTMDという言葉に出会った．いわゆる顎関節症のことである．このころ日本では顎関節症はTMJ（temporo mandibular jointdisorders）と呼ばれ顎関節の病気だと歯科では考えられていた．しかしクライアントをよく観察してみると関節だけとは限らず，関節の周囲の筋肉や靱帯が問題であることも多いのだということがわかってきた．そこから，筋肉や靱帯も含むTMD（temporomandibular disorders）と表記されるようになった．そしてTMDの診断と治療には整形外科的な原則にそのままあてはめよと記載されている（⇒ CHECK！②）．

TMDに関して考察を進めてきた結果，TMDを病因論的，身体論的，行動論的な多方面にわたる観点から捉える必要性があり，多因子性で，なおかつさまざまな病態を示す疾患であることが解明されてきた．歯科医師に，過去の機械的（歯科的）視点から現在の生物，精神，社会（医科的）な視点へとパラダイムシフトを要求するとも記載されている（⇒ CHECK！③）．可逆的な治療をしなさいということである．いきなり歯を削るな，まずは身体構造の問題点を改善しなければならない，ということである．

> **CHECK!** ②Goddard G：顎関節症（TMD）の概念と定義，TMDを知る（和嶋浩一，井川雅子 著，McNeill C 監），pp9-13，1997，クインテッセンス出版
> **CHECK!** ③McNeill C：序，TMDを知る（和嶋浩一，井川雅子 著，McNeill C 監），1997，クインテッセンス出版

筆者は初診のときに口腔内を診るのは，一番後である．主訴を確認しながら，クライアントの顔，頭部，頸部，立位姿勢などを観察している．次に歯科用ユニットに横たわって頂くわけだが，大多数のクライアントに共通することがある．背臥位にて頭頸部が右側に傾き右側肩は浮き上がっている．後頭部の下に両手を入れると，左右の圧の差によって傾きを確認できるし，クライアント自身にも認識してもらえる．背中の筋肉を触診すると緊張状態を確認できる．左右の足部の開きも左側の方が開いている．つまり股関節は左の方が外旋している場合が多い．また，左右の耳介，眼科上縁，頬骨弓下縁，鼻翼，下顎縁など触診し左右差を確認する．歯科的な問題を抱えたクライアントには一定の法則性がある（⇒ CHECK！④）．クライアントの顎関節も，必ず触診する．左右の関節が同じ動きをしているクライアントに遭遇したことはない．8割方のクライアントの右顎関節が正常に動いていない．固定部位となって，運動性が低下している場合が多い．そして，ほとんどの場合左顎関節にクリック音を認める．最後に咬筋，側頭筋，口輪筋，外側内側翼突筋，顎二腹筋，胸鎖乳突筋，頸腕神経叢

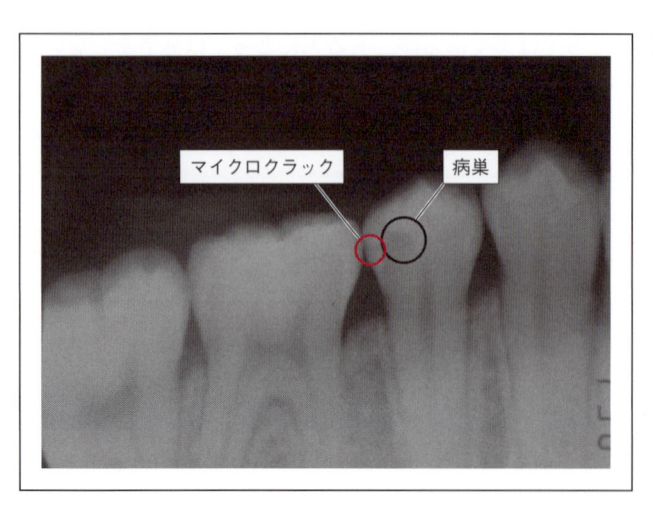

図65 虫歯の病巣とマイクロクラック（微細な亀裂）

を触診する．

> **CHECK!** ④井出 徹：第3章 身体のバランス全体を診る診察＆治療の実際，ちょっと待って！その歯の痛み、8割は削らなくても治ります！，pp82-94，2014，すばる舎

　歯科に来院されるクライアントのほとんどが肩こり，首こり，首の不調，筋肉緊張型頭痛，腰の不調，脚長差，冷え症などの諸症状を抱えている．また，100％に近いクライアントが喰いしばり（かみしめ，クレンチング，TCHなど同意味）を呈している．歯が接触するのは咀嚼の終末と嚥下時だけでそれ以外は接触しないのが普通である．持続的なクレンチングは200kgの力を歯，歯周組織，顎関節，咀嚼筋，表情筋などに加える．歯はマイクロクラックを起こし，この中に細菌が入り込み，虫歯が生じる（図65）．歯周組織にはうっ血が起こる．血流が悪ければ炎症は治癒しない．顎関節は関節円盤のずれを引き起こしたり，癒着を起こしたりする．

　咀嚼筋は過緊張を呈し，左右の可動性の差を生む．この問題に歯科医師の9割以上は何も気づいていないし，興味を示そうともしない．歯だけいじくり回す．その結果一生歯科から離れられないクライアントをどんどん生み出しているのが現状である．上顎の歯は頭蓋骨の一部である．下顎の歯は下顎骨の一部である．神経側と内臓側の接点が顎関節である．頭蓋骨の位置を調整しないと歯科的な問題は良くならない．つまり頸椎との関係は大変重要であると考える．下肢，脊柱など全身の構造とも関係性がある．身体構造の問題を解決できるのは歯科医師ではない．ゆえに，理学療法士などの治療家の役割が重要となる．どうか歯科界が悲惨なクライアントを生む前に立ち上がってくれるよう，切に望む．

3）歯科的な諸治療

　歯科的な諸治療は，虫歯，歯周病，補綴（クラウン，ブリッジ，義歯）等々教科書的に忠実に時間をかけながら丁寧に，としかいいようがない．歯科医師の数は今やコンビニの1.5倍あるといわれている．またインプラント治療の出現により筆者の耳にもさまざまな不可解な話しが入って来る時代になった．以前に比べ，明らかに間違った診断が多い．安易なイン

プラント治療は絶対に行うべきではない．しかし，保険診療外の請求となり，歯科にとって非常に旨みの多い治療であるため，インプラントを勧める医師が非常に多くなってきているのが事実である．クライアントにとって嘆かわしい歯科の時代に突入している．インプラント学会の今年のメインテーマはインプラント周囲炎であった．自作自演，といわざるを得ない．このように考えていくと，歯科の問題を真正面から考え，根本的に治療していこうとすればするほど，現在の保険診療の中では報酬が低くなる傾向になることがおわかりだろう．しかし，口腔領域の問題で悩む，日本のクライアントを救うためにも，誰かが立ち上がらなければならないと考えている．ぜひ，治療家の皆さんと連携を密にし，正しい治療を展開できるシステムを構築しなければならないと，強く願っている．

10 U字型歩行器の臨床的意義

佐藤 努

1. U字型歩行器とは？

　U字型歩行器は，歩行補助器として用いられており，その種類は心身状態や環境によってさまざまな選択がなされている（図1）．臨床においては，両上肢機能が残存している骨関節疾患などに対し，早期歩行獲得を目的として活用されている．また，平行棒内歩行→歩行器歩行→杖歩行→独歩への移行段階として活用されることが大半を占める．重度の脳卒中片麻痺のように身体機能面（運動麻痺・感覚障害など）や高次脳機能面に問題が生じている場合には，下肢の支持力や矯正力を求められる長下肢装具の適応が一般的であり，U字型歩行器を用いることは少ないといえる．U字型歩行器における治療的概念や介入方法なども確立されていないのが現状である．今回，統合的運動生成概念に基づくU字型歩行器の臨床的意義について神経学的側面および力学的側面より解説する．

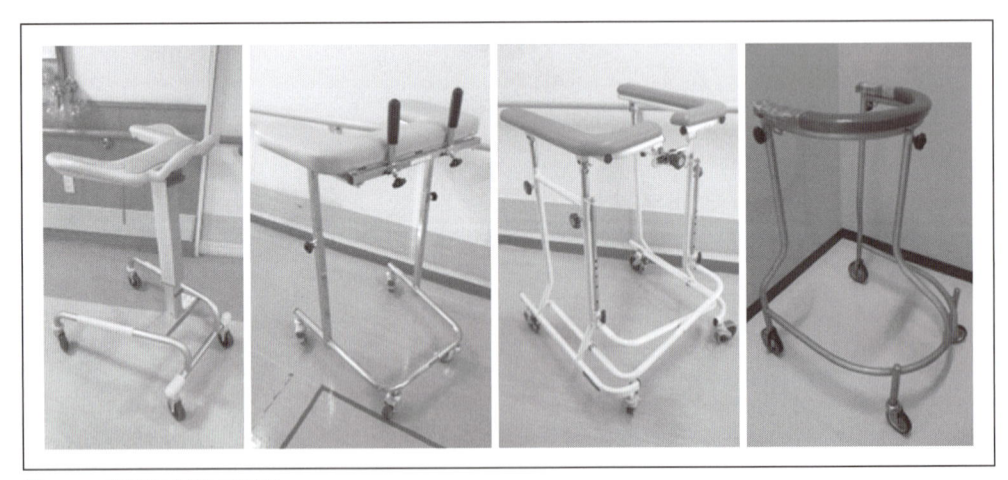

図1　U字型歩行器の種類

Reference　U字型歩行器の基本的機能は？

車輪部分に固定輪・自由輪の2つのタイプがあり，それぞれ前輪型・後輪型・双方型に分かれている．固定輪は，左右への動揺は少なく安定性に優れている．自由輪は動きの幅があり，機動性に優れている．高さ調整には，手動式・油圧式があり，簡便に高さ設定が可能である．両前腕支持付きは，幅の大きさに違いがあり幅が広いものほど安定性に寄与する．その他の機能に関しては，車輪ストッパー付きや歩行器の幅を調節できるもの，転倒防止椅子付きなどがある．どのような歩行器を選択するかは，意図した運動要素や障害の程度によっても変わるはずであろう．しかし，歩行動作が安全に遂行されることを最優先し，選定するべきである．

U字型歩行器の名称と機能

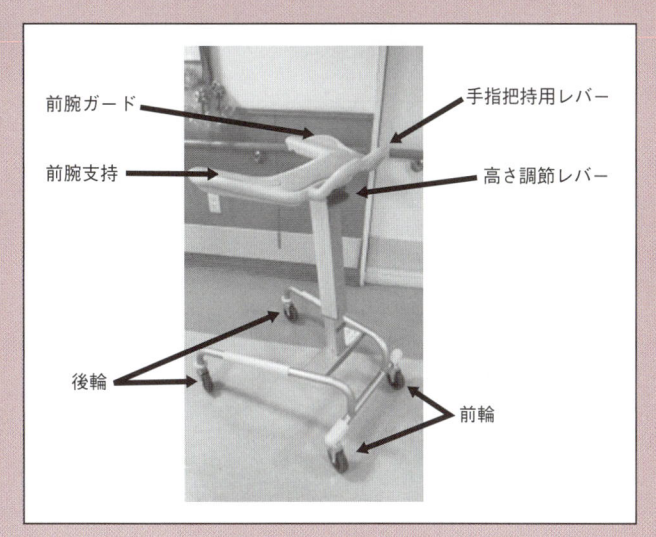

（図：前腕ガード，前腕支持，後輪，手指把持用レバー，高さ調節レバー，前輪）

2. U字型歩行器を用いた治療の実践方法

　従来の「歩行」への直接的治療は，股関節外転筋群の低下が招いている跛行であったなら，その部分をフォーカスし，「もっと，骨盤をまっすぐに」「身体と股関節をまっすぐに保って」などの意識的に「歩く」ことを重視してきた．言い換えるなら，考えて歩く「歩考」を推し進めてきた部分がある．歩行中の身体は機能的に2つに区別することができる．骨盤から頭部への姿勢保持を担い，姿勢変化の伝達を最小化するパッセンジャーユニット（乗客：頭部・頸部・体幹・両下肢・骨盤）と，パッセンジャーユニットを支持する役割と前進させる役割を交互に担っているロコモーターユニット（機関車：骨盤・股関節・膝関節・足関節・距骨下関節・中足指節関節）の2つに分けられる（⇒ CHECK！①）．U字型歩行器を使用することで，パッセンジャーユニットの安定を保証し，受動的なロコモーターシステムの駆動を促し，効率的な下肢の倒立振子運動を容易に生成することが可能である．そもそも，歩いて行く「歩行」であるならば，意識づけした運動を進めることではなく，無意識的な動きの生成＝自然体の「歩行」を最優先すべきであろう．

CHECK! ①Perry J, Burnfield JM：第3章 基本的な機能，ペリー 歩行分析 原著第2版（武田功 総括監訳），pp9-14，2014，医歯薬出版

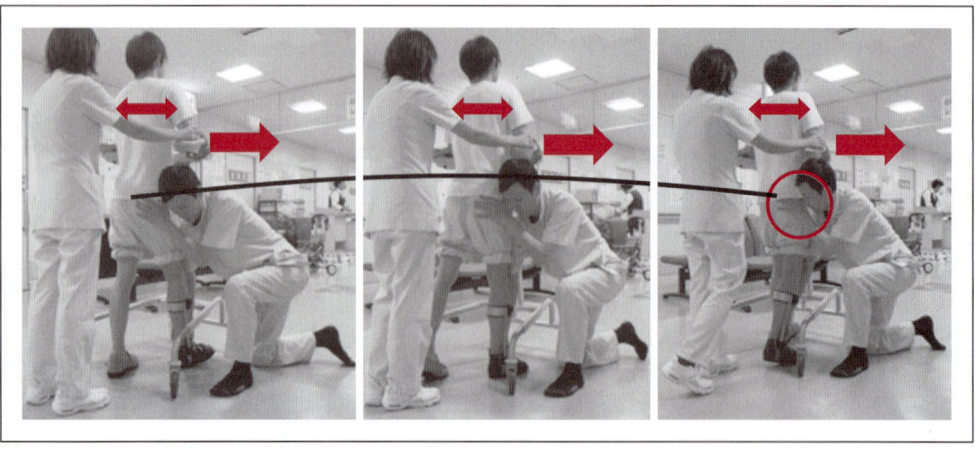

図2 歩行リズムの生成
治療者（上部）は，肘頭や体幹を保持し，クライアントの歩行リズムに合わせたスピード調整および左右への重心移動も同時に調整する．治療者（下部）は，障害側膝関節前方へ治療者上肢を添え，障害側足部を把持する．反対側上肢は，麻痺側股関節後方を保持し，障害側下肢の股関節および膝関節の屈曲—伸展運動の協調的な動きを生成し，重心の上下移動を促し「動歩行」へと導く．

1）歩行リズムの生成（図2）

　歩行周期中におけるリズム生成は，重心の上下移動をスムーズに促し，位置エネルギーと運動エネルギーのエネルギー変換を効率的に生じさせ，結果として，過剰な筋出力の軽減を図ることが可能となる．神経学的側面においては，延髄網様体から，下行する「網様体脊髄路」と脊髄の「CPG（Central Pattern Generator）」から構成され，リズミカルな肢運動を誘発（⇒ CHECK！②）することが可能である．また，U字型歩行器を使用することにより，体幹の直立保持をつくり出し，立脚期後期における股関節伸展の感覚入力も促しやすくなる．股関節伸展における感覚入力は，CPGの賦活に寄与しており，動歩行を導いてくれる．

> **CHECK!** ②金誠熙：神経学的視点から，臨床実践 動きのとらえかた（山岸茂則 編），pp180-186，2012，文光堂

2）床反力を伝える（図3）

　歩行における床反力作用点の軌跡は，踵骨外側より接地し母趾へと伝わる．環境からの床反力情報（荷重情報）は中枢神経系へ入力される．身体荷重量はCPGの活動に大きく影響を及ぼしており，足底部からの感覚入力によって，無意識的に運動を発現し，環境に適合させた円滑な歩行を遂行していく（⇒ CHECK！④）．CPGは，神経振動子同士の結合系であるNeural Rhythm Generator（NRG）の1つである．床反力情報によって，からだ・脳・環境のそれぞれが神経振動子の介在によって引き込み合い，リズムを同期さえ運動を自己組織的な生成へと変化させていく．「グローバル・エントレインメント（大域的引き込み）」である（⇒ CHECK！⑤）．また，足部構造がつくり出すロッカー機能により，前方への推進力を生成し，効率的な歩行を可能とする．

図3 床反力を伝える

治療者（上部）は，アクセスポイント（肘頭・肩峰・胸骨など）を保持し，腹内側系をアップレギュレーションする．クライアントの上肢は小指側より接触させ身体支持を筋連結として優位に働かせる（⇒ CHECK！③）．治療者（下部）は，クライアントの足部を保持し踵接地をつくり出す．また，障害側下肢前面に治療者の上肢を添えることで，過度な膝折れを防止し，床反力情報を身体（上方）へ伝達させる．ただし，下腿の前方傾斜を妨げることは，前方への推進力を低下させるため，膝関節過伸展への誘導には留意して行う．

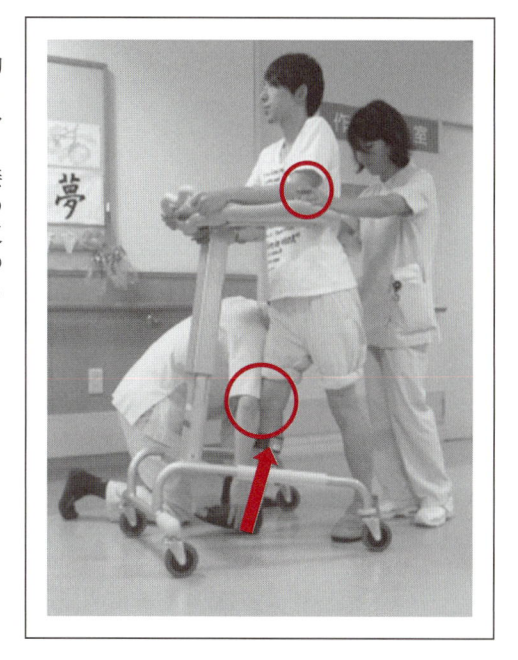

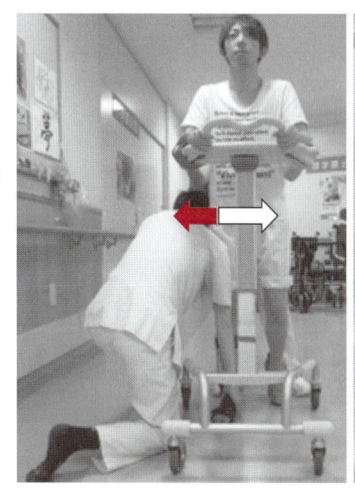

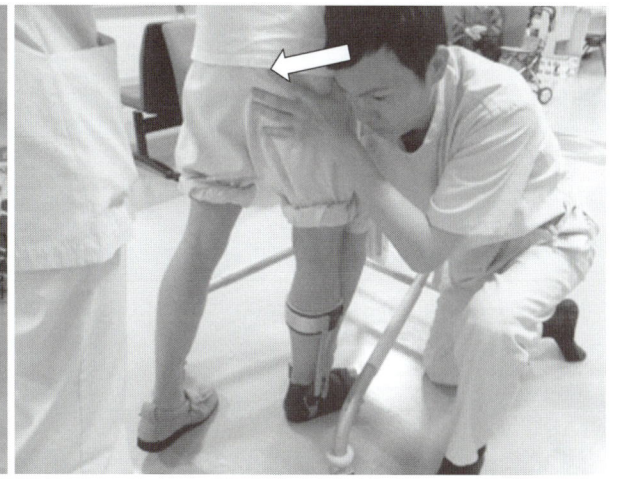

図4 慣性力をつくり出す

治療者（下部）は，障害側股関節外側後面を保持（大転子を手掌全体で包み込むイメージ）する．立脚期において，反対側への加速度を生成するための慣性力をつくり出す．その際，つくり出す力が強すぎると反対側が背負う外力が大きくなる．また，弱すぎると重心の停滞を生むため，力の調整が重要となる．さらに，股関節伸展を促し，遊脚期への位相転換に担う股関節屈曲群の活動を惹起させ，反対側の立脚前期をスムーズに移行することができ，円滑な歩行運動を獲得できる（⇒ CHECK！④）．

> **CHECK!** ③Myers TW：運行中のアナトミー・トレイン，アナトミートレイン 第2版（板場英行，石井慎一郎 訳），pp226-252，2012，医学書院
>
> **CHECK!** ④鈴木克彦：CPGとは？，運動の成り立ちとは何か（舟波真一，山岸茂則 編），pp121-126，2014，文光堂
>
> **CHECK!** ⑤舟波真一：第14章 Global Entrainment，運動の成り立ちとは何か（舟波真一，山岸茂則 編），pp167-172，2014，文光堂

3）慣性力をつくり出す（図4）

歩行立脚期において，支持脚へ身体重心が移動を開始した瞬間から，加速度が生じる．加速度に対して反対向きの慣性力を即座につくり出し，反対の支持脚へと身体重心を移動させ，スムーズな左右への重心移動が可能となる．身体重心に生じる加速度の大きさは，床反力の立ち上がりと身体重心（COG）・床反力作用点（COP）の距離，2点によって決定される．例えば，前額面上においては，床反力作用点が重心線から離れれば離れるほど，身体重心に生じる加速度は大きくなるため，「身体重心の加速度は股関節外転筋が発揮した力によって決まる」といえる（⇒ CHECK！⑥）．

> **CHECK!** ⑥石井慎一郎：重心制御と股関節の両側性活動，動作分析 臨床活用講座 バイオメカニクスに基づく臨床推論の実践，pp25-27，メジカルビュー社

なるほど「歩行の評価」にも有用？

歩行遊脚時において，障害側下肢と床とのクリアランスに問題を抱えている場合，上半身における問題が引き起こしているのか？下半身の影響であるのか？どちらかの要素がより影響を及ぼしているか？これらの問題に対し，U字型歩行器を用いることである程度，判別することが可能である．例えば，杖歩行において，クリアランス不足を認めるが，U字型歩行器の使用にて改善された．このような場合，U字型歩行器によって上半身の働きを補助し，下肢の受動的な運動を促しているため，クリアランスの問題は上半身の影響の可能性が推察される．このように，歩行補助器における活用だけではなく，さまざまな方法へ用いることができる．

3. U字型歩行器の臨床的効果について

U字型歩行器における臨床的効果について，脳卒中を中心として数多くの効果を経験している．今回，脳卒中を呈した重度の片麻痺症例を紹介する．

1）症例紹介

症例：60代，女性
診断名：右被殻出血（血腫除去術施行）（図5）．
リハビリテーション：右被殻出血，約2週間後にリハビリ目的にて転院となり，当院でのリハビリ開始となる．理学療法士・作業療法士・言語聴覚士によるリハビリ介入．約1ヵ月後より，言語療法終了となり理学療法が追加された．発症から6ヵ月後に自宅退院となる．

2）U字型歩行器介入における継時的な変化

入院当初，上下肢・体幹の重度の運動麻痺に加え，麻痺側上下肢の感覚鈍麻，高次脳機能障害（半側空間無視・身体失認）を呈しており，基本動作は全般的に全介助を要する状態であった．座位・立位保持は，著明なプッシャー現象および麻痺側体幹，下肢の支持性低下により保持困難な状況であった（図6）．歩行動作は，長下肢装具を装着し重介助を必要な状況

図5　右被殻出血

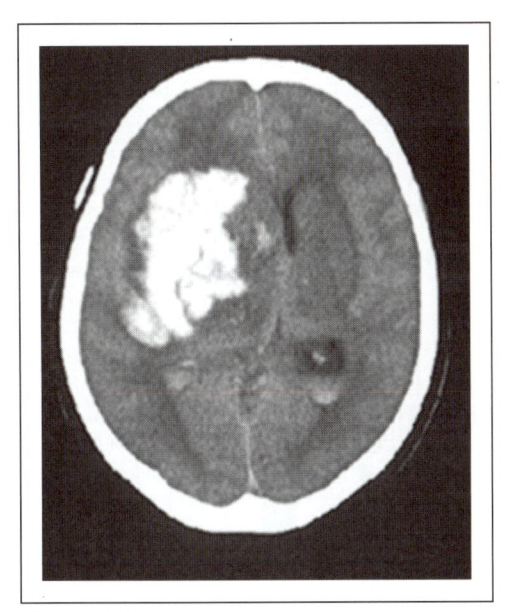

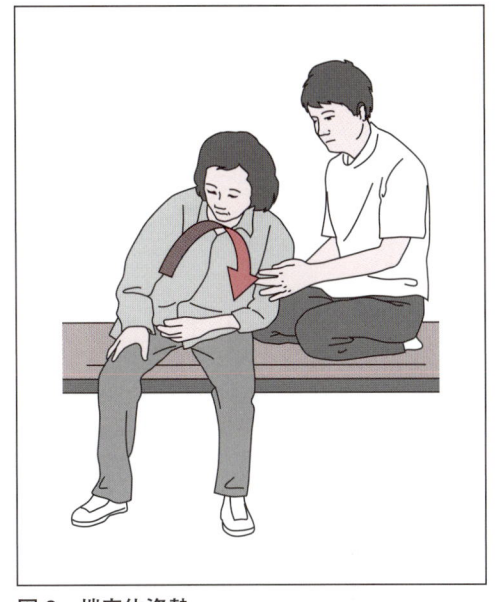

図6　端座位姿勢
重度麻痺・高次脳機能障害により，端座位保持は困難な状態であり麻痺側への転倒を認めた．

であり，平行棒内にて数 m 可能なレベルであった．介入1ヵ月後においても，大きな改善は認められておらず，初期介入時と同様の状況であった．言語療法の終了に伴い，継続的な理学療法に加え，U 字型歩行器による歩行動作を追加した．U 字型歩行器介入当初は，プッシャー現象により，麻痺側へ重心は変位しており，頭部・頸部・眼球は固定され，コアスタビリティの減衰により体幹は崩れ，非麻痺側への重心移動が困難な状況であった．また，麻痺側立脚期は，著明な膝折れ，重心の停滞を認め，クリアランスを生成することがむずかしく，麻痺側の振出しに重度の介助を要していた（図7左側）．これらの現象により，歩隔・歩幅の狭小化を引き起こし，表情も硬く，過剰な筋活動により 5m 程度で疲労感を訴えていた．U 字型歩行器を用いた歩行において，足部からの荷重感覚の入力・股関節伸展活動を促し，CPG を駆動させ歩行リズムをつくり出すことを目的とした．具体的には，麻痺側立脚期における踵接地の生成および膝関節伸展保持の誘導による，交互性の重心移動を誘発させ「動歩行」に類似した感覚情報の入力に努めた．U 字型歩行器介入，1ヵ月後（図7右図）には，プッシャー現象の軽減，コアスタビリティの活性により，肩甲帯・体幹の保持が可能となり，頭部・頸部・眼球の固定はなくなった．さらに，麻痺側立脚期における膝折れは消失し，麻痺側への重心停滞も軽減され，自己組織的にリズミカルな肢運動をつくり出し，「動歩行」に近い，歩行リズムの生成が可能となった．この時期においては，歩隔・歩幅の拡大を認め，歩行距離も 20m と延長し，ほとんど介助を要することなく動作遂行が可能であった．日常生活動作においても，起居動作から端座位保持は自立し，移乗動作も見守りとなり，ベッド周囲の動作はおおむね自立となった．排泄動作は，オムツ全介助からポータブルトイレ使用にて軽介助となり，機能的自立評価表（Functional Independence Measure：FIM）は，55/126 点から 70/126 点へと改善を認めた．5ヵ月後には，T 字杖（短下肢装具）使用にて前

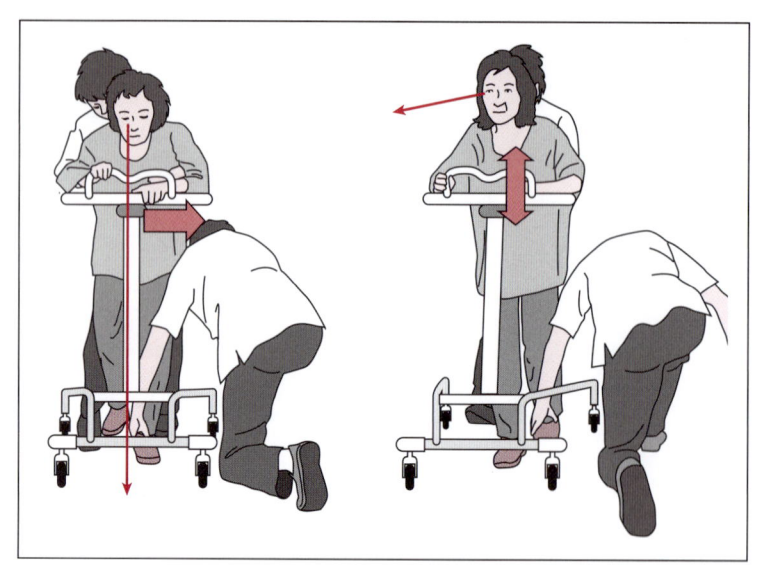

図7 U字型歩行器介入よる継時的変化

介入当初は，重度の運動麻痺に加え，眼球の固定・麻痺側への重心の停滞による腹内側系のダウンレギュレーションを助長させており，麻痺側立脚期における膝折れを認め，歩行リズムの破綻をきたしていた（重度介助を必要とした）．U字型歩行器介入，約1ヵ月後には眼球の固定はなく，体幹保持も可能となり，下肢のスムーズな交互運動が可能となり，動歩行に近い歩行リズムとなった．

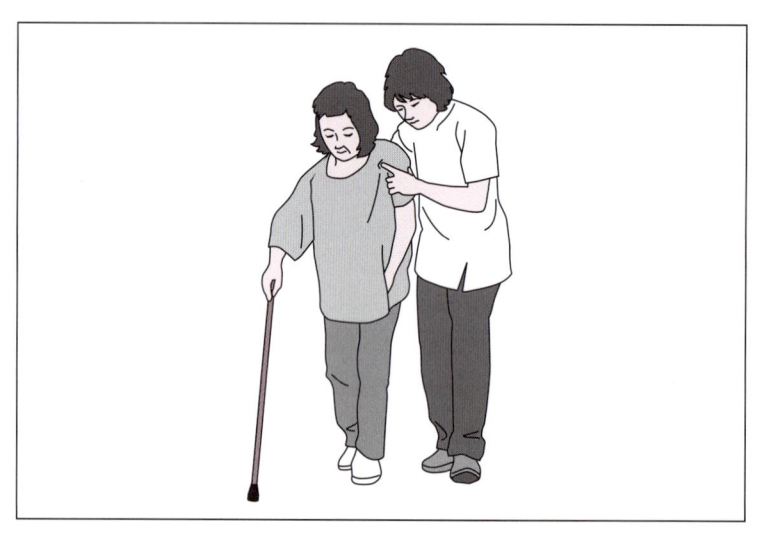

図8 T字杖歩行の様子

最終的な歩行動作は，T字杖（短下肢装具装着）使用し，支える程度の介助にて動作獲得した．

型の2動作歩行が軽介助にて可能となった．

　U字型歩行器により，交互動作を誘発し，環境からの良質な感覚入力が腹内側系の活動を高め，NRGを介した運動生成が，座位・立位姿勢の改善や移乗動作の安定など，さまざまなパフォーマンスへ変化をもたらすことが示唆された．沖田らは，「感覚受容器からの求心性入力は，脳内でフィードバック情報となる．感覚をフィードバック情報として捉えると，意識的な顕在的学習から無意識的な潜在的学習へ運動学習を進めるための運動療法の意義が明確になる」（⇒ CHECK！⑦）と述べている．U字型歩行器における歩行が，からだと脳と環境という相互作用が織りなす自己組織的な運動発現を促したと考えられる．U字型歩行器は，幅広く治療効果を期待できる歩行支援器の1つといえる．

> CHECK! ⑦沖田　学：感覚障害に対する下肢の運動療法，理学療法ジャーナル，48(9)：825-832，2014

Reference　歩行支援機器

近年，動歩行獲得へ向けた「歩行支援機器」が数多く開発されている．その一方で，高額であることや施設環境の問題を多く抱え，積極的な活用には至っていないのが現状である．いくつかの歩行支援機器の中でも，名古屋工業大学の佐野明人教授と今仙技術研究所が共同開発した，無動力歩行支援機 ACSIVE（アクシブ）は，超軽量であり，低コストであるため導入を進めやすい．その構造は，受動歩行を基に開発された歩行支援機器であり，股関節のばね機構によって，支持脚後半の弾性エネルギー機能を遊脚期前半にアシスト機能へ変換する構造となっている．佐野らは，「力学系のダイナミクスに隠された移動原理は，受動歩行と呼ばれる歩容に見て取れる．その特徴は，制御を一切用いずに（知能不能），脚式移動体のもつダイナミクスと環境（スロープ）との相互作用のみによって，自然な歩容が生成できることである．人は皆，本質的に「歩ける」のである」と述べている（⇒ CHECK！⑧）．まさに，「動歩行」を自己組織的に生成するための一助になるであろう．

無動力歩行支援

株式会社 今仙技術研究所 歩行支援機 ACSIVE[internet], http：//www.imasengiken. co.jp/acsive/image/ ACSIVE.pdf [accessed 2015-04-27] より許諾を得て転載

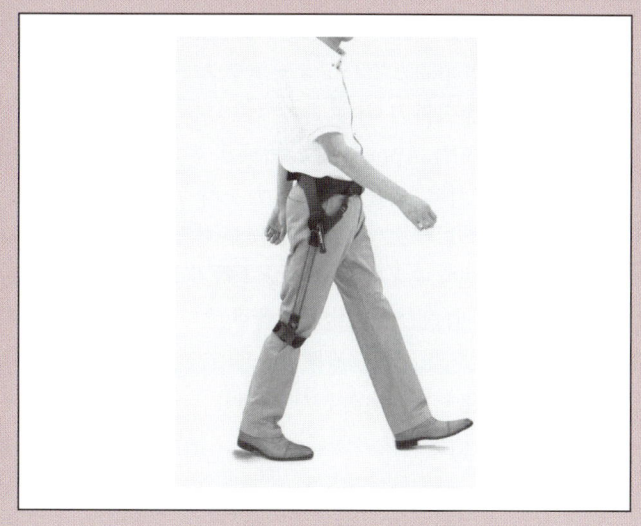

CHECK! ⑧佐野明人，池俣吉人，藤本英雄：歩行現象の力学原理から見たヒトの歩行，バイオメカニズム学会誌，30(3)：119-122, 2006

11　BiNI Approach の効果検証
―Oscillation Technique が身体に与える影響について―

佐用寛文

1. Oscillation Technique の治療効果

　　BiNI Approach では，良好な感覚入力により腹内側系が活性化し，協調性のとれた運動が生成されることでパフォーマンスが向上すると考えている．その際の良好な感覚とは，人が調整可能な外力（床反力・慣性力など）である．

　　今回，BiNI Approach の治療法であり，両下肢から交互性に床反力様の感覚を立ち上げることで身体に良好な感覚入力を行うことができるオシレーション・テクニックが，身体にどのような影響を与えるかを検証するため以下のような実験を行った．

　　対象は健常成人男性 20 名とし，平均年齢は 24.2 歳であった．まず最初に，FFD（指床間距離）と垂直跳びを測定し，背臥位にてオシレーション・テクニックを 3 分間施行した．その後，再び FFD と垂直跳びを測定し，オシレーション・テクニック施行前後のパフォーマンスの変化を比較検討した（図1）．

　　FFD の治療前後の差において，治療前と比べ治療後では平均 +4.6cm の変化量の増大がみられた．最大値は +8.5cm であり，最小値は +0.5cm であった（表1）．

　　垂直跳びの治療前後の差において，治療前と比べ治療後では平均 +1.09cm の変化量の増大がみられた．最大値は +4.5cm であり，最小値は −2.5cm であった（表2）．

　　双方の結果を対応のある 2 群の差の検定（t 検定）で統計処理を行った．その結果，FFD において T=8.17 となり T>2.539（有意水準 1％）となるため，治療前に立てた帰無仮説（治

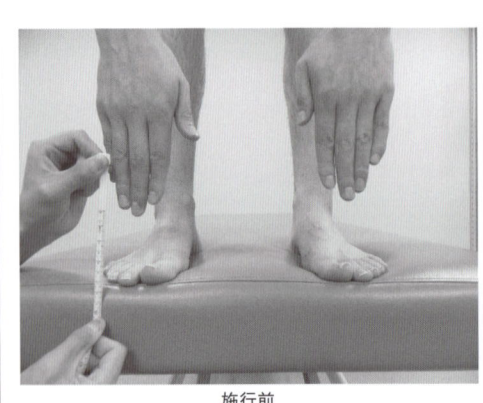

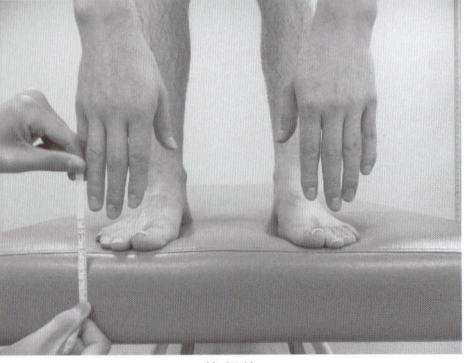

図1　オシレーション・テクニック前後の FFD の差

表1 オシレーション・テクニック施行前後のFFDの値

FFD (cm)	前	後	FFDの差
A	−11	−7	4
B	18	19	1
C	−14	−11.7	2.3
D	−10	−4.1	5.9
E	1	5	4
F	−14.5	−6	8.5
G	−6	1.5	7.5
H	−3	3	6
I	−2.5	3.5	6
J	5.5	6	0.5
K	5.5	12.5	7
L	−4	4.5	8.5
M	−8	−4.5	3.5
N	3	5.5	2.5
O	−3	2	5
P	20.5	24.5	4
R	−5	2.2	7.2
S	12.6	15.5	2.9
T	23	23.5	0.5
U	12.5	17	4.5
計	20.6	111.9	91.3
平均	1.03	5.595	4.565

表2 オシレーション・テクニック施行前後の垂直跳びの値

垂直跳び (cm)	前	後	差
A	50.6	55.1	4.5
B	47	45.5	−1.5
C	57.5	58.3	0.8
D	49.2	49.7	0.5
E	48.9	46.4	−2.5
F	41.5	39.8	−1.7
G	42.2	44.1	1.9
H	45.3	48.7	3.4
I	49.1	50.6	1.5
J	41.6	41.6	0
K	55.8	57.6	1.8
L	55	55.9	0.9
M	72	73.1	1.1
N	49.1	51.2	2.1
O	52.6	53.8	1.2
P	57.7	58.5	0.8
R	61	62.5	1.5
S	56.5	59.5	3
T	51	54.5	3.5
U	53	52	−1
計	1036.6	1058.4	21.8
平均	51.83	52.92	1.09

療前と治療後で両者の差はない)が棄却され,実験後の平均の方が実験前よりも大きいということがいえる.

　同様に垂直跳びにおいて$T=2.689$となり$T>2.539$(有意水準1%)となるため,治療前に立てた帰無仮説(治療前と治療後で両者の差はない)が棄却され,実験後の平均の方が実験前よりも大きいということがいえる.

　以上の結果により,オシレーション・テクニックを施行することがFFDや垂直跳びにおけるパフォーマンスの変化に良好な影響を与えることが示された.

2. Oscillation Technique によりなぜパフォーマンスは変化したのか？

1) FFD の変化について

①オシレーション・テクニックでは,リズミカルな振動刺激を踵部に加えており,その振動が全身に波及する.リズミカルで適度の振動刺激を全身に与えると,リラックス感覚に加

えて交感神経の抑制とそれに続く血管拡張，血流の増加が生じる．以上のような効果により筋の筋緊張を低下させることに繋がり，FFDの向上がみられたと考えられる．

②オシレーション・テクニックにより，足部から振動刺激を左右交互に与えることにより，脊柱の椎体関節間には圧迫⇔解放が起こり，関節内液が関節内を対流する．この対流により，可動性の低下している部位への感覚入力となり，椎体1つ1つの動きが改善したことが考えられる（⇒ CHECK！①）．

③オシレーション・テクニックにより，ベッドと身体との間に摩擦が生じ，熱が産生される．筋を加温すると粘性が低下し，弾性は増加する．この熱産生による加温により，靱帯や腱，関節包などの線維性結合組織の伸張性も増加すると考えられる．

④オシレーション・テクニックにより，ベッドと身体との間に摩擦が生じ，結合組織との間に滑走性が生じたため，結合組織の滑走性が向上し，効果が出たと考えられる．

⑤オシレーション・テクニックにより，良好な感覚入力がなされることや左右交互性の刺激が加わり身体が左右へ揺れ，爬虫類的な動きが生まれることで腹内側系（インナーマッスル）が活性化したため，アウターマッスルの硬度を低下させ，FFDの向上がみられたと考えられる（⇒ CHECK！②）．

> **CHECK!** ①荒井康祐：第9章 内なるパワー⁈ ポテンシャルエネルギー，運動の成り立ちとは何か（舟波真一，山岸茂則 編），pp95-97，2014，文光堂
> **CHECK!** ②小池 聴：感覚入力とリーチ距離，運動の成り立ちとは何か（舟波真一，山岸茂則 編），pp111-113，2014，文光堂

2）ジャンプ動作の変化について

①ジャンプパフォーマンスにおける跳躍高の高さは垂直床反力の大きさと関係しているといわれ，高く跳躍するためには身体が地面から受ける反力を大きくすることが重要であると考えられている．今回ジャンプ動作において，パフォーマンスの向上がみられたのはオシレーション・テクニックにより，床反力の立ち上げ情報が入力され，身体が大きな床反力を生成しやすい状態になったためだと考えられる（⇒ CHECK！③）．

②前庭脊髄路は起立や跳躍のような，両側の伸筋群の緊張が必要な運動や姿勢の保持の際に働くと考えられている．
歩行時のヒールコンタクトで踵から床反力情報を得ることにより，前庭脊髄路が賦活化しその後の運動で下肢の伸筋群が活性化するように，オシレーション・テクニックで踵から床反力情報を加えることで，前庭脊髄路が賦活化し下肢の伸筋群が活性化することによって，跳躍高が高くなったと考えられる．

③重要な呼吸循環系を司る心臓や肺をおさめる胸郭周囲は，侵害刺激（機械的ストレス・心理的ストレス）によって過度に緊張するように調節されている．胸郭が緊張した状態で動作を行うには，別の部分が逆に運動性を増した状態でない限り角運動量は保存されない．したがって，隣接するコアがダウンレギュレーションに導かれ角運動量が保存される（図2）．コアがダウンレギュレーションすると背外側系の過剰な働きにより固定性を高め，筋出力を発揮しようとする．しかし，中枢の安定性が得られていないため十分な筋出力を発揮することができない．これは胸郭以外の身体のどの部分が硬くなってもそこの動きが制限さ

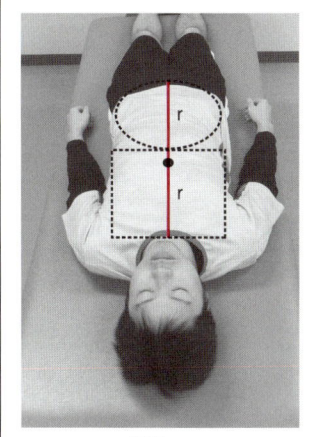

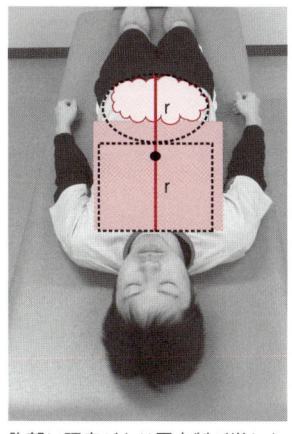

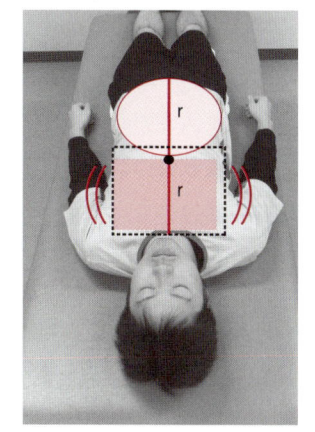

図2 角運動量保存則

角運動量（L）は慣性モーメント（$I = mr^2$）×角速度（ω）で求められる．
角運動量保存則は外力が働かなければ，角運動量は一定に保たれるという法則である．
胸郭の硬度が増し胸郭が撓むことができなかった場合，角運動を保存するためには，隣接するコアに運動性が求められる．したがって，コアがダウンレギュレーションに導かれ角運動が保存される．
一方，胸郭に柔軟性があり撓むことができる状態では，コアが活動しやすい状態になることで角運動が保存される．

れるため，おそらく「運動がうまくいっていない」というストレスになり，同様の結果になってしまう．

今回オシレーション・テクニックにより，全身の硬度が調整されることで，APAが活性化しパフォーマンスが向上したのではないかと考えられる．

④オシレーション・テクニックにより身体の弾性が向上し，ジャンプ動作のパフォーマンスが向上したと考えられる．弾性はばね様の性質をもつため，位置エネルギーを運動エネルギーに変換することができる．弾性が向上したことにより，運動エネルギーに変換可能な位置エネルギーが大きくなり，パフォーマンスの向上に繋がったと考えられる（⇒ CHECK！④）．

> **CHECK!** ③中俣 修，新田 収，古川順光：健常人における両脚跳躍動作の跳躍高を決定する因子の分析—体幹・下肢の姿勢と運動に着目して—，理学療法学，41（5）：290-300，2014

> **CHECK!** ④荒井康祐：第9章 内なるパワー?! ポテンシャルエネルギー，運動の成り立ちとは何か（舟波真一，山岸茂則 編），pp87-95，2014，文光堂

3. Oscillation Technique の有用性と可能性

オシレーション・テクニックを用いることにより，柔軟性の向上やパフォーマンスの向上に繋がることが示された．今回，疾病発症後初期からの介入を想定し，背臥位でのオシレーション・テクニックを施行したが，ジャンプパフォーマンスのような運動の向上には自重を

利用した大きな反力情報の取り込みが有用だと考えられるため，立位でのオシレーション・テクニックではさらなる効果が期待できると思われる．

また，今回は被験者の条件を同一とするため，3分間のみの実施であったが，対象者の反応をみながら，時間を延長することにより，良好な感覚のさらなる取り込みが行われ，全身の柔軟性の改善やコアスタビリティの促通効果によるパフォーマンスの向上が期待できると考えられる．

オシレーション・テクニックは背臥位，座位，立位とクライアントの身体状況に合わせた肢位で行うことができ，器具を必要としないため，いかなる環境でも行え，コアスタビリティを活性化させる有用な手段である．

今回はオシレーション・テクニックのみを用いて実験を行ったが，BiNI Approachの原則的な手順（⇒CHECK！⑤）である．固定部位の運動性の改善から始め，他のBiNI Approachの治療法を併用することでさらなる効果が期待できるのではないかと考えられる．今後，床反力計を用いオシレーション・テクニック後の床反力の変化を詳細にすることにより，オシレーション・テクニックが身体に与える影響をより追求していきたい．

> **CHECK!** ⑤舟波真一，山岸茂則：第16章 運動の成り立ちとは，運動の成り立ちとは何か（舟波真一，山岸茂則 編），pp182-205, 2014, 文光堂

12 BiNI Approach 今後の展望

舟波真一

　「アプローチ」の意味は，「学問・研究などの，対象に接近すること．また，接近のしかた，研究法」である（⇒ CHECK！①）．それから考えると，リハビリテーションなどの治療業界でいわれる「アプローチ」とは，そのクライアントが抱える運動・心理生成の問題点に対する追及や解決手法といえる．つまり，治療手段（道具・ツール）の1つであり，超音波を含めた物理療法機器などと並列にあるものといえる．そのため，我々セラピストは，問題点の解決のため，より簡単で有効な手段を選択しなければならない．BiNI Approach も，当然，そのツールの1つでしかなく，クライアントに対して，もっと他に有効な手段があるならば，変遷していかなければならない治療手段であるといえる．我々は，2012年4月から「統合的運動生成概念」という概念を提唱してきた（第1章参照）．この概念は，研究論文などで新たに発見されたエビデンスは取り入れて行くべきと考えてはいるものの，その根幹は大きく変わることがないものであり，人の動きの本質を捉えているものと自負している．その統合的運動生成概念を具現化するためのツールがBiNI Approachであり，今現在，我々が考える最も有効な治療の道具であるといえる．

　しかし，古来より神道が脈々と受け継がれている日本人にとって（→ Reference），固有名詞を冠するものについては，受入に難渋する場合が少なくない．BiNI Approach も少なからずそんな誤解を受けているかもしれないが，我々は，統合的運動生成概念という運動の本質に基づいていれば，どんな治療ツールを活用しようが問題ないと考えている．そのセラピストが最良の選択をすべきであり，大事なのはクライアントが満足する結果である．セラピストのエゴではない．ゆえに，統合的運動生成概念に基づくBiNI Approachを治療ツールの1つとして考えているセラピストが集まれるフィールド，場を共有したいと考え，そのフィールドを BiNI COMPLEX JAPAN と名付けた（⇒ CHECK！②）．

> **Reference　神道（しんとう）とは？**
>
> 神道とは，古代日本に起源をたどることができるとされる宗教である．宗教名の多くは何教と呼称するが，宗教名は神教ではなく「神道」である．伝統的な民俗信仰・自然信仰を基盤に，豪族層による中央や地方の政治体制と関連しながら徐々に成立した．また，日本国家の形成に影響を与えたとされている宗教である．神道には確定した教祖，創始者がおらず，仏教の経典やキリスト教の聖書にあたる明確な聖典がなく，『古事記』，『日本書紀』といった「神典」と称される古典を規範とする．森羅万象に神が宿ると考え，天津神・国津神や祖霊をまつり，祭祀を重視する．神道とは森羅万象を神々の体現として享受する「惟神の道（かんながらのみち，神と共にあるの意）」であるといわれる．自然と神とは一体的に認識され，神と人間とを取り結ぶ具体的作法が祭祀であり，その祭祀を行う場所が神社であり，聖域とされた．

BiNI COMPLEX JAPANには，クライアントを中心に，さまざまな考え方やアプローチを学んだセラピストが集まっており，意見交換しながら切磋琢磨している空間がある．筆者も含め，世界中のセラピストは治療者として並列であり，そこに上下関係はない．ただ，クライアントに対して真摯で居続けるだけである．そんな仲間たちと話し，筆者が20年以上の臨床の中で思うことは，東洋医学や西洋医学であっても，「～法」や「～テクニック」であっても，言語や言い方の違いはあれど，クライアントの問題を解決するために共通する考え方やテクニックを有するという点である．誰しも，クライアントに喜んでもらいたい，結果を出したいと思っていることは同じだが，認知バイアスや境界を設けることで他者の考えと相容れなくなってしまいがちになる．このようにあるべきとか，こうしなければならない，などの制御をかけ限界を設けることこそ不毛である．ゆえに，我々は，そのような既成概念を打破し，治療業界における共通言語によってBiNI Approachを説明しようとする姿勢を貫いている．その共通言語とは何かというと，第1～4章にて解説している「物理学」である．生命のエネルギーとは質量と等価であり，質量があるものにエネルギーが存在すると最初に知っていたのはアインシュタインであった（第4章参照）．目に見えない神秘の力ではなく，そこに働く素粒子を発見したのも物理学者たちである．東洋医学でいわれる「気功」や「気」といわれるものも，電磁気力で説明することが可能であり我々が扱えるエネルギーである．今まで，難解と思われてきたものも，物理学を介在させ，解明していくことによってその方法論はロジックとなる．物理学は世界共通であり，共通言語となりうるため，考え方や方法もシンプルにできる．物理学をベースに，クライアントに対する見解を皆で話し，考え，治療をシンプルに実践していければその共鳴現象は非常に大きなエネルギーとなる．BiNI ApproachはそのためのツールであＲ，BiNI COMPLEX JAPANはそのためのフィールドである．

　日本にリハビリテーションが紹介されて50年が経過する（⇒ CHECK！②）．多種多様な方法論やテクニックがある中で，お互いに認め合い，共通言語によって問題点を共有できれば効率的であるのは間違いない．1人で考えるより，3人で考えた方がより良い案がみつかるし時間の短縮にもなる．3人で治療するより10人で治療した方が多くのクライアントを笑顔にできる．そう考えれば，本書を手にしている皆んなの力が必要となる．統合的運動生成概念に基づくBiNI Approachは，誰しもがそんな考え方ができて，使い方もシンプルであり，いつの間にか皆んなが持っていた携帯電話のような道具になることを目指している．世界の治療者を繋ぐ共通言語であり，ツールであり，ネットワークとしていく信念であり，覚悟である．まずは，日本のリハビリテーション教育でも，当たり前に統合的運動生成概念を学べるようになり，世界各地でもBiNI Approachの講習会を開催していく所存である．

　我々人間は質量を持つ．質量とは何かをしでかすことができる力，エネルギーである．共に進んでいこう，そして，皆んなで世界中の「幸せの法則」を探しに出かけよう．皆んなには等しく，そのエネルギーが与えられているのだから．

CHECK! ①山田忠雄，柴田 武，酒井憲二，他 編：新明解国語辞典 第7版，p37，2011，三省堂

CHECK! ②舟波真一：第17章 BiNI COMPLEX JAPAN，運動の成り立ちとは何か（舟波真一，山岸茂則 編），pp210-211，2014，文光堂

和 文 索 引

あ

アクセスポイント　90, 92, 93, 141, 184, 242, 258
───クラッチ　85, 184, 255
アップレギュレーション　5
アブダクトリーツイスト　168
アライメント　40
アンクルロッカー　234
安定性限界　187
安定戦略　249
暗黙知　11

い

痛み　131
位置エネルギー　22
一般相対論　14
イナーシャ・テクニック　98, 178
引力　13, 14

う

ヴァイトブレヒト孔　58
運動　1
───エネルギー　22, 212
───耐用能　149
───発達　164
───量戦略　249

え

エネルギー　16, 20
エラスチン　27
嚥下障害　199
エンドフィール　96

お

横隔膜　152
───脚　98
横足根関節　228
───アンロック　229
───ロック　229
起き上がり　243
オキシトシン　26, 48, 100, 209
オシレーション・テクニック　179
オーバープロネーション　235

か

回外した足　232
外眼筋　220
開脚座位　99
開散システム　223
快刺激　139, 167
外舌筋　201
回内した足　232
外部膝内反モーメント　126
解剖的連結　143, 147
下咽頭収縮筋　203
過緊張　131
顎関節　200
顎二腹筋　201
加重　4
荷重感覚　135
荷重痛　135
過剰運動部位　33
過剰回内　235
硬い足　233〜235
下腿の評価　161
肩関節　58, 121
───周囲炎　110
かみしめ　262

き

感覚入力　45
慣性質量　13
慣性の法則　13
慣性モーメント　41, 64, 98
慣性力　16, 178, 252, 268
関節弛緩性　41
関節上腕靱帯　58
関節内圧　58, 133
関節包　124

機械工学　98
基質　25
逆ピエゾ効果　212
球関節　238
胸郭　62, 149, 238
胸鎖関節　121
共通言語　278
共鳴　49
───周波数　219
距骨下関節　127, 227
───トルクコンバーター　229
───ニュートラル　109, 214
─── ───ポジション　77, 79, 80
距腿関節　227
筋感覚　137
筋周膜　42
筋上膜　42, 120
筋膜　42
筋力低下　134

く

喰いしばり　262
クォーク　12
グラビトン　13
クレンチング　262

和文索引

グローバル・エントレインメント　1

け

鶏眼　155
頸椎関節柱　53
結合組織　27, 32, 42, 70
ケラチノサイト　26
牽引　34
肩甲下滑液包　58
肩甲上腕関節　58
腱板断裂　118
肩峰下滑液包　120
原理　4

こ

コアスタビリティ　73, 133
コアユニット　37
交感神経節　151, 153
光子　18
剛性　40
硬度　25, 40, 141
股関節伸展制限　133
呼吸介助　154
呼吸器　149
固視システム　222
固定部位　31, 38, 133
固有振動モード　97
コラーゲン線維　27
転がらない足　233, 235
転がる足　233
コンプリダクション・テクニック　30, 176

さ

細胞外基質　45
細胞外マトリックス　27
作業療法　7
坐骨結節からのCOPオシレーション　86
サッケードシステム　221
サーモグラフィ　24
作用・反作用の法則　16

し

幸せの法則　278
視運動性眼振システム　223
時間照射率　214
指向性　213
自己組織化　137, 188
仕事　20
視神経　220
膝蓋下脂肪体　129, 170
膝蓋上囊　170
膝蓋上包　128
膝蓋大腿靱帯　129
失調　187
シップロール　148
シナジーパターン　133
自由神経終末　125
重力　13
──　質量　13
ジュール　20
準動歩行　178
上咽頭収縮筋　203
衝撃緩衝　36, 177
上前腸骨棘からのCOPオシレーション　86
衝動性眼球運動　221
上部体幹　33
上方からのCOPオシレーション　87
ショパール関節　228
神経振動子　2
──　群　220
神経叢　23
身体重心　81
振動エネルギー　218
振動強度　214
振幅　23, 97
心理生成　102, 205

す

スクワット　169, 172
ずり応力　155

せ

赤外線　23
舌骨　202
──　喉頭蓋靱帯　202
セルフエクササイズ　68, 163
セロトニン　209
──　神経系　102
線維性心膜　98
先行随伴性姿勢調節　250
前足部アンロック　230
前足部ロック　230
──　機構　228
仙腸関節　69
前庭神経核　222
前庭動眼反射システム　222
戦略　160

そ

層間の滑り　44, 161
足関節　227, 228
足底板　41
足部疾患　155
足部の評価　160
組織の性質　40
素粒子　12

た

第1MP　233
──　関節　230, 232
第1列　230, 231
大腿骨近位部骨折　131
ダウンレギュレーション　5, 224
胼胝　155
立ち上がり　249

280

──でのCOPオシレーション　93
──を意識したCOPオシレーション　90
脱神経性痛覚過敏　146
縦波　212
弾性　40, 46

ち

中咽頭収縮筋　203
中枢性パターン発生器　52
超弦理論　19
長座位でのCOPオシレーション　89
治療姿勢　51

つ

椎間関節　153
追従眼球運動システム　222
通過障害　216
強い力　17

て

定義　1
デイリーメンテナンス　5, 11, 237
デュープレックス・システム　2
電磁気力　17
電磁波　17, 23, 212

と

動機づけ　11
統合的運動生成概念　1
動作誘導　239
疼痛回避姿勢　144
疼痛除去テスト　146
動歩行　236, 256
特殊相対論　14
特徴的な歩行　158

トルクコンバーター・システム　227

な

内舌筋　201
内旋誘導　130
内臓　142
内分泌系　4

に

ニュートリノ　17
ニュートン力学　20
ニューラルリズムジェネレーター　256

ね

寝返り動作　237
熱エネルギー　48, 213
熱力学第1法則　21
熱力学第2法則　25
粘性　25, 29, 46

は

廃用症候群　188
バージェンス　223
パシュート　222
波長　23
ばね弾性　22
バリア機能　219
パワートランスファー　252
半球間抑制　181, 184, 216
半月膝蓋靱帯　129

ひ

ヒアルロン酸　29
光エネルギー　23
引き込み現象　49, 50, 242
微弱電流　18, 23
非線形振動　50

──子　50
ヒッグス粒子　13
ヒートショックプロテイン　26
非ニュートン流体　47
皮膚刺激　139
皮膚のターンオーバー　162
ヒールロッカー　233

ふ

ファンクショナルオーソティックス　235〜237
フェルミオン　12
フォアフットロッカー　234, 235
フォトン　18
腹腔内圧　94, 97
輻輳システム　223
腹内側系のアップレギュレーション　86
物性　40
物理学　278
フリッカー　31
──・アナライズ　108, 176, 190
プレッシャー・テクニック　94, 127, 152, 178, 253
プロテオグリカン　28

へ

並進バランステスト　217, 225, 237
胼胝　155
片麻痺　183

ほ

ボイルの法則　94
法則性　5
訪問リハビリテーション　193
歩行　265
──器　258
──支援機器　271

和文索引

――リズム　266
ほぞ継ぎ構造　227, 228
ボソン　12
ポテンシャルエネルギー　36, 141
ホームエクササイズ　194, 196
ボール　148

ま

マイクロカレント　18
末梢神経感作　146

め

迷路　225
メカニカルストレス　132
メカノレセプター　69

も

持越し効果　225

や

夜間痛　110
優しいタッチ　165
柔らかい足　233
柔らかい手　44

ゆ

床反力　266

よ

腰痛　73
――症　142
弱い力　17

ら

螺旋軸　224, 257
螺旋性の法則　180, 192, 239

り

リズム　49, 97
立位におけるCOPオシレーション　90, 92
量子力学　20

れ

レーザー光　25
レプトン　12
連続した運動生成　164

ろ

ロッカーファンクション　234, 235
ロックシステム　232

欧文索引

A

APA　250
──セッティング　8〜10, 178, 253, 257

B

BiNI Approach　1, 4, 277
BiNI COMPLEX JAPAN　277, 278
BiNI Sound System　216
BiNI Theory　1
BiNIの原理　6

C

center of gravity（COG）　81, 236
center of pressure（COP）　37, 81, 236
──オシレーション　10, 82, 90, 127, 135, 239, 258
──とCOGの逸脱　256
Central Pattern Generator（CPG）　52, 210, 266
──の賦活　137
compreduction technique　176
COPD　149, 189, 190

E

elastic zone　144

F

Fabere test　71
Fadirf test　71
Flicker　31
──Analyze　176

H

Hebb則　185

I

Inertia Technique　98, 178
Integrative Organization　2

J

J　20

L

least pack position　148
loose packed position（LPP）　131

M

momentum strategy　249

N

Neural Oscillator　2

Neural Rhythm Generator（NRG）　2, 184, 220, 266

P

Pressure Technique　94, 178

S

S字状波動運動　6, 99, 102
stabilization strategy　249

T

TANのポーズ　186
TCH　262
THA　138
TMD　261

U

U字型歩行器　264

W

Weitbrecht孔　58, 216

Z

zone of apposition（ZOA）　149

> 検印省略

理学療法・作業療法のための
実践編 BiNI Approach
運動の成り立ちから導く，治療をシンプルにする法則性

定価（本体7,000円＋税）

2015年6月6日　第1版　第1刷発行
2019年9月20日　　同　　第4刷発行

編集者　舟波 真一（ふなみ しんいち）
発行者　浅井 麻紀
発行所　株式会社 文 光 堂
　　　　〒113-0033　東京都文京区本郷7-2-7
　　　　TEL　(03)3813-5478（営業）
　　　　　　(03)3813-5411（編集）

©舟波真一，2015　　　　　　　　　印刷・製本：広研印刷

ISBN978-4-8306-4526-6　　　　　　　Printed in Japan

・本書の複製権，翻訳権・翻案権，上映権，譲渡権，公衆送信権（送信可能化権を含む），二次的著作物の利用に関する原著作者の権利は，株式会社文光堂が保有します．
・本書を無断で複製する行為（コピー，スキャン，デジタルデータ化など）は，私的使用のための複製など著作権法上の限られた例外を除き禁じられています．大学，病院，企業などにおいて，業務上使用する目的で上記の行為を行うことは，使用範囲が内部に限られるものであっても私的使用には該当せず，違法です．また私的使用に該当する場合であっても，代行業者等の第三者に依頼して上記の行為を行うことは違法となります．
・JCOPY〈出版者著作権管理機構　委託出版物〉
本書を複製される場合は，そのつど事前に出版者著作権管理機構（電話03-5244-5088，FAX 03-5244-5089，e-mail：info@jcopy.or.jp）の許諾を得てください．